外科营养诊治重点与典型病例

主编　范立侨　王冬　窦剑　滑丽美

U0194074

科学技术文献出版社
SCIENTIFIC AND TECHNICAL DOCUMENTATION PRESS
·北京·

图书在版编目（CIP）数据

外科营养诊治重点与典型病例/范立侨等主编. —北京：科学技术文献出版社，2020. 8

ISBN 978 -7 -5189 -6981 -4

Ⅰ. ①外… Ⅱ. ①范… Ⅲ. ①外科—临床营养 Ⅳ. ①R459. 3

中国版本图书馆 CIP 数据核字（2020）第 138684 号

外科营养诊治重点与典型病例

策划编辑：张　微　　责任编辑：秦承俊　张　微　　责任校对：赵　瑗　　责任出版：张志平

出 版 者　科学技术文献出版社
地　　址　北京市复兴路 15 号　邮编　100038
编 务 部　（010）58882938，58882087（传真）
发 行 部　（010）58882868，58882870（传真）
邮 购 部　（010）58882873
官方网址　www. stdp. com. cn
发 行 者　科学技术文献出版社发行　全国各地新华书店经销
印 刷 者　北京军迪印刷有限责任公司
版　　次　2020 年 8 月第 1 版　2021 年 3 月第 2 次印刷
开　　本　787 ×1092　1/16
字　　数　514 千
印　　张　22. 25
书　　号　ISBN 978 -7 -5189 -6981 -4
定　　价　138. 00 元

消化外科诊治重点与典型病例丛书

总主编

李　勇

《外科营养诊治重点与典型病例》

编委会

主　编

范立侨　王　冬　窦　剑　滑丽美

副主编

刘方芳　孙莉霄　李　涛
滕　亮　王澜涛

编　委

（按姓氏笔画排序）

丁平安　于　彬　王力利
王凯星　王勇飞　田　园
刘　羽　刘　洋　刘庆伟
安昭杰　李兆星　杨沛刚
张　泽　张志栋　苑新宇
赵一杰　赵雪峰　郝英杰
贾　楠　夏宇翔　郭洪海
谭　明　翟建宁　冀　强
檀碧波

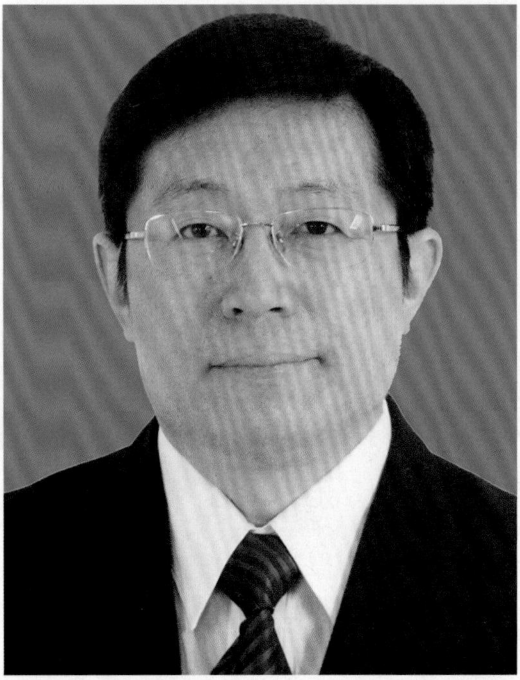

第一主编简介

范立侨，男，主任医师、教授，医学博士，硕士研究生导师，河北省政府特殊津贴专家。现任河北医科大学第四医院外三科主任。兼任中国医师协会外科医师分会肿瘤外科医师委员会委员，中国抗癌协会肿瘤营养与支持治疗专业委员会肿瘤外科营养学组成员，中国抗癌协会胃肠间质瘤专业委员会委员，中国医促会神经内分泌肿瘤分会委员，河北省抗癌协会理事会常务理事，河北省临床肿瘤学会理事会理事，河北省肿瘤防治联合会理事，河北省抗癌协会第三届胃癌专业委员会候任主任委员，河北省抗癌协会第二届肿瘤营养与支持治疗专业委员会主任委员，河北省预防医学会神经内分泌肿瘤防治专业委员会主任委员，河北省预防医学会胃癌防治专业委员会副主任委员，河北省预防医学会胃肠间质瘤防治专业委员会副主任委员，河北省肿瘤防治联合会胃癌专业委员会副主任委员，河北省肿瘤防治联合会胃肠间质瘤专业委员会副主任委员，河北省肿瘤防治联合会神经内分泌肿瘤专业委员会副主任委员，河北省医学会微循环－血流变学分会副主任委员，河北省医学会肿瘤学分会第二届胃癌专业委员会副主任委员，河北省医师协会外科医师分会委员，河北省中西医结合学会普通外科分会常务委员，河北省中西医结合学会肿瘤专业委员会常务委员，河北省中西医结合学会营养专业委员会常务委员，河北省抗癌协会小儿肿瘤专业委员会委员，河北省科学技术成果鉴定评审专家，河北省突发事件卫生应急专家咨询委员会委员，河北省及石家庄市医疗事故鉴定委员会成员，河北省劳动能力鉴定委员会成员。

从事普通外科和肿瘤外科工作 30 余年，开展胃肠道肿瘤、营养支持治疗的临床和基础研究。培养硕士研究生 36 名。主编专著 3 部，副主编专著 2 部，参编专著 4 部；发表学术论文 50 余篇。获河北省科技进步一等奖 1 项、三等奖 3 项，获中国抗癌协会科技奖三等奖 1 项，河北省优秀医学科技成果一等奖 4 项，河北医科大学优秀教学成果三等奖 1 项。

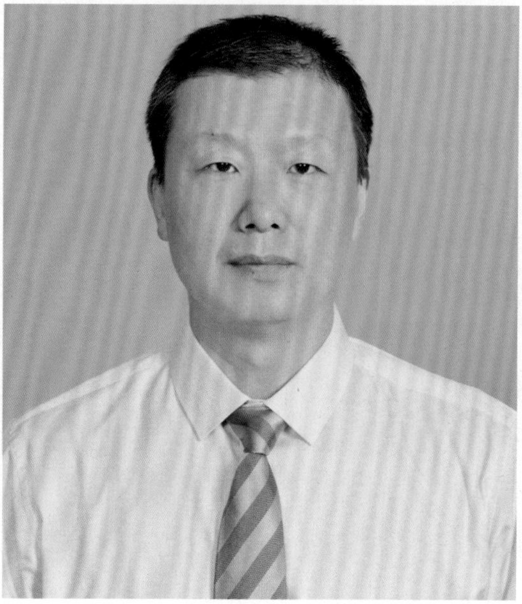

第二主编简介

王冬，男，主任医师，医学博士，副教授，硕士研究生导师。现任河北医科大学第四医院外三科副主任，美国杜克大学访问学者。兼任中国抗癌协会胃癌专业青年委员会会员，河北省抗癌协会胃癌专业委员会青年委员，河北省中西医结合学会会员。

从事普外及肿瘤外科医疗、教学、科研工作 10 余年，发表学术论文 20 余篇，专注于胃肠肿瘤的综合治疗，尤其腹腔镜及开腹胃肠肿瘤手术。获河北省医学会科技进步二等奖 2 项，河北省医学会科技一等奖 1 项。获 2018 河北省胃癌年会手术视频比赛二等奖，获 2019 全国中青年医师胃癌手术视频大赛二等奖，获 2019 河北省肿瘤年会手术视频大赛一等奖。

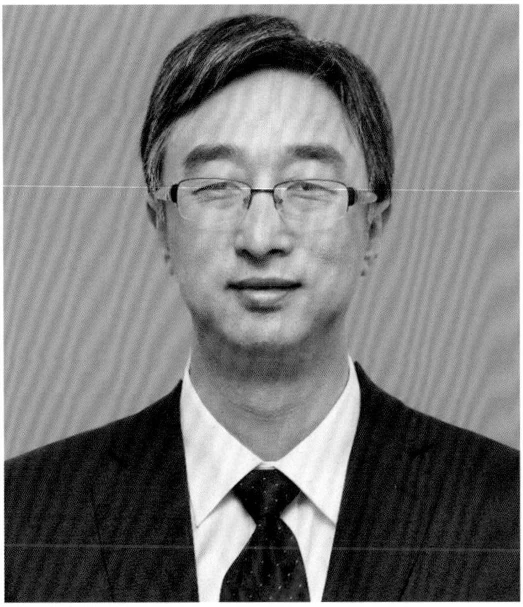

第三主编简介

窦剑，男，主任医师，博士生导师。现任河北医科大学第三医院副院长，大外科主任，外科教研室主任。兼任中华医学会器官移植学分会常委，中国医师协会器官移植医师分会委员，河北省医学会肝病学分会主任委员，河北省医学会外科学分会副主任委员。中华消化外科杂志编委，中华肝胆外科杂志通讯编委，器官移植杂志编委，中华移植杂志（电子版）编委，中国实用器官移植杂志编委，河北医药编委。

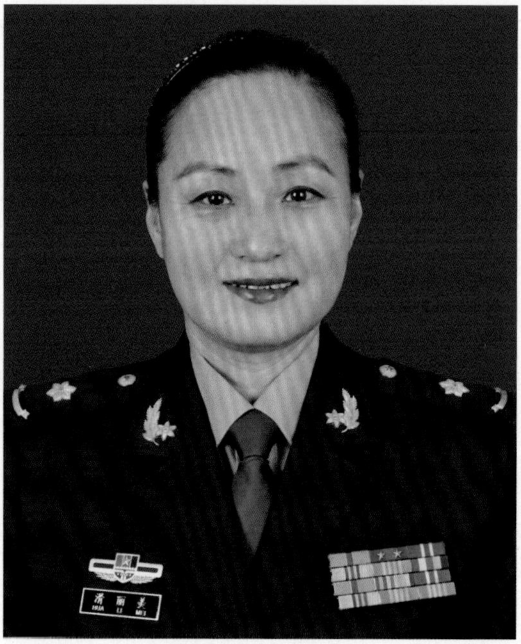

第四主编简介

滑丽美，女，大学本科。解放军联勤保障部队九八〇医院（白求恩国际和平医院）营养科主任技师，首届国家注册营养师；心理咨询师。获军队和河北省科技进步三等奖4项。河北省卫生厅一等奖1项。兼任中国营养学会老年分会委员，中国抗癌协会肿瘤营养专业委员会营养预防组委员，中国临床营养质控中心专家库专家，中国研究型医院学会营养专业委员会委员，吴阶平医学会营养学部特殊医学用途配方食品专委会委员，原北京军区临床营养专业委员会常委及秘书，河北省营养学会理事等许多专业委员会副主任委员及委员。

从事临床营养二十年余，熟练掌握常见代谢性疾病和肾病、肿瘤、外科术前术后、孕产妇儿童相关等疾病的营养咨询及营养治疗，曾在解放军总医院、空军总医院和北京海淀妇幼保健院进修临床、空勤和孕产妇、妇幼营养。主持河北省卫计委课题3项，与其他医院参与课题1项，参与院内课题1项，发表学术论文50余篇，出版专著9部，4部主编。

前　言

外科患者的代谢改变，早期以应激所致营养不良为主，后期以应激加饥饿所致的营养不良为特点。由于外伤、手术和感染等应激，患者处于高分解代谢状态，体内营养物质大量消耗。胃肠道常是原发疾病的累及部位，也是应激后最易受累的中心器官，胃肠道的病变导致患者无法经消化道摄入充足的营养物质。随着疾病进展，营养物质消耗但又得不到及时、足够的补充，就会出现营养不良。营养状态对外科患者的手术疗效至关重要，早期研究发现术前合并营养不良的食管癌、胃癌患者，其术后并发症发生率和病死率均明显增高。因此，围术期营养支持已成为外科的一项必要治疗措施。随着科学研究不断深入和科学技术迅猛发展，外科营养学的理论和临床诊疗技术也在不断更新、不断充实。因此，为了方便广大外科及营养科医师提高临床技能，我们在参考大量国内外文献的基础上编写了此书，希望可以给广大同行以参考。

本书共 2 篇，共 13 章。第 1 篇为基础与临床，主要包括绪论，营养素与能量，营养代谢的生理学基础，营养诊断的定义及分类，营养风险筛查和营养评价，临床营养治疗方法应用，围术期营养支持，短肠综合征的营养支持，肠外瘘患者的营养治疗，器官移植患者的营养支持，肿瘤患者的营养支持，手术、创伤和危重患者的营养支持，减肥手术后患者的营养管理的相关内容；第 2 篇为典型病例，列举在临床工作中处理的外科营养相关病例，使得本书更加立体、直观、生动。文后添加了近几年的指南及专家共识，可以在临床工作中给予指导。本书内容丰富、新颖，视野开阔，实用性强。

本书读者对象为外科及营养科相关科室及广大基层医疗机构，包括县级医院、乡镇医院以及社区医疗服务中心的临床医生，同时还包括广大研究生、进修生、医学院校学生等，可作为其工作和学习的工具书及辅助参考资料。

本书编写过程中，得到了多位同道的支持和关怀，他们在繁忙的医疗、教学和科研工作之余参与撰写，在此表示衷心的感谢。

由于时间仓促，专业水平有限，书中难免存在不妥之处，敬请读者和同道批评指正。

范立侨

2019 年 12 月

目　录

第一篇　基础与临床

第二篇 典型病例

第一篇　基础与临床

第一章　绪　论

第一节　临床营养学发展史

一、国际营养学发展史

1990 年，德国科学家 Fischer 完成一些简单碳水化合物结构的测定。1912 年，波兰科学家 Funk 提出维生素的概念，并从半糖中提取出尼克酸；日本科学家 Uzuki 同年也完成了同样的工作，但是尼克酸防治糙皮病的作用直到 1937 年以后才由美国科学家 Eluehjem 等证实。1913 年，美国科学家 McCollum 和 Davis 以及 Mendel 同时发现了维生素 A，同时发现维生素 A 缺乏可导致夜盲症。1914 年，美国科学家 Kendall 从甲状腺中分离出含 65% 碘的晶体化合物，由此证实碘与甲状腺功能的关系，他因此而获得了诺贝尔奖。1918 年，美国科学家 Osbome 和 Mendel 通过动物实验证实钠的必需性。1924 年，美国科学家 Thomas 和 Mitchell 提出以生物价来评价蛋白质质量的方法。1926 年，荷兰科学家 Jansen 和 Donath 分离出抗脚气病的维生素，命名为抗脚气病维生素；接着，美国科学家 Williams 于 1936 年完成结构测定，并进行了人工合成，因结构中含有硫和氨基，因此又命名为硫胺素。1926 年，法国科学家 LeRoy 通过小鼠实验证明镁是一种必需营养素。1928 年，美国科学家 Hart 及其同事研究发现铜与铁对血红蛋白的合成均是必需的。1928 年，美国成立营养学会。1929 年，美国科学家 Burr GM 和 Burr MM 发现必需脂肪酸——亚油酸。1930 年，英国科学家 Moore 证实 β - 胡萝卜素为维生素 A 前体。1931 年，美国威斯康星大学研究组证明锰为必需微量元素之一。1932 年，美国科学家 King 和 Waugh 从柠檬汁中分离出维生素 C，发现其具有抗坏血病作用，瑞士科学家 Reichstem 随后在 1933 年人工合成维生素 C。1932 年，德国科学家 Windaus 和英国科学家 Askew 从经过辐射的麦角固醇中分离出维生素 D_2，从而解释了美国科学家 Hess 和 Steenbock 发现的光照防治佝偻病的现象。接着，德国科学家 Brockmann 从金枪鱼的肝油中分离出维生素 D_3，而维生素 D_3 的人工合成是由美国科学家 Woodward 于 1953 年才完成，他因此获得诺贝尔化学奖。1933 年，德国科学家 Kuhn 从牛奶中分离出核黄素。1935 年，德国科学家 Kuhn 完成核黄素结构的测定和人工合成，瑞士科学家 Karrer 等于同年也完成同样的工作。1933 年，美国科学家 Williams 从酵母中分离出泛酸，但是，直到 1950 年才由 Lipmann 等证明泛酸是辅酶 A 的成分。1935 年，美国科学家 Rose 开始研究人体需要的氨基酸，确定 8 种必需氨基酸及其需要量。1936 年，德国科学家 Kogl 和 Tonnis 从鸭蛋黄中分离出生物素，1937 年，匈牙利科学家 Gyorgy 证实生物素可以预防大鼠和鸡摄食蛋清而产生的病理变化。生物素的人工合成是由美国科学家 Harris 等于 1943 年完成。1936 年，国际联盟(League of Nations)首次提出人类营养素供给量标准。1936 年，美国科学家 Evans 从麦胚油中分离出维生素 E；瑞士科学家 Karer 完成了人工合成。1938 年，美国科学家 Lepkovsky 获得了维生素 B_6 结晶。1938 年，美国科学家 McCollum 通过大鼠试验证实钾是必需营养素。1939 年，丹麦科学家 Dam 和 Karer 分离出预防出血的因子维生素 K，同年 Almquist 和 Klose 完成了维生素 K 的人工合成。Dam 因维生素 K 研究成就获诺贝尔奖。1940 年，美国科学家 Shohl 采用结晶氨基酸溶液进行了静脉输注。1943 年，美国第 1 次发布“推荐的膳食供给量”(recommended dietary allowance，RDA)，至今为止美国 RDA 已经修订 10 版。1945 年，美国科学家 Angier 等完成了叶酸的分离与合成，证明叶酸对孕妇巨红细胞性贫血和热带口炎性腹泻有治疗作用。近年来研究发现胎儿的神经管畸形与叶酸缺乏有关。1948 年，美国科学家 Rickes 等与英国科学家 Smith 和 Parker 各自从肝浓缩物中提取维生素 B_{12}，可用于治疗恶性贫血。英国科学家 Hodgkin 等于 1955 年完成了维生素 B_{12}结构的测定，并因此获得了诺贝尔奖。1953 年，美国科学家 Keys 发现动物脂肪消耗量与人类动脉粥样硬化病发生率成正相关。1957 年，为解决宇航员饮食问题，美国科学家 Greenstein 发明要素膳，以后又应用于临床营养支持。1958 年美国科学家 Prasad 在伊朗锡拉兹地区发现了人类锌缺乏病。1959 年，美国科学家 Moore 提出营养支持中最佳氮热比例为 1∶150。1959 年，美国科学家 Mertz 和 Schwarz 的研究表明铬是胰岛素的辅助因子。1961 年，瑞典科学家 Wretlind 采用大豆油、卵磷脂、甘油等原料成功研制脂肪乳剂。1967 年，美国科学家 Dudridk 成功地进行幼犬中心静脉营养的输注，同年又将此技术应用于外科营养支持，提出静脉高营养的概念(intravenous hyperalimentation，IVH)。1968 年，瑞典提出“斯堪的纳维亚国家人民膳食的医学观点”，为世界上最早的膳食指导方针(dietary guideline)。1970 年，美国科学家 Schwarz 发现钒为高等动物必需的微量元素。1970 年，美国科学家 Nielsn 发现了镍是高等动物必需的微量元素。1972 年，美国科学家 Carlisle 发现了硅是鸡和大鼠生长和骨骼发育所必需的微量元素。1973 年，美国科学家 Rotruck 等报道硒是谷胱甘肽过氧化物的辅助因子。1977 年，美国科学家 Blackburn 等对波士顿儿所医院住院患者调查发现约有半数的患者存在着不同程度的营养不良。1977 年，美国发布第 1 版“美国膳食目标”，迄今为止已经修订多次。1992 年，美国发表了第 3 版“膳食指南”与膳食指导“金字塔”。1997 年，美国提出“膳食参考摄入量(dietary reference intakes，DRIs)”的概念。

临床营养近年则是更深入发展的阶段。这里包括新制剂的开发、对代谢更深入的认识和用于特殊患者的营养治疗措施等。有关这些内容，本书将予详细叙述。总体而言，鉴于近代临床营养的显著疗效，在拯救危重患者的治疗过程中发挥了重要作用，EN（肠内营养）和PN（肠外营养）被誉为20世纪医学界重要的发展之一。

二、我国营养学的发展

我国现代营养学的发展约始于20世纪初。当时的生化学家做了一些食物成分分析和膳食调查方面的工作。1927年，刊载营养学论文的《中国生理杂志》创刊。1928年、1937年分别发表了《中国食物的营养价值》和《中国民众最低营养需要》。1939年，中华医学会参照国联建议提出了我国历史上第一个营养素供给量建议。1941年，中央卫生实验院召开了全国第一次营养学会议。1945年，中国营养学会在重庆正式成立，并创办《中国营养学杂志》。

中华人民共和国成立后，我国营养学和人民营养事业有了新的发展。建国初期根据营养学家的建议，国家采取了对主要食品统购、统销和价格补贴政策，保证了食物合理分配和人民基本需要。整顿设置了营养科研机构，在全国各级医学院开设了营养卫生课程，为我国培养了大批营养专业人才队伍。结合国家建设和人民健康需要，开展了多方面富有成效的工作，先后进行了“粮食适宜碾磨度”“军粮标准化”“提高粗粮消化率”等研究工作。1952年，我国出版第1版《食物成分表》；1956年，营养学报创刊；1959年，开展了我国历史上第一次全国性营养调查；1963年，提出我国中华人民共和国成立后第一个营养素供给量建议（RDA）。

1966—1976年，营养学的发展几乎陷入停滞状态。1978年，中国共产党的十一届三中全会以后，我国的营养学事业才真正驶向了快速发展的轨道，并取得了长足进展，重新组建了中国营养学会，恢复了营养学课程，复刊了营养学报，开展了学科各个领域的建设、科研和实际工作。1982—2002年，每隔10年进行一次全国性营养调查。1988年中国营养学会修订了每人每天膳食营养素供给量，并于1989年制订了我国第一个膳食指南。另外，在基础营养学研究如我国居民蛋白质、能量需要量以及利用稳定核素技术检测微量元素体内代谢等研究领域已接近世界先进水平，并取得了重要成果。

根据社会发展和居民膳食结构的改变，1997年，中国营养学会修订了膳食指南，并发布了《中国居民平衡膳食宝塔》；2000年10月，中国营养学会发布了我国第一部《中国居民膳食营养素参考摄入量（DRIB）》。我国政府十分重视我国居民营养与健康问题，1993年，国务院发布了《九十年代食物结构改革与发展纲要》，次年国务院总理签发了《食盐加碘消除碘缺乏危害管理条例》；1997年、2001年国务院办公厅分别发布了《中国营养改善行动计划》《中国食物与营养发展纲要（2001—2010年）》，2017年，中共中央国务院印发《“健康中国2030”规划纲要》。这一系列具有法律效力的文件，不仅为改善与促进国民健康提供了有力的保障，还为我国营养学的发展注入了巨大的推动力。

在我国，尽管受当时条件的限制（主要是缺乏合适的制剂），但临床营养的初始阶段也已引起了我国外科界的极大关注。20世纪60年代初，著名外科专家吴肇光率先在国内开展肠外营养治疗工作。1961年4月，原上海医科大学附属中山医院实施了一例全胃切除，空肠代胃者术后发生吻合口瘘，经上腔静脉插管输注高渗葡萄糖和水解蛋白等营养物质，同时结合手术引流和抗生素等治疗，38日后瘘口自行闭合，这是我们第一例也是国内首例肠外营养治疗成功的案例。此后，在吴肇光等教授的领导下，开展了一系列营养治疗的临床实践和研究工作。

1. 在国内最先建立创伤和肠外营养治疗的动物模型，研究动物在禁食和手术创伤后的代谢变化及营养治疗对这些变化的影响，证明了禁食和创伤所致的代谢反应有所不同，营养治疗确能改善创伤后代谢效应，改善氮平衡和降低病死率。

2. 在国内最早使用盐酸溶液输注治疗严重代谢性碱中毒，取得了显著效果，为临床危重患者严重代谢紊乱者提供了有效的治疗措施。

3. 在国内最先研究静脉供给过量葡萄糖对肝脏形态及功能的影响，比较了循环肠外营养和持续肠外营养的疗效。证明静脉输注过量葡萄糖可致肝损害，对机体不但无益反而有害。与持续肠外营养相比，循环肠外营养方法可减少肝损害。这对防治肠外营养治疗的并发症、提高其安全性，指导临床上合理、有效地应用肠外营养治疗有着重要的理论和实践意义。

4. 在国内首次研究新型供能物质——甘油在肠外营养治疗中的作用。与上海长征制药厂合作研制成10%甘油－0.9%氯化钠静脉制剂，经研究证明静脉输注后无明显不良反应和肝肾功能损害，为肠外营养治疗提供了一种可供能的物质。

5. 在国内较早研究手术创伤患者血清氨基酸谱变化和支链氨基酸对手术创伤患者的代谢效应。证明手术创伤后血清氨基酸浓度明显下降，氨基酸的消耗主要是糖异生作用所致。手术创伤后提高充足热量对节省蛋白质有重要意义，但不能阻止糖异生现象。进一步研究还发现，手术创伤后给予含高支链氨基酸的平衡氨基酸溶液可获得更优越的省氮效果。这些研究结果对当时提高肠外营养治疗的疗效具有重要指导作用。

6. 在国内最早研究肠外营养是微量元素缺乏问题。1977 年与中山医院药剂科合作研制出静脉用磷制剂，1983 年与上海医药工业研究院协作研制出静脉用单种和复方微量元素制剂，填补国内空白。1986 年及时诊断出国内第一例 TPN 治疗期间并发急性全身性缺锌性皮炎患者，经及时救治后迅速治愈康复。

7. 在国内最先研究和临床应用全合一营养液，证明按一定要求配制成的全营养混合液在4℃ 14 天储存期内的 pH、渗透压及其中脂肪颗粒直径无明显变化，3 天储存期中无细菌生长，在室温 24 小时内理化性质稳定。1985 年与上海曹杨医药用品厂协作研制生产出唯一国产的3L 静脉营养输液袋，该厂已申请到专利生产权，多年来大量生产供全国各地广泛使用。用全营养混合液行肠外营养治疗简化了肠外营养的实施，提高其临床应用安全性和疗效，促进了肠外营养治疗的普及和推广应用。

8. 在国内最先成功施行长期肠外营养和家庭肠外营养治疗，其中典型病例是一位全小肠及右半结肠切除患者经肠外营养治疗，健康存活 15 年并顺利分娩一健康女婴，是世界首例长期肠外营养治疗并成功分娩的病例，已在国内外报刊、医学杂志上广泛报道。

9. 多年来，我们应用肠外营养治疗了数千例患者，取得了满意的效果，挽救了大量危重患者的生命。使用 TPN 后使大量短肠综合征患者得以存活，并取得满意的生活质量。消化道瘘的病死率由 46% 下降至 10% 左右，瘘的自愈率由 0 提高至 77.8%。急性坏死性胰腺炎病死率由 50% 降至 15%。多发性创伤和腹腔严重感染的病死率由 50% 降至

10%左右。在提高营养治疗安全性、实用性和有效性方面处于国内领先地位。

10. 在国内较早系统研究国人静息能量消耗，并对经典的 Harms - Benedict 公式进行了全面评价，测定外科手术创伤及严重应激状态的外科危重患者的实际能量消耗，这对指导临床肠外营养治疗的实施，减少并发症有重要价值。

11. 在国内较早开展消化道手术后早期肠内营养治疗的安全性和有效性研究，证明消化道手术后早期肠内营养治疗是安全有效的，手术后短期肠内与肠外营养治疗的疗效基本相同。在国内最早研究含特殊营养物质的免疫增强型肠内营养制剂可增强消化道肿瘤患者手术后机体免疫功能，减轻创伤后机体的应激和炎性反应程度。

12. 在国内最早研究脂肪乳剂所致的脂质过氧化作用以及对机体蛋白质和 DNA 损害，证明脂肪乳剂在体外能增加吞噬细胞介导的脂质过氧化以及维生素 E 的抗氧化作用。同时也证明静脉输注脂肪乳剂虽可增加脂质过氧化的产生，但短期应用并不造成蛋白质和 DMA 损害。通过动物实验，我们发现脂肪乳剂在体外还具有抑制感染、应激时氧及一氧化氮自由基产生的作用。

13. 在国内最早研究结构脂肪乳剂的代谢，证明结构脂肪乳剂的水解、代谢清除率明显大于长链脂肪乳剂。在肝硬化患者中，结构脂肪乳剂的水解、氧化利用及产热作用均明显高于传统的长链脂肪乳剂，证明结构脂肪乳剂是肝功能不全患者更为理想的能源物质。

在全国各地的专家们也从不同角度对肠内、肠外营养的基础及临床做了大量研究。

第二节 规范化营养支持在外科治疗中的地位

外科患者的代谢改变，早期以应激所致营养不良为主，后期以应激加饥饿所致的营养不良为特点。由于外伤、手术和感染等应激，患者处于高分解代谢状态，体内营养物质大量消耗。胃肠道常是原发疾病的累及部位，也是应激后最易受累的中心器官，胃肠道的病变导致患者无法经消化道摄入充足的营养物质。随着疾病进展，营养物质消耗但又得不到及时、足够的补充，就会出现营养不良，不仅体内储存的糖原、脂肪消耗殆尽，脏器的结构和功能也受损。因此，外科患者发生营养不良的风险较高，发生率可达20%～50%。营养状态对外科患者的手术疗效至关重要，早期研究发现术前合并营养不良的食管癌、胃癌患者，其术后并发症发生率和病死率均明显增高。近年来，经过多中心、大样本的前瞻性研究发现，术前纠正营养不良的效果优于术后的营养支持，即手术前根据患者情况开始实施营养支持可改善患者临床结局，取到事半功倍的效果。某些术前不能接受营养支持的急诊患者或是术后发生并发症的患者，术后营养支持就非常必要。因此，围术期营养支持已成为外科的一项必要治疗措施。

营养支持可改善外科患者的营养状况，支持胃肠道休息，促进组织愈合和肠黏膜增生，增强肠屏障功能。营养支持的目的不只停留在维持机体的氮平衡、保持患者的瘦体物质上，而是用于维持细胞代谢、保持组织器官的结构和功能，进而调控免疫、内分泌等功能并修复组织，最终促使患者康复。外科患者因各种原因导致5～7天无法正常摄食即是营养支持治疗的适应证。尤其是已存在营养不良的患者，更应及早进行营养支持。因此，判断外科患者是否存在营养风险或营养不良，并规范实施营养支持至关重要。

一、营养风险筛查和营养评价

营养支持开始应用于临床后，很多研究报道营养支持改善了外科重症患者的临床结局。通过对住院患者进行合理、规范的营养支持，并发症发生率减少、住院时间缩短，生存质量也得到一定程度的提高。但有研究提出，如果对无营养风险或目前阶段并不存在营养不足的患者进行额外营养支持，反而增加其感染性并发症的发生率。因此，美国肠外肠内营养学会（ASPEN）和欧洲肠外肠内营养学会（ESPEN）均建议对住院患者常规进行营养风险筛查。ASPEN指出，营养风险筛查是识别与营养问题相关特点的过程，目的是发现个体是否存在营养不足或有营养不足的风险。ESPEN认为，通过营养筛查发现患者存在营养风险，即可制订营养计划。营养风险定义为“现存或潜在的、与营养因素相关的、导致患者出现不利于临床结局的风险”。营养风险筛查应快速而简单，国际上常用的营养风险筛查工具主要有主观全面评定、微型营养评定、营养不良通用筛查工具和营养风险筛查（NRS－2002）。采用NRS－2002预测临床结局，发现对有营养风险的患者进行营养支持能缩短其住院时间。因此，ESPEN与中华医学会肠外肠内营养学分会推荐NRS－2002作为判断住院患者入院营养风险的首选筛查工具。同时，ESPEN明确提出没有必要对当前不存在营养风险的患者进行营养支持，避免医疗资源的不合理使用甚至浪费。目前的观点认为，临床营养支持应建立在对患者营养风险及状况客观评价的基础上，是否需要营养支持以及如何实施营养支持都需要充分的依据。对于外科合并营养不良的患者，在实施营养支持治疗时，要采取严密的监测，以期尽早发现营养支持过程中的并发症，做出相应处理，改善患者预后。监测的项目包括患者的应激和代谢状态、总热能的摄入、肠外和肠内营养并发症及营养支持代谢并发症等。

二、肠内营养——外科营养支持的首选途径

肠内营养的吸收和消化过程能增加胃肠道的血液供应，刺激胃肠激素的分泌，维持和改善肠黏膜细胞结构和功能的完整性，维持肠道黏膜屏障，减少肠道菌群易位及肠源性感染的发生。另外，还可预防肝内胆汁淤积和肝功能损害。Lochs等对关于肠内营养的11项随机对照研究行荟萃分析，结果显示肠内营养组患者的病死率、并发症发生率均有明显下降，平均住院时间显著缩短。尽管肠外营养在应用之初被认为是外科肠衰竭患者挽救生命的重要措施，但在过去50多年中有不少研究发现，接受肠外营养支持患者的感染并发症发生率明显高于肠内营养支持组。究其原因，不仅与肠外营养配方本身的缺陷、导管使用等因素有关，更主要的是与肠外营养时肠屏障功能受损相关。仅使用肠外营养，缺乏肠内营养的刺激会损害机体肠黏膜机械屏障和免疫屏障，改变肠道微生态，导致肠道细菌易位和肠源性感染的发生。因此，临床外科重症患者应遵循“当肠道有功能且能安全使用时，就应用肠道”的原则。

早期肠内营养是外科患者营养支持中必不可少的基本原则之一。对重症患者研究发

现，与完全肠内营养组相比，起始给予小剂量肠内营养同样可以改善患者的临床预后，并减少患者胃肠道不耐受的发生率。因此，当外科患者低灌注和低氧合状态得到纠正，机体不存在胃肠道完全梗阻或缺血、坏死等情况下，应立即开始肠内营养支持。即使每天肠内营养应用量仅达到机体能量需要的 1/3 甚至更少，也可以起到改善肠道屏障的作用。

凡有营养支持指征、胃肠道有功能并可利用的患者都可接受肠内营养。肠内营养的适应证包括：①吞咽和咀嚼困难、意识障碍或昏迷导致无进食能力；②外科术前营养不足或较长时间进食不足、术前肠道准备、禁食 >5 天；③消化道疾病稳定期，如消化道瘘和胰腺炎等；④高分解代谢严重感染、手术、创伤及大面积烧伤；⑤胸外科的食管手术；⑥肿瘤患者放、化疗导致进食困难；⑦短肠综合征、炎症性肠病等。肠内营养的实施方式大多通过管饲等途径提供。当管饲时间 >28 天时，建议应用经皮内镜下胃造口/经皮内镜下空肠造口。喂养管的放置分为床旁或术中置鼻胃管、鼻十二指肠管、鼻空肠管、胃造口术、空肠造口术，以及经皮内镜胃造口术、经皮内镜空肠造口术。然而，各种置管法有其优缺点，可根据疾病的种类、肠内营养的维持时间、操作者的熟悉程度以及患者的自身情况来选用。目前，种类齐全的肠内营养配方和管道为合理肠内营养支持的开展提供了必要的条件，应根据患者的具体情况制订规范的个体化肠内营养支持方案。

三、肠外营养的规范化应用

相关的荟萃分析提示，不合理的肠外营养支持所导致的高糖负荷会加重应激后的糖代谢紊乱，增加肝脂肪沉积。Heidegger 等的 2 项多中心临床随机对照研究发现，在补充部分肠外营养第 9 天后，院内感染发生率为 27%，而肠内营养组院内感染发生率为 38%，说明在重症患者中肠内营养供能不足时，优化补充肠外营养并不增加院内感染发生率。

肠外营养的适应证：①不能正常进食，如高位肠瘘、胃肠道先天性畸形、小肠过短、癌症患者手术前后以及放疗期间胃肠道反应过重；②严重烧伤和严重感染；③胃肠道需要休息或消化不良，如溃疡性结肠炎、局限性肠炎和长期腹泻等；④特殊病情，如坏死性胰腺炎、急性肾衰竭和肝衰竭等。国内外指南推荐配方非蛋白质热能 104.6 ~ 125.5kJ/(kg · d)，脂肪供能 30% ~50%，氮摄入量 0.15 ~0.20g/(kg · d)，并根据患者的实际情况添加矿物质和微量元素；输注方式有“多瓶输液”“全合一”和“二合一”等。其中“全合一”是根据患者具体情况，将肠外营养成分在无菌条件下混合在一个容器中进行输注，其优点是提高了各种营养素的利用度，易管理，减少相关并发症的发生。因此，个体化的“全合一”是肠外营养的推荐模式。肠外营养支持途径可选择经中心静脉和经外周静脉，经中心静脉途径包括锁骨下静脉、颈内静脉、股静脉和外周静脉的中心静脉导管途径。重症患者多选择经中心静脉途径；若营养液容量少、浓度不高或接受部分、短期肠外营养支持的患者，可经周围静脉途径。肠外营养支持时间预计超过 14 天，建议采用中心静脉置管或经外周静脉的中心静脉置管。

四、联合肠内和肠外营养

临床营养支持应优先选用肠内营养，肠内营养不足时可用肠外营养加强，需较长时间营养支持者应采用肠内营养，只有在不能用肠内营养时才采用肠外营养。但临床上有时实施肠内营养存在困难，如患者不愿管饲；肠内营养液口感不好，不能坚持服用；患者对肠内营养液不能耐受，出现腹胀、腹泻、腹痛等；胃肠道功能不全、营养素吸收不全等。此时肠内营养无法达到目标剂量，单纯低热能肠内营养实施并不能满足患者机体能量和蛋白质的供应需求，无法改善患者的负氮平衡，导致并发症发生。因此，早期对患者进行合理肠外营养支持，可供给一定量的热能和蛋白质，调整机体氮平衡状态，促进内脏蛋白质的合成，维持水、电解质平衡。在此基础上，不断评价患者的肠道功能，根据患者的胃肠道恢复情况逐步添加肠内营养，减少因长期肠外营养所带来的肠黏膜萎缩和肝功能损害等并发症的发生，防止肠道细菌易位而启动的多器官功能障碍。因此，Hammarqvist 认为，对于重症患者，肠内与肠外营养合理联用才能获得最佳的临床治疗效果。有研究发现，肠内营养提供日需能量的 30% 可保护肠黏膜屏障。ESPEN 营养指南指出，当肠内营养不能满足能量需求的 60%，连续 7 ~ 10 天时，应考虑联合肠外营养支持，优化临床营养支持的疗效。但营养过度不会促进合成代谢，反而增加器官负担，如肝功能损害、高血糖、高血脂等，最终引起各种代谢异常，显著增加并发症的发生率和病死率。因此，待患者内稳态逐渐接近正常时，可采用间接能量代谢检测系统，计算个体需求进行能量补充。人体正常状态下所需热能大致为 104.6 ~ 125.5kJ/(kg · d)，应激状态下热能消耗有所增加；蛋白质的需求量为 0.8 ~ 1.0g/(kg · d)，术后患者需求量达 1.0 ~ 1.5g/(kg · d)，严重的多发伤患者可达 2.0g/(kg · d)以上。

五、免疫营养的应用

免疫营养是指肠内或肠外营养中加入某些可保持或增强机体免疫状态的宏量或微量营养素。对于外科患者的主要益处是维护肠屏障功能，减轻全身炎症反应，促进伤口愈合和组织修复，促进细胞增生及合成等。荟萃分析发现，免疫营养有益于减少胃肠外科重症患者的术后感染或非感染并发症发生，缩短住院时间。目前应用于临床的免疫营养素主要有谷氨酰胺、ω-3 多不饱和脂肪酸、精氨酸和核苷酸等。谷氨酰胺是组织必需的营养，也是生长迅速的细胞如肠黏膜细胞和淋巴细胞的生长、修复的必需能量，能减轻肠屏障损害，逆转全肠外营养引起的肠道淋巴样组织的萎缩，促进肠道免疫球蛋白 A 分泌，保护肠道免疫屏障等。Heyland 等在新英格兰医学杂志上发表的研究提示，早期营养支持中添加谷氨酰胺或抗氧化剂并不能改善危重患者的临床结果，这可能与谷氨酰胺的剂量以及重症患者的疾病严重度有关。精氨酸作为一氧化氮的前体，可促进免疫细胞增生，改善微循环。但 Bertolini 等的多中心临床研究发现，免疫营养组患者的死亡率 3 倍于对照组，导致试验提前终止。究其原因是精氨酸过量导致 NO 大量产生，引起相反作用。因此，目前认为免疫营养并不适用于所有患者，应根据不同的患者进行调整。鱼油可下调过度的炎症反应，改善免疫功能，包括影响细胞的完整性和稳定性，减少细胞因子的产生与释放等，有助于维持危重患者的血流动力学稳定。目前，ESPEN 指南推荐鱼油在外科重症患者过度炎症反应时应用，可改善机体的临床预后。食物纤维中的可溶性非纤维素多糖在结肠中能被细菌酵解而产生短链脂肪酸，有利于结肠黏膜的增生、吸收。外科危重患者治疗中添加一些抗氧化剂如维生素 E、维生素 C 和无机硒等，可明显增强机体的抗氧化能力，减少组织损伤。但对重症感染患者的应用尚存在安全性问题，目前的循证医学结论并不支持。

六、营养支持小组和营养监测的意义

Wesley 等提出，在综合性医院中建立相应的营养支持中心或小组，对于判断患者营养支持的指征、减少并发症发生、提供有效的营养支持是必要的。因此，在欧美综合性医院均建立了临床营养支持中心或小组，由临床医师、营养师、药剂师和护师组成，各司其职，共同协作。中心的作用主要是通过专门的团队对需要营养支持的患者进行一系列规范化的临床营养评估，提出个体化的营养会诊意见，制订合理的营养支持方案，实施有效的营养支持治疗、护理和咨询，以降低外科患者的住院费用，缩短住院时间。目前，国内外医院的临床营养支持中心主要以会诊制形式存在，对其他科室提出营养会诊的患者进行综合评价，并与其主治医师相互协调，根据患者的个体化特征，制订营养支持计划，并定期随访，直至患者营养状态和饮食恢复正常。同时，中心应当对内部相关人员的基础知识和相关资质定期进行培训和评估，严格执行各项临床营养支持工作。中心的成立明显降低了肠内、肠外营养引起的相关并发症的发生，减少了医疗资源的不合理使用，推动营养支持在临床上更有效、安全、合理地应用。

临床营养支持在外科治疗中的重要性正逐渐受到重视，已成为外科患者综合治疗的重要组成部分。临床上根据外科患者的代谢特征，对其进行合理、准确的营养评价和有效的营养支持治疗，是规范化营养支持的关键。随着营养支持在临床治疗学上应用的进一步扩大，规范化营养支持必将为更多的患者带来益处。

第三节 营养支持在消化外科的临床应用

一、营养支持对于胃肠外科的临床应用

1. 营养支持应用于肠胃外科的适应证　营养支持又称为治疗营养，是指为治疗或缓解疾病，增加治疗效果而根据营养学原来采取的膳食营养措施，其基本形式包括治疗膳、鼻饲、管饲膳、要素膳和静脉影响等，是改善和维持组织、细胞、器官功能和代谢，防止发生多器官功能衰竭的主要和重要的措施。营养支持主要包括肠内和肠外营养。其中肠外营养是从静脉内供给营养作为手术前后和危重患者的营养支持，其目的在于使患者在无法进食的情况可维持营养状况、创伤愈合和体重增加，幼儿则可继续生长和发育，适用于胃肠道衰弱或功能障碍者，包括胃肠道梗阻、胃肠道吸收功能障碍、严重营养不良等。肠内营养是提供代谢所需的营养物质和其他各种营养素的营养支持方式，适用于胃肠道有功能且安全时的营养，包括咀嚼和吞咽有困难、消化道瘘、肠道炎性疾病、急性胰腺炎、意识障碍或昏迷、纠正或预防手术前后营养不良等。

2. 营养支持应用于肠胃外科的选择原则　随着近年来对胃肠道结构和功能研究的不断深入，胃肠道不单只是消化吸收器官，同时也是重要的免疫器官的认识逐渐被加

深。因此，和胃肠外营养相比，肠内营养具有营养素可直接经肠被吸收和利用的优越性逐渐被体现出来，其更符合生理特点，具有给药方便和费用低廉等优点，同时更有助于维持患者肠黏膜结构和屏障功能完整性的优势。因此患者肠部功能正常时，肠内营养是第一选择；患者若进食不足(进食困难甚至不能进食)，会导致患者肠内营养不充足时，可考虑通过静脉插管补药的方式来进行肠外增加营养。

3. 营养支持涉及的营养评价方法　营养状况是胃肠外科患者完全恢复健康的重要影响因素。营养支持是改善患者营养不良的重要途径，需根据患者营养不良不同程度来制订不同营养支持方案，所以患者的营养评价标准是非常必要的。

人体指标中的体重指数高低直接反映了营养状况。血红蛋白含量、前清蛋白、人血清蛋白等是临床常用的营养评价指标，手术后的转铁蛋白、前清蛋白含量是营养评价非常可靠的指标。目前，尚没有研究出一套标准全面的营养评价方法。需要医护工作人员的继续研究探讨。

4. 营养支持时机的选择　手术前的营养支持：针对良性疾病，营养支持时间可任意选择，可以使患者的营养状况得到充分改善后再进行手术，恶性疾病则需要尽可能使患者的营养状况在6～9天得到改善后立即手术。营养不良程度的不同，时机选择也不同，特别针对营养不良较严重的患者，应在7天内通过各种途径改善营养状况，再进行手术。

手术后的营养支持：已有研究指出，在手术完成4天后即可开始患者的肠内营养，可通过服食相关糖类蛋白质营养品，确保能量的足够供应。在患者经服食充足的营养时，即可停止营养支持。若手术后，患者出现严重的并发症，所需营养量大大增加，可选择延长营养支持时间。

5. 营养液的选择　营养液的选择就是为胃肠外科手术患者提供合适能量及最佳营养成分。胃肠外科患者应遵循“低热量供给”的原则，减轻各器官负荷，避免器官功能损伤。营养液传统配方主要包括氨基酸、脂肪乳、糖类、饮食要素等，但已出现了新型增强免疫力配方。新型提高免疫力配方用于肠胃外科手术能够大大降低并发症发生概率，提高患者营养效果，更好的发挥了营养支持在胃肠外科手术的作用。也有人报道过新型激素型、益生菌型配方，但其效果没有增强免疫力型配方明显。

6. 常见并发症及预防　胃肠外科患者的并发症分为肠内营养支持型及肠外营养支持型。肠外型常见的有肝功能异常、肠道功能减退等。医护人员可选择进行从动态检测患者的肝肾功能、血脂情况、尿检等，以此为依据确定合适的方案，恢复患者肠内营养。肠内营养支持并发症常见的有腹泻、腹胀、肺炎等。可通过输液并控制输液速度、输液总量及营养液温度来避免腹痛、腹胀、腹泻的发生。可将病床头部抬高，来避免吸入性肺炎的发生。胃肠外科手术后胃肠减压的不适应症主要为口渴饥饿、咽喉疼痛、表达受限、排痰困难、腹胀恶心呕吐。术后进行营养支持可以明显降低不适应症的发生率，在胃管的顶端进行5%复方利多卡因的涂抹和增加胃管插管的长度均可降低不适应症的发生率。

营养支持在胃肠外科手术中扮演着越来越重要的角色，最佳的营养支持方案对患者恢复健康尤为重要。随着医疗护理技术的不断提高，越来越多的医疗机构已经开始重视患者住院的营养状况。国内外医疗学者在不断摸索研究具有针对性的新型肠内外营养配方，但此研究的对象全为成年人，少儿、老年人的营养支持还未得到研究。因此研究出一套全面、可靠的营养状况评价标准及更具针对性的胃肠外科患者的营养支持方案是我们后续工作的方向。

二、营养支持对于肝胆外科的临床应用

在慢性肝脏疾病患者中，营养不良十分常见，慢性肝脏疾病易产生食管静脉曲张、腹腔积液以及肝性脑病等并发症，给肝胆外科患者的手术和预后造成影响。因此，肝胆外科患者科学合理的营养支持是非常重要的治疗措施。

1. 国内临床营养支持的现状　20 世纪 80 年代中期，广大医学人员已经对肠黏膜所具备的屏障功能及其可以导致肠道内细菌出现易位有了清楚的认识。在应用全肠外营养时，肠黏膜的功能会降低，屏障功能也会产生障碍，如果肠内有营养，就可以对肠黏膜上皮细胞的增生、屏障功能的修复产生促进作用。如果在全肠外营养中出现不全面情况，那么营养分子不通过肝，导致静脉导管以及代谢功能并发症的出现。为了减少其并发症的发生，就必须对其肠内外营养进行改进，如有文献指出它可以进行术中空肠穿刺置管造口、外周静脉输注等，既简便又有效。自国内首次把这种方法使用在肠功能障碍患者的治疗之后，近些年来，有人又应用生长激素、含谷氨酰胺以及食物纤维进行治疗，从而使短肠综合征患者能够通过饮食恢复健康。在早期炎性肠梗阻以及肠胃排空障碍中，只有进行营养支持，才能够自行缓解，避免因营养支持不利而产生严重并发症。

2. 肝胆外科患者营养支持的发展

(1)抗生素营养支持：肝胆外科患者均会受到营养不良的影响。根据李春等人的试验报道称，在肝移植受体中，均在术前出现了不同程度的营养不良，术后应用激素后，可明显增加机体的分解代谢，导致机体产生负氮平衡，对肝移植术后的恢复产生显著影响，所以，在进行肝移植术后，一定要对患者进行营养支持治疗(大量使用抗生素营养支持和免疫抑制)，使其具有特殊的治疗效果。

(2)鼻饲支持：伍晓汀指出，在创伤程度相同的情况下，肝硬化患者的手术病死率比较高，达到 45%，而并发症达到 67%，使肝硬化成为导致手术或创伤患者死亡的主要因素。Glanotti 等曾经对进行不同外科手术肝硬化患者的临床治疗进行了回顾性分析，结果发现患者在其手术后 30 天内，其并发症的发生率以及死亡率非常高，达到 11.7%、31.2%。在肝外科领域中，原发性肝癌是主要的病症，由于患者都有肝硬化基础，因此，手术具有很高的风险。在欧洲的肠内营养协会指南建议中，对食管静脉曲张的患者插入细口径胃管，在内镜中进行止血，就可以在 24 小时内进行鼻饲。

(3)术后营养支持：有相关研究表明，肝硬化者的择期手术病死率为 8.6%，而比较正常的肝为 1%。相关文献表明，几乎所有的晚期肝病患者也具有不同程度的营养不良，如果患者在术前存在中、重度的营养不良，那么其在手术中，需增加输血量以及重症监护时间，且感染率明显提高。特别是对于那些具有消耗性或者慢性疾病的患者，更容易出现营养不良。实施围术期肠内营养支持，可以有效减少并发症、降低手术病死率，术前纠正其营养不良，效果比在术后进行营养支持好，所以术后营养支持在术前进行营养支持的急诊患者、术后出现并发症的患者中，均具有重要作用，这使围术期营养支持成为肝胆外科治疗的一项必要措施。

(4)肠内营养与肠外营养：有相关研究表明，肝硬化或者胆管疾病患者，采用肠外营养对促进蛋白质的合成并不能起到作用，而肠内营养能够对肝脏蛋白质的合成有所帮助。进行肠外营养支持治疗后，如果还存在低蛋白血症，此时进行肠内营养支持治疗，就可能得到及时的改善。为了防止患者机体的过度消耗，应根据患者的病情严重程度以及肝功能，适当补充能量、蛋白质，然后测定其营养结果，按照患者的需求补充能量。其中对于肝硬化患者，如果直接进行足量的营养支持，那么患者的肝脏很难对此承受，但是如果实施“减量使用”原则，将其正常支持量减少50%，不但能够对其营养进行支持，同时还可以减轻患者的肝脏负担，促进疾病的良好治疗。

3. 肝胆外科患者营养支持的发展方向　目前，还没有任何一种完善的营养配方，可以在不同的肝外科疾病患者中应用。在未来发展中，应该主要针对不同的肝功能障碍，例如胆汁淤积性肝病、肝硬化、急性重型肝衰竭以及脂肪肝等，均研究出具体的个体化营养支持的方法。近年来，对于外科营养概念以及原则的研究已有大的进步，并且有效提高了对营养物质在机体内稳态平衡分子的维持以及生态效应的认识。在实施早期应用支持时，主要是明确对其提供的底物，有助于对机体内瘦肉体群以及免疫功能的维持，同时可有效避免并发症，因此在如今营养支持中，更加注重营养治疗，特别是更加注重对于应急代谢反应的阻断、细胞氧化损伤的预防以及免疫功能的调节。在未来的研究中，应该进一步对各种特殊营养底物和精细血糖的控制进行注重。

对于肝胆外科患者，在营养支持上应尽量在全面的基础上体现出个体化治疗的特点，根据每位患者的个性制订合适的营养方案，然而，在此过程中还需要进一步研究。

第二章　营养素与能量

第一节　糖　类

糖类是由碳、氢、氧三种元素组成的一大类化合物，也称碳水化合物，是人体最重要的食物能量来源，人类膳食中40% ~80%的能量来源于糖类。

糖类的分类方法很多，联合国粮农组织/世界卫生组织(FAO/WHO)的专家将糖类按照聚合程度可分为单糖、双糖、寡糖和多糖。食物中的单糖主要为葡萄糖(glucose)、果糖(fructose)和半乳糖(galactose)。另外还有少量的戊糖，如核糖、脱氧核糖、阿拉伯糖和木糖。双糖是由两分子单糖缩合而成，食物中主要有蔗糖(sucrose)、乳糖(lactose)和麦芽糖(maltose)等。寡糖是指由3 ~10个单糖构成的小分子多糖，对人类较重要的寡糖是存在于豆类中的棉子糖(raffinose)和水苏糖(stachyose)，它们不能被肠道消化酶分解，但可被大肠中的细菌分解，产生气体，出现胀气。多糖是10个以上单糖组成的大分子糖，具有重要营养意义的多糖有糖原(glycogen)、淀粉(starch)和膳食纤维(dietary fiber)。

一、糖类的生理功能

1. 储存和提供能量　糖类是人类最主要、最经济的供能营养素。人体内作为能量的糖类主要是葡萄糖和糖原。1g葡萄糖在体内完全氧化为CO_2和水，大约可释放16.7kJ(4kcal)的能量。

糖原是肌肉和肝脏糖类的储存形式，肌糖原的总量为肝糖原的3 ~4倍。当机体需要时，肝糖原迅速分解为葡萄糖以提供能量。糖类在体内释放能量迅速，即使在缺氧条件下，仍能通过糖酵解提供机体最必需的能量。葡萄糖是心脏、神经系统、红细胞和白细胞等重要组织细胞唯一依赖的能量来源，同时也是肌肉活动时最有效的燃料。

2. 构成机体组织　糖类是构成机体组织细胞的重要物质，并参与细胞的多种活动。糖和脂形成的糖脂是细胞膜与神经组织的结构成分之一，对维持神经系统功能有特殊作用。糖与蛋白质结合生成的糖蛋白多具有重要的生理功能，如构成抗体、酶和激素。核糖及脱氧核糖是核酸的重要组成成分，参与构成生命物质核糖核酸和脱氧核糖核酸。

3. 参与营养素的代谢　糖类与机体某些营养素的代谢关系密切。糖类有利于机体的氮潴留，充足的糖类可以节省体内蛋白质或其他代谢物的消耗，使氮在体内的潴留增加，这种作用称为糖类对蛋白质的节约作用或节氮作用。脂肪在体内的代谢也需要糖类参与，脂肪代谢产生的乙酰基必须与草酰乙酸（葡萄糖代谢产物）结合，进入三羧酸循环彻底氧化，如果糖类摄入不足，脂肪氧化不全，会产生过量的酮体，因此足量的糖类具有抗生酮作用。

4. 解毒作用　经糖醛酸途径生成的葡萄糖醛酸，是体内一种重要的解毒剂，在肝脏中能与许多有害物质如细菌毒素、酒精、砷等结合排出体外，以消除或减轻这些物质的毒性或生物活性，从而起到解毒作用，保护肝脏维持其正常功能。

5. 增加饱腹感　摄入含糖类丰富的食物，特别是缓慢吸收或抗消化的糖类如膳食纤维，容易增加胃和肠的充盈感，使机体产生饱腹感。

6. 增强肠道功能　纤维素和果胶等非淀粉多糖类、抗性淀粉、功能性低聚糖等不易被消化的糖类，虽不能在小肠消化吸收，但可刺激肠道蠕动，增加结肠发酵率，发酵产生的短链脂肪酸和肠道菌群增生有助于消化，增加排便量。

二、糖类的消化、吸收和代谢

膳食中的糖类，在消化道经酶水解，由长链变成短链，由短链变成双糖，最后分解成单糖被吸收。消化过程从口腔开始。食物进入口腔后，食物刺激、咀嚼动作等促进唾液的分泌，唾液中的淀粉酶将淀粉水解为短链多糖和麦芽糖。由于食物在口腔停留时间很短，这种水解程度有限。食物进入胃中，由于胃酸的作用，唾液淀粉酶失活，但胃酸本身有一定的降解淀粉的作用。小肠是糖类分解和吸收的主要场所。胰腺分泌的胰淀粉酶进入小肠，将淀粉等分解为双糖，在小肠黏膜细胞刷状缘上，麦芽糖酶、蔗糖酶和乳糖酶将相应的双糖分解为单糖，并通过主动运输进入小肠黏膜细胞，随血液循环运送到肝脏进行相应的代谢，或运送到其他器官直接被利用。果糖在小肠中的吸收属被动扩散，吸收率相对较低，不到葡萄糖和乳糖的一半。

有些人不能或少量地分解吸收乳糖，乳糖因不能被小肠吸收而进入大肠，在肠道细菌作用下产酸、产气，使肠道渗透压增高，引起胃肠不适、胀气、痉挛和腹泻等，称为乳糖不耐受症。造成乳糖不耐受原因主要有：①先天性缺少或不能分泌乳糖酶；②某些药物（如抗癌药物）或肠道感染使乳糖酶分解、减少；③由于年龄增加，乳糖酶水平不断降低，一般自2岁以后到青年时期，乳糖酶水平可降到出生时的5%～10%。乳糖不耐受症者最常见的是第三种。为克服乳糖不耐受，可选用发酵的乳制品如酸奶，也有市售的经乳糖酶分解的不含乳糖的牛乳。乳糖不耐受症是一种常见症状，世界上完全没有此症的人仅有30%左右。

三、膳食纤维

膳食纤维指存在于植物体中、不能被人体消化吸收的部分。根据水溶性不同，一般又分为可溶性纤维和不溶性纤维。可溶性纤维指可溶解于水，吸水膨胀，并能被大肠中微生物酵解的一类纤维，主要包括果胶、树胶、黏胶及少数半纤维素。不溶性纤维既不溶于水，也不能被肠道微生物酵解，主要包括纤维素、半纤维素和木质素。

膳食纤维有防治多种疾病的作用，对人体健康有良好的防护效果。其主要生理功能如下。

1. 改善肠道功能、有利粪便排出　大多数膳食纤维具有促进肠道蠕动和吸水膨胀的特性。膳食纤维的吸水性使粪便变软，粪便体积增大，从而促进肠蠕动，缩短排便时间，增加排便频率，改善便秘及加快肠内容物中有毒物质的排出，可有效地预防便秘、痔疮、肛裂等疾病膳食纤维中的多糖组分在体内被细菌酵解，产生的短链脂肪酸（如丁酸）可作为大肠细胞的能源物质。

2. 降低血糖和胆固醇　可溶性纤维可降低小肠对糖的吸收速度，使血糖不致因进食而快速升高，因此也可减少体内胰岛素的释放。由于胰岛素可刺激肝脏合成胆固醇，所以胰岛素释放的减少可影响血浆胆固醇水平。而且膳食纤维有吸附胆汁酸、脂肪的作用，可降低这些物质的吸收率，达到降血脂的目的。另外，可溶性纤维在大肠中被肠道细菌代谢分解产生的短链脂肪酸（如乙酸、丁酸和丙酸等），可减弱肝脏中胆固醇的合成。

3. 增加饱腹感，利于控制体重　膳食纤维，特别是可溶性纤维，可以减缓食物由胃进入肠道的速度，延缓胃排空，还可吸水膨胀，产生饱腹感，从而减少能量摄入，达到控制体重的作用。

四、糖类的缺乏与过量

一般情况下，人类不易出现糖类缺乏，在短期内也不会出现缺乏的症状，但可能出现代谢紊乱和胃肠功能紊乱。

膳食缺乏糖类时，三酰甘油的分解和组织蛋白的分解加速，酮体积聚，可能出现酸中毒。糖类摄入过多后，过剩的能量以三酰甘油的形式贮存于脂肪组织，最终导致肥胖的发生。但膳食中糖类占总能量 >80% 和 <40% 是不利健康的两个极端。

五、糖类的供给量与食物来源

根据目前我国膳食糖类的实际摄入量和 FAO/WHO 的建议，中国营养学会推荐成年人膳食糖类占总能量的 50% ~65%。其来源应包括复合糖类淀粉、不消化的抗性淀粉、非淀粉多糖和低聚糖等糖类。应限制纯能量食物（如蔗糖）的摄入量占总能量的 10% 以下。

食物中糖类主要来源于粮谷类、薯类和根茎类。粮谷类含糖类 60% ~80%，其中薯类 15% ~29%，豆类 40% ~60%。单糖和双糖主要来源于蔗糖、水果、蜂蜜、甜食、糕点、糖果以及含糖饮料等。

第二节　脂　类

脂类是一类不溶于水而溶于有机溶剂的有机化合物。脂类包括脂肪和类脂。脂类是人体必需的一类营养素，是人体重要的构成成分。

一、脂类的生理功能

1. 供给能量　脂肪产生的能量高于蛋白质和糖类，每克脂肪在体内氧化可产生能量0.038MJ(9kcal)。体内脂肪细胞贮存和供应能量有两个特点：①脂肪细胞可以不断地贮存脂肪，至今未发现其吸收脂肪的上限；②机体不能利用脂肪酸分解的含2碳的化合物合成葡萄糖，所以脂肪不能给脑和神经细胞以及血细胞提供能量。

2. 机体重要的构成成分　细胞膜中含有大量磷脂，是维持细胞正常结构和功能不可少的重要成分。

3. 供给必需脂肪酸　人体需要的必需脂肪酸，是指人体不能合成，必须从食物中摄取的脂肪酸，如亚油酸和α-亚麻酸。必需脂肪酸有多种生理功能，如促进发育、维持皮肤和毛细血管的健康，与精子形成、前列腺素合成关系密切，可减轻放射线造成的皮肤损伤，还有促进胆固醇代谢、防治冠心病等功能。

4. 促进脂溶性维生素吸收　食物脂肪中含有脂溶性维生素，如维生素A、维生素D、维生素E、维生素K。脂肪是脂溶性维生素的溶剂，可促进脂溶性维生素的吸收。膳食中长期缺乏脂肪，会造成人体脂溶性维生素缺乏。

5. 维持体温、保护脏器　脂肪是热的不良导体，可阻止身体表面散热。脂肪作为填充衬垫，可保护和固定内脏器官免受外力伤害。

6. 增加饱腹感和改善食物感官性状　脂肪可以减慢胃和肠道的蠕动速度，使食物在胃中停留时间延长，增加饱腹感。油脂是烹饪的重要原料，可以改善食物的色、香、味、形等感官性状，以增加食欲。

二、脂肪的消化、吸收和代谢

食物进入口腔后，脂肪的消化就已开始。唾液腺分泌的脂肪酶可水解部分食物脂肪，对成人来说，这种消化能力很弱，而婴儿口腔中的脂肪酶则可有效地分解乳中短链和中链脂肪酸。脂肪在胃里的消化有限，主要消化场所是小肠。来自胆囊中的胆汁首先将脂肪乳化，胰腺和小肠分泌的脂肪酶将三酰甘油中的脂肪酸水解成游离脂肪酸和甘油单酯(偶尔也生成甘油和脂肪酸)。

脂肪水解后的小分子(如甘油、短链和中链脂肪酸)很容易被小肠黏膜细胞吸收，进入血液。甘油单酯和长链脂肪酸被吸收后，先在小肠黏膜细胞中重新合成三酰甘油，并和磷脂、胆固醇、蛋白质形成乳糜微粒，由淋巴系统进入血液循环。血中的乳糜微粒是一种颗粒大、密度最低的脂蛋白，是食物脂肪的主要运输形式。乳糜微粒随血液循环到达全身各组织器官，以满足机体对脂肪和能量的需要，最终被肝脏吸收。食物脂肪的吸收率一般在80%以上，最高的如菜油可达99%。

肝脏将来自食物中的脂肪和内源性脂肪及蛋白质等合成为极低密度脂蛋白(VLDL)，并随血液循环供给机体三酰甘油，随着其中三酰甘油的减少，血中胆固醇的不断集聚，形成三酰甘油少、胆固醇多的低密度脂蛋白(LDL)。血液中的LDL一方面满足机体对各种脂类的需要；另一方面与LDL受体结合进入细胞，以适当调节血中的胆固醇浓度，过多可引起动脉粥样硬化等疾病。体内还可合成高密度脂蛋白(HDL)，具有运送体内胆固醇、磷脂至肝脏进行代谢的重要作用。

磷脂的消化吸收和三酰甘油相似。胆固醇可直接被吸收，如果食物中的胆固醇和其他脂类结合，则先被酶水解成游离的胆固醇，再被吸收。胆固醇是胆汁酸的主要成分，胆汁酸在乳化脂肪后，一部分被小肠吸收，由血液运送到肝脏和胆囊，被重新利用；另一部分和食物中未被吸收的胆固醇一起被膳食纤维（主要为可溶性纤维素）吸附，由粪便排出体外。

三、脂肪酸与必需脂肪酸

脂肪酸是构成脂类的基本物质，由碳、氢、氧三种元素组成。一般食物脂肪中所含的多为长链脂肪酸，碳原子在12个以上。根据碳链中所含的双键数目，可分为单不饱和脂肪酸（只含一个双键），多不饱和脂肪酸（含一个以上双键）和饱和脂肪酸（不含双键）三种。富含单不饱和或多不饱和脂肪酸的脂肪，在室温下呈液态，多半为植物油，如花生油、大豆油、玉米油等，通常称为油。如深海鱼油，在室温下呈液态，所含的二十碳五烯酸（EPA）和二十二碳六烯酸（DHA）都是多不饱和脂肪酸。富含饱和脂肪酸的脂肪，在室温下呈固态，多为动物性脂肪，如羊油、牛油、猪油等，通常称为脂。

必需脂肪酸（EFA）是指人体自身不能合成，必须从食物摄取的脂肪酸，包括亚油酸和α-亚麻酸。必需脂肪酸在体内具有重要生理功能。缺乏时生长发育受阻，还可发生皮炎。常见脂肪酸见表2-1。

表2-1　常见脂肪酸

名称	代号
丁酸（butyric acid）	C4:0
已酸（caproic acid）	C6:0
辛酸（caprylic acid）	C8:0
癸酸（capric acid）	C10:0
月桂酸（lauric acid）	C12:0
肉豆蔻酸（myristic acid）	C14:0
棕榈酸（palmitoleic acid）	C16:0
棕榈油酸（palmitoleic acid）	C16:1,n-7 cis
硬脂酸（stearic acid）	C18:0
油酸（oleic acid）	C18:1,n-9 cis
反油酸（elaidic acid）	C18:1,n-9 trans
亚油酸（linoleic acid）	C18:2,n-6,9all cis
α亚麻油酸（αlinolenic acid）	C18:3,n-3,6,9,all cis
γ亚麻油酸（γlinolenic acid）	C18:3,n-6,9,12all cis
花生酸（arachidic acid）	C20:0
花生四烯酸（arachidonic acid）	C20:4,n-6,9,12,15all cis
二十二碳五烯酸（docosapentenoic acid）	C20:5,n-3,6,9,12,15all cis
芥子酸（sinapic acid）	C22:1,n-9 cis
鰶鱼酸（clupanodonic acid）	C22:5,n-3,6,9,12,15all cis
二十二碳六烯酸（docosahexenoic acid）	C22:6,n-3,6,9,12,15,18all cis
神经酸（nervonic acid）	C24:1,n-9 cis

四、脂肪的缺乏与过量

必需脂肪酸缺乏，可引起生长迟缓、异常的鳞屑症状、由皮肤通透性异常而引起的失水、生殖障碍，以及肾脏、肝脏、神经和视觉方面的多种疾病。而多不饱和脂肪酸摄入过多，也可使体内有害的氧化物、过氧化物等增加，同样可对身体产生多种慢性危害。

脂肪摄入过多，可导致肥胖、心血管疾病和某些癌症发病率的升高。控制膳食脂肪的摄入量，已成为我国许多地区预防此类疾病发生的重要措施。

五、脂肪的供给量与食物来源

各年龄组脂肪的推荐摄入量见表2－2。

表2－2　中国居民膳食脂肪推荐摄入量（脂肪能量占总能量百分比）

年龄（岁）	脂肪（AI）	SFA	MFA	PFA	（n－6）:（n－3）	胆固醇（mg）
0～	45～50				4:1	
0.5～	35～40				4:1	
2～	30～35				（4～6）:1	
7～	20～30				（4～6）:1	
13～	20～30	<10	8	10	（4～6）:1	
18～	20～30	<10	10	10	（4～6）:1	<300
60～	20～30	6～8	10	8～10	4:1	<300

人类膳食脂肪主要来源于动物的脂肪组织和肉类以及植物的种子。动物脂肪含饱和脂肪酸相对较多，植物油主要含不饱和脂肪酸。亚油酸普遍存在于植物油中，亚麻酸在豆油和紫苏籽油中较多，鱼贝类食物含二十碳五烯酸和二十二碳六烯酸相对较多。含磷脂较多的食物为蛋黄、肝脏、大豆、麦胚和花生等。含胆固醇丰富的食物是动物脑、肝、肾等内脏和蛋类，肉类和乳类也含有一定量的胆固醇。

第三节　蛋白质

蛋白质是由氨基酸（AA）构成的高分子含氮化合物，平均氮含量为16%。蛋白质是生命的物质基础，也是所有生命现象中起决定性作用的物质。它是构成一切细胞和组织结构的重要成分。人体含有十万种以上不同结构的蛋白质，具有不同的生理功能，复杂的生命活动需要成千上万种具有独特功能的蛋白质互相配合才能完成。

蛋白质的基本构成单位是α－氨基酸，根据其分子结构可分为单纯蛋白质、结合蛋白质和衍生蛋白质。单纯蛋白质由α－氨基酸组成，结合蛋白质由单纯蛋白质与非蛋白小分子结合而成，衍生蛋白质是指蛋白质分解所得的中间产物，如胨、肽。营养学通常把食物蛋白质分为完全蛋白质、半完全蛋白质和不完全蛋白质，以评价其营养价值。必需氨基酸种类齐全、比例合理、既能维持机体生命也能促进生长发育者，为完全蛋白质；必需氨基酸种类不齐全或比例不合理，既不能维持机体生命，也不能促进生长发育者，不完全蛋白质；介于两者之间，虽能维持机体生命，但不能促进生长发育者为半完全蛋白质。食物营养价值的高低主要取决于所含的必需氨基酸种类、数量及相互比例。

一、蛋白质的生理功能

1. 供给生长、更新和修补组织的材料　机体生长发育需要蛋白质组成细胞组织。胶原蛋白和弹性蛋白在骨骼、肌腱和结缔组织中起支架的作用；核蛋白在细胞生长和增生过程中发挥一定作用。体内脏器与组织细胞内的蛋白质不断分解、破坏、修补和更新，如蛋白质供给不足，成人表现为体质下降，免疫功能减退等，儿童则会影响生长发育。

2. 参与构成酶、激素、部分维生素　酶的化学本质是蛋白质，如淀粉酶、胃蛋白酶、胆碱酯酶、碳酸酐酶、转氨酶等。含氮激素的成分是蛋白质或其衍生物，如生长激素、促甲状腺激素、肾上腺素、胰岛素、促肠液激素等。部分维生素是由氨基酸转变或与蛋白质结合存在，如烟酸可由色氨酸转化，生物素与赖氨酸的氨基结合成肽。酶、激素、维生素在调节生理功能、催化代谢等过程中都有十分重要的作用。

3. 供给能量　当糖类和脂肪所供能量不足，或氨基酸摄入量超过体内蛋白质更新的需要时，蛋白质也是能量的来源。每克蛋白质可供能 0.017MJ(4kcal)。人体每天所需能量中 10% ~20% 来自蛋白质。

4. 增强免疫功能　机体的体液免疫主要由抗体与补体完成，构成白细胞和抗体、补体需要充足的蛋白质。吞噬细胞的作用与摄入蛋白质量有密切关系，大部分吞噬细胞来自骨髓、脾、肝、淋巴组织，长期缺乏蛋白质，这些组织明显萎缩，失去制造白细胞和抗体的能力，使吞噬细胞不能维持常态，机体抗病能力降低，易感染疾病。

5. 调节生理功能，参与生命活动

(1)维护神经系统的正常功能：蛋白质占人脑重的一半，脑在代谢过程中需要大量蛋白质进行自我更新，有些氨基酸在神经传导中起着介质作用。神经系统的功能与膳食中摄入蛋白质的质和量有密切关系。蛋白质质量的改变可明显影响大脑皮层兴奋与抑制过程的平衡，还可引起神经衰弱，进而影响激素的产生和神经体液的调节，导致代谢障碍蛋白质对胎儿及婴幼儿的生长发育，特别是智力发育也非常重要。

(2)控制遗传信息：遗传的主要物质基础是染色体，含有脱氧核糖核酸的核蛋白是染色体的主要化学成分，而核酸表达遗传信息的作用受蛋白质的制约。

(3)维持毛细血管的正常渗透压：蛋白质可保持水分在体内的正常分布。正常人血浆与组织液间水分不停交换，保持动态平衡。血浆胶体渗透压是由蛋白质(以清蛋白为主)的浓度决定的。蛋白质缺乏时，血浆清蛋白浓度降低，血浆胶体渗透压随之降低，组织间隙水分过多潴留，可出现水肿。

(4)载体作用：蛋白质在血液中有载体的作用，如血红蛋白携带氧气，脂蛋白是脂类的运输形式，运铁蛋白可运输铁，甲状腺素结合球蛋白可运输甲状腺素等。

(5)维持血液的酸碱平衡：血液有非常完善的缓冲体系。蛋白质是两性物质，它与碳酸盐、磷酸盐等均为维持血液酸碱平衡的重要物质。

(6)参与凝血过程：凝血过程是在维生素 K 和钙离子的参与下，由血浆中多种蛋白质协同完成的。故机体摄入足够的蛋白质，可防止创伤后过度出血。

二、蛋白质的消化、吸收和代谢

1. 蛋白质的消化和吸收　蛋白质在胃液中胃蛋白酶等消化酶作用下，分解为肽类。进入小肠后，在胰蛋白酶等消化酶作用下分解为氨基酸和部分 2 肽、3 肽，被小肠黏膜细胞吸收，在肠肽酶作用下最终分解为氨基酸单体，经肝门静脉进入肝脏。一部分氨基酸在肝脏内重新合成蛋白质，另一部分则随血液循环进入各个组织器官，合成各种特异性的组织蛋白。

在消化道内，蛋白质不能被完全消化吸收。未被消化的蛋白质以及部分消化的胨在大肠内细菌的作用下腐败，产生胺、酚及吲哚等有毒物质，大部分随粪便排出体外，少量被黏膜吸收，随血液循环进入肝脏，进行生理解毒后随尿排出。

2. 血液中氨基酸的来源和去路

(1) 血液中氨基酸来源于：①食物中蛋白质分解；②组织蛋白分解；③糖类及脂肪转变。

(2) 血液中氨基酸去路有：①合成组织蛋白；②变成酶、激素、抗体、肌酸等含氮物质；③转变为糖类和脂肪；④氧化成二氧化碳、水及尿素，并产生能量。

在正常情况下，氨基酸进入血液与其输出速度几乎相等，所以正常人血液中氨基酸含量相当恒定。

3. 氨基酸代谢　包括脱氨基作用、转氨基作用及脱羧作用。脱氨基作用一般是通过转氨基作用完成的，转氨基作用不仅可促使 α－氨基酸脱氨，还可合成新的非必需氨基酸。

氨基酸脱氨后生成的胺，大部分用于合成尿素；一部分可与酮酸结合生成氨基酸，或与谷氨酸及天门冬氨酸结合生成酰胺，贮存备用；还有一小部分与酸类结合形成铵盐以消除氨的毒性，并由尿排出。

氨基酸分解代谢所产生的 α－酮酸（α－keto acid，α－KA），按其各自特性循糖或脂肪的代谢途径进行代谢。α－KA 可再合成新的氨基酸，或转变为糖或脂肪，或进入三羧酸循环，氧化分解为二氧化碳和水并放出能量。

遗传缺陷可造成某种氨基酸酶的缺乏，引起氨基酸代谢异常，如苯丙氨酸脱氢酶缺陷可引起苯丙酮尿症。

4. 氮平衡　当每天膳食中蛋白质的质和量均适宜时，摄入氮量与粪、尿、皮肤排出氮量相等，称为氮的总平衡，是蛋白质与氨基酸之间合成与分解的动态平衡。

儿童、孕妇及创伤恢复期患者为合成或修复组织，对蛋白质的需要量增加，摄入氮多于排出氮，体内出现正氮平衡。反之，当机体处于衰老、饥饿或疾病状态时，蛋白质摄入量低，体内蛋白质合成减少或分解加剧，氮的排出量超过摄入量，出现负氮平衡，可影响疾病的康复。

三、氨基酸和必需氨基酸

氨基酸是组成蛋白质的基本单位，构成人体的氨基酸约有 20 种，其中 8 种在体内不能合成，或合成速度不能满足机体需要，必须从食物中摄取，这类氨基酸被称为必需氨基酸(EAA)，包括异亮氨酸(Ile)、亮氨酸(Leu)、赖氨酸(Lys)、蛋氨酸(Met)、苯丙氨酸(Phe)、苏氨酸(Thr)、色氨酸(Try)和缬氨酸(Val)，组氨酸(His)是婴儿的必需氨基酸。机体自身可以合成且能满足需要的氨基酸称为非必需氨基酸(NEAA)，包括丙氨酸(Ala)、精氨酸(Arg)、天门冬氨酸(Asp)、天门冬酰胺(Asn)、谷氨酸(Glu)、甘氨酸(Gly)、脯氨酸(Pro)和丝氨酸(Ser)。

某种蛋白质中各种必需氨基酸间的相互构成比例称为氨基酸构成比例或相互比值，亦称为氨基酸模式。食物中蛋白质的氨基酸构成比例与人体蛋白质越接近，营养价值越高，利用率也越高。合理营养需要必需氨基酸的种类、数量和比例均适宜，一种必需氨基酸过多或过少，都会影响其他氨基酸的利用。

还有几种氨基酸在体内可由其他氨基酸转变而成，在特定生理状态下，必须从食物中摄取才能满足机体需要，称为条件性必需氨基酸(CEAA)或半必需氨基酸，如谷氨酰胺(Gln)、半胱氨酸(Cys)、酪氨酸(Tyr)。其中Gln是人体内含量最高的氨基酸，具有重要的生理作用，主要包括：①它是人体蛋白质与氨基酸的重要来源，对不能正常进食的患者尤为重要；②它是防止胃肠道功能衰竭的重要营养素，对避免及恢复肠绒毛萎缩、增强免疫功能有显著作用；③它是迄今为止用来判断机体是否发生胃肠功能衰竭唯一可靠的指标。机体发生胃肠功能衰竭时，血中谷氨酰胺水平下降。

四、食物蛋白质营养学评价

食物蛋白质的营养价值通常指食物蛋白质的含量和质量。蛋白质含量高、质量好的食物蛋白质营养价值高，反之则低。评价食物中蛋白质营养价值有许多方法，归纳起来可分为三个方面，即食物中蛋白质含量、食物中蛋白质消化率和食物中蛋白质净利用率。

1. 蛋白质的含量　是食物蛋白质营养价值的基础，不论蛋白质营养价值有多高，如果数量不充足，还是不能满足机体的生理需要。食物中蛋白质含量测定一般使用微量凯氏(Kjeldahl)测定氮法，先测定食物中的氮含量，再乘以换算系数，就可得到食物蛋白质的含量。换算系数是根据氮占蛋白质的百分比计算出来的，对同种食物来说，一般是不变的。通常食物中含氮量占蛋白质的16%，由氮计算蛋白质的换算系数即是6.25。

2. 蛋白质消化率　不仅可反映蛋白质在消化道内被分解的程度，还可反映消化后氨基酸和肽被吸收的程度。蛋白质在食物中存在形式与结构各不相同、食物中阻碍蛋白质吸收的因素、不同食物或同一种食物的不同加工方式等可影响蛋白质的消化率。如动物性食物中的蛋白质一般高于植物性食物。大豆整粒食用时，消化率仅为60%，而加工成豆腐后，消化率提高到90%以上，这是因为加工中去除了大豆中的纤维素和其他不利于蛋白质消化吸收的因素。

3. 蛋白质利用率　衡量蛋白质利用率的指标有很多，各指标分别从不同角度反映蛋白质被利用的程度。

(1)生物价(BV)：蛋白质生物价是反映食物蛋白质消化吸收后被机体利用程度的指标。生物价的数值越高，表明食物被机体利用程度越高，最大值为100。

尿素氮和尿内源性氮的检测原理和方法与粪氮、粪代谢氮一样。生物价对指导肝、肾疾病患者的膳食有重要意义。生物价高，表明食物蛋白质中的氨基酸主要用于合成人体蛋白质，经肝、肾代谢并释放能量或由尿排出的氮很少，有利于减轻肝肾的负担。

(2)蛋白质净利用率(NPU)：是反映食物中蛋白质被利用程度的指标，它既包括食物蛋白质的消化，也包括其利用，因此更为全面。

(3)蛋白质功效比值(PER)：是处于生长阶段中的幼年动物(一般用刚断乳的雄性大白鼠)，在实验期内体重增加量和摄入蛋白质数量之比，可反映蛋白质的营养价值。由于所测蛋白质主要被用来提供生长需要，所以该指标被广泛用作婴幼儿食品中蛋白质的营养评价。

(4)氨基酸评分(AAS)：也叫蛋白质化学评分，是目前被广为采用的一种评价方法。它是将食物蛋白质的必需氨基评分模式与推荐的理想模式或参考蛋白模式进行比较，其分值为食物蛋白质中的必需氨基酸和参考蛋白或理想模式中相应的必需氨基酸的比值。可反映蛋白质构成和利用率的关系。

五、蛋白质缺乏与过量

蛋白质缺乏的根本原因是体内蛋白质的合成不足以补偿其损失或分解，出现负氮平衡，不经纠正可发展为蛋白质缺乏症。

1. 蛋白质缺乏的原因

(1)膳食中蛋白质和能量供给不足：合成蛋白质需要一定数量和比例的必需氨基酸和非必需氨基酸；摄入能量不足时，蛋白质需转变为葡萄糖以供给能量，造成蛋白质缺乏。

(2)消化吸收不良：某些胃肠道疾病可影响食物的摄入及蛋白质的消化或吸收。

(3)体内蛋白质合成障碍：肝脏在蛋白质合成中占首要地位。如患肝硬化、肝癌、肝炎等肝脏疾病，肝脏合成蛋白质的能力降低，出现负氮平衡及低清蛋白血症，导致腹腔积液和水肿。

(4)损失过多：慢性肾炎，特别是肾变性病，可从尿中丢失大量蛋白质，高达10～20g/d。长期丢失，体内合成机制难以补偿，出现低清蛋白血症，形成腹腔积液。穿刺排腹腔积液或胸腔积液、大出血、烧(烫)伤等均可造成蛋白质的严重丢失。

(5)分解过多：传染病、创伤或手术、甲状腺功能亢进等疾病都能加速组织蛋白质的分解、破坏，造成负氮平衡。许多慢性病，如晚期结核、恶性肿瘤等可因组织蛋白质分解过甚产生恶病质。此外，孕妇蛋白质摄入量不足，母体组织分解以补充胎儿生长需要，孕妇出现蛋白质缺乏症和其他营养缺乏症。

2. 蛋白质缺乏的临床表现　事实上，蛋白质缺乏与能量不足常是并存的，即蛋白质能量营养不良。最严重的情况是消瘦型和水肿型。临床所见大多为中间状态。消瘦型患者体重严重减轻，皮下脂肪消失，全身肌肉严重损耗，形同骷髅，无水肿，多见于婴幼儿。水肿型的特征为水肿，肌肉消瘦、皮炎、肝大、肝功能减退，有的可见肝细胞萎缩、脂肪浸润，毛发干枯易脱落，肠消化酶活力降低，腹泻，精神和体力衰退，抵抗力差，感染率及死亡率增加，伤口愈合延迟，心律减慢，血压降低，常有体位低血压，体温较低，重症病例可出现体温过低和休克。

3. 蛋白质缺乏的营养治疗原则　在病因治疗的基础上，全面加强营养，尽快提高患者的营养水平。供给足够能量和优质蛋白质，补充维生素和矿物质。消化功能减退者用流食，少量多餐，随病情好转，逐步过渡到高能量、高蛋白普食。需要迅速补充蛋白质者，可由静脉输全血、血浆蛋白或蛋白制剂。有些顽固病例可用要素膳或肠外营养。严格控制感染，防止发生并发症。此外还应加强营养卫生宣教，注意婴幼儿的合理喂养，避免发生蛋白质能量缺乏病。

4. 蛋白质过量　蛋白质，尤其是动物性蛋白摄入过多，对人体同样有害，可加重肾脏负荷，对肾功能不全者危害更大。过多摄入动物蛋白，还可造成含硫氨基酸摄入过多，可加速骨骼中钙质的丢失，易产生骨质疏松症。

六、蛋白质的供给量与食物来源

各年龄组蛋白质的推荐摄入量见表 2 –3。

表 2 –3　中国居民膳食蛋白质推荐摄入量

年龄(岁)	RNI(g/d)	年龄(岁)	RNI(g/d)	
0 ~	1.5 ~3g/(kg·d)		男	女
1 ~	35	10 ~	70	65
2 ~	40	11 ~	75	75
3 ~	45	14 ~	85	80
4 ~	50	18a ~		
		轻体力劳动	75	65
		中体力劳动	80	70
		重体力劳动	90	80
5 ~	55	孕妇第一孕期 +0	第二孕期 +15	第三孕期 +30
7 ~	60	乳母 +25		
8 ~	65	60b ~	75	65

注：a. 成年人按1. 16g/(kg·d)计；b. 老年人按1. 27g/(kg·d)计。

含蛋白质数量丰富、质量良好的食物有：①肉类：包括畜、禽、鱼类，蛋白质含量一般为 10% ~20%；②乳类：鲜乳 3% ~4%、乳粉 25% ~27%；③蛋类：蛋白质含量为 12% ~14%；④干豆类：含量为 20% ~24%，其中大豆含量最高；⑤硬果类：如花生、核桃、葵花子、莲子，含蛋白质 15% ~25%；⑥谷类：谷物含 6% ~10%，薯类 2% ~3%。我国的膳食结构以谷类为主，故来自谷类的蛋白质占相当的比例。

第四节　矿物质

人体组织中几乎含有自然界存在的所有元素，而且与地球表层元素组成基本一致。在这些元素中，已发现约 20 种必需元素，是构成人体组织、维持生理功能、生物代谢所必需的，占人体体重的 4% ~5%。其中除碳、氢、氧和氮主要以有机化合物形式存在外，其余统称为矿物质。含量大于体重 0.01% 者称为常量元素(macroelement),如钙、磷、钠、钾、氯、镁、硫等 7 种;含量 <0.01% 者为微量元素(microelements)。目前在人体内已检出约 70 种,一般认为必需元素共 14 种,1995 年世界卫生组织(world health organization, WHO)认为,维持正常人体生命活动不可缺少的必需微量元素共 10 个,即铜、钴、铬、铁、氟、碘、锰、钼、硒和锌;硅、镍、硼、钒为可能必需元素;铅、镉、汞、砷、铝、锡和锂有潜在毒性,但低剂量可能具有功能作用。随着研究的深入将会发现更多人体必需的微量元素。

一、钙

钙(Ca)是人体含量最多的一种无机元素,出生时体内含钙总量约为 28g,成年时达 1000~1200g,相当于体重的 1.5%~2.0%。

(一)体内分布及状态

体内 99% 的钙集中在骨骼和牙齿中,主要以羟磷灰石[$Ca_{10}(PO_4)_6(OH)_2$]形式存在,少量为无定形磷酸钙[$Ca_3(PO_4)_2$],无定形钙是羟磷灰石的前体。成熟骨中前者较多,新生骨中后者较多。体内其余的钙,以游离或结合形式贮存在软组织和体液中,这部分钙统称为混溶钙池。血钙几乎全部存在于血清中,血清钙分为扩散性钙和非扩散性钙。非扩散性钙是指与血浆蛋白质结合的钙,不具有生理活性;扩散性钙一部分是与有机酸或无机酸结合的复合钙,另一部分是以离子状态存在的钙,只有离子钙有生理活性。扩散性钙和非扩散性钙之间可互相转化。

血钙与骨骼钙维持的动态平衡是维持体内细胞正常生理状态所必需。因为钙不仅是机体不可缺少的组成部分,并且在机体的各种生理生化过程中有非常重要的作用。体内有相当强大的保留和维持细胞外液中钙浓度的机制,即使当膳食钙严重缺乏或机体发生钙异常丢失时,骨骼钙可以转化为血钙,以保持血钙的稳定。

(二)生理功能

1. 构成骨骼和牙齿　骨骼是人体的支架,钙是构成人体骨骼和牙齿的主要成分。骨骼中的钙与混溶钙池维持着动态平衡,正常情况下,骨骼中的钙在破骨细胞作用下不断释放,进入混溶钙池,混溶钙池中的钙不断沉积于成骨细胞中,使骨骼不断更新。幼儿骨骼每 1~2 年更新一次。以后随着年龄增长,更新速度减慢,成年时每年更新 2%~4%,约 700mg/d,10~12 年更新一次,40~50 岁以后,骨吸收大于骨生成,钙在骨中含量逐渐下降,每年约降低 0.7%,且女性早于男性,妇女在停经后加速。

2. 维持神经与肌肉活动　包括神经肌肉的兴奋、神经冲动的传导、心脏的正常搏动。在红细胞、心肌、肝与神经等细胞膜上,均有钙的结合部位,钙离子被释放时,细胞膜的结构与功能发生变化,如对钾、钠等离子的通透性改变等,发生不同的生理变化。

3. 影响体内某些酶的活性　钙对细胞代谢中参与大分子合成、转运过程的许多酶有调节活性的作用,如三磷腺苷酶、琥珀酸脱氢酶、脂肪酶以及蛋白质分解酶等。

4. 其他　钙还参与凝血过程、激素分泌、维持体液酸碱平衡以及细胞内胶质稳定性等。

（三）吸收与代谢

1. 吸收　人体摄入的钙，主要在小肠近端吸收。钙在小肠大部分通过被动（扩散）转运吸收，小部分主动转运吸收。主动转运受膳食成分、体内钙和维生素D的营养状况和生理状况等因素影响。被动转运则与肠腔中钙浓度有关。一般钙吸收率为20%～60%。

（1）对钙吸收有利的因素：主要是维生素D，特别是在肝、肾被羟化形成的1，25（OH）$_2$D$_3$可促进钙的吸收。另外，凡能降低肠道pH或增加钙溶解度的物质均能促进钙的吸收。乳糖可与钙螯合，形成低分子量可溶性络合物，被肠道菌分解、发酵、产酸，使肠腔pH降低，有利于钙吸收。膳食蛋白质充足，某些氨基酸如精氨酸、赖氨酸和色氨酸等可与钙结合形成可溶性络合物，有利于钙吸收。

（2）对钙吸收不利的因素：凡能在肠道内与钙形成不溶性复合物的物质均干扰钙的吸收。膳食中的草酸盐与植酸盐可与钙结合成难于吸收的钙盐。粮食中的植酸较多，某些蔬菜（如菠菜、苋菜、竹笋等）含草酸较多，则钙的吸收率较低。膳食纤维干扰钙的吸收，可能是由于其中的醛糖酸残基与钙结合所致。当脂肪消化不良时，未被吸收的脂肪酸与钙形成钙皂，影响钙的吸收。

此外，钙的吸收还与机体生理状况有关。婴幼儿、孕妇、乳母由于需要量增加，钙吸收率远高于成年男性。随年龄增长，钙吸收率逐渐下降，60岁以上的老人钙吸收率明显降低。

2. 排泄　钙的排泄主要是通过肠道和泌尿系统。体内肠黏膜上皮细胞脱落和消化液分泌至肠道的钙，一部分被重吸收，其余由粪便排出，一般每人每天排出100～150mg。正常人每天从尿中排出的钙平均为160～200mg。

在正常情况下，机体有灵敏地维持钙稳定性的生物控制系统，甲状旁腺激素、降钙素和维生素D的活性代谢物质1,25（OH）$_2$D$_3$的调节作用可使体内钙维持平衡状态。此外，胰岛素、皮质醇、生长激素、甲状腺激素、肾上腺激素、雌激素、睾酮等也参与了生物调控。

（四）缺乏与过量

营养调查表明，我国现有的膳食结构中钙的摄入量普遍偏低，仅为400mg/d左右。钙缺乏症较为常见，主要表现为骨骼的病变，儿童常伴随蛋白质和维生素D的缺乏，发生佝偻病，成年人发生骨质软化症，老年人特别是老年妇女骨质丢失加快，骨密度降低，导致骨质疏松症。

钙过量的问题也应引起足够的重视。钙摄入过量会增加肾结石的患病危险；高钙血症引起乳碱综合征；高钙摄入还会干扰其他矿物质如锌、铁的生物利用率。

（五）供给量与食物来源

各年龄组钙推荐摄入量见表2－4，2岁以上UL为2000mg/d。

表 2-4　中国居民膳食钙推荐摄入量(mg/d)

年龄(岁)	AI	年龄(岁)	AI
0 ~	300	18	800
0.5 ~	400	50 ~	1000
1 ~	600	孕中期	1000
4 ~	800	孕晚期	1200
11 ~	1000	乳母	1200

乳类及其制品含钙丰富，吸收率也高，是婴幼儿及成人理想的钙来源。此外，含钙较多的食物有：小鱼、小虾、海带、硬果类、黄豆及其制品、黑豆、赤小豆、各种瓜子、芝麻酱等。硬水中也含有较多的钙。

二、磷

磷(phosphorous，P)是体内含量较多的元素之一，人体含磷 600 ~ 900g，约占体重的 1%。

1. 体内分布及状态　体内总磷量的 85% ~ 90% 以羟磷灰石和无定形磷酸钙形式存在于骨骼和牙齿中。其余 10% ~ 15% 与蛋白质、脂肪、糖及其有机物结合，分布于几乎所有组织细胞中，约一半在肌肉。软组织和细胞膜中的磷，大部分为有机磷，体液中的磷都是磷酸盐形式。血浆中大部分磷能自由通过肾小球膜，少量与蛋白质结合不能通过。血磷、骨磷、细胞的无机磷酸盐以及细胞代谢的有机磷化合物均处于动态平衡中。肾脏对磷的稳定有重要调节作用，甲状旁腺素、降钙素以及 $1,25(OH)_2D_3$ 对磷的平衡有重要作用。

2. 生理功能

(1)骨、牙齿及软组织的重要成分：磷是骨骼、牙齿钙化及生长发育所必需的，磷酸盐与胶原纤维的共价联结在骨质矿化中起决定作用。

(2)调节能量释放：磷参与构成 ATP 及磷酸肌酸等供能、储能物质，在能量的产生、释放过程中发挥重要作用。

(3)生命物质成分：磷是许多维持生命的重要化合物的成分，磷是脱氧核糖核酸和核糖核酸的组成部分；磷脂是构成所有细胞膜的必需成分，并参与脂肪和脂肪酸的代谢。

(4)酶的重要成分：体内许多酶如焦磷酸硫胺素、磷酸吡哆醛、辅酶Ⅰ、辅酶Ⅱ等辅酶或辅基都有磷的参与构成。

(5)物质活化：糖类、脂肪的吸收与代谢均需要含磷中间产物，如葡萄糖 6 磷酸等，才能继续进行。

此外，磷酸盐组成体液缓冲系统，参与体内酸碱平衡的调节。

3. 吸收与代谢

(1)吸收：磷主要在小肠中段吸收，有主动吸收和被动吸收两种机制。摄入混合膳食时，吸收率达 60% ~ 70%。$1,25(OH)_2D_3$ 可提高磷的吸收率。植酸抑制磷的吸收，钙、镁、铁和铝等常与磷形成难溶性盐而影响其吸收。此外，年龄越小，磷的吸收率越高。

(2)排泄：磷主要从肾脏排出，肾小管对磷的排泄起控制作用。肾的排磷量变动于滤过量的0.1%～20%，绝大部分磷被肾小管重吸收。禁食、雌激素、甲状旁腺素、甲状腺素、高血钙等均能降低肾小管对磷的重吸收，使尿磷排出增加。维生素D则增加肾小管对磷的重吸收，减少尿磷排泄。

4. 缺乏与过量　一般情况下不会导致磷缺乏。临床可见早产儿和肠外营养治疗不当的患者出现低磷血症。高磷血症引起钙代谢的改变，对骨有不良影响。

5. 供给量与食物来源　磷的需要量与钙有关，一般钙磷比值在1∶(1～1.5)较好。各年龄组磷的推荐摄入量见表2－5。

表2－5　中国居民膳食磷推荐摄入量(mg/d)

年龄(岁)	AI	UL	年龄(岁)	AI	UL
0～	150	—	11～	1000	3500
0.5～	300	—	18～	700	3500
1～	450	3000	孕妇	700	3000
4～	500	3000	乳母	700	3500
7～	700	3000			

三、钾

1. 体内分布及状态　钾(kalium，K)是人体内重要的阳离子之一。正常成人体内钾含量约为50mmol/kg。体内钾主要存在于细胞内，约占总量的98%，其他存在于细胞外。

2. 生理功能　钾在体内的主要生理功能有：①维持糖类、蛋白质的正常代谢：葡萄糖和氨基酸经过细胞膜进入细胞合成糖原和蛋白质时，必须有适量的钾离子参与，ATP的生成也需要一定量的钾，钾缺乏时，糖类、蛋白质的代谢将受到影响；②维持细胞内正常渗透压：由于钾主要存在于细胞内，因此对维持细胞内渗透压起重要作用；③维持神经肌肉的应激性和正常功能：细胞内的钾离子和细胞外的钠离子联合作用，可激活Na^+-K^+-ATP酶；④维持心肌的正常功能：心肌细胞内外的钾离子浓度对心肌的自律性、传导性和兴奋性有密切关系。钾缺乏时，心肌兴奋性增高，钾过高时又使心肌自律性、传导性和兴奋性受抑制，两者均可引起心律失常；⑤维持细胞内外酸碱平衡和电解质平衡：当细胞失钾时，细胞外液中钠离子与氢离子进入细胞内，引起细胞内酸中毒和细胞外碱中毒。反之，高钾时细胞外钾离子内移，细胞内氢离子外移，可引起细胞内碱中毒与细胞外酸中毒；⑥降低血压：许多研究发现，血压与膳食钾、尿钾、总钾或血清钾呈负相关。

3. 吸收与代谢　人体的钾主要来自食物，成人每天从膳食中摄入的钾为2400～4000mg，儿童为20～120mg/kg。摄入的钾大部分由小肠吸收，吸收率约为90%。吸收的钾通过钠泵转入细胞内，使细胞内保持高钾。肾脏是维持钾平衡的主要调节器官，摄入人体的钾约90%由肾脏排出，每天排出量为2800～3600mg。影响肾小管排钾的因素有醛固酮、血pH和血容量。醛固酮可促进排钾，血pH增高时，如酸中毒，可使钾排出量减少，血容量可通过影响肾小球滤过液在远端肾小管与集合管流率而影响钾的排泄。除肾脏外，粪和汗也可排出少量钾。

4. 缺乏与过量　正常进食的人一般不会发生钾缺乏。临床上缺钾的常见原因是钾摄入不足或损失过多。因疾病或其他原因需长期禁食或少食者，钾的摄入量不足，当静脉补液中少钾或无钾时，易发生钾缺乏。钾损失过多的原因比较多，可经消化道损失，如频繁呕吐、腹泻、长期用轻泻剂等；或经肾脏损失，如肾小管功能障碍；还可经汗液丢失，常见于高温作业或重体力劳动者。钾缺乏时可出现神经肌肉、消化、心血管、泌尿、中枢神经等系统的功能性或病理性改变，临床表现为肌无力及瘫痪、心律失常、横纹肌肉裂解症及肾功能障碍等。

当血钾浓度高于5.5mmol/L时，机体发生高血钾症，主要表现为极度疲乏软弱，四肢无力，下肢为重。通常过多摄入含钾丰富的食物不会导致钾过量，临床血钾浓度增高的原因主要是补钾过多及排出困难。肾功能不全患者如果每天钾摄入量超过8000mg，可发生高血钾症，多见于大量输入含钾药物或口服钾制剂等。排出困难多见于严重肾衰竭、肾上腺皮质功能减退及醛固酮分泌减少者。此外，酸中毒、缺氧、大量溶血、严重创伤、中毒等也可使细胞内钾外移，出现高血钾症。

5. 供给量与食物来源　各年龄组钾推荐摄入量见表2－6。

表2－6　中国居民膳食钾推荐摄入量(mg/d)

年龄(岁)	AI	年龄(岁)	AI
0～	500	184～	1500
0.5～	700	14～	2000
1～	1000	孕妇、乳母	2500

大部分食物都含有钾，蔬菜和水果是钾的最好食物来源。每100g食物含钾量高于800mg的食物有麸皮、赤豆、杏干、蚕豆、扁豆、冬菇、黄豆、竹笋、紫菜等。

四、钠

1. 体内分布及状态　钠(natrium，Na)是人体中重要的无机元素之一。通常成人体内钠含量为6200～6900mg(或95～106mg/kg)，占体重的0.15%。体内钠主要存在于细胞外液，占总钠的44%～50%，骨骼中含量高达40%～47%，细胞内液含量较低，仅为9%～10%。正常人血浆钠浓度为135～140mmol/L。

2. 生理功能

(1)调节体内水分：钠是细胞外液中主要的阳离子，构成细胞外液渗透压，调节与维持体内水的恒定。钠量升高时，水量也增加；反之，钠量降低时，水量减少。

(2)维持酸碱平衡：钠在肾小管重吸收时，与H^+交换，清除体内酸性代谢产物(如CO_2)，保持体液的酸碱平衡。

(3)钠泵：钠离子在Na^+－K^+－ATP酶驱动下主动从细胞内排出，以维持细胞内外渗透压平衡。

(4)维持血压正常：人群调查与干预研究证实，膳食钠摄入与血压有关。血压随年龄增高而增高，其中20%可能归因于膳食中食盐的摄入量。中等程度减少膳食钠的摄入量，可使高血压（舒张压10.7～11.91kPa）患者血压下降。

（5）增强神经肌肉兴奋性：钠可增强神经肌肉的兴奋性。

3. 吸收与代谢　钠在小肠上部吸收，几乎可全部被吸收。被吸收的钠，部分通过血液输送到胃液、肠液、胆汁及汗液中。钠主要从肾脏排出，如果出汗不多，也无腹泻，排出量为2300～3220mg/d，98%以上自尿中排出，每天经粪便排出的钠不足10mg。

人体对钠的调节能力强，肾脏可适应大范围的钠摄入量及其突然改变。这种稳态平衡主要是通过肾素血管紧张素醛固酮系统、血管加压素、心钠素、肠血管活性肽等调节的。通过控制肾小球的滤过率、肾小管的重吸收、远曲小管的离子交换作用以及激素的分泌来调节钠的排泄量，保持钠平衡。

交感神经系统也可调节肾脏控制钠潴留与排泄，其调节机制为：①改变肾脏血流量；②控制肾素的释放；③通过α或β受体对肾小管作用。交感神经中枢在钠过多时抑制，而钠耗竭时兴奋。

4. 缺乏与过量　人体一般不易发生钠缺乏。当摄入量低时，如禁食、少食，膳食钠限制过严、补充液体时未补钠等；或钠丢失过多，如过量出汗、反复呕吐、严重腹泻、使用排钠利尿药等，或某些疾病，如Addison病引起肾不能有效保留钠时，均可造成体内钠含量降低，引起钠缺乏。血浆钠低于135mmol/L时，即为低钠血症。

钠缺乏早期症状不明显。血钠持续过低，渗透压下降，细胞肿胀，当失钠达0.75～1.2g/kg时，可出现恶心、呕吐、视力模糊、心率加速、脉搏细弱、血压下降、肌肉痉挛、疼痛反射消失，以至于淡漠、木僵、昏迷、外周循环衰竭、休克、急性肾衰竭甚至死亡。

钠在体内并不蓄积，但过量钠可对肾功能不全患者产生毒性作用。血浆钠>150mmol/L时称为高钠血症，可出现口渴、面部潮红、软弱无力、烦躁不安、精神恍惚、谵妄、昏迷，甚至死亡。

急性过量摄入食盐（35～40g/d）可引起急性钠中毒，出现水肿、血压上升、血浆胆固醇升高、胃黏膜上皮细胞破裂等。

5. 供给量与食物来源　各年龄组钠的推荐摄入量见表2－7。

表2－7　中国居民膳食钠推荐摄入量（mg/d）

年龄（岁）	AI	年龄（岁）	AI
0～	200	11～	1200
0.5～	500	14～	1800
1～	650	18～	2200
4～	900	孕妇、乳母	2200
7～	1000		

钠普遍存在于各种食物中，人体钠的食物来源主要为食盐、酱油，盐渍、腌制、烟熏食品，咸菜类，咸味零食等。

五、氯

1. 体内分布及状态　氯（chlorine，Cl）是人体必需常量元素之一，自然界中以氯化物形式存在，最普通的形式是食盐。机体氯含量约为1.17g/kg，总量为82～100g。人体内的氯离子主要以钠、钾盐的形式存在，其中氯化钾主要在细胞内液，而氯化钠主要在细胞外液。

2. 生理功能

(1)维持细胞外液的容量与渗透压：氯离子与钠离子是维持细胞外液渗透压的主要离子，两者约占总离子数的80%，调节与控制细胞外液容量与渗透压。

(2)维持体液酸碱平衡：氯离子是细胞外液中的主要阴离子，与细胞外液中的HCO_3^-共同维持体液的酸碱平衡。增加氯离子供应量可以校正由疾病或利尿药引起的代谢性碱中毒。

(3)参与胃液中胃酸的形成。

(4)稳定神经细胞膜电位。

3. 吸收与代谢　一般情况下，氯的摄入和排出与钠平行。膳食中的氯多以氯化钠形式被摄入，并在胃肠道被吸收。氯化物主要从肾脏排出，约80%被肾小球重吸收，小部分随尿排出，并在肾小管以铵换钠，将钠重吸收。氯也可经汗液和粪便排出。

4. 缺乏与过量　由于氯来源广泛，摄入量往往大于正常需要量(如食盐)，由膳食引起的氯缺乏很少见。但在大量出汗、慢性腹泻或肾功能改变等特殊生理条件下，可出现氯缺乏，且常伴钠缺乏，导致低氯性代谢性碱中毒，常可发生肌肉收缩不良，消化道受损，易掉头发和牙齿等。

人体摄入氯过量引起的毒性作用并不多见，仅见于严重失水者。持续性的摄入大量氯化钠或氯化铵可以引起高氯血症，可使敏感个体的血压升高。

5. 供给量与食物来源　各年龄组钠的推荐摄入量见表2－8。

表2－8　中国居民膳食氯推荐摄入量(mg/d)

年龄(岁)	AI	年龄(岁)	AI
0～	400	7～	2200
0.5～	800	11～	2400
1～	1000	14～	2800
4～	1600	18～	3400

钠的主要食物来源是食盐。

六、镁

1. 体内分布及状态　镁(magnesium，Mg)是人体细胞内的主要阳离子，正常成人体内镁含量约25g，大部分存在于骨骼、牙齿和软组织中。

2. 生理功能

(1)激活多种酶的活性：镁作为酶的激活剂参与300余种酶促反应，能与细胞内ATP等形成复合物而激活酶系，或直接作为酶的激活剂激活酶系。主要激活以下三种酶的活性：①磷酸转移酶及水解肽酶系；②Na^+-K^+-ATP酶；③腺苷酸环化酶。

(2)对骨骼和神经肌肉的作用：①镁是骨细胞结构和功能必需的元素，使骨骼生长和维持，增加骨的吸收；②调节神经肌肉兴奋性，镁耗竭可引起肌肉痉挛、高血压及冠状血管与脑血管痉挛。

(3)对胃肠道和激素的作用：①镁有利胆、中和胃酸、导泻、解痉的作用；②可直接影响甲状旁腺激素的分泌。血浆镁水平下降时，可兴奋甲状旁腺，当镁水平极端低下时，甲状旁腺功能反而低下，经补充镁后即可恢复。

3. 吸收与代谢　食物中的镁在整个肠道均可被吸收，主要在空肠末端与回肠，吸收率一般为30%。可通过被动扩散和主动吸收两种机制吸收。膳食中促进镁吸收的成分主要有氨基酸、乳糖等(氨基酸可增加难溶性镁盐的溶解度)。抑制镁吸收的成分主要有高磷膳食、草酸、植酸和膳食纤维等。镁与钙的吸收途径相同，两者在肠道竞争吸收，相互干扰。

健康成人从食物中摄入的镁大部分由胆汁、胰液和肠液分泌到肠道，大部分被重吸收，少量内源性镁随粪便排出，也随汗液和脱落的皮肤细胞及尿液排出。

4. 缺乏与过量　健康人一般不会发生镁缺乏，镁缺乏多与疾病有关，如：①饥饿：不但使镁摄入减少，而且继发的代谢性酸中毒可使肾排镁增多；②肠外营养：长期缺镁的肠外营养治疗可迅速引起低镁血症；③蛋白质能量营养不良：多伴有镁缺乏症；④疾病、药物治疗或特殊治疗等可引起镁重新分布和肾脏排镁增多；⑤酗酒导致的营养不良、呕吐、腹泻等均可增加镁丢失量，同时损伤肾的保镁功能。

镁缺乏对机体有很大影响，如血清钙浓度降低、神经肌肉兴奋性亢进、胰岛素敏感性降低、骨质疏松症及心血管疾病等退行性病变。

在正常情况下，肠、肾及甲状旁腺等能调节镁代谢，不易发生镁中毒。以下几种情况可发生镁中毒：①肾功能不全尤其是少尿者，在接受镁剂治疗时易发生镁中毒；②糖尿病多尿症状明显者，由于脱水引起镁从细胞内溢出到细胞外，血镁升高；③肾上腺皮质功能不全、黏液水肿、骨髓瘤、草酸中毒、肺部疾患以及关节炎等疾病可使血镁升高；④孕妇用镁剂治疗时，婴儿可因血镁突然增高而死亡；⑤意外大量注射或口服镁盐也可引起高镁血症。

血清镁为1.5~2.5mmol/L时，出现腹泻，常伴恶心、胃肠痉挛等胃肠道反应；增高到2.5~3.5mmol/L时，出现嗜睡、肌无力、膝腱反射弱、肌麻痹；增至5mmol/L时，深腱反射消失；超过5mmol/L时可发生随意肌或呼吸肌麻痹；超过7.5mmol/L时可发生心脏完全传导阻滞或心搏停止，心电图PR间期延长、QRS波增宽、QT间期延长。此外高镁血症可引起低钙血症。

5. 供给量与食物来源　各年龄组镁的推荐摄入量见表2-9。

表2-9　中国居民膳食钠推荐摄入量(mg/d)

年龄(岁)	AI	UL	年龄(岁)	AI	UL
0~	30	—	7~	250	500
0.5~	70	—	11~	350	700
1~	100	200	孕妇、乳母	400	700
4~	150	300			

镁虽然普遍存在于食物中，但含量差别甚大。由于叶绿素是镁卟啉的螯合物，所以绿叶蔬菜镁含量较丰富。食物中的粗粮、坚果等也含有丰富的镁。肉类、淀粉类食物及牛乳中镁含量属中等。

七、铁

1. 体内分布及状态　铁（ferrum，Fe）是人体内含量最多的必需微量元素，75kg 成年男性体内总铁量约为3.8g，60kg 成年女性为2.3g。大部分铁以血红素蛋白质的形式存在于血红蛋白（60%～75%）和肌红蛋白（3%）中，1%为含铁酶类（细胞色素、细胞色素氧化酶、过氧化氢酶和过氧化物酶等），以上均为功能性铁。其余为储存铁，以铁蛋白和含铁血黄素形式存在于肝、脾、骨髓中。铁在体内的含量随年龄、性别、营养和健康状况而变化。

2. 生理功能　铁作为血红蛋白和肌红蛋白的成分，参与体内氧与二氧化碳的转运、交换和储存。铁与红细胞的合成有关，铁通过受体作用进入幼红细胞，与原卟啉结合生成血红素，后者再与珠蛋白结合生成血红蛋白铁参与了细胞色素及某些呼吸酶的构成，对组织呼吸和能量代谢有非常重要的意义。

铁还可促进β胡萝卜素转化成维生素 A、参与嘌呤和胶原的合成、参与抗体的产生、参与脂类的转运以及药物在肝脏的解毒等。

3. 吸收与代谢　膳食中铁的吸收主要是在小肠，吸收率差异较大，与机体的铁营养状况、膳食中铁的含量和存在形式以及膳食中影响铁吸收的因素有关。

膳食中的铁分为血红素铁和非血红素铁。血红素铁可直接被肠黏膜细胞摄取，故吸收不受膳食因素的影响。而非血红素铁必须先由三价铁转化为亚铁，或与有机酸形成络合物，提高离子化程度后才可被吸收，因而吸收易受膳食因素影响。

阻碍非血红素铁吸收的因素主要有：①粮谷和蔬菜中的植酸盐、草酸盐，茶叶中的鞣酸以及咖啡中的多酚类物质均可影响铁的吸收；②胃酸缺乏或服用抑酸剂，不利于二价铁离子的释出，也阻碍铁吸收；③无机锌与无机铁之间有较强的竞争作用，互有干扰吸收作用；④钙盐或乳制品中的钙可明显抑制铁的吸收。

促进非血红素铁吸收的因素主要有：①维生素 C、某些单糖、有机酸以及动物肉类可促进非血红素铁吸收；②动物肉类、肝脏可促进铁吸收，原因未明，故暂称为肉因子或鱼禽因子；③近年来的研究发现核黄素对铁的吸收、转运与储存均有良好影响。当核黄素缺乏时，铁的吸收、转运与储存均受阻。

被吸收入肠黏膜的铁可与某些低分子物质（如氨基酸）结合生成螯合铁，再与脱铁铁蛋白结合，形成铁蛋白储存于细胞内。当机体需要时，铁从铁蛋白中释出，与运铁蛋白（transferrin）结合而进入血循环，运往靶器官。失去铁的铁蛋白又与新吸收的铁结合，再次形成铁蛋白。当铁蛋白趋近饱和时，铁的吸收率相应降低，直到停止吸收。

体内铁的丢失有一半是由于胃肠道细胞脱落和血的丢失，也有皮肤铁的丢失。机体的内稳态机制在多方面协调铁的需要、利用和储存以保持铁的平衡，预防铁的缺乏和过量蓄积。

4. 缺乏与过量　铁缺乏是世界范围内最常见的营养缺乏病，也是我国严重的公共卫生问题，儿童、孕妇和老年人患病率较高。

膳食中可利用铁含量长期不足，可导致缺铁性贫血，多见于婴幼儿、孕妇及乳母。体内缺铁时铁的损耗可分三个阶段：①铁减少期：此时储存铁耗竭，血清铁蛋白浓度下降；②红细胞生成缺铁期：此时血清铁也下降，铁结合力上升（运铁蛋白饱和度下降），游离原卟啉浓度上升；③缺铁性贫血期：血红蛋白和血细胞比容下降。

铁缺乏会造成贫血、儿童学习能力下降与行为改变、免疫力低下、体温调节能力差及铅中毒等。

铁摄入过量主要见于服用铁制剂和输血。由于机体无主动排铁功能，所以铁能在体内长期蓄积，这不仅使储存铁过多，而且当铁不能容纳在储存部位时，会损伤各种器官，出现血红蛋白沉着，表现为器官纤维化。

5. 供给量与食物来源　铁在代谢过程中可被机体反复利用，一般除胃肠道分泌和皮肤、消化道、尿道上皮脱落损失少量外，排出的铁量很少。只要食物供给量充足，即可满足机体需要。婴幼儿由于生长较快，需要量大于成人。妇女月经期铁损失较多，供给量应适当增加。

各年龄组铁的推荐摄入量见表 2-10。

表 2-10　中国居民膳食铁推荐摄入量（mg/d）

年龄（岁）	AI	UL	铁需要量 a	膳食中铁生物利用率（%）b
0～	0.3	10	—	—
0.5～	10	30	0.8	8
1～	12	30	1.0	8
4～	12	30	1.0	8
7～	12	30	1.0	8
11～				
男	16	50	1.1～1.3	8
女	18	50	1.4～1.5	8
14				
男	20	50	1.6	8
女	25	50	2.0	8
18				
男	15	50	1.21	8
女	20	50	1.69	8
50～	15	50	1.21	8
孕妇				
中期	25	60	4	15
后期	35	60	7	20
乳母	25	50	2.0	8

注：a. 各人群铁需要量；b. 膳食中铁的生物利用率：考虑我国膳食特点，估测为8%。有研究表明孕妇在孕中期可将吸收率提高1倍。在孕后期甚至提高4倍，分别取15%和20%。

植物性食物铁吸收率较动物性食物低，如大米的铁吸收率为1%，玉米和黑豆为3%，莴苣为4%，小麦、面粉为5%，鱼为11%，动物肉、肝为22%。蛋类因存在磷酸糖蛋白卵黄高磷蛋白的干扰，吸收率仅为3%。牛乳是一种贫铁食物，且吸收率不高。

膳食中铁的良好来源为动物血、肝脏、瘦肉、鸡胗、牛肾、大豆、黑木耳、芝麻酱。一般来源为红糖、蛋黄、鱼类、干果、扁豆、豌豆、芥菜叶。

八、锌

1. 体内分布及状态　锌（zinc，Zn）在体内分布广泛但不均匀。男子体内含锌量2～2.5g，60%存在于肌肉，30%存在于骨骼，血液中含锌量不到锌总量的0.5%。血浆中的锌主要与蛋白质结合，游离锌含量很低。锌在体内的主要存在形式是酶的构成成分，它参与体内六大类约200种酶的构成。

2. 生理功能

（1）酶的组成成分或激活剂：锌是人体许多重要酶的组成成分，碳酸酐酶是人类发现的第一个含锌的金属酶。目前已知含锌酶近200种，六大类酶中均存在。

（2）调节细胞分化和基因表达：锌广泛参与核酸与蛋白质代谢，对细胞分化和复制等生命基本过程产生影响。锌对胎儿的生长发育也非常重要。锌是促进性器官发育、维持性功能正常所必需的。

（3）促进食欲：锌参与构成味觉素，影响味觉与食欲。

（4）维持生物膜的结构和功能：锌维持细胞膜稳定，影响膜的屏障功能、转运功能及膜受体结合。

（5）参与免疫功能：锌是保证免疫系统完整性所必需的微量元素。锌能直接影响胸腺细胞的增生，使胸腺素分泌正常。锌还对各种T细胞的功能产生影响。

（6）对激素的作用：锌不仅对激素的产生、储存和分泌有作用，而且对激素受体的效能和靶器官的反应产生影响。

（7）促进维生素A代谢：锌在体内有促进视黄醛合成及构型转化的作用，参与肝脏中维生素A动员，维持血浆维生素A浓度的恒定，对维持暗适应能力有重要作用，对维持皮肤健康也是必需的。

3. 吸收与代谢　锌与小分子肽结合生成复合物，以主动运输方式被吸收，主要吸收场所是十二指肠和近侧小肠。吸收的锌与血浆中清蛋白或运铁蛋白结合，随血液进入门脉循环，分布于各器官组织。

锌的吸收率受膳食中含磷化合物（如植酸）的影响而降低。过量纤维素及某些微量元素也影响锌吸收。高剂量的铁和钙对锌的吸收有拮抗作用。此外，体内锌营养状况也影响锌的吸收。锌的吸收率一般为20%～30%。

不同组织锌的周转率不同。中枢神经系统和骨骼摄入锌的速率较低，这部分锌长时间被牢固地结合着，通常情况下不易被机体代谢利用。进入毛发的锌也不能被机体组织利用，且随毛发的脱落而丢失。存留于胰、肝、肾、脾中的锌的积聚速率最快，周转率最高。红细胞和肌肉中的摄入和交换速率则低得多。

当体内锌处于平衡状态时，膳食摄入锌中约90%由粪中排出，其余由尿、汗、头发中排出或丢失。正常生理情况下，尿锌变化不大，一般在0.1～0.7mg/d，平均约为0.3mg/d。排出锌中包括膳食锌和内源锌，其中内源锌的排泄量随肠道吸收和代谢需要而变化，以保持体内锌平衡。

4. 缺乏与过量　锌缺乏可致生长期儿童发育迟缓、垂体调节功能障碍、食欲缺乏、味觉迟钝甚至丧失、皮肤创伤不易愈合、易感染等。青少年表现为性成熟延迟、第二性征发育障碍。成年男性则表现为性功能减退、精子产生过少等。

锌的正常量和有害量之间范围相对较宽，且人体有锌平衡机制，一般不易发生锌过量，多见于临床治疗中大剂量给锌。锌过量常可引起贫血、高密度脂蛋白胆固醇降低、乳酸脱氢酶失活，免疫器官和免疫功能受损，中性粒细胞及巨噬细胞活力的趋化性、吞噬作用及杀伤力受抑制。

5. 供给量与食物来源　各年龄组锌的推荐摄入量见表2-11。

表2-11　中国居民膳食锌的推荐摄入量(mg/d)

年龄(岁)	体重(kg)	EAR	RNI	UL
0~	6	1.45a		
0.5~	9	6.7	8.0b	13
1~	13	7.44	9.0b	23
4~	19	8.66	12.0	23
7~	27	9.68	13.5	28
11~				
男	42	13.10	18.0	37
女	41	10.82	15.0	34
14				
男	56	13.88	19.0	42
女	50	11.20	15.5	35
18				
男	65	11.23	15.5	45
女	58	8.26	11.5	37
孕妇				
早期		8.26	11.5	
中期		+5	+5	35
后期		+5	+5	
乳母		+10	+10	35

注：a. 为纯母乳喂养的婴儿的AI。纯母乳锌生物利用率为80%，婴儿内源性丢失为20μg/kg；b. 完全母乳喂养和人工喂养的婴儿锌摄入量的变异系数为12.5%。表中数值用估计的城市和农村膳食锌的平均吸收利用率为25%计算。

锌的食物来源广泛，但动物性和植物性食物的含量与吸收率差异很大。贝壳类海产品、肉类、动物内脏是锌的极好来源，如每100g牡蛎含锌量可高达100mg以上；干酪、虾、燕麦、花生酱等是锌的良好来源；干果类、谷类胚芽和麦麸也富含锌；蔬菜及水果锌含量较低。

九、铬

1. 体内分布及状态　铬(chromium，Cr)在体内含量为5~10mg，主要存在于骨、皮肤、脂肪、肾上腺、大脑和肌肉中。铬在人体组织内含量随年龄增长而降低。

2. 生理功能　铬的主要功能为潜在性胰岛素作用。已知铬是葡萄糖耐量因子(glucose tolerance factor, GTF)的重要组成成分，GTF 是 Cr^{3+}、烟酸和谷胱甘肽的络合物，有增强葡萄糖利用率、促进葡萄糖转变成脂肪的作用。铬还影响脂类代谢，有降低血清胆固醇、提高高密度脂蛋白胆固醇的作用，能预防动脉粥样硬化。铬能促进蛋白质代谢和机体生长发育。此外，铬还增加 RNA 的合成。

3. 吸收与代谢　无机铬的吸收率很低(<3%)，铬与有机物结合，如啤酒酵母中的 GTF，吸收率可提高至 10% ~25%。膳食中某些因素可影响铬的吸收，如抗坏血酸可促进其吸收；低浓度草酸盐(0. 1mmol/L)可促进铬吸收，同样浓度的植酸盐却明显降低其吸收；膳食中单、双糖含量高不利于铬的吸收；铁、锌与铬之间存在竞争性吸收。

三价铬在体内代谢及排泄速度并不快，生物半衰期平均为 8. 8 天。铬主要由肾脏排出，少量经胆汁从肠道排出体外，皮肤、汗腺也有可排泄。

4. 缺乏与过量　铬摄入不足时主要表现为不明原因的体重下降、外周神经炎、生长迟缓、高葡萄糖血症等，多由膳食或疾病因素引起。酵母能纠正葡萄糖耐量异常，且对 2 型糖尿病有效。

铬的毒性与其存在的价态有关，三价铬比六价铬的毒性低约 100 倍，食物中的铬大多为三价。由于食物中铬的吸收率低，所以一般不会出现铬过量，目前尚无三价铬的中毒资料。

5. 供给量与食物来源　各年龄组铬的推荐摄入量见表 2 -12。

表 2 -12　中国居民膳食铬的推荐摄入量(μg/d)

年龄(岁)	AI	UL	年龄(岁)	AI	UL
0 ~	10	—	4 ~	30	300
0. 5 ~	15	—	11 ~	40	400
1 ~	20	200	18 ~	50	500

铬以小剂量广泛分布于食物中，啤酒酵母、动物肝脏含铬量高，铬活性大，是铬的最好来源。良好食物来源为整粒粮食、肉类、豆类。乳类、蔬菜、水果铬含量低。粮食加工精制后，铬含量会明显降低。白糖中铬含量低于红糖。

十、铜

1. 体内分布及状态　铜(cuprum, Cu)在人体内总量为 50 ~120mg，分布于体内各器官组织中，其中 50% ~70% 存在于肌肉和骨骼中，20% 在肝脏，5% ~10% 存在于血液中，以肝、肾、心、头发和脑浓度最高，其他脏器相对较低。人体血液中的铜分布于红细胞和血浆，红细胞内约 60% 的铜存在于铜锌金属酶中，40% 与蛋白质和氨基酸结合；血浆中的铜约有 93% 结合于铜蓝蛋白，7% 与清蛋白和氨基酸结合。

2. 生理功能

(1)酶的组成成分：铜是体内许多酶的组成成分，已知有十余种酶含铜，且都是氧化酶，如铜蓝蛋白、细胞色素氧化酶、过氧化物歧化酶、酪氨酸酶，多巴 β 羟化酶、赖氨酰氧化酶等。

（2）参与铁代谢和红细胞生成：铜蓝蛋白催化 Fe^{2+} 氧化为 Fe^{3+}，对运铁蛋白的形成有重要作用，铜缺乏时，铁的吸收、转运与储存常减少。铜蓝蛋白可能与细胞色素氧化酶一起参与、促进血红蛋白的合成，膳食中缺铜时，血红蛋白合成减少，且影响红细胞膜功能，缩短红细胞寿命等。

（3）蛋白交联：弹性蛋白与胶原蛋白的交联，依赖于赖氨酰氧化酶生成的醛赖氨酸。铜缺乏时，交联难于形成，影响胶原结构，导致骨骼、皮肤血管结构改变，骨骼脆性增加，血管张力减低，皮肤弹性减弱。

（4）超氧化物转化：铜是超氧化物歧化酶（superoxide dismutase，SOD）的成分。脑铜蛋白、红细胞铜蛋白和肝铜蛋白等具有 SOD 活力，它们催化超氧离子成为氧和过氧化氢，从而保护细胞免受超氧离子的毒害。

（5）其他：多巴胺 β 羟化酶、酪氨酸酶等含铜酶与儿茶酚胺的生物合成、维持中枢神经系统功能及酪氨酸转化为黑色素等有关。

3. 吸收与代谢　铜主要在小肠吸收，吸收率约为 40%。胃几乎不吸收铜。铜的吸收受膳食中铜水平的强烈影响，膳食铜含量增加，吸收率则下降。某些膳食成分如锌、铁、维生素 C 与果糖影响铜的吸收。

吸收后的铜，被运送至肝脏和骨骼等组织器官，用以合成铜蓝蛋白和含铜酶。

铜在体内不是储存金属，通常极易从肠道进入体内，又迅速排出。铜的内环境稳定主要通过排泄作用维持，胆汁排泄对铜的平衡调节起重要的作用。正常人每天通过粪、尿和汗排出的铜中，约 80% 是通过胆汁排泄，其次为小肠黏膜，尿排出量仅为摄入量的 3%。

4. 缺乏与过量　铜普遍存在于各种天然食物中，人体一般不易缺乏。但在某些情况下，如中长期肠外营养、消化系统功能失调、早产儿（特别是人工喂养儿）可能发生铜缺乏。主要表现为皮肤、毛发脱色，精神性运动障碍，血管张力减退，红细胞形成受抑，骨质疏松，小细胞低色素性贫血等。

铜对于大多数哺乳动物相对无毒。过量铜摄入常发生于误服铜盐或食用长时间存放于铜容器中的食物。铜中毒的表现有：口腔内有金属味、上腹痛、呕吐、腹泻甚至昏迷。慢性中毒可能与肝硬化的发生有关。某些先天代谢缺陷性疾病如肝豆状核变性，可因铜代谢障碍引起铜蓄积过量而中毒。

5. 供给量与食物来源　各年龄组铜的推荐摄入量见表 2－13。

表 2－13　中国居民膳食铜的推荐摄入量（μg/d）

年龄（岁）	AI	UL	年龄（岁）	AI	UL
0 ~	0.4	—	7 ~	1.2	3.5
0.5 ~	0.6	—	11 ~	1.8	5.0
1 ~	0.8	1.5	14 ~	2.0	7.0
4 ~	1.0	2.0	18 ~	2.0	8.0

一般食物均含铜，含量较丰富的有肝、肾、鱼、坚果与干豆类，牡蛎、贝类含铜量特

别高。牛乳含铜量很低。

十一、硒

1. 体内分布及状态　硒(selenium, Se)是地壳中含量极微、分布又很分散的稀有元素，在人体内总量为13～20mg，广泛分布于所有组织器官中，肝、胰、肾、心、脾、牙釉质及指甲中浓度较高，肌肉中总量最多，约占体内总硒量的一半，脂肪组织最低。

2. 生理功能

(1)组成谷胱甘肽过氧化物酶(GPX)：在体内催化还原型谷胱甘肽与过氧化物的氧化还原反应，保护生物膜，维持细胞正常功能。

(2)硒与金属有很强亲和力：硒在体内与汞、甲基汞、镉及铅等金属结合，形成金属硒蛋白复合物，使金属排出体外。

(3)保护心血管、维护心肌健康：硒有很强的抗氧化作用，能防止脂质过氧化物对心肌细胞的损害，或促进损伤心肌修复、再生，对心血管疾病有重要的防治作用。

(4)硒还有促进生长、保护视觉器官及抗肿瘤等作用。

3. 吸收与代谢　硒在十二指肠和小肠吸收，吸收率与化学结构、溶解度有关，由高到低依次为硒蛋氨酸、SeO_4^{2-}、SeO_3^{2-}，吸收率多在50%以上。

硒被吸收后，多与蛋白质结合，称为含硒蛋白，其中只有硒蛋白具有生物功能，且为机体硒营养状态所调节。

大部分硒经尿排出；粪中的硒多为未被吸收的食物硒；少量硒随胆汁、胰液、肠液分泌到肠腔；硒也可从汗、呼气中排出。

4. 缺乏与过量　目前还没有发现单纯硒缺乏导致的疾病。硒缺乏已被证实与克山病的发生有关。克山病最初发生于我国黑龙江省克山地区，其易感人群为2～6岁的儿童和育龄妇女，主要症状为心脏扩大、心功能失代偿、心力衰竭或心源性休克、心律失常、心动过速或过缓。心电图检查可见STT波改变，严重时可发生房室传导阻滞，期前收缩等。生化检查可见血浆硒浓度下降，红细胞GPX活力下降。

缺硒与大骨节病有关，是该病发病的环境因素。

肠外营养液中未补充硒的患者，可见血硒和GPX活力均降低，有类似克山病的心肌改变。

生活在高硒地区或摄入大剂量的硒可导致硒中毒，曾见于我国湖北省恩施县，致病原因是当地水土中硒含量过高，导致作物中硒含量亦高。主要表现为头发变干、变脆、易断裂及脱落，还可见于眉毛、胡须及腋毛，肢端麻木、指甲变形、抽搐，甚至偏瘫，严重时可致死亡。值得注意的是硒中毒后血硒可能并不升高。

5. 供给量与食物来源　各年龄组硒的推荐摄入量见表2－14。

表 2-14　中国居民膳食硒的推荐摄入量(μg/d)

年龄(岁)	体重(kg)	EAR	RNI	AI	UL	年龄(岁)	体重(kg)	EAR	RNI	AI	UL
0~	6			15	55	11~	42	36	45		300
0.5~	9			20	80	14~	53	40	50		360
1~	13	17	20		120	18~	60	41	50		400
4~	19	20	25		180	孕妇			50		400
7~	27	26	35		240	乳母			65		400

动物性食品如肝、肾、肉类及海产品是硒的良好食物来源。但食物中硒含量易受当地水土中硒含量的影响。

十二、碘

1. 体内分布及状态　碘(iodine，I)是人体必需的微量元素之一。人体内含碘20~50mg，相当于0.5mg/kg，甲状腺组织内含碘最多，为8~15mg，血中碘主要为蛋白结合碘，为30~60μg/L。

2. 生理功能　碘在体内主要参与甲状腺素合成，故其生理作用是通过甲状腺素表现的，甲状腺素在体内主要调节代谢及生长发育。

(1)促进分解代谢，产生能量，保持体温，维持基本生命活动。

(2)保证垂体正常生理功能。

(3)促进儿童、青少年的生长发育。

(4)促进神经系统的发育。

3. 吸收与代谢　体内80%~90%的碘来自食物，其余来自饮水和空气。食物中的无机碘极易被吸收，进入胃肠道后1小时内大部分被吸收，3小时完全吸收。有机碘在肠道内脱碘后，以无机碘形式被吸收，但与氨基酸结合的有机碘可直接被吸收。吸收的碘被迅速转运至血浆，遍布各组织中，仅在甲状腺中的部分被合成为甲状腺素，并在体内唯一贮存碘的器官——甲状腺内贮存。

一般情况下，人体排出碘几乎等于摄入碘。在代谢过程中，甲状腺素分解生成的碘，部分被重新利用，部分通过肾脏排出体外，部分在肝内合成甲状腺素葡萄糖酸酯或硫酸酯，随胆汁泌入小肠，再从粪便排出。约80%的碘从肾脏排出，近10%由粪便排出，其余随汗液或呼吸排出。

4. 缺乏与过量　环境和食物缺碘是人体碘缺乏的主要原因。碘缺乏造成甲状腺激素合成不足，导致促甲状腺激素分泌增加，引起甲状腺代偿性增生、肥大，以分泌足够的甲状腺激素满足机体需要。由环境和食物造成的缺碘常呈地区性，称为地方性甲状腺肿。孕妇严重缺碘可致死亡，还可导致胎儿缺碘，引起先天性甲状腺功能减低症(过去称呆小病或克汀病)，患儿表现为生长发育和(或)智力发育低下。

食物中的某些成分也可以引起碘缺乏。如十字花科植物(如白菜、萝卜)中的β硫代葡萄糖苷等物质影响碘的利用。蛋白质不足，钙、锰、氟过高或钴、钼不足等对甲状腺激素的合成也有一定影响。

摄入含碘量高的食物或过量的碘剂能导致碘中毒。我国河北、山东部分县区居民曾因饮用深层高碘水、食用高碘食物而造成碘过量，出现高碘甲状腺肿。限制碘的摄入量即可防治。

5. 供给量与食物来源　人体对碘的需要量受年龄、性别、体重、发育及营养状况等因素影响。各年龄组碘的推荐摄入量见表2－15。

表2－15　中国居民膳食碘的推荐摄入量(μg/d)

年龄(岁)	AI	UL	年龄(岁)	AI	UL
0～	50	—	14～	150	800
4～	90	—	18～	150	1000
7～	90	800	孕妇	200	1000
11～	120	800	乳母	200	1000

含碘量较高的食物主要是海产品，如海带、紫菜、鲜海鱼、蚶、蛤、贝、海参、龙虾等。其中海带含碘量最高，每千克干海带含碘240mg以上。动物性食物的碘含量大于植物性食物，蛋、乳类含量较高(40～90μg/kg)，其次为肉类和淡水鱼。

碘缺乏地区可采用碘化食盐的方法预防地方性甲状腺肿，即在食盐中加入一定量碘化物或碘酸盐[加入量控制在1:(20 000～50 000)]。

十三、氟

1. 体内分布及状态　正常人体内氟(fluorine，F)含量约2.6g，约99%存在于骨骼和牙齿，尤其是牙釉质表面。进入血液的氟可分布到全身，血浆中的氟可取代骨骼或牙釉质中羟磷灰石的HCO_3^-，形成氟磷灰石，或在晶体表面的水合外壳内进行离子交换。

2. 生理功能

(1)防治龋齿：氟在骨骼与牙齿的形成中有重要作用。氟是牙齿的重要成分，氟被牙釉质中的羟磷灰石吸附后，在牙齿表面形成一层抗酸性腐蚀、坚硬的氟磷灰石保护层，有防止龋齿的作用。

(2)防治骨质疏松：人体骨骼固体的60%为骨盐(主要为羟磷灰石)，而氟能与骨盐结晶表面的离子进行交换，形成氟磷灰石，成为骨盐的组成部分。骨盐中的氟多时，骨质坚硬，而且适量的氟有利于钙和磷的利用与沉积，可加速骨骼成长，维护骨骼的健康。

3. 吸收与代谢　膳食中的氟进入机体后，主要在胃吸收。氟的吸收很快，吸收率也很高。饮水中的氟可完全吸收，食物中氟的吸收率一般为75%～90%，吸收一半量约需30分钟。

肾脏是无机氟排泄的主要途径。每天摄入的氟约有50%通过肾脏清除。氟可自由滤过肾小球毛细血管，而肾小管的重吸收率则高低不等。肾对氟的清除率与尿液pH有直接关系。

4. 缺乏与过量　因为氟在土壤、水中分布不同，不同地区的动植物含氟量不等，氟的缺乏与过量，大多与所生活地区食物和水的含氟量有关。

高等动物及人类未发现确切或特异的氟缺乏症。水中含氟量低的地区易出现氟缺乏，表现为牙釉质因失去氟磷灰石的保护而易被微生物、有机酸和酶侵蚀，发生龋齿，还可导致骨质疏松症。

氟过量与环境中氟污染有关。表现最灵敏的部位是牙齿，可见斑釉牙。也表现为骨骼密度增高、牙齿和四肢骨骼氟浓度、骨总氟含量以及血清碱性磷酸酶活性增加。

5. 供给量与食物来源　各年龄组碘的推荐摄入量见表2－16。

表2－16　中国居民膳食碘的推荐摄入量(mg/d)

年龄(岁)	AI	UL	年龄(岁)	AI	UL
0～	0.1	0.4	7～	1.0	2.0
0.5～	0.4	0.8	11～	1.2	2.4
1～	0.6	1.2	14～	1.4	2.8
4～	0.8	1.6	18～	1.5	3.0

一般情况下，动物性食品中氟含量高于植物性食品，海洋动物高于淡水及陆地食物，鱼和茶叶中氟含量很高。

第五节　维生素

维生素是维持机体正常生理功能必需的一类有机化合物。虽然各种维生素的生理功能各不相同，但它们具有共同的特点：①不参与机体组成，也不提供能量；②一般不能在体内合成(维生素D除外)，或合成量太少，必须由食物供给；③虽然机体的需要量很小，但在调节物质代谢过程中有十分重要的作用。

根据维生素的溶解性将其分为两大类：①脂溶性维生素：包括维生素A、维生素D、维生素E、维生素K，它们可溶于脂肪和有机溶剂而不溶于水，其吸收与肠道脂质吸收有关，大部分贮存在脂肪组织中，通过胆汁缓慢排出体外。如摄入过量，可引起中毒；如摄入不足，维生素缺乏症出现缓慢；②水溶性维生素：包括B族维生素(维生素B_1、维生素B_2、维生素PP、维生素B_6、叶酸、维生素B_{12}、泛酸、生物素等)和维生素C。它们可溶于水却不溶于脂肪和有机溶剂，在体内有少量贮存，其原形物或代谢产物可经尿排出体外。一般无毒性，但极大量摄入也可出现中毒；如摄入过少可以较快出现缺乏症状。

一、维生素A

1. 概述　维生素A的化学名为视黄醇，又名抗干眼病维生素，是指含有β－白芷酮环的多烯基结构并具有视黄醇生物活性的一大类物质，包括维生素A和维生素A原。动物体内具有视黄醇生物活性的维生素A包括视黄醇(维生素A)、视黄醛、视黄酸、3－脱氢视黄酸(维生素A_2)。在黄、绿、红色植物中含有类胡萝卜素，其中一部分可在体内转变成维生素A，称为维生素A原，如β胡萝卜素。已经从自然界中分离出600多种类胡萝卜素，其中约50种具有维生素A活性。

维生素A是一种淡黄色的脂溶性物质，不溶于水，一般烹调加工过程对其影响不大，当暴露于光线、氧气、性质活泼的金属和高温环境时，容易被氧化和异构化。油脂酸败可使其中所含的维生素A和胡萝卜素遭到严重破坏。

2. 生理功能

(1)维持正常视觉：维生素A参与人视网膜杆状细胞内视紫红质的合成。视紫红质对光敏感，当被光线照射时可引起一系列变化，由11-顺式视黄醛转变成为全反式视黄醛，同时释放出视蛋白，引发视神经冲动，此时可看清物体，这一过程称为光适应。人若从明处进入暗处，视紫红质消失，所以无法看清物体，只有在足够的视紫红质再生后才能看清物体，这一过程称为暗适应。暗适应的快慢与体内维生素A营养状况有关。

(2)调节细胞的增生和分化：维生素A在维持上皮细胞正常生长和分化中有重要的作用，尤其是9-顺式视黄酸和全反式视黄酸。

(3)促进胚胎发育：视黄醇和视黄酸是胚胎发育所必需的，视黄酸可维持人体正常生长和健康。

(4)维持正常的免疫功能：体内缺乏维生素A时，机体免疫功能降低，呼吸道和消化道感染的发生率增加。

(5)防癌抗癌作用：动物实验发现维生素A和胡萝卜素具有防癌抗癌作用，其作用机制与其促进上皮正常的增生和分化以及抗氧化有关。

3. 吸收和代谢　食物中的维生素A及其前体类胡萝卜素一般与脂类和蛋白质结合成复合物，此复合物在胃肠道消化酶的作用下释放出游离的视黄醇和类胡萝卜素，与食物中其他脂溶性成分一起进入肠黏膜细胞。类胡萝卜素在肠黏膜细胞中被转化成视黄醛和视黄醇，视黄醇进一步酯化成视黄基酯，并与少量游离的视黄醇、类胡萝卜素一起掺入乳糜微粒进入淋巴，经胸导管进入体循环。

体内维生素A主要储存在肝脏星状细胞和肝主细胞中，少量存在于脂肪组织、肺、骨髓、眼睛和肾。胡萝卜素在体内分布很广，主要位于脂肪组织。

在许多组织中，视黄醇被氧化成视黄醛，再进一步氧化成视黄酸。视黄酸是维生素A在体内发生多种生物作用的重要活性形式，视黄酸与其结合蛋白结合后进入细胞核，再与其受体RARs或RXRs结合，激活或抑制某些基因的表达，起到调控细胞分化的作用。

4. 缺乏与过量　维生素A是以植物性食物为主的地区最容易缺乏的维生素之一，婴幼儿和儿童比成年人更容易发生维生素A缺乏症。最初表现为暗适应能力下降，严重者可致夜盲症。患者眼结膜和角膜上皮组织变性，出现角膜水肿、软化、溃疡、穿孔，球结膜上出现毕脱氏斑。同时引起皮脂腺和汗腺角化，出现皮肤干燥，毛囊丘疹与毛发脱落，血红蛋白合成障碍，免疫功能低下，易发生感染，儿童生长发育迟缓。

过量摄入维生素A可引起中毒和致畸毒性。一次或多次连续摄入75 000μg RE维生素A时，可引起急性中毒，早期症状为恶心、呕吐、眩晕、视觉模糊、肌肉活动失调，婴儿可出现囟门突起，继而出现厌食、乏力、嗜睡等症状。慢性中毒比急性中毒更常见，当

长期摄入 >7500μg RE 的维生素 A 时，可出现头痛、脱发、肝脾大、长骨末端外周部位疼痛、肌肉僵硬、皮肤瘙痒和干燥。孕妇在怀孕早期若摄入过多的维生素 A，可引起流产和婴儿出生缺陷。绝大多数维生素 A 中毒是由于服用过量的维生素 A 浓缩剂所致，但也有食用大量动物肝脏而导致中毒的报道。

大量摄入富含胡萝卜素的食物，如番茄汁、胡萝卜汁、南瓜或是每天摄入 β 胡萝卜素 >30mg，可出现皮肤黄染，血浆类胡萝卜素含量升高，停止食用后，症状会慢慢消失。

5. 供给量与食物来源　视黄醇当量(RE)表示食物中所有具有视黄醇活性物质的总量(μg)，其换算关系为：

1μg 视黄醇 =1μg RE

1μg β 胡萝卜素 =0. 167μg RE

1μg 其他维生素 A 原 =0. 084μg RE

1U 维生素 A =0. 3μg RE

食物中总视黄醇当量(μg RE) = 视黄醇(μg) + β 胡萝卜素(μg) ×0. 167 + 其他维生素 A 原(μg) ×0. 084

中国营养学会 2013 年建议中国居民维生素 A 的 RNI 为：成年男性 800μg RE，女性 700μg RE，妊娠中、后期的妇女增加 200μg RE，乳母增加 500μg RE。14 岁以下人群按年龄不同分别为 300 ~820μg RE，成人、孕妇 UL 为 3000μg RE。

各种动物的肝脏、鱼肝油、蛋黄、奶类等富含维生素 A，深绿色和红黄色蔬菜、水果中富含胡萝卜素和类胡萝卜素，如菠菜、豌豆苗、胡萝卜、南瓜、红心甜薯、芒果、橘子、杏等。

二、维生素 D

1. 概述　维生素 D 又名抗佝偻病维生素，是指含环戊氢烯菲环结构，并具有钙化醇生物活性的一大类物质。天然的维生素 D 有维生素 D_2(麦角钙化醇)和维生素 D_3(cholecalciferol，胆钙化醇)最常见的两种形式，两者分别是酵母或麦角中的麦角固醇和人体表皮和真皮内的 7 - 脱氢胆固醇经日光中紫外线照射后的产物，因而麦角固醇和 7 - 脱氢胆固醇又称为维生素 D 原。

维生素 D 是白色晶体，溶于脂肪和有机溶剂，对热、碱较稳定，光和酸可使其发生异构化，脂肪酸败后遭到破坏，但一般烹调方法不至损失。过量辐射线照射，可形成具有毒性的化合物。

2. 生理功能　维生素 D 在体内肝脏和肾脏羟化后形成 $1,25(OH)_2D_3$，并被运输至小肠、肾、骨等靶器官以实现其生理功能。

(1)维持血钙水平：$1,25(OH)_2D_3$ 与甲状旁腺素、钙、磷共同调节机体血钙平衡。当血钙水平低下时，甲状旁腺素水平升高，$1,25(OH)_2D_3$ 生成增加，通过其对靶器官的作用以增高血钙水平；当血钙过高时，促使甲状旁腺产生降钙素，阻止钙从骨中动员，增加钙、磷从尿中的排出。

(2)促使骨、软骨及牙齿的矿化：维生素 D 可以通过不同的途径增加机体对钙、磷的利用，促进骨、软骨及牙齿的矿化，并不断更新以维持正常生长，预防儿童佝偻病和成人骨质软化症。

(3)促进小肠钙吸收：转运至小肠的维生素 D 可以促进小肠黏膜上皮中钙结合蛋白的合成，从而提高钙的吸收。

(4)促进肾脏对钙、磷的重吸收：$1,25(OH)_2D_3$ 能直接作用于肾脏，促进肾小管对钙、磷的重吸收，减少丢失。

3. 吸收与代谢　人类从两个途径获得维生素 D，消化道吸收和皮肤合成。膳食中的维生素 D_3 与脂肪一起在空肠吸收，吸收过程需要胆汁参与；皮肤中的 7 - 脱氢胆固醇经光照转变成维生素 D_3。随后从两种途径获得的维生素 D_3 与 α 球蛋白结合，并随乳糜微粒中转运到肝脏。在肝脏内经维生素 D_3、25 羟化酶催化生成 $25(OH)D_3$；然后再被转运至肾脏，进一步在肾脏羟化产生 $1,25(OH)_2D_3$ 和 $24,25(OH)_2D_3$。这两种羟基代谢物及其所有代谢产物主要与维生素 D 结合蛋白及清蛋白结合，在血液中进行转运，到达小肠、肾、骨等靶器官，与相应受体结合，表达各种生理功能。

维生素 D 在体内主要分布于脂肪组织中，其次为肝脏，大脑、肺、脾、骨和皮肤中也有少量存在。维生素 D 主要在肝脏代谢，形成极性较强的代谢产物与葡萄糖苷酸结合后，随胆汁排入肠中，尿中也可有少量排出。

4. 缺乏与过量　维生素 D 缺乏可引起肠道钙和磷吸收减少，肾小管对钙和磷的重吸收减少，造成骨骼和牙齿的矿化异常、骨骼畸形等。

(1)佝偻病：在婴幼儿期，维生素 D 缺乏时，骨骼不能正常钙化，易出现骨骼变软、弯曲、变形，引起佝偻病。佝偻病发病程度各地不一，我国北方较南方高，可能与婴幼儿日照时间长短有关。

(2)骨质软化症：发生于成人，特别是孕妇、乳母和老年人，因缺乏维生素 D 和钙、磷所致。由于成人骨骼不再生长，故主要表现为骨软化、变形及容易发生骨折，孕妇骨盆变形可引起难产。

(3)手足搐搦症：可由维生素 D 缺乏引起，但不是唯一原因，钙吸收不足、甲状旁腺功能失调或其他原因造成的血钙降低均可引起。其特点是惊厥、手足搐搦与喉痉挛，出现面神经征、腓反射及 Trousseau 征阳性。

(4)骨质疏松症：老年人由于肝肾功能减退、胃肠吸收欠佳、户外活动减少，且皮肤合成维生素 D_3 的能力下降，导致体内维生素 D 水平低，引起骨质疏松及骨折，是威胁老年人健康的主要疾病之一。

维生素 D 具有潜在的毒性，特别是对年幼儿童。过量摄入维生素 D 可以引起高钙血症和高钙尿症，导致钙在软组织沉积及不可逆转的肾脏、心肌损害。主要表现为食欲缺乏、体重减轻、恶心、呕吐、腹泻、头痛、多尿、烦渴、发热，严重者可出现软组织转移性钙化和肾结石。虽然维生素 D_3 的中毒剂量尚未确定，但有报道幼童每天摄入 45mg (1800U)维生素 D_3 就可出现维生素 D 过量症状。

5. 供给量与食物来源　由于维生素 D 的合成途径多，且我国食物成分表中缺乏维生素 D 的数据，因此很难估计膳食维生素 D 的摄入量。另外维生素 D 的供给量应该与钙、磷等一起考虑。我国居民维生素 D 的 RNI 定为：65 岁以下人群每日维生素 D 摄入量为 10μg/d，65 岁以上人群每日维生素 D 摄入量为 15μg/d。维生素 D 的数量可以用 IU 或 μg 表示，它们的换算关系是：

$$1IU 维生素 D_3 = 0.025\mu g 维生素 D_3$$

鱼肝油是维生素D的丰富来源，含量高达8500IU/100g，其制剂可作为婴幼儿维生素D的补充剂。动物性食物是天然维生素D的主要来源，如含脂肪高的海鱼和鱼卵（20～500U/100g），其他如肝脏、蛋黄、奶油和乳酪中维生素D的含量也相对较多（50～100U/100g）。瘦肉、坚果、人乳和牛乳中维生素D含量较低，蔬菜、谷物及其制品、水果中含少量或几乎不含维生素D。为预防婴幼儿佝偻病，常在鲜乳和婴儿配方食品中强化维生素D，这两种食品被认为是补充维生素D最适宜的载体。

三、维生素E

1. 概述　维生素E又名生育酚，是指具有α－生育酚生物活性的生育酚和三烯生育酚的总称。自然界共有8种化合物，即α－生育酚、β－生育酚、γ－生育酚、δ－生育酚、α－三烯生育酚、β－三烯生育酚、γ－三烯生育酚和δ－三烯生育酚。其中α－生育酚的生理活性最高，β－生育酚活性为其25%～50%，γ－生育酚为10%～35%，所有三烯生育酚为30%。

α－生育酚是黄色油状液体，对热和酸稳定，对氧十分敏感，在油脂酸败时易被破坏。烹调对食物中维生素E破坏一般不大。

2. 生理功能

（1）抗脂质氧化作用：维生素E是一种强抗氧化剂，可保护细胞膜上的多不饱和脂肪酸、细胞骨架及蛋白质的巯基免受自由基的攻击。

（2）与动物的生殖功能有关：动物实验发现维生素E缺乏时，可出现睾丸萎缩和生殖障碍。但在人类尚未发现因维生素E缺乏而出现的不孕症。

3. 吸收和代谢　维生素E在小肠吸收，吸收率为20%～40%。影响脂肪吸收的因素也可影响维生素E的吸收。吸收后的维生素E主要经乳糜微粒转运至肝脏，储存在肝脏、脂肪和肌肉组织。维生素E主要经胆汁排出，部分代谢产物可经尿排泄。

4. 缺乏与过量　动物缺乏维生素E时，可出现溶血性贫血，生殖障碍，心血管系统和中枢神经系统损伤。由于维生素E在食物中广泛存在，因此人类维生素E缺乏症极为罕见。有报道在成人脂肪吸收不良5～10年后才出现维生素E缺乏的神经症状。

维生素E的毒性相对较小，成人每天口服100～800mg α－生育酚当量未发现有明显的毒性作用。

5. 供给量与食物来源　目前，常用α－生育酚当量（α－tocopherol equivalent，α－TE）表示膳食中总的维生素E的活性。

我国维生素E的AI定为：14岁以上（包括成年人、老年人、孕妇）为14mgα－TE/d，UL为700mg α－TE/kg。

维生素E含量丰富的食物有植物油、麦胚、坚果、豆类、谷类、肉类和鱼类等动物性食品，水果、蔬菜中含量很少。

四、维生素K

1. 概述　维生素K是指一组含有2－甲基－1，4－萘醌的化合物。维生素K_1（叶绿醌）来源于植物，是人类维生素K的主要来源；除此以外，人体肠道内细菌还可以形成

小部分维生素 K_2（甲萘醌）。动物性食物中既含叶绿醌，又含甲萘醌。

2. 生理功能

（1）参与凝血过程：作为维生素 K 依赖羧化酶的辅酶参与凝血因子（Ⅶ、Ⅸ和Ⅹ）和抗凝血因子蛋白 C、蛋白 S 的羧化过程。凝血因子中的谷氨酸在蛋白质翻译后必须经过羧化修饰，形成 γ－羧基谷氨酸残基，才可以与钙结合，启动凝血机制。

（2）参与骨钙代谢：研究发现，老年人骨密度和维生素 K 水平呈正相关，骨折发生率与维生素 K 呈负相关，具体作用机制尚不明确。

3. 吸收和代谢　食物中的叶绿醌和甲萘醌主要通过小肠吸收，再由乳糜微粒经淋巴液转运至肝脏进行浓缩转化。由于肝脏对维生素 K 的储存能力有限，故人体内维生素 K 的储存较少，更新较快。肝脏内储存的维生素 K，10% 为叶绿醌，90% 为甲萘醌。维生素 K 的排泄主要是经胆汁排入粪便，排泄量约占吸收量的 40%，另有大约 15% 的维生素 K 以水溶性代谢产物的形式经尿排出。

4. 缺乏与过量　人乳中维生素 K 的含量仅为 2μg/L，不足以满足新生儿的生理需要，故维生素 K 缺乏被认为是新生儿出血症的可能原因。成年人维生素 K 缺乏导致的出血症比较少见，多见于慢性胃肠疾患、无法进食等情况。

目前尚未发现长期大剂量摄入叶绿醌出现中毒症状。有报道大剂量摄入甲萘醌可能引起新生儿溶血等不良反应，这主要由于甲萘醌与巯基相互作用所致，但食物来源的甲萘醌不足以造成上述不良反应。

5. 供给量与食物来源　由于缺乏中国居民维生素 K 摄入的相关资料，我国现行维生素 K 的 AI 暂定为 80μg/d，青少年可按 2μg/（kg · d）计算。

维生素 K 广泛分布在各种食物中，含量丰富者有奶酪、鱼肝油、动物肝脏、蛋黄、菠菜、海藻、莴苣、甘蓝菜、豌豆、花椰菜、香菜、豆油。维生素 K 也可在肠道由细菌合成。

五、维生素 B_1

1. 概述　维生素 B_1 又称硫胺素、抗神经炎因子、抗脚气病因子，由嘧啶环和噻唑环通过亚甲基桥连接而成。维生素 B_1 可溶于水，在酸性环境中较稳定，碱性环境中不稳定，易被氧化而失去活性，在一般的烹调温度下损失不多。

成人体内维生素 B_1 的含量约为 30mg，广泛分布于骨骼肌、心脏、肝脏、肾脏和脑组织。维生素 B_1 在体内主要以三磷酸硫胺素（TTP）和单磷酸硫胺素（TMP）的形式存在，以硫胺素焦磷酸酯（TPP）发挥生理活性作用。

2. 生理功能　维生素 B_1 主要通过提供辅酶参与能量代谢。TPP 作为重要的辅酶主要参与两个反应：①α－KA 的氧化脱羧反应：即丙酮酸转化成乙酰 CoA 和 α－KA 转化为琥珀酸 CoA；②作为转酮醇酶的辅酶参与磷酸戊糖代谢。另外，维生素 B_1 还具有调节神经生理活动的作用，与心脏功能、维持食欲及儿童的生长发育也有一定关系。

3. 吸收与代谢　维生素 B_1 主要在空肠吸收，浓度高时以被动扩散为主，浓度低时则以主动吸收为主。Na^+、ATP 酶及叶酸的缺乏均可以影响维生素 B_1 的吸收。进入人体后，在硫胺素焦磷酸激酶、TPP－ATP 磷酸转移酶及硫胺素焦磷酸酶的参与下形成硫胺素磷酸化合物。

维生素 B_1 在肝脏进行代谢，每天的代谢量为 1mg 左右，代谢产物主要通过尿排出，汗液中排泄量极少，但在高温环境中，汗液中维生素 B_1 含量可高达 90 ~ 150μg/L。

4. 缺乏与过量　维生素 B_1 供给不足，在最初 1 ~ 2 周多无明显症状。若持续时间过长则可出现下肢软弱无力、恶心、食欲缺乏、淡漠、忧郁、急躁、沮丧、心电图异常等症状。长期缺乏则可导致脚气病。一般可分为：

(1)干性脚气病：以神经系统症状为主，可出现周围神经炎，表现为指(趾)麻木、肌肉酸痛、压痛，以腓肠肌为甚。膝反射在发病初期亢进，后期减弱甚至消失。后期可出现垂腕、垂足。胃肠神经受累时出现胃肠功能紊乱、消化不良、食欲缺乏等。

(2)湿性脚气病：最显著的症状是水肿，由下肢开始，遍及全身，甚至出现心包积液、右心室扩大、心悸、气促、心动过速等。若不及时治疗，可导致心力衰竭，甚至死亡。

(3)婴儿脚气病：多由于乳母缺乏维生素 B_1，常发生于出生数月的婴儿。发病较成人急且重，发病初期可出现食欲缺乏、呕吐、便秘或腹泻；晚期则表现为心血管症状，可出现发绀、心脏扩大、肝脏充血淤血，严重时可发生强直性痉挛、昏迷甚至死亡。

过量摄入维生素 B_1 所导致的毒性反应尚不多见。有人报道，成人每天摄入 3g 维生素 B_1 可出现头痛、瘙痒、失眠、乏力、接触性皮炎等中毒症状。

5. 供给量与食物来源　我国维生素 B_1 的 RNI 为成年男性 1. 4mg/d，女性 1. 2mg/d，孕妇 1. 5mg/d，乳母 1. 5mg/d。

维生素 B_1 在天然食物中广泛存在。动物内脏、肉类及未加工的粮谷类中含量丰富，而蛋类、乳类、水果蔬菜(鲜豆类除外)中含量较低。

六、维生素 B_2

1. 概述　维生素 B_2 又称核黄素(riboflavin)，由一个核醇与一个咯嗪环连接而成。结晶为黄褐色、针状，水溶性较差。在酸性溶液中稳定，而碱性条件下较不稳定。维生素 B_2 在体内主要以辅酶的形式存在于血液、组织以及体液中。

2. 生理功能　维生素 B_2 是体内重要的黄素酶——黄素单核苷酸(FMN)和黄素腺嘌呤二核苷酸(FAD)的辅基，参与电子传递过程，在氨基酸、脂肪酸、糖类的代谢中均有重要作用，可逐步释放能量以供细胞利用。

另外，维生素 B_2 也是色氨酸向烟酸转化所必需；与体内铁的吸收、贮存及动员有关；还参与药物代谢。

3. 吸收与代谢　食物中的维生素 B_2 主要与黄素蛋白结合生成复合物，该复合物经焦磷酸酶、蛋白酶的作用，在小肠上部吸收，少量也可在大肠内吸收，胃酸是影响其吸收的重要因素。即使大量摄入维生素 B_2 也很少在体内贮存，主要随尿液排出。

4. 缺乏与过量　维生素 B_2 的缺乏症主要为眼、口腔、会阴及皮肤的炎症反应，又称口腔 - 生殖器综合征。

(1)眼：初期症状为怕光、流泪、视物模糊，进一步发展可出现球结膜充血、角膜周围血管增生等，甚至角膜下部发生溃疡。

(2)口腔：可表现为唇炎、口角炎、舌炎等。唇炎表现为唇肿胀、纵裂纹加深、皲裂、溃疡及色素沉着等；口角炎表现为口角出现湿白斑、裂隙、糜烂、溃疡等；舌炎则表现为疼痛、肿胀、红斑及舌乳头萎缩，严重者出现菌状乳头肥大、地图舌等。

(3)皮肤：常见脂溢性皮炎，多见于皮脂分泌旺盛部位，如鼻翼窝、耳后、眼外眦、乳房下、腋下、腹股沟等处。患处可出现轻度红斑，覆盖黄色脂状鳞片。

维生素 B_2 缺乏还可导致缺铁性贫血，影响生长发育，妊娠期缺乏可导致胎儿骨骼畸形。实际情况中，单纯维生素 B_2 缺乏很难见到，常伴其他 B 族维生素的缺乏，故需要详加鉴别。

由于维生素 B_2 溶解度小，肠道吸收有限，体内又不能大量贮存，故几乎无毒性。目前尚无维生素 B_2 毒性的报道。大量服用可使尿液呈荧光黄色。

5. 供给量与食物来源　维生素 B_2 需要量与蛋白质摄入量、能量供给量以及生理状态有关。我国维生素 B_2 RNI 为成年男性 1.4mg/d，成年女性 1.2mg/d，孕妇、乳母 1.5mg/d。

维生素 B_2 在食物中广泛存在。动物内脏、蛋类、乳类中含量较高；谷类、水果、蔬菜中也有一定含量。

七、烟酸

1. 概述　烟酸，又称尼克酸、抗癞皮病因子，是吡啶-3-羧酸及其衍生物的总称，包括烟酸和烟酰胺。色氨酸是烟酸的前体，在体内可转化为烟酸。烟酸结晶为白色，可溶于水和乙醇，不溶于乙醚，性质稳定，不易破坏，一般烹调损失极小，是最稳定的维生素。

2. 生理功能　烟酸被机体吸收后，在体内转化为辅酶Ⅰ(NAD)和辅酶Ⅱ(NADP)，作为氢的受体或供体参与体内生物氧化还原，在蛋白质、脂肪和糖类的能量释放过程中起着重要作用。辅酶Ⅰ和辅酶Ⅱ还可与维生素 B_6、泛酸和生物素共同参与脂肪、蛋白质和 DNA 的合成。构成葡萄糖耐量因子，维持胰岛素的正常功能。此外，大剂量的烟酸还可降低体内胆固醇、三酰甘油及 β 脂蛋白的浓度，并可扩张血管。

3. 吸收与代谢　食物中的烟酸和烟酰胺可在胃肠道内迅速被吸收，低浓度时通过 Na^+ 依赖性主动吸收，高浓度时通过被动扩散方式吸收。烟酸和烟酰胺被吸收后经门静脉进入肝脏，转化为辅酶Ⅰ和辅酶Ⅱ。肌肉、肝脏及其他组织中辅酶的水平与食物中烟酸的摄入量有关。烟酸除来源于食物外，人体组织细胞还可利用色氨酸合成烟酸，转化比例约是 60∶1。烟酸在肝脏代谢后主要以 N-甲基烟酰胺的形式随尿排出体外。正常状态下，尿中 N-甲基烟酰胺的排出量大约相当于烟酸摄入量的 15%。

4. 缺乏与过量　烟酸缺乏可导致癞皮病，多发于以玉米或高粱为主食的地区，其典型表现为“三 D 症状”，即皮炎(dermatitis)、腹泻(diarrhea)和痴呆(dementia)。皮炎多对称分布于身体暴露部位及易受摩擦部位。初期如同过度日晒引起的灼伤，皮肤出现红肿、水泡、溃疡等；随后病变部位可转为红棕色、粗糙、脱屑、过度角化、色素沉着等，胃肠道症状表现为食欲缺乏、恶心、呕吐、腹痛、腹泻等，可出现口腔炎、杨梅舌等；持续严重缺乏可致神经精神症状，如急躁、抑郁、记忆力减退、失眠、嗜睡、昏睡甚至痴呆等。

目前尚未见食物中烟酸过量引起中毒的报道。但大量摄入烟酸可引起中毒，发生血管扩张、皮肤潮红、血压骤降、胃肠道反应、肝功能异常等。

5. 供给量与食物来源　膳食中烟酸供给量用烟酸当量(NE)表示：

$$1NE(mg) = 烟酸(mg) + 1/60 \times 色氨酸(mg)$$

我国烟酸的 RNI 为成年男性 14mg NE/d，女性 12mg NE/d，乳母 15mg NE/d，UL 为 35mg NE/d。

烟酸及其衍生物在食物中广泛存在。瘦肉、肝、肾、鱼及坚果中含量最为丰富；蛋类、乳类中烟酸含量虽不高，但含有较多的色氨酸；玉米和高粱中含有较多的结合型烟酸，不能为人体直接吸收利用，小苏打(碱)可将其转化为游离型烟酸，提高烟酸的生物利用率。

八、维生素 B_6

1. 概述　维生素 B_6 包括吡哆醇、吡哆醛和吡哆胺，这 3 种化学形式都具有维生素 B_6 的活性，并且易于相互转换。它们易溶于水和酒精，在空气中稳定。对光和碱敏感，高温下可被破坏。市售维生素 B_6 多为盐酸吡哆醇。

2. 生理功能　在体内，维生素 B_6 被磷酸化，形成磷酸吡哆醇、磷酸吡哆醛和磷酸吡哆胺，以辅酶形式参与酶系代谢。

维生素 B_6 主要以磷酸吡哆醛的形式参与体内氨基酸、糖原和脂肪的代谢。另外，磷酸吡哆醛还参与一碳单位代谢、内分泌腺功能调节、辅酶 A 的生物合成等过程，还可降低血浆同型半胱氨酸水平。

3. 吸收与代谢　维生素 B_6 在小肠上部吸收，非磷酸化形式通过非饱和被动扩散，吸收速率较快；以磷酸酯形式存在时吸收速率较慢。除食物来源外，人体肠道内微生物也可以合成一部分维生素 B_6。在组织中，维生素 B_6 以磷酸吡哆醛形式与多种蛋白质(主要是清蛋白)结合，蓄积在组织中。吡哆酸是维生素 B_6 的主要代谢产物，大部分从尿排出，也可经粪便排出。

4. 缺乏与过量　通常维生素 B_6 缺乏与其他 B 族维生素缺乏同时存在。人体缺乏维生素 B_6 可使皮脂分泌旺盛部位出现脂溢性皮炎，初见于眼、鼻、口周，可扩展至面部、前额、耳后、阴囊和会阴等处。并可出现前臂和膝部色素沉着、唇口裂、口舌炎、小细胞性贫血，甚至神经精神症状。

维生素 B_6 对幼儿有较大的影响，摄入不足时，婴儿可出现烦躁、抽搐、惊厥、腹痛、呕吐及体重下降等。补充维生素 B_6 后，这些症状可消失。

目前尚无经食物摄入维生素 B_6 的毒副反应的报道。大量摄入时，可导致感觉神经疾患和皮肤损伤，但具体机制不明。

5. 供给量与食物来源　人体维生素 B_6 的需要量主要与蛋白质摄入量有关。我国居民膳食中维生素 B_6 的 AI 为成人 1.6mg/d，孕妇 2.4 mg/d、乳母 1.9mg/d。

维生素 B_6 普遍存在于在动植物性食物中，但含量一般不高。含量较丰富的是肉类(如鸡肉、鱼肉)，其次为肝脏、蛋黄、豆类和坚果等。水果和蔬菜中维生素 B_6 含量也较高。

九、维生素 B_{12}

1. 概述　维生素 B_{12} 又称钴胺素(cobalamin)，是目前所知唯一含有金属元素的维生素。维生素 B_{12} 为粉红色结晶，可溶于水，在弱酸环境中稳定，在强酸或碱性环境中则易分解。日光、氧化剂及还原剂均可使维生素 B_{12} 受到破坏。

2. 生理功能　维生素 B_{12} 在体内以甲基 B_{12}（甲基钴胺素）和辅酶 B_{12}（5－脱氧腺苷钴胺素）的形式参与生化反应。

（1）参与同型半胱氨酸甲基化为蛋氨酸：甲基 B_{12} 作为蛋氨酸合成酶的辅助因子，参与甲基传递，使同型半胱氨酸甲基化形成蛋氨酸。

（2）参与甲基丙二酸－琥珀酸的异构化过程：在体内代谢过程中，辅酶 B_{12} 参与甲基丙二酰 CoA 的反应。

3. 吸收与代谢　食物中维生素 B_{12} 与蛋白质相结合，在消化道经胃酸和胃蛋白酶作用，维生素 B_{12} 被释放，与内因子结合进入肠道，在回肠部被吸收。各种因素所致胃酸分泌过少、胃蛋白酶分泌不足、回盲部疾患等均可影响维生素 B_{12} 的吸收。体内维生素 B_{12} 的储存量为2～3mg，主要储存在肝脏。维生素 B_{12} 主要经尿排出，部分从胆汁排出，每天丢失量约为储存量的0.1%。

4. 缺乏与过量　维生素 B_{12} 缺乏症主要为巨幼红细胞性贫血和神经系统损害。

（1）巨幼红细胞性贫血：维生素 B_{12} 参与细胞核酸代谢。维生素 B_{12} 缺乏时，体内5－甲基四氢叶酸脱甲基转变为四氢叶酸的反应不能进行，引起合成胸腺嘧啶所需的5,10－亚甲基四氢叶酸生成不足，导致红细胞 DNA 合成障碍，诱发巨幼红细胞性贫血。

（2）神经系统病变：维生素 B_{12} 缺乏可导致斑状、弥漫性、进行性神经脱髓鞘。最初累及末梢神经，表现为手指刺痛，可逐步累及脊髓和大脑，出现记忆力下降、味嗅觉不正常、四肢震颤等。

（3）引起高同型半胱氨酸血症：由于维生素 B_{12} 缺乏，使同型半胱氨酸不能转变为蛋氨酸而在血中堆积。高同型半胱氨酸血症不仅可以导致心血管疾病，还可能对脑细胞产生毒性而损伤神经系统。

目前尚无维生素 B_{12} 毒性反应的报道。

5. 供给量与食物来源　研究表明，维持成人正常功能的每天可吸收维生素 B_{12} 的最低需要量为0.1μg。我国维生素 B_{12} 的 RNI 为成人2.4μg/d，孕妇、乳母分别为2.9μg/d、3.2μg/d。

膳食中维生素 B_{12} 主要来源于动物性食物，植物性食物中基本不含维生素 B_{12}。肉类、内脏中含量丰富，蛋类、乳制品中含有少量维生素 B_{12}。

十、叶酸

1. 概述　叶酸（folic acid，folate）化学名称为蝶酰谷氨酸，它是一组与蝶酰谷氨酸功能和化学结构相似的化合物的统称。其活性形式为四氢叶酸。

叶酸为淡黄色结晶，微溶于水，其钠盐易溶于水，但在酸性环境中不稳定，在中性和碱性溶液中耐热，对光照射敏感。食物烹调加工后叶酸损失率可达50%～90%。

2. 生理功能　叶酸在体内与许多重要的生化过程密切相关。四氢叶酸（tetrahydrofolic acid，FH_4）是一碳单位转移酶的辅酶，可作为一碳单位的载体，参与合成体内多种物质，如胆碱、丝氨酸、甘氨酸、蛋氨酸、嘌呤等。叶酸还参与嘌呤、嘧啶的合成而影响 DNA、RNA 的合成，直接影响核酸的合成与氨基酸代谢，对细胞分裂增生、组织生长以及神经介质的合成具有重要的作用。参与血红蛋白的合成，并与维生素 B_{12} 共同促进红细胞的生成与成熟。

3. 吸收与代谢　天然存在的叶酸大都为多谷氨酸形式，它们必须经 γ-谷氨酸酰基水解酶水解为单谷氨酸叶酸，才可被小肠吸收，葡萄糖与抗坏血酸可促进其吸收。叶酸在肠道中进一步被叶酸还原酶还原成具有生理作用的 FH_4。

叶酸主要以乙酰氨基苯甲酰谷氨酸的形式随尿排出，少量随胆汁排入肠道，部分在小肠可被重吸收。

4. 缺乏与过量　叶酸缺乏首先影响细胞增生速度较快的组织，如红细胞，叶酸缺乏使细胞周期停止在 S 期，而细胞核变形增大，发生巨幼红细胞性贫血。

孕妇怀孕早期缺乏叶酸可以导致胎儿发生神经管畸形。孕早期及时补充叶酸可以明显降低胎儿神经管畸形的发生率。另外，孕妇缺乏叶酸可使先兆子痫、胎盘早剥的发生率增高。叶酸缺乏还可引起高同型半胱氨酸血症而导致血管内皮细胞损伤，血小板黏附、聚集，引起心血管疾病。

大剂量服用叶酸有可能产生毒副反应，如干扰抗惊厥药物的作用而诱发患者惊厥发作，影响锌的吸收等。大剂量叶酸还可能掩盖维生素 B_{12} 缺乏的症状，从而导致严重的、不可逆的神经损害。

5. 供给量与食物来源　目前我国成人叶酸的 RNI 为 400μg/d，孕妇、乳母分别为 600μg/d、550μg/d，UL 为 1000μg/d。

叶酸含量丰富的食物主要有动物肝、肾、鸡蛋、绿叶蔬菜、酵母等，坚果、豆类中含量也较高。

十一、维生素 C

1. 概述　维生素 C 又名抗坏血酸（ascorbic acid），具有较高的还原性。在自然界中存在 L 型和 D 型两种形式，后者无生物活性。

维生素 C 是白色的片状结晶，有酸味，极易溶于水，微溶于乙醇，不溶于有机溶剂。维生素 C 极不稳定，尤其在中性和碱性环境中易为热和氧化剂所破坏。光、微量重金属和荧光物质也能促进其被氧化。

维生素 C 在人体各组织器官广泛分布，尤以肾上腺、肝、肾为高。

2. 生理功能　维生素 C 在体内可作为还原剂或酶的激活剂而发挥作用。

（1）参加羟化反应：使脯氨酸、赖氨酸羟化为羟脯氨酸和羟赖氨酸，促进胶原蛋白合成；促进胆固醇的羟化，生成胆酸而降低血胆固醇；此外，维生素 C 还参与芳香族氨基酸的代谢。

（2）维生素 C 具有还原性：可保持巯基酶的活性和谷胱甘肽的还原状态，从而发挥解毒作用；还可还原高铁血红蛋白，恢复其携氧能力。

（3）维生素 C 能增强机体免疫力：促进免疫球蛋白的合成。

3. 吸收与代谢　食物中的维生素 C 在小肠被吸收，其吸收率随摄入量的增加而降低。

维生素 C 主要随尿排出体外，汗、粪便中也有少量排出。尿中排出量受摄入量、体内贮存量和肾功能的影响。

4. 缺乏与过量　维生素C缺乏的典型症状是坏血病(scurvy)。它是一种以胶原结构受损害、合并毛细血管广泛出血为特征的严重疾患。早期症状为倦怠、疲乏、呼吸急促、牙龈出血、伤口愈合不良、易骨折等。若不及时纠正则可出现牙龈溃烂、牙齿松动、皮下毛细血管破裂出血导致皮下血肿，甚至还可出现贫血、肌肉纤维衰退、心脏衰竭、严重内出血等。

大量摄入维生素C(2~8g/d)可使正常人受到损害，出现恶心、腹泻、腹胀、铁吸收过度、红细胞破坏及泌尿道结石等。

5. 供给量与食物来源　我国居民膳食维生素C的RNI为成人100mg/d，孕妇、乳母分别是115mg/d、150mg/d，UL为2000mg/d。

维生素C主要来源为水果和深色蔬菜。柑橘、红果、柚子中含量较高，青菜、韭菜、菠菜、柿子椒也含有较多的维生素C。野生的猕猴桃、沙棘、苋菜中维生素C含量尤为丰富。

第六节　水

一、概述

水是一切生命必需的物质，体内进行的新陈代谢实质上是一系列复杂的、相互关联的生物物理和化学反应，且主要在细胞内进行。这些反应都离不开水。水在生命活动中有着重要的作用，也是饮食中的基本成分。一般认为水不是营养素，但常被当作一种营养素看待。

二、体内分布

水是人体中含量最多的成分。成年男子含水量约为体重的60%，女子为50%~55%。体内含水量与年龄和性别有关。年龄越小，含水量越高。

水在体内主要分布于细胞内和细胞外。细胞内水含量为体内总量的2/3，细胞外约为1/3。各组织器官的含量相差很大，以血液中最多，脂肪组织中较少。女性体内脂肪较多，故水含量不如男性高。

三、吸收与代谢

一般成人每天需水量为2500ml。体内水的来源包括饮水、食物中水及内生水三大部分，内生水主要来源于蛋白质、脂肪和糖类代谢时产生的水。通常每人每天饮水约1200ml，食物中含水约1000ml，内生水约300ml。每克蛋白质产生的代谢水为0.41g，脂肪为1.07g，糖类为0.6g。

体内水的排出以肾脏为主，约占总排水量的60%，每天尿量约为1500ml，最少为500ml，否则会影响代谢废物的清除，无法维持细胞外液成分的稳定性。其次是经肺、皮肤和粪便排泄。正常人呼气排水量约350ml；在气温较低时每天通过皮肤蒸发水分平均为500ml，高温情况下，每天失水可高达数升。正常人消化道中每天分泌大量消化液，其中含水量为血浆的1~2倍，但几乎全部吸收，很少从粪便中排出。随粪便排水量约为150ml。因此，正常人每天总排水量亦为2500ml，使水的摄入量和排出量维持平衡。

四、生理功能

1. 人体构造的主要成分　水是保持细胞外形、构成体液所必需的物质。体液是人体的重要组成部分，占体重55%~60%，在肥胖者中所占比重较小。

2. 营养物质和代谢产物的载体　进入体内的各种营养物质和氧气，必须通过水运送到各组织器官进行代谢，发挥生理作用。体内物质代谢产生的各种物质，也需通过水运送到相关部位，进一步代谢转化，或随尿、粪便、汗液及呼吸等排出体外。

3. 参与物质代谢　水可以直接参与物质代谢，促进各种生理活动和生化反应。

4. 调节体温　水可维持体温相对恒定。水的比热较大，当环境或体内温度升高时，水通过蒸发使皮肤散热；当环境温度低时，水储备能量而使体温不会发生明显变化。

5. 润滑组织　水可滋润皮肤，润滑关节等。

五、缺乏与过量

水摄入不足或丢失过多，可引起体内失水。重度缺水可使细胞外液渗透压增加，细胞内水分外流，引起脱水。一般失水占体重2%时，可感到口渴，尿少；失水达体重10%以上时，可出现烦躁、眼球内陷、皮肤失去弹性、全身无力、体温升高、脉搏增加、血压下降；失水超过体重20%时，可导致死亡。

在饮用水充足的情况下，正常人一般不会发生水缺乏。水缺乏多由疾病引起，可分为肾外丢失和肾丢失两类。

1. 肾外丢失

（1）胃肠道丢失：最常见。正常人每天经胃肠道分泌出液体为3~6L，含有大量离子，各段成分不同，最终从粪便中排出的水分为100~200ml。如果胃肠道分泌液丢失过多（如胃肠减压吸引、造瘘、严重呕吐或腹泻），可造成水缺乏。

（2）经皮肤丢失：高温环境下，水的丢失量大大增加，如不及时补充水分可造成水缺乏。严重烧伤时创面渗液也会丢失大量水分，造成水缺乏。

（3）经呼吸道丢失：仅见于气管切开、使用人工呼吸但未湿化处理者，感染时分泌物可大大增加，加剧水分丢失，造成水缺乏。

2. 经肾丢失

（1）急性肾衰竭多尿期：受损肾小管功能尚未恢复，重吸收能力差，而少尿期时有大量溶质积聚于体内，造成渗透性利尿，最多时每天尿量可达20L。

（2）慢性肾衰竭：出现在：①摄入不足，或肾外丢失；②急性解除引起肾病的梗阻后，可出现排尿过多，如不补充，也可造成水缺乏；③血液透析时超滤过快以致组织间液未能及时补充到血液中。

（3）利尿药的应用：绝大多数伴有尿钾排出过多。部分肾脏功能正常者在应用甘露醇等脱水剂治疗脑水肿时，如应用过量或时间过长也可出现水缺乏。

（4）肾上腺皮质功能不全：由于醛固酮分泌不足，导致Na^+从远曲肾小管重吸收减少，从而导致血容量不足。

如果水摄入量超过肾脏排出能力，可引起体内水过多或出现水中毒。正常人极少发生，多见于疾病，如肾脏疾病、肝脏病、充血性心力衰竭等，用甘油作为保水剂时，偶有发生。水中毒的临床表现为渐进性精神迟钝、恍惚、昏迷、惊厥等，严重者可引起死亡。

六、供给量

水的需要量主要受代谢情况、年龄、体力活动、环境温度、膳食等因素影响，故变化很大。

我国尚未提出水的需要量标准。美国提出成人 1 ~ 1.5ml/(kcal·d)，婴幼儿 1.5ml/(kcal·d)，孕妇增加 30ml/d，乳母增加 1000ml/d，可作为参考。

第七节 能 量

一切生物都需要能量(energy)来维持生命活动。能量是遵循能量守恒定律进行能量转换的，能量既不能创造也不能消灭，只可以从一种方式转变成另一种方式，在人体亦是如此。人体所需能量主要来自食物中的供能营养素，包括蛋白质、脂肪和碳水化合物。人类摄取食物中的能量以维持所有生命活动和从事劳动、社会活动，人体以能量做功的同时也释放能量以维持体温。以往营养学常用千卡(kilocalorie, kcal)作为能量单位，指 1L 纯净水由 15℃上升到 16℃所需的能量，现已改用千焦(kilojoule, kJ)表示。

一、人体的能量消耗

成年人的能量消耗主要用于维持基础代谢、体力活动和食物特殊动力作用。对于孕妇还应包括子宫、乳房、胎盘、胎儿等生长发育需要及母体体脂的储备，乳母应包括合成和分泌乳汁的能量需要，婴幼儿、儿童、青少年包括生长发育的能量需要。

(一)基础能量消耗

基础能量消耗(basic energy expenditure, BEE)是指维持生命基础代谢消耗的能量，即人体在安静和恒温条件下(25 ~ 30℃)，禁食 12 小时后，静卧、放松、清醒时的能量消耗。为了确定 BEE，必须首先测定基础代谢率(basal metabolic rate, BMR)。BMR 是指人体处于基础代谢状态下，每小时每平方米体表面积(或每公斤体重)的能量消耗。

1. BEE 的计算方法

(1)先计算体表面积。按下式计算：体表面积(m^2) = 0.006 59 × 身高(cm) + 0.0126 × 体重(kg) - 0.1603

(2)然后按年龄、性别查找相应 BMR。

(3)用查得的 BMR 乘以体表面积，再乘以 24 小时，即得出 BEE。

Harris 和 Benedict 提出了用来计算 24 小时基础能量消耗的公式：

男 BEE(kcal/24h) = 66.5 + 13.8 × 体重(kg) + 5.0 × 身高(cm) - 6.8 × 年龄(岁)

女 BEE(kcal/24h) = 655.1 + 9.5 × 体重(kg) + 1.8 × 身高(cm) − 4.7 × 年龄(岁)

更为简单的方法是，成年男性按每公斤体重每小时 4.18kJ(1kcal)计算，女性按 3.97kJ(0.95kcal)计算，结果相对粗略。

2. 影响基础代谢的因素

(1)体型与体表面积：体型影响体表面积，体表面积越大，机体向外界环境散热越大，基础代谢也越高。瘦高的人较矮胖的人相对体表面积大，其基础代谢高于后者。

(2)年龄：婴幼儿生长发育快，BMR 高，随年龄的增长基础代谢逐渐下降。一般成年人的 BMR 低于儿童，老年人低于成年人。

(3)性别：女性瘦体质所占比例低于男性，脂肪的比例高于男性，故其 BMR 比男性低。妇女孕期或哺乳期因需合成新组织，BMR 增加。

(4)内分泌：许多激素对细胞代谢起调节作用，当腺体(如甲状腺、肾上腺等)分泌异常时，可影响机体 BMR。

(5)应激状态：一切应激状态，如发热、创伤、心理应激等均可使基础代谢升高。此外，气候、种族、睡眠、情绪等因素也可影响基础代谢。

(二)体力活动能量消耗

人除了睡眠外，要进行各种活动或劳动。通常情况下，各种体力活动所消耗的能量占人体总能量消耗的 15% ~30%。体力活动消耗的能量与活动时间、体力活动强度有关。人类的体力活动种类很多，营养学根据能量消耗水平(即活动的强度)将其分为五个级别：

1. 极轻体力活动　这种活动以坐姿或站立为主，如开会、开车、打字、缝纫、烹调、打牌、听音乐、油漆、绘画及实验室工作。

2. 轻体力活动　指在水平面上走动，速度在 4 ~5km/h，如打扫卫生、看护小孩、打高尔夫球、饭店服务等。

3. 中等体力活动　这类活动包括行走(速度在 5.5 ~6.5km/h)、锄草、负重行走、打网球、跳舞、滑雪、骑自行车等。

4. 重体力活动　包括负重爬山、伐木、手工挖掘、打篮球、登山、踢足球等。

5. 极重体力活动　这种情况随着科学技术和生产力的发展，已越来越少见。现常指运动员高强度的职业训练或世界级比赛等。

(三)食物特殊动力作用

人在进食后的一段时间内，虽然同样处于安静状态，但产热量却比未进食前有所增加。食物的这种能使机体产生额外热量的作用，称为食物的特殊动力作用。

各种营养物质其食物特殊动力作用的数值是不同的。进食蛋白质、糖和脂肪后，其额外增加的热量分别为 30%、6% 和 4%。进食混合性食物为 10% 左右。从以上数据看出，三种营养物质中，蛋白质的特殊动力作用最大。因此，在寒冷的季节多吃高蛋白食物以增加额外的产热量，有利于御寒。

食物特殊动力作用的产生与进食后消化活动增强无关，有人认为可能是进食后，肝处理蛋白及分解产物额外消耗能量所致。

二、人体能量需要的确定

确定各类人群或个人的能量需要量，对于指导人们改善膳食结构、维持能量平衡、提高健康水平是非常重要的，也是营养学的研究内容。成人每日能量需要量为基础代谢、食物特殊动力作用及体力活动消耗能量的总和。确定方法主要有：

1. 能量消耗调查　记录每人每日各种活动时间，在能量消耗查对表中查找各种活动消耗的能量，计算一天各种活动消耗的总能量，再加上 BEE 及相当于 BEE 10% 的 SDAF 耗能，即为成人一天维持正常生活劳动所需的能量。

2. 通过膳食调查和体重变化计算能量平衡　健康成人有维持能量平衡的调节机制，使能量摄取与消耗相适应，体重保持相对的稳定。因此，准确地计算一定时期间(不少于15 天)摄取的食物能量，并观察在此期间体重的变化，可确定其能量消耗。当体重保持恒定时，表示能量消耗量与摄入量相等。如观察结束时体重有变化，可按每日每公斤体重盈亏 2.8kJ(6.8kcal)进行校正。此法简单易行，但比较粗糙。需对所得结果作具体分析。

能量需要量的确定还有很多方法，如直接测热法、间接测热法和双标记水法等，这些方法比较准确，但操作比较复杂且需专门设备。临床上目前常用的是间接测热法，下面重点介绍一下：

间接测热法是指根据机体单位时间内的耗氧量、被氧化营养物质的产热量、种类和数量比来综合计算机体产热量的方法。

(1)原理：基本原理：①营养物质氧化时，耗氧量与产热量有严格的定比关系；②营养物质氧化时，消耗一定量氧，产热量不同；③单位时间内，被氧化物质的种类和数量比；④基于以上条件计算食物的呼吸商，对应食物的氧热价，乘以耗氧量，得出产热量。

(2)设备：间接测热法系通过吸入和呼出气体来测定人体代谢过程中氧气消耗量、二氧化碳生成量，结合尿总氮量来精确计算能量消耗，其具体方法有离线式测定法和在线测定法。前者通常利用道格拉斯收集袋收集并测定呼出气体容积以及氧和二氧化碳浓度，最后计算出能量消耗。而后者是利用计算机系统动态连续的测定能量消耗，临床上称为代谢热量测定仪或代谢车(MC)。

(3)测定参数：①食物的热价：某营养物质完全氧化时，所释放的热量称该物质的热价或卡价。它反映了能源物质的消耗量与产热量之间的关系，是间接测定能量代谢的基础。在临床工作中，为合理配制营养饮食提供了理论依据。蛋白质在体内氧化不彻底，有一部分能量以尿素的形式排出体外，其热价与生物热价不等。糖、蛋白质和脂肪的热价分别为 17.15kJ、23.43kJ 和 39.75kJ。蛋白质体内氧化不完全，生物热价为 17.15kJ；②食物的氧热价：某营养物质完全氧化时，消耗 1L 氧所释放的热量称该物质的氧热价。糖、蛋白质和脂肪的氧热价分别为 20.66kJ、18.93kJ 和 19.58kJ；③食物的呼吸商：氧化分解某营养物质时，在同一时间内，CO_2 产量与耗氧量的比值，称该物质的呼吸商(RQ)。即：RQ - CO_2 产生量(L)/耗氧量(L)。

糖、蛋白质和脂肪的呼吸商分别为 1.00、0.80 和 0.71。

通常人们摄入的食物是混合性食物，机体分解供能的物质并不是单一的糖、脂肪或蛋白质。所以在测算产热量时，还必须知道食物中糖类、脂肪和蛋白质的数量比。由于各种营养物质的碳、氢、氧含量不同，它们在体内氧化分解时耗氧量和 CO_2 产量不同，因此呼吸商也不同。

脂肪和糖氧化时，CO_2 产量与耗 O_2 量的比值，称非蛋白呼吸商。根据我国的膳食情况，一般混合性膳食时，呼吸商约为 0.82。

（4）间接测热法对应激状态下能量消耗的应用：重症监护病房的患者疾病种类复杂，病情严重，ICU 常见疾病在机体代谢上存在极大差异，如此复杂的疾病和临床情况往往难以评估患者能量消耗，且患者的能量需求在整个疾病病程中是不断变化的，很多时候需通过间接测热法来评估患者的能量消耗，因此，间接测热法目前被当作评估重症患者能量消耗的最佳方式。

（5）创伤患者的营养需要量：创伤、感染后体内释放的神经介质和细胞因子对能量代谢的影响更大，由于能量消耗随创伤患者的病程和病情不断变化，实际测量这些患者的能量消耗，并按实测结果指导营养支持十分重要。利用代谢车或最近发明的双能量 X 线吸收扫描仪（DEXA）可精确测定机体能量需要，在指导创伤患者营养支持时达到能量平衡，避免过度供给，使营养支持更为合理，并发症更少。

三、能量的缺乏与过量

若人体每日摄入的能量不足，机体会运用自身储备的能量甚至消耗自身组织来满足生命活动的能量需要。长期处于饥饿状态，机体会出现基础代谢降低、体力活动减少和体重下降等以减少能量的消耗，使机体产生对于低能量摄入的适应状态，导致儿童生长发育停滞、成人消瘦和工作能力下降。相反，能量摄入过多，会在体内以脂肪的形式贮存起来。长期过多摄入能量，会使人发胖，增加心脑血管疾病、糖尿病等的危险性。

四、能量的供给量与食物来源

三类供能营养素在体内有各自的生理功能，但又互相影响，如碳水化合物与脂肪的相互转化及它们对蛋白质的节约作用。因此，三者在总能量供给中应有恰当的比例，通常碳水化合物占总能量供给量的 55% ~65%，脂肪占 20% ~30%，蛋白质占 10% ~15%。

人体的能量来源是食物中的蛋白质、脂肪和碳水化合物。这三类供能营养素普遍存在于食物中。粮谷类和薯类食物含碳水化合物较多，是膳食能量最经济的来源；油料作物富含脂肪；动物性食物一般比植物性食物含有更多的脂肪和蛋白质；蔬菜、水果一般含能量较少。

第三章 营养代谢的生理学基础

第一节 营养物的正常摄入、消化和吸收

一、概述

消化系统是消化和吸收食物，为机体及其生命活动提供物质基础的重要器官系统。在生物进化中，人类消化器官的发展已达到分化极其精密、功能极其完美的程度。

消化系统的构成是由自口到肛门的 8～10m 长，约 5 倍于人体身高的管状消化道及与消化道相连的许多大小消化腺组成。消化系统的消化过程包括：①摄入食物；②把复杂的食物分子分解为简单的、可溶的能被吸收的物质；③排出无用的残渣。

除消化和吸收功能外，消化器官还具有重要的代谢功能、内分泌功能和免疫功能。维持消化器官结构和功能的完整性是维持人体生命正常发育和存在的重要组成部分。

正如前述，消化器官功能极其复杂和多样，但其基本功能是消化，即把大分子食物分解为透过肠壁的可溶性的小分子物质的过程。消化是消化器官吸收、代谢、免疫和内分泌功能的基础。随着科学技术的发展，完全肠外营养或经化学精制的成分饮食（要素饮食）虽可不经消化器官和不经消化过程而维持患者的营养，但缺乏正常消化过程，不仅患者的生活质量受到限制，而且营养、免疫和代谢功能均可能受到不同程度的损害。

消化过程包括两种方式：①机械性消化；②化学性消化。

1. 消化道的机械性消化作用　通过消化道肌肉舒缩活动即咀嚼和蠕动，将食物磨碎并与消化液充分混合，同时不断将食物向消化道远端推送以利食物有序地消化和吸收。

消化道除口、咽、食管上端和肛门外括约肌是骨骼肌外，其余均由平滑肌组成。消化道平滑肌的结构和生理特点使消化道得以充分执行其机械性消化功能。胃肠道壁基本结构是相似的。其内层有一层环肌包缠整个消化道，以使消化道扩张和收缩，把食物在消化液中碾碎和搅拌；外层为纵肌，具有蠕动功能，这种不自主的节律性收缩和扩张把食物从口沿消化道全长向前推进。在消化道各节段尚有括约肌，它类似于阀门，其主要功能是使食物滞留在某一胃肠区段内以完成一定的机械消化作用，有控制地排出一定量的食物到下一区段以防止食物反流。消化道平滑肌的生理特点与它的消化功能也密切相关，如消化道平滑肌经常保持在一种微弱的持续收缩状态，即有一定的紧张性，这使消

化道各部分，如胃、肠等能保持一定的形状和位置，也使消化道的管腔内经常保持一定的基础压力，平滑肌的各种收缩活动也都在这种紧张性基础上发生。消化道平滑肌又能适应实际需要作很大伸展，使消化道有可能容纳多倍于自身初始体积的与消化液混合的食物。

消化道平滑肌对牵张、温度和化学刺激特别敏感，轻微的刺激常可引起强烈的收缩，这与消化道平滑肌所处的生理环境有关。消化道内容物对平滑肌的牵张、温度和化学刺激是引起内容物推进或排空的自然刺激因素，因而正常的摄食和食物的理化刺激是保持消化道平滑肌紧张性和收缩性以执行其功能的重要因素。

2. 消化道的化学性消化作用　食物在消化道内的化学性消化过程是水解过程，即把含能的大分子营养物在加水后分解为水溶性的、可为机体细胞利用的小分子，如蛋白质→氨基酸；脂肪→脂肪酸 + 甘油；糖→单糖。

以上水解过程在消化道内是通过酶的作用实现的。因此，消化道内食物的化学性消化作用的基础是消化道内存在各种消化腺，消化腺分泌大量含有各种消化腺的消化液。酶是一种复杂的化学物质，它能催化代谢反应快速进行，但本身不能被消耗。酶是蛋白质，细胞按某种“模板”把各种氨基酸组合起来形成各种特殊的酶。

人每天由各种消化腺分泌的消化液总量达 6～8L。消化酶可反复被利用，在其消化时占的体积微小。消化液中除各种消化吸收酶外，含有大量水、离子和酶以外的有机物。消化液的主要功能有：①稀释食物，有利于食物研磨、粉碎和与酶的接触，并使之与血浆渗透压相等，以便于吸收；②改变消化腔内 pH，使之适应酶的分解作用的需要；③通过酶的水解作用使食物成为可吸收成分；④通过黏液、抗体和大量的液体，保护黏膜，防止物理性和化学性及生物性损害。

消化腺细胞的分泌活动主要是由血液内摄取原料，在细胞内合成分泌物，以及将分泌物排出等一系列复杂过程组成。消化腺分泌物的产生和排出是在各种促分泌物作用之下发生的。这些促分泌物即是胃肠道各种神经递质或胃肠道激素。在腺细胞膜上有多种受体，不同促分泌物与相应受体结合后可引起细胞内一系列生化反应，导致相应分泌物的产生和最终释放。cAMP 和 Ca^{2+} 是细胞内最终导致分泌物生成和释放的生化反应的两种重要信使。

3. 胃肠道的神经支配　支配胃肠的神经包括外来神经系统和内在神经系统两大部分。

（1）外来神经系统：消化道除口腔、咽、食管上端和肛门外括约肌由躯体神经支配外，其他部分主要接受自主神经系统的支配，其中交感神经以抑制为主，而副交感神经以兴奋为主。

（2）内在神经系统：胃肠道的内在神经系统又称肠神经系统，包括位于纵行肌与环行肌之间肌间神经丛和环行肌与黏膜层之间的黏膜下神经丛。其中的运动神经元支配消化道的平滑肌、腺体和血管，感觉神经元可以感受胃肠道内化学、机械和温度等刺激。各神经元之间以及两神经丛之间有大量的中间神经元互相联系，共同组成一个独立、完整的局部反射系统。肠神经系统释放的递质和调质包括乙酰胆碱（Ach）、儿茶酚胺类、氨基酸和多种肽类等。内在神经丛主要功能是调控内外分泌细胞的分泌、消化道运动和物质吸收等。正常情况下肠神经丛的活动也接受外来神经的调节。

4. 胃肠激素　胃肠道黏膜层内，不仅有多种外分泌腺体，还有多种内分泌细胞，这些细胞分泌的激素统称胃肠激素。胃肠激素对胃肠道起重要调节作用，它与神经系统一起共同调节消化器官的运动、分泌和吸收活动。它们还可作为"促激素"，如引起胰岛内分泌，以调节紧接着消化过程的下一过程——代谢过程。有些存在于中枢系统的肽类，可在消化道发现，反之，有的原先在消化道发现的肽，现在在中枢神经系中找到，因而有"脑－肠肽"之称。这些肽包括促胃液素、缩胆囊素、P 物质、神经降压素、生长抑素、脑啡肽。

由于胃肠道黏膜面积巨大，胃肠内分泌细胞的总数极多，超过了体内所有内分泌腺中内分泌细胞的总和，所以消化道实际上也是人体最大的、最复杂的内分泌器官。

从胃到结肠的黏膜内，已发现 20 多种内分泌细胞。它在形态上有两个特点：一是细胞内的分泌颗粒分布在核和基底之间，为基底颗粒细胞；不同的内分泌细胞的分泌颗粒大小、形态和密度均不同；二是大多数细胞呈锥形，顶端有微绒毛样突起伸入胃肠腔中，它们可直接感受胃肠腔内食物成分和 pH 的刺激而引起分泌。但少数胃肠内分泌细胞无微绒毛，与胃肠腔无直接联系。它们的分泌与胃肠腔内容物无直接关系，可能是局部组织内环境变化而引起。这两种内分泌细胞，前者称开放性细胞，后者称闭合性细胞。

胃肠激素在化学结构上属于肽类，分子质量大多为 2000～5000，胃肠激素可通过下列 3 种方式发挥作用：①作为循环着的激素起作用：其经内分泌细胞释放后，经血液循环传递到靶器官发挥作用。促胃液素、促胰液素主要是通过这种方式起作用；②作为旁分泌起局部作用：即释放后，通过细胞间液弥散到邻近的靶细胞，传递局部信息。胃黏膜中的 D 细胞释放的生长抑素，很可能以这种方式起作用；③作为外分泌物质进入胃肠腔内起作用：由内分泌细胞释放后，沿着细胞间缝隙，弥散入胃肠腔内而起作用。

胃肠激素的生理作用，主要有以下三方面：

（1）调节消化腺的分泌和消化道运动。

（2）调节其他激素的释放：例如，食物消化时，从胃肠道释放的抑胃肽有很强的刺激胰岛素分泌作用，因而口服葡萄糖比静注同剂量的葡萄糖能引起更多的胰岛素分泌。进餐时，不仅由于葡萄糖的吸收入血直接作用于胰岛 β 细胞，促进胰岛素分泌，而且还可能通过胃肠激素（抑胃肽）及早地把信息传到胰岛，引起胰岛素较早的分泌，使血糖不至于升得过高，以避免一部分葡萄糖超过肾阈而从尿中丢失，这对于有效地保持机体所获得的能源具有重要的生理意义。这很好说明了食物内成分与胃肠激素的相互作用，对合理利用营养物质，对维护胃肠道本身正常的生理功能起重要作用。营养物质正常的从消化道消化和吸收，其利用率大大优于静脉摄入，也能避免人为从静脉滴注所造成的不良代谢效应。

调节其他激素释放的胃肠激素还有生长抑素、胰多肽、血管活性肠肽等。它们对生长激素、胰岛素、胰高糖素、促胃液素等激素的释放有着广泛的影响。

（3）营养作用：一些肠胃激素具有刺激消化道组织的代谢和促进生长的作用，称为营养作用，如促胃液素能刺激胃泌酸部位黏膜和十二指肠黏膜组织的蛋白质、RNA 和 DNA 合成，从而促进其生长、更新。又如小肠黏膜释放的缩胆囊素能引起胰腺内 DNA、

RNA 和蛋白质合成增加，促进胰腺外分泌组织的生长。这也是肠内营养维持胃肠壁结构和功能完好性，保持胃肠壁屏障功能的重要原因。

二、口腔内的消化

食物的摄入和消化过程是从口腔内开始的，口腔不仅是消化系统的入口，而且因其嗅觉和味觉感受器的感受，咀嚼和唾液分泌对食物进行粗加工。它不仅完成对食物的选择，对食物的机械（咀嚼）和化学（唾液淀粉酶的水解）加工过程，还反射性地引起胃、胰、肝、胆囊等器官的运动及全身代谢活动的增加，为以后的消化吸收过程及代谢过程做好准备。

1. 嗅觉和味觉　食物的色、香、味对于能否被接受有很大影响。食物的颜色、气味是通过视觉、嗅觉感受的，而食物味道是通过口腔内特有的味蕾来感受的。基本的味觉有 4 种，即甜、酸、咸、苦，其味觉感受器在舌的不同部位。这 4 种基本味觉反映了食物中的特殊成分。味觉和嗅觉对食物的摄入有重要影响，它也反映了机体对蛋白质或能量和盐分的生理需要。嗅觉尚有保护意义，嗅知异味或臭味的食物，常判断是有害的或腐败的。冷可使嗅觉降低甚至消失，因而使人无食欲。肠内营养制剂能否为患者很好接受与它的色、香、味有很大关系。摄入时或灌入时温度也很重要。不少疾病可影响患者的嗅觉和味觉，从而影响食物的选择摄入和饮食习惯，并进而影响唾液腺、胰腺等消化液分泌和胃肠道蠕动。

2. 咀嚼运动　由咀嚼运动带动牙齿的咀嚼是口腔内消化的第一重要功能。食物颗粒碾碎，表面积增加，因而易于消化。

3. 唾液分泌　唾液腺分泌的唾液与食物颗粒混合即开始消化道的化学消化作用。唾液的淀粉酶开始水解淀粉为麦芽糖。

三、吞咽和食管蠕动

食物经口腔内消化后，由吞咽这一复杂的反射动作使食团从口腔经食管入胃。吞咽可分为下列三期：第一期是由口腔到咽的吞咽，主要由下颌舌骨肌的收缩把经咀嚼及与唾液混合后的食团推向软腭后方至咽部。这是在大脑皮质的冲动支配下的随意动作。舌的运动起重要作用；第二期是食团刺激了软腭部的感受器后，引起一系列肌肉的反射动作，使软腭上升，咽后壁向前突出，封闭鼻咽通路，声带内收，喉头升高并向前紧贴会厌，封闭咽及气管通路，呼吸暂时停止。这样食团只能推向唯一张开的食管。此期进行得很快，通常约需 0.1 秒；第三期即食团在食管肌肉顺序收缩下，食团下端为舒张波，上端在收缩波的向前的波浪形推动下，食团被推入胃。食管的蠕动是由于食团刺激了软腭、咽和食管等处的感受器后的一种不自主的反射运动，其中枢在延髓。食管长约 25cm，穿过横膈上的食管裂孔达胃。食管和胃之间在解剖上不存在括约肌，但在食管、胃连接处以上有一段 4 ~ 6cm 的环肌纤维较为肥厚。该肌肉松弛使食团进入胃，但该肌肉收缩可形成一个高压区，其内压力一般比胃高 0.667 ~ 1.33kPa（5 ~ 10mmHg），可防止胃内容物反流。因此，该段环肌起到类似括约肌的作用，通常称为食管下端括约肌。

口腔、咽、食管的疾病影响吞咽反射时将会严重影响摄食和消化、吸收，也影响肠内营养的给入方式和途径。

四、胃内的消化和吸收

胃是消化道中最膨大的部分，食物入胃后在胃液的作用下化学性消化。胃分泌液主要包括黏液、盐酸、两种酶和内因子。食物在胃内和胃液混合，逐步变成半流体状糊，称之食糜。食团入胃后，在碱性 pH 条件下活跃的唾液淀粉酶仍在起作用，不断水解糖类，直到食糜酸度增加使之失活。胃分泌的盐酸是一种强酸，使胃内容物 pH 可低至 1.5 ~ 3.0，胃液中 H^+ 的最大浓度可达150mmol/L，比血液高300 万 ~400 万倍。胃内如此高的盐酸浓度其生物意义在于：①杀死和抑制食物中绝大多数细菌；②使蛋白质变性而容易被水解成氨基酸；③激活胃酶；④水解某些糖类；⑤增加钙和铁的溶解度和吸收。胃酶主要有两种，胃蛋白酶和脂蛋白酶。胃蛋白酶实际上以其非激活形式即胃蛋白酶原形式被分泌，在 HCl 作用下，成为活性的胃蛋白酶。它可水解大分子的蛋白质为小分子的多肽片段，但不能使之分解成氨基酸。胃脂酶激发脂肪的变化，主要是短链和中链三酰甘油即乳脂的消化。

黏液在胃内黏膜上形成一层碱性衬里，使之免受胃蛋白酶的消化。内因子对维生素 B_{12}在小肠内吸收是至关重要的。正常胃的分泌受神经和激素调节，食物的色、香、味刺激迷走神经增加胃的分泌。情绪也影响迷走神经对胃分泌的刺激，例如恐惧和抑郁一般使分泌减少，而愤怒和敌对可增加分泌。

胃内食物激发了胃激素的产生从而控制胃的分泌。不同食物引发不同的分泌反应。如蛋白质、钙、咖啡和乙醇是引起 HCl 和胃蛋白酶分泌的刺激物。而高脂肪含量的食糜进入小肠可促使一种激素(肠抑胃素)的释放，抑制胃的蠕动。

成人的胃容量为 1 ~2L，具有暂时储存食物的功能，平时可容留食物 3 ~4.5 小时。胃排空率由胃体积大小、食糜成分决定。十二指肠的收缩，食物的体积和能量一定程度上也影响胃排空。胃容量越小，排空越快。故而婴儿以及部分胃切除后的成人需经常喂食，液体排空较快。高糖食物一般先排空，然后是蛋白质，最后是脂肪。脂肪可留在胃内 3 ~6 小时。食糜每次少量经幽门括约肌排入小肠可保证其可在小肠内充分消化和吸收。

食物成分很少在胃内被完全水解，因而极少在胃内发生吸收作用。食物中仅有少量水溶性物质如钠、钾、葡萄糖和氨基酸以及乙醇和水能少量被胃吸收。

五、小肠内消化和吸收

食糜由胃进入十二指肠后，开始小肠内的消化。小肠内消化过程是全部消化过程中最重要的阶段。食物受胰液、胆汁和小肠液化学性消化和小肠运动的机械性消化。许多营养物质也都在这一部位被吸收。食物在小肠内停留时间随食物性质而不同，一般为 3 ~8 小时。

1. 小肠内消化液的化学消化　胰液、胆汁和小肠液对食糜起着充分的化学消化作用。酸性食糜进入十二指肠即刺激肠促胰液素、促胰酶素、缩胆囊素等一系列胃肠激素产生。另外，食物形象、色、香、味，食物对口腔、食管、胃和小肠的刺激引起神经反射。在以上体液和神经双重控制下，小肠内消化液发生着质和量的改变以充分消化和水解含能量的食物。首先进入小肠的食糜被黏液、胰液及胆汁等中和为碱性(pH 6 ~8)，使小肠液中消化酶活化。胰腺内蛋白水解酶以非活化形式储存。小肠内某些酶如肠肽酶可激活胰蛋白酶原成活性的胰蛋白酶，接着可激活一系列的蛋白水解酶。肝每天约分泌 1L 胆汁，在胆囊储存并重吸收水而浓缩。胆盐可减少乳糜颗粒的表面张力并有乳化作用，乳化的微粒大大增加了表面积，以利于和肠及胰的脂酶接触。小肠微绒毛内特有的消化酶最后完成对糖、蛋白和脂肪的消化。但非所有食入的食物均可完全消化，如人体没有消化纤维素的酶。

2. 小肠的机械性消化　小肠通过肠壁内平滑的运动，使食糜不断分节、合拢与消化液充分混合，逐步推进，并使食糜与肠壁紧密接触。不断挤压肠壁有助于血液和淋巴回流，为消化和吸收创造有利条件。小肠运动分紧张性收缩、分节运动和蠕动 3 种。

小肠的紧张性收缩，是其他运动有效性的基础。小肠的紧张性降低时，肠腔易于扩展，肠内容物混合和运转减慢，相反，小肠紧张性升高时，食糜在小肠内混合和运转作用加快。分节运动是以环状肌为主的节律性收缩和扩张。在一段肠管上，环状肌在许多部位可同时收缩和舒张，使食糜不断分节，再合拢形成新节段。分节运动在空腹时几乎不存在，进食后才逐渐增强。分节运动的频率在小肠上部较高，其起步点可能位于十二指肠近胆管入口的肌细胞上。频率在 11 次/分，越向下频率越低，回肠末端 8 次/分。这种频率梯度存在使食糜从小肠上部向下推进。小肠第三种方式即蠕动，可发生在小肠任何部位。小肠蠕动波很弱，通常只能进行一段短距离，约数厘米后即消失。蠕动的意义在于使经过分节运动的食糜向前推进一段，达新的肠段，再开始分节运动。因而，食糜在小肠内实际推进速度只有 1cm/min，即食糜从幽门部到回盲瓣，需 3 ~ 5 小时。小肠内还常可见一种很快推进的(2 ~ 25cm/s)、传布较远的蠕动，叫蠕动冲，可把食糜从小肠始端一直推进到末端，甚至还可推到大肠。

回盲括约肌主要防止回肠内容物过快进入大肠，延长食糜在小肠内的停留时间，有利于小肠内容物完全消化和吸收。回盲部内容物对黏膜机械刺激或充胀刺激，可通过肌局部反射使括约肌收缩，阻止回肠内容物排入盲肠。食物入胃后，可通过胃 - 回肠反射引起回肠蠕动。蠕动波达回肠末端最后数厘米时，括约肌舒张。这样，每次蠕动大约有 4ml 食糜驱入结肠。此外促胃液素也可使括约肌压力下降。正常时每天有 450 ~ 500ml 食糜进入大肠。回盲瓣的活瓣样作用也可阻止大肠内容物的反流。小肠正常的分泌和运动功能可抑制细菌在小肠内生长。分泌异常，pH 的改变和运动减弱均可使细菌过度生长。

3. 小肠内的吸收　小肠是营养物主要吸收部位。单糖、氨基酸、甘油、维生素、电解质在十二指肠和空肠吸收。只有营养物吸收入肠黏膜内才算进入机体。小肠吸收功能与结构有关。小肠约长 4m，它的黏膜有环形皱褶，形成大量绒毛，呈指状突出于肠腔内。绒毛长 0. 5 ~ 1. 5mm。每一条绒毛外面是一层柱状上皮，每个柱状上皮顶端的细胞膜突起形成约 1700 条微绒毛。以上结构使小肠吸收面积比同样长短圆筒面积增加 600 倍，达到2002 左右每个绒毛中心有乳糜管的淋巴管道，主要用于脂肪吸收。围绕乳糜管有毛细管网，每个绒毛中均有神经纤维。

小肠壁以上结构特点使绒毛的吸收极有效。少量的可吸收物质接触了大面积的绒毛表面。绒毛还可运动，搅动食糜，使相互充分接触。可吸收的物质通过微绒毛进入门脉或淋巴循环：水溶性营养物质→门脉循环；脂溶性营养物→淋巴循环。

营养物吸收机制极复杂，主要有 3 种机制，即被动扩散、主动转运和胞饮作用。被动扩散是通过渗透作用在细胞膜两侧进行的，如水和电解质从高浓度区向低浓度区渗透。主动转运是通过载体或生物泵进行的，如水溶性颗粒，不能穿透细胞膜，因细胞膜脂含量高，从而颗粒需与载体结合通过细胞膜，再在细胞内释放出。当一种物质从低浓度区向高浓度区吸收时，需要细胞能量和载体。胞饮一般发生于大分子物质如整蛋白的吸收。只有少量营养物质是以胞饮方式吸收的。整蛋白吸收入血可以引起变态反应。

单糖、氨基酸、甘油、水溶性维生素和矿物质在小肠通过黏膜吸收入门脉循环，然后入肝开始代谢。一般而言，营养物被动扩散，吸收发生在十二指肠。回肠主动运转机制是主要的。糖和蛋白质消化后最终产物是单糖和氨基酸，常在十二指肠下段和空肠通过主动运转吸收。甘油和中短链脂肪酸（碳原子数在 10 以下）是水溶性的，可进入门脉循环，除维生素 B_{12}外的所有水溶性维生素都很容易通过小肠黏膜吸收；这种吸收是需能量并由载体运转的。电解质也是经主动运转吸收入绒毛内。钠、钾、氯、硝酸盐和碳酸氢盐很易吸收。但多数多价离子，特别是钙和铁离子吸收差。少量水从胃内吸收，但 80% ~90% 在小肠内由渗透过程被动吸收。除了食物中摄入水，加上胃肠分泌液中的水，每天水的吸收达 8L。

脂溶性营养物吸收较复杂，如长链脂肪酸分子大又不溶于水。脂肪消化产物与胆盐形成微胶粒被带到、释放和穿过小肠细胞膜，在细胞内重新合成三酰甘油，并由蛋白质包裹进入淋巴系统。这种脂蛋白复合物称为乳糜微粒，它最后经胸导管进入血液循环。乳糜微粒可进入肝或脂肪组织代谢或储存。维生素 A、维生素 D、维生素 E 和维生素 K 四种脂溶性维生素也经淋巴系统吸收入血。

六、大肠内消化和吸收

人类大肠内没有重要的消化活动。大概每天有 500ml 食糜通过回盲瓣进入盲肠，约占食入的食物和大肠以上消化道分泌物相加总量的 1/20。

大肠因其腔径加大而命名。主要功能是重吸收水和电解质（主要为钠和钾），形成并储存粪便，直至排便。进入大肠的食糜含水 500 ~ 1000ml；粪便中有 100 ~ 200ml 水，占粪便重的 75%。大肠的吸收均发生于右半结肠，大肠内衬较光滑，缺少大量绒毛。最重要分泌物是黏液和碳酸氢盐。黏液可保护肠壁，使粪泄物黏成粪块，并有助于控制大肠内 pH。

食物残渣在大肠内停留时间较长，一般在 10 小时以上。粪便中除不能消化和吸收的残渣外，还包括脱落的上皮细胞和大量细菌；此外尚有胆色素衍生物，以及由血液通过肠壁排至肠腔中的某些重金属，如钙、镁等盐类。食物中含有一定量不能消化和吸收的植物纤维素，可增加粪便容量，对刺激肠道蠕动，增强肌张力有利。

大肠内有大量细菌，称为大肠菌群。其中有些细菌有极重要作用，如可消化某些人类的酶不能消化的底物。有些可合成人体需要的维生素，如维生素 K、维生素 B_{12}、生物素、维生素 B_1 和维生素 B_2 等。人体由食物中获得的维生素 K 远远不够，需吸收由大肠细菌合成的维生素 K 以满足凝血系统生理需要。粪便中的细菌占粪便固体重量的 20% ~ 30%。大肠的运动少而慢，食糜进入大肠后约要 18 小时达结肠末端。大肠蠕动结果是迫使粪便达直肠，这种大的蠕动波每天 2 ~ 3 次。

七、影响消化和吸收的因素

很多因素可影响食物在消化道的消化和吸收，如食物的易消化性、人本身的精神和生理因素均影响消化和吸收。营养物的易消化性，一般而言是指是否易于消化以及在肠内移动快慢，也表示消化的完全性。某些富含纤维素的食物比无纤维素的食物消化较慢，并排出较多残渣。营养物的消化系数指食物被吸收的量与摄入量之比。如大便中含蛋白是摄入量的3%，消化系数是97%。糖的吸收率是97%，脂肪是95%，蛋白质是92%。通常食物经烹饪后易于被消化，如烤面包可破坏淀粉分子，蒸煮也可提高某些食物的易消化性，如卵蛋白。消化率也受食物碾碎程度的影响，如未很好咀嚼的食物较难以消化，因而通过肠道的时间较长。液体食物因消化液易于迅速与之混合并能与所有分子相互作用因而吸收较快。大便习惯、紧张、运动、结肠解剖和食物(特别纤维含量)均可影响食物通过肠道速率。

其他影响消化和吸收以致影响营养状况的因素有：①摄入营养物的量；②生理需要；③消化道状况；如分泌液的量，运动能力和吸收面积；④循环激素的水平；⑤消化中的各种营养物相互是否提高或干扰吸收；⑥消化酶的量是否足够。

食物的选择和利用均受精神因素影响。悲伤、压抑、恐惧或疼痛均可减少胃液分泌。紧张、愤怒和攻击可增加胃液分泌。胃肠运动增加，如腹泻时营养物不能充分和消化液混合，不能充分接触吸收表面因而吸收不足。

身体状况也影响消化和吸收，如缺齿则不能充分咀嚼食物，甚至不能进食某些食物，如肠黏膜过敏或炎症则吸收面积减少。

第二节 胃肠道的免疫

一、人体免疫系统的组织结构和功能

人体的免疫系统是由免疫器官、免疫细胞和免疫分子组成。免疫器官分中枢免疫器官和周围免疫器官。

1. 中枢免疫器官 包括骨髓、胸腺。

(1)骨髓：重要的造血及免疫器官。血液的所有细胞成分都来源于造血干细胞，其中髓系细胞(红细胞系、粒细胞系、单核细胞系与巨核细胞－血小板系)是完全在骨髓内分化生成的；淋巴系细胞(T细胞与B细胞)的发育前期是在骨髓内完成；另外B细胞分化为浆细胞后，也回到骨髓，并在这里大量产生抗体。

(2)胸腺：正常胸腺的结构，是发生最早的免疫器官。新生期胸腺重15~20g，至青春期可达30~40g。胸腺有结缔组织包被；胸腺由外层皮质、内层髓质组成；表面的被膜结缔组织伸入胸腺成为胸腺隔，形成许多不完全分隔的小叶；外层皮质主要由淋巴细胞(胸腺细胞)和上皮网状细胞密集构成。

2. 外周免疫器官　外周免疫器官是成熟的T细胞和B细胞等定居和增生的场所，也是这些细胞在抗原刺激下产生抗体或致敏淋巴细胞的重要部位。外周淋巴器官主要有全身各组织中的淋巴结、脾脏及其他淋巴组织。

淋巴细胞的实质分为皮质和髓质两部分。皮质又分为近被膜的浅皮质区和近髓质的深皮质区。浅皮质区常含淋巴小结，中央有生发中心，主要是B细胞，尚有网状细胞、树突状细胞和巨噬细胞等。在抗原刺激下，生发中心增大，有分裂活跃的B细胞，并有浆细胞形成。树突状细胞的细胞质形成许多树突样突起，当抗原进入淋巴结内早期即被其迅速捕获，并与之结合而较长期存留于细胞膜表面，便于以后递交给其他细胞。深皮质为弥漫淋巴组织，主要是T细胞，也称胸腺依赖区。髓质包括髓索和髓窦，前者含B细胞、浆细胞、网状细胞和巨噬细胞等。髓窦中含许多巨噬细胞。细菌、毒素、癌细胞等有害物质从组织液进入毛细淋巴管，再汇经淋巴管入淋巴结，通过淋巴结中巨噬细胞和抗体等作用予以清除。

脾脏也属外周免疫器官，其实质部分分白髓和红髓。白髓为包围在中央动脉外的淋巴组织，相当于淋巴结的深皮质区，主要是T细胞，偶有浆细胞和巨噬细胞。白髓中还经常出现生发中心，主要为B细胞。白髓周围是红髓，分脾索和脾窦，脾索以B细胞为主，并含有大量巨噬细胞和浆细胞。脾脏中40%～50%为T细胞，40%～50%为B细胞，此外含有不少巨噬细胞。

外周免疫器官除了淋巴结和脾脏外，尚有处于皮肤组织内及消化道壁，呼吸道壁，泌尿生殖腔壁内大量的淋巴组织。这些淋巴组织包括淋巴细胞、浆细胞和巨噬细胞等。这部分淋巴组织实际上处于免疫防御的第一线，即抵抗病原体侵犯的第一线，不同部位内的淋巴组织结构和功能有一定特殊性。其中消化道壁的淋巴组织最重要。

二、胃肠道相关的免疫组织及功能

胃肠道具有重要免疫功能，与它相关的免疫组织和细胞及其功能是极其复杂的。肠壁相关免疫组织和细胞大致可分为两个部分：一是在黏膜上皮内及黏膜固有层内的免疫组织，即是肠道免疫的效应部位，其主要免疫细胞包括黏膜上皮细胞，上皮内淋巴细胞和固有层的浆细胞；二是肠壁内，主要是黏膜上皮下的集合淋巴小结，孤立的淋巴小结和阑尾壁内淋巴滤泡群组成；三者有相同的结构和功能，是肠道免疫的诱导部位。

1. 肠黏膜内免疫组织和细胞　肠黏膜的上皮细胞是一种高度分化的细胞。它除有分泌消化液和转运营养物质的功能外，尚与肠道免疫功能密切相关。它能合成和分泌一种特殊的蛋白质——分泌成分(SC)。SC是分泌型IgA的重要成分。上皮细胞还能将肠道内大分子抗原经吞饮而输送到固有层。上皮内淋巴细胞，即存在于上皮细胞间的特殊细胞——致敏T细胞，占肠壁表面细胞总数的5%～15%，占肠壁淋巴细胞总数的1/3以上。上皮内淋巴细胞可能是集合淋巴小结内受抗原刺激而激活的淋巴细胞返回到黏膜而来的。它的存在是对抗原免疫的表现之一。浆细胞均匀分布在胃肠固有层内，它可与进入肠壁的各种抗原直接发生免疫反应。浆细胞在人出生前并不存在，出生后随进入消化道的微生物生长繁殖而出现和增加。人肠道的浆细胞，以IgA产生细胞为主，约占80%，只有少量分泌IgM、IgE、IgD和IgG的浆细胞。

2. 上皮下淋巴结或小结　集合淋巴小结和孤立淋巴结是小肠黏膜内的上皮下淋巴

滤泡，相当于鸟类腔上囊组织。集合淋巴小结遍布于全部小肠，但以远端回肠最多。阑尾部的淋巴集结的结构功能与以上淋巴小结相同。孤立的淋巴小结在哺乳动物遍布于整个小肠和结肠，这些淋巴小结可能是诱导 IgA 的起始点，故称为肠道免疫的诱导部位。肠道内抗原经吞饮进入淋巴小结内，使小结内 B 细胞区休止期 B 细胞及表面 IgA 阳性的 B 细胞（$sIgA^+$ B）致敏，也使淋巴小结内滤泡旁 T 细胞致敏。致敏的 B 细胞和 T 细胞离开集合和孤立的淋巴小结经输出淋巴管、肠系膜淋巴结及淋巴管，经胸导管到达全身循环，再通过血循环到达效应部位。效应部位即前述固有层和上皮内淋巴细胞，即经诱导致敏的 T 细胞、B 细胞系。其中 IgA^+ B 细胞经肠系膜淋巴结定向分化后，在循环和固有层增扩为成熟的浆细胞。肠壁内淋巴样组织和细胞有广泛的免疫功能，最特殊的是产生大量 SIgA。SIgA 生成分三个阶段：①集合淋巴小结中休止期 B 细胞定向转变为 IgA^+ B 细胞；②IgA^+ B 细胞在肠系膜淋巴结定向分化为 IgA^+浆细胞；③在固有层 IgA^+浆细胞产生的聚合 IgA（PIgA）绝大多数是"J"链联结的二聚体，然后 P－IgA 进入肠上皮细胞，在肠上皮细胞或肝细胞顶端与分泌小体（SC）选择性结合，形成 SIgA，并以囊泡形式转运，然后经出胞作用将 SIgA 释入肠道或胆汁池。已证实人外分泌 SIgA 系统和血清 IgA 系统相应独立。静脉内 IgA 不能提供黏膜免疫。SIgA 的作用在于包被细菌，主要包被革兰阴性菌，形成抗原抗体复合物，刺激肠道黏液分泌并加速黏液流动，有效阻止细菌黏附于肠黏膜，使细菌不能从肠内异位入肠壁或肠壁外组织。SIgA 为 PIgA、J 链及 SC 的复合体，性质稳定、不为蛋白质分解酶水解，对温度、pH 变化不敏感，在维持肠免疫功能上具有重要作用。SIgA 还能减少 IgE 和 IgD 同型炎性抗体介导的超敏反应和 Arthus 现象。肠腔内也有 IgM、IgE、IgD 等，但量极少。T 细胞及其细胞因子对肠道局部免疫也起重要作用，如在肠壁免疫系统诱导部位活化的 T 细胞经一系列活化过程达效应部位，即为致敏的 T 细胞，与 B 细胞相互促进，对增强肠道局部免疫起重大作用。除以上以 sIgA 为主要特点的防御免疫外，肠道及全身免疫系统同样对肠道组织有免疫监视（发现并杀死体内经常出现少量异常细胞）和免疫稳定（清除损伤或衰老的细胞）作用。

三、肠道免疫系统结构和功能异常

了解了肠道免疫系统的结构及其在全身免疫系统中的重要地位后，不难理解肠道免疫系统结构和功能异常对全身产生重大的影响。

1. 肠道免疫屏障损害的原因、后果及防治　肠道是人体最大的"贮菌库"。肠道免疫的屏障的损耗甚至衰竭其后果是极严重的。肠道屏障尚包括生物、机械和化学屏障，它们的免疫屏障是相辅相成的，其结构基础是肠壁结构和功能的完整性。肠壁结构，特别是肠黏膜结构完整性对维持肠道免疫是极重要的。凡是影响肠壁，特别是肠黏膜的营养和代谢的致伤因子，均可造成肠道免疫功能损害。特别需提及的是，在严重创伤和感染等应激状态时，机体在各种细胞因子、激素作用下以高代谢为特征，机体组织血流分布发生改变。胃肠灌注量，特别是黏膜供氧不足，同时随着高代谢状态持续发展，循环中谷氨酰胺水平下降。谷氨酰胺不仅是肠道黏膜在应激时的主要代谢底物，而且是免疫细胞主要功能和代谢的底物。氧和谷氨酰胺的不足使肠道黏膜及其免疫细胞受损，从而破坏肠道屏障功能，细菌及毒素便会突破肠屏蔽，引起全身感染，甚至激发多器官功能障碍综合征，创伤前后营养支持的时机、方式和内容均可影响肠道免疫屏障的功能。创前严重营养不良可导致肠道黏膜萎缩。创伤及感染后，早期营养支持不足或开始过晚也可使肠黏膜及其免疫组织处于饥饿状态。常规的完全肠外营养支持，因缺乏谷氨酰胺，故不能改善肠黏膜及其免疫细胞对谷氨酰胺的饥饿状态，仍不足以改善肠黏膜屏障功能。

创伤后早期进食或肠内营养，由于食物刺激胃肠道，激活肠道神经－内分泌免疫轴，促进肠道激素如神经紧张素、缩胆囊素、促胃液素等合成和释放，调节胃、胆、胰分泌，促进胃肠蠕动和黏膜生长，对维持肠壁局部免疫系统及其细胞的功能均有重要作用。在肠内营养中，对维护肠道功能而言，全蛋白喂饲较要素饮食为优，经口进食较管饲为优，但这些均要根据患者病情及病变性质、位置而定。如患者在创伤早期或相当一部分时间内不能用肠内营养支持，则在完全肠外营养支持中将谷氨酰胺、神经紧张素及缩胆囊素、生长激素等补充到PN液中，辅以少量食物刺激，可能有利于维持胃肠屏障功能，有利于今后胃肠功能的恢复。

2. 肠道免疫系统的疾病　肠道丰富的，功能复杂而且重要的免疫组织不仅易受到上述致伤因子的损伤，从而损害了它的极重要的抵御肠道微生物及毒素侵入的屏障功能(防御免疫)，而且胃肠道也可发生其他免疫性疾病，如先天性免疫缺损和肠道局部变态反应(防御免疫功能不足或超常)，以及胃肠系统自身免疫性疾病(免疫稳定机制失常)。先天性免疫系统发育不良的患者可发生各种胃肠道疾患，如T淋巴细胞缺损患者常出现口炎，及由单纯疱疹病毒、巨细胞病毒或念珠菌感染引起的食管炎。在B淋巴细胞缺损的患者常可出现鞭毛虫病、淋巴结增生、萎缩性胃炎及吸收不良等。在联合免疫缺损的患者中，可发生由细菌引起的腹泻。在SIgA缺损的患者中可发生肠念珠菌病等。许多胃肠道患者有严重蛋白质丢失及营养不良，可导致血清免疫蛋白下降，从而造成继发性免疫缺损。

人体肠黏膜由于经常大量接触食物性和细菌性抗原，体内可产生低滴速抗食物抗原或细菌性抗原的抗体，此类抗体多属IgA。正常情况下，此类抗体滴速低，且因免疫耐受或封闭抗体存在，不发生过敏症。但在某些情况下，患者对食物发生超常免疫反应，引起胃肠道超敏。胃肠道超敏症可分两型：第一型可能由IgE抗体介导，食物抗原后迅速引起全身超敏反应，甚至过敏性休克；第二型为局部胃肠道超敏，食入抗原后引起腹泻、腹痛、呕吐和吸收不良。如婴儿对牛奶蛋白的胃肠道过敏很常见，发生于生活前2个月，表现为喂牛奶后呕吐、腹泻和发育不良。现已证明，牛奶中β－乳球蛋白是最重要的过敏源。另外，有些人食入小麦麸质可引起腹泻、恶心、腹痛、呕吐、食物吸收不良等，其黏膜病变可能涉及体液及细胞免疫的超常。

关于胃肠壁淋巴组织免疫稳定功能失常致自身免疫性胃肠疾病，如非特异性肠炎(溃疡性结肠炎和克罗恩病)，萎缩性胃炎等，虽有许多推论，尚无直接证据，本文不多赘述。

了解胃肠道免疫性疾患对肠内营养支持的意义在于：①对该类疾病机制和特点的了解有助于选用特殊的肠内营养支持配方，促使胃肠功能以致全身营养状况的改善和恢复；②进一步研究用免疫学方法加上适当营养支持，治疗患者胃肠道免疫系统功能不足或超常反应。

第三节　蛋白质和氨基酸的代谢

蛋白质是生命的物质基础，没有蛋白质就没有生命。因此，它是与生命及与各种形式的生命活动紧密联系在一起的物质。机体中的每一个细胞和所有重要组成部分都有蛋白质参与。蛋白质在细胞和生物体的生命活动过程中，起着十分重要的作用。生物的结构和性状都与蛋白质有关。蛋白质还参与基因表达的调节，以及细胞中氧化还原，电子传递、神经传递乃至学习和记忆等多种生命活动过程。在细胞和生物体内各种生物化学反应中起催化作用的酶主要也是蛋白质。许多重要的激素，如胰岛素和胸腺激素等也都是蛋白质。蛋白质占人体重量的 10.3%。人体内蛋白质的种类很多，性质，功能各异，但都是由 20 种氨基酸按不同比例组合而成的，并在体内不断进行代谢与更新。

一、蛋白质代谢

1. 蛋白质的消化吸收　饮食中的蛋白质是人体蛋白质和氨基酸的主要来源。蛋白质的消化还可以消除食物蛋白质的抗原性，避免食物蛋白质引起的变态反应和毒性反应。由于口腔的唾液中没有水解蛋白质的酶类，食物中蛋白质的消化首先在胃内开始，而主要的消化过程是在小肠进行。食物蛋白质进入胃后，经胃蛋白酶进行部分消化。食物可刺激胃黏膜分泌促胃液素，促胃液素则促进胃黏膜壁细胞分泌盐酸、主细胞分泌胃蛋白酶原。胃蛋白酶原在盐酸或胃蛋白酶的自身催化作用下，水解掉酶原 N 端碱性前体片段，生成有活性的胃蛋白酶。胃蛋白酶的最适宜 pH 为 1.5 ~ 2.5，酸性的胃液能使蛋白质变性，有利于蛋白质的水解。胃蛋白酶主要识别和水解由芳香族氨基酸的羧基所形成的肽键，因而只是将蛋白质部分降解。食物在胃中停留的时间短，蛋白质消化不完全，只产生少量氨基酸，主要的产物是多肽。此外，胃蛋白酶还具有凝乳作用，使乳中的酪蛋白与 Ca^{2+} 凝集成凝块，使乳汁在胃中的停留时间延长，有利于乳汁中蛋白质的消化。

小肠是食物蛋白质消化的主要部位，无论是食入的蛋白质或内源性蛋白质，经消化分解为氨基酸后，几乎全部被小肠吸收。煮过的蛋白质因变性而易于消化，在十二指肠和近端空肠就被迅速吸收，未经煮过的蛋白质和内源性蛋白质较难消化，需进入回肠后才基本被吸收。胰和肠黏膜细胞分泌的多种蛋白酶和胰酶在小肠内将食物中的蛋白质进一步水解成氨基酸和寡肽。食物蛋白质在小肠内的消化主要依靠胰酶完成，这些酶的最适 pH 为 7.0 左右。胰液中的蛋白酶基本上分为两类，内肽酶和外肽酶。内肽酶包括胰蛋白酶、糜蛋白酶和弹性蛋白酶，这些酶主要识别和水解由特定氨基酸形成的肽键，因而可以特异性地水解蛋白质内部的一些肽键，使较大的肽链断裂成为较小的肽链。外肽酶包括羧基肽酶 A 及羧基肽酶 B 两种。前者主要水解除脯氨酸、精氨酸、赖氨酸以外的多种氨基酸残基组成的 C 端肽键，后者主要水解由碱性氨基酸组成的 C 端肽键。因此，外肽酶自肽链的羧基末端开始，将氨基酸残基逐个水解下来。

胰腺细胞所产生的各种蛋白酶和胰酶都是以无活性酶原的形式分泌，这些酶原进入十二指肠后被肠激酶激活。由十二指肠黏膜细胞分泌的肠激酶被胆汁激活后，水解各种酶原，使之激活成为相应的有活性的酶。其中，胰蛋白酶原激活为胰蛋白酶后，又能激活糜蛋白酶原、弹性蛋白酶原和羧基肽酶原。食物蛋白经胃液和胰液中蛋白酶的消化后，所得到的产物中仅有1/3是氨基酸，其余2/3是寡肽。寡肽的水解主要在小肠黏膜细胞内进行。小肠黏膜细胞的胞液中存在两种寡肽酶：氨基肽酶和二肽酶。氨基肽酶从氨基末端逐步水解寡肽，最后剩下二肽。二肽再经二肽酶水解成氨基酸。

氨基酸的吸收是主动性的。目前在小肠壁上已确定出三种主要的转运氨基酸的特殊运载系统，它们分别转运中性、酸性或碱性氨基酸。一般来说，中性氨基酸的转运比酸性或碱性氨基酸速度快。与单糖的吸收相似，氨基酸的吸收也是通过与钠吸收耦联的，钠泵的活动被阻断后，氨基酸的转运便不能进行。氨基酸吸收的路径几乎完全是经血液的，当小肠吸收蛋白质后，门静脉血液中的氨基酸含量即行增加。

肠黏膜细胞膜上具有转运氨基酸的载体蛋白，能与氨基酸和Na^+形成三联体，将氨基酸和Na^+转运入细胞，Na^+则借钠泵排出细胞外，该过程与葡萄糖的吸收载体系统类似。具有不同侧链结构的氨基酸和寡肽是通过不同的载体转运吸收。在小肠黏膜的刷状缘转运蛋白包括中性氨基酸转运蛋白、碱性氨基酸转运蛋白、酸性氨基酸转运蛋白、亚氨基酸转运蛋白、β-氨基酸转运蛋白。结构相似的氨基酸由同一载体转运，因而在吸收过程中相互竞争结合载体。含量多的氨基酸，转运的量就相对大一些。氨基酸的转运是个耗能的过程。氨基酸的主动转运不仅存在于小肠黏膜细胞，类似的作用也存在于肾小管细胞、肌细胞等细胞膜上，这对于细胞浓集氨基酸具有重要作用。

曾经认为，蛋白质只有水解成氨基酸后才能被吸收。但近年来的研究发现，小肠黏膜细胞上还存在着吸收二肽或三肽的转运体系。因此，许多二肽和三肽也可完整地被小肠上皮细胞吸收，而且肽的转运系统吸收效率可能比氨基酸更高，此种转运也是一个耗能的主动吸收过程。进入细胞内的二肽和三肽，可被细胞内的二肽酶和三肽酶进一步分解为氨基酸，再进入血液循环。二肽和三肽的吸收作用在小肠近端较强，故肽吸收入细胞甚至先于游离氨基酸。肠道黏膜对寡肽的吸收在蛋白质的吸收中占有重要或可能是主要的地位。

在食物通过小肠的过程中，并非所有的蛋白质都被彻底消化和完全吸收。肠道细菌的蛋白酶可将残留的蛋白质水解成氨基酸，肠道细菌即可利用这些氨基酸进行代谢并获取能量。肠道细菌对这部分蛋白质及其消化产物的代谢，称为腐败作用。因为，这些蛋白质和氨基酸在被肠道细菌代谢的过程中，会产生许多对人体有害的物质；但在此过程中，也会产生少量脂肪酸及维生素等可被机体利用的物质。

2. 蛋白质代谢及平衡

(1)蛋白质的合成代谢：蛋白质生物合成的过程又称翻译。该过程是以氨基酸为原料，在由3种RNA、多种酶、蛋白质(因子)组成的蛋白质合成系统中进行的。mRNA是蛋白质合成的模板，它的三联体密码子决定蛋白质氨基酸的排列顺序。遗传密码具有通用性、方向性、连续性、简并性和摆动性。tRNA是氨基酸的转运工具，氨基酰-tRNA合成酶决定tRNA与氨基酸的特异识别。rRNA组成大亚基的核心结构，蛋白质分布在大亚基表面。核糖体大、小亚基吻合形成裂隙，翻译时核糖体沿 mRNA 移动，使 mRNA 通过裂隙。

蛋白质合成过程分为氨基酸活化，肽链合成起始，肽链延长，肽链合成终止及肽链释放，翻译后加工(肽链折叠、修饰或聚合)5 个阶段。此外，翻译后新生的蛋白质(多肽链)尚需经历转运，才能在细胞特异区间行使功能。

在翻译过程中，核糖体从可读框的5’-AUG 向 3’阅读，mRNA 的三联体密码指导蛋白质从 N 端向 C 端合成，直至终止密码。翻译起始过程就是形成翻译起始复合物的阶段，即在起始因子作用下，将起始-tRNA 和 mRNA 结合到核糖体上的步骤。原核生物有 IF-1、IF-2 和 IF-3 三种起始因子，真核生物起始因子包括 eIF-1、eIF-2、eIF-3、eIF-4、eIF-5 和 eIF-6。肽链延长就是在核糖体上连续、循环地进行核糖体循环(进位、成肽和转位)，每循环一次肽链延长一个氨基酸残基，直至肽链合成终止。真核、原核生物肽链延长过程相似。核糖体对肽链延长过程有校读功能，肽链合成终止包括终止密码的识别、从肽酰-tRNA 水解出肽链、从核糖体分离出 mRNA 和大、小亚基拆开。终止过程需要释放因子。从核糖体释放的多肽链不一定是具备生物活性的成熟蛋白质，在细胞内新生肽链只有经过各种修饰处理才能成为有活性的成熟蛋白，该过程包括蛋白质折叠、翻译后加工(修饰)和聚合。

细胞内蛋白质(多肽链)的生物合成受细胞内 DNA 的指导，通过 mRNA 将 DNA 携带的遗传信息传递给蛋白质(多肽链)，所以以 mRNA 为模板、指导的蛋白质(多肽链)的合成。

(2)蛋白质的分解代谢：体内的任何一种蛋白质都不会长期存在而不被降解，只是不同蛋白质的降解速率不同，因而在细胞内有长寿蛋白质和短寿蛋白质。蛋白质降解的速率是用半衰期(half-life，$t_{1/2}$)来表示，半衰期是指将其浓度减少到开始值的50%所需要的时间。不同蛋白质的半衰期不同。在人体的生命活动中，蛋白质被不断地降解和重新合成。因此，机体氨基酸代谢库亦包含由体内蛋白质降解所产生的氨基酸。

尽管细胞内存在与肠道消化食物蛋白质的酶相似的酶，如内肽酶、氨基肽酶和羧基肽酶。然而，这些酶并不能任意水解细胞内的蛋白质，否则细胞将被迅速破坏。机体有两条蛋白质降解途径：一条是溶酶体蛋白水解酶的降解途径，另一条是胞质内的依赖 ATP 和泛素的蛋白酶体降解途径。体内蛋白质在不同因素的控制下被降解。

细胞内蛋白质降解是个主动调节过程，主要通过两条途径来降解细胞内蛋白质，即不依赖 ATP 的溶酶体降解途径和依赖 ATP 的泛素-蛋白酶体途径。①外在和长寿蛋白质在溶酶体通过 ATP-非依赖途径降解：细胞内溶酶体的主要功能是进行细胞内消化，可降解从细胞外摄入的蛋白质、细胞膜蛋白和胞内长寿蛋白质。溶酶体含有多种蛋白酶，称为组织蛋白酶。根据完成生理功能的不同阶段可将其分为初级溶酶体、次级溶酶体和残体。初级溶酶体由高尔基体分泌形成，含有多种水解酶原，只有当溶酶体破裂，或其他物质进入，酶才被激活。初级溶酶体内的水解酶包括蛋白酶(组织蛋白酶)、核酸酶、脂酶、磷酸酶、硫酸酯酶、磷脂酶类等 60 余种，这些酶均属于酸性水解酶，反应的最适宜 pH 为5 左右。初级溶酶体膜有质子泵，将 H^+ 泵入溶酶体，使其 pH 降低。次级溶酶体是正在进行或完成消化作用的消化泡，内含水解酶和相应底物，异噬溶酶体消化外源的物质，自噬溶酶体消化来自细胞本身的各种组分。残体又称后溶酶体，已失去酶活性，仅留未消化的残渣。残体可通过外排作用排出细胞，也可能留在细胞内逐年增多。具有摄入胞外物质能力的细胞，可通过内吞作用摄入胞外的蛋白质，由溶酶体的组织蛋白酶将其降解。溶酶体亦可清除细胞自身无用的生物大分子、衰老的细胞器等，即自体吞噬过程，并将所吞噬的蛋白质降解；②异常和短寿蛋白质在蛋白酶体通过需要 ATP 的泛素途径降解：细胞内的异常蛋白质和短寿蛋白质主要通过依赖 ATP 的泛素－蛋白酶体途径降解。降解过程包括两个阶段：首先是泛素与被选择降解的蛋白质共价连接，然后是蛋白酶体识别被泛素标记的蛋白质并将其降解。泛素是一个由 76 个氨基酸残基组成的寡肽，因其广泛存在于真核细胞而得名。泛素与底物蛋白质共价连接，使底物蛋白质带上了泛素标记，称为泛素化。泛素化是通过 3 个酶促而完成的。第一个反应是泛素 C 末端的羧基与泛素激活酶(E1)的半胱氨酸通过硫酯键结合，这是一个需要 ATP 的反应，此反应将泛素分子激活。在第二个反应中，泛素分子被转移至泛素结合酶(E_2)的巯基上。随后，由泛素－蛋白连接酶(E3)识别待降解蛋白质，并将活化的泛素转移至蛋白质的赖氨酸的 ε－氨基，形成异肽键。而此泛素分子中赖氨酸的 ε－氨基又可连接下一个泛素，如此重复反应，可连接多个泛素分子，形成泛素链。

蛋白酶体是存在于细胞核和胞质内的 ATP－依赖性蛋白酶，由核心颗粒和调节颗粒组成。当泛素化的蛋白质与调节颗粒的泛素识别位点结合后，调节颗粒底部的 ATP 酶水解 ATP 获取能量，使蛋白质去折叠，去折叠的蛋白质被转位至核心颗粒的中心腔，自亚基内表面的活性部位水解蛋白链的特异肽键，产生一些由 7～9 个氨基酸残基组成的肽链。多肽被进一步水解生成氨基酸。

二、氨基酸代谢

1. 游离氨基酸池及其代谢作用　食物中的蛋白质在消化道经酶水解后以游离的氨基酸形式进入血浆并与来自组织的氨基酸混合。机体内氨基酸以游离型及体蛋白质的形式存在。以蛋白质形式存在的氨基酸浓度平均为 2mol/L，而游离氨基酸池的浓度仅约 0.01mol/L，是前者的 0.5%。组织中游离的必需氨基酸浓度很低，但 4 种非必需氨基酸(丙氨酸、谷氨酸、谷氨酰胺、甘氨酸)的浓度却较高。

通过比较生长中的小鼠体内游离必需氨基酸的浓度及其对必需氨基酸的实际需要量表明，体内游离氨基酸池每天需更新几次，才能满足机体的需要，更新的氨基酸主要来源是食物蛋白质，辅以组织蛋白质分解生成的氨基酸。

游离氨基酸的跨膜运输是通过不同的载体机制完成的，酸碱性相同的氨基酸竞争性地共用同一种载体。体内氨基酸复杂的代谢途径被归纳为以下 3 种类型：

(1)一部分游离氨基酸结合到组织蛋白中，经过一段时间蛋白质分解后，这些氨基酸又回到游离氨基酸池中可被再用于蛋白质合成或分解。

(2)部分游离氨基酸进入分解反应，导致碳架分解成 CO_2 排出或转变为糖原和脂肪形式储积起来，同时氮以尿素形式清除。

(3)一些游离氨基酸用于合成新的含氮化合物，如嘌呤碱，肌酸及肾上腺素。他们的降解产物不再回到游离氨基酸池中。嘌呤、肌酸、肾上腺素分别降解为尿酸、肌酐和香草扁桃酸，体内非必需氨基酸是利用其他氨基酸的转化来的氨基和中间代谢形成的碳架合成的。

2. 氨基酸的分解代谢　氨基酸通过适当的分解代谢，可转变成多种重要的生理活性物质。体内大多数氨基酸通过脱氨基作用生成氨及相应的α－酮酸，开始分解过程。在氨基转移酶的催化下，α－氨基酸的氨基首先转移至α－酮戊二酸，生成L－谷氨酸。在L－谷氨酸脱氢酶的催化下，L－谷氨酸进行氧化脱氨作用，生成氨和α－酮戊二酸。由于该过程可逆，因此也是体内合成营养非必需氨基酸的重要途径。在骨骼肌等组织中，氨基酸主要通过嘌呤核苷酸循环脱去氨基。

α－酮戊二酸是氨基酸的碳骨架，部分可转变成氨基酸。有些可转变成丙酮酸和三羧酸循环的中间产物，称为生糖氨基酸，有些可转变成乙酸CoA，称为生酮氨基酸。两者均可经三羧酸循环氧化，产生CO_2、H_2O和能量。

氨是有毒物质，体内的氨通过丙氨酸和谷氨酰胺等形式运至肝，大部分经鸟氨酸循环生成尿素，排出体外。鸟氨酸循环受到多种因素的调节。肝功能受损时可产生高氨血症和肝性脑病。体内少部分氨在肾以胺盐的形式排出。

体内某些氨基酸在分解代谢过程中产生具有生理活性的物质分子，或产生特殊的化学基团，作为合成核苷酸、某些神经递质和一氧化氮的原料，或在物质转化过程中提供修饰基团。

氨基酸的摄入和消耗的状态可用氮平衡来描述。食物中的含氮物质绝大部分是蛋白质，即氨基酸。机体通过尿、粪所排出的含氮物质主要是由氨基酸分解代谢产生，或由氨基酸转换生成。因此，测定尿与粪中的含氮量（排出氮）及摄入食物的含氮量（摄入氮）可以反映体内氨基酸的代谢状况。氮的总平衡，即机体摄入氮＝排出氮，氮的收支平衡是正常成人的氨基酸代谢状态。氮的正平衡，即摄入氮＞排出氮，反映了摄入的氨基酸较多地用于体内蛋白质合成，而分解代谢相对较少，儿童、孕妇和恢复期患者属于此种情况。氮的负平衡，即摄入氮＜排出氮，提示蛋白质摄入量不足或过度降解，氨基酸被过多分解而排泄，见于饥饿或消耗性疾病患者。

3. 其他利用氨基酸的途径

（1）合成非必需氨基酸。

（2）嘌呤和嘧啶的生物合成：嘌呤和嘧啶碱在体内大部分细胞内从简单的碳和氮的前体合成。这些前体物合成腺苷酸、鸟苷酸、尿嘧啶和胞嘧啶。这些产物可进一步合成高能磷酸化合物（二磷酸盐及三磷酸盐），也可聚合成RNA、DNA中的脱氧核糖（脱氧核糖是由核糖还原后形成的）。

嘌呤核糖核苷酸在体内有两条合成途径：从头合成途径和中间途径。在从头合成途径中，以甘氨酸和1－焦磷酸－5－磷酸核糖（PRPP）反应开始的一系列反应，生成含次黄嘌呤碱的一磷酸腺苷（IMP），AMP和GMP即通过改变IMP嘌呤环上特定碳原子的取代基而生成。这些一核苷酸被磷酸化生成高能化合物ADP、ATP、GDP和GTP；在中间合成途径中，嘌呤碱与PRPP化合成单核苷酸。催化这类反应的酶有两种即腺嘌呤磷酸核糖转移酶（APRT）和次黄嘌呤－鸟嘌呤磷酸核糖转移酶（HGPRT），分别用于催化腺嘌呤和鸟嘌呤，次黄嘌呤的再利用反应。

嘧啶核苷酸的生物合成利用氨基酸中的N，第一步反应需要天冬氨基酸和氨基甲酰磷酸，后者也是合成尿素的底物，因此，食物中缺乏足量的精氨酸导致未利用的氨基甲酰磷酸转向合成嘧啶核苷酸。

(3)合成肌酸和肌酐：机体的大部分肌酸以肌酸和磷酸肌酸的形式存在于骨骼肌中。休息肌肉中的肌酸多以磷酸肌酸形式存在，而在疲劳肌肉中磷酸肌酸转变为肌酸，同时释出的 Pi 与 ADP 结合生成 ATP。这一反应允许肌肉在无氧情况下生成一定量的 ATP。

肌酸在肌肉外分两步合成：第一步是在肾脏精氨酸和甘氨酸之间进行转氨基反应，生成胍基乙酸和鸟氨酸；第二步是在肝脏中进行胍基乙酸的甲基化，形成肌酸，随后，肌酸被运输至肌肉，并被主动摄取。磷酸肌酸和肌酸经脱水反应生成肌酐，肌酐不再肌肉中存留，而分布于全部体液中并从肾脏清除。每天的肌酐生存率是非常恒定的，为全部肌酸池的 1.7%。假定肌肉中肌酸含量恒定，则每天尿肌酐排泄量可用于测定机体的肌肉总量。人群研究表明，肌酐产量与瘦体组织间确有良好的相关性。临床上，尿肌酐产量的恒定性也用于估计 24 小时尿标本收集是否完全。

(4)肾脏中氨的合成：尿 NH_3 是在肾脏近曲小管上皮细胞中由各氨酰胺脱氨而来。

三、人类对蛋白质和氨基酸的需要量

1. 蛋白质的需要量　测定饮食蛋白质的需要的一个方法是因子分析法，即把无氮饮食下所有有机氮的丢失相加。给接受测试的人饲以无蛋白饮食时，尿素氮排泄量在几天中迅速下降，最后达到一个稳定值。根据 WHO/FAO 两个专家委员会的研究并被专门小组确认，这一最低尿素氮排泄量在成人估计为 37mg/(kg·d)。同时，即使无蛋白饮食，粪便中仍有氮的丢失，代表未被重吸收的各种消化道酶和脱落的肠上皮细胞，这一粪氮丢失量是 12mg/(kg·d)。有机氮也以脱落的皮肤细胞、剪掉的毛发和指(趾)甲以及汗的形式从皮肤丢失；在最低出汗量时严格采集标本的情况下，直接研究皮肤丢失发现，在适度环境中，进正常饮食的成人的皮肤氮丢失为 5～8mg/kg，当进以无蛋白饮食时，丢失量降至3mg/kg。此外，尚有一些次要丢失，如呼吸排出氮，鼻分泌物，女性月经和男性精液。每天经这些次要途径平均丢失氮在男性约为 2mg/kg，女性约为 3mg/kg。

总之，以上表明成人必需氮的丢失量是 54mg/(kg·d)。以上值乘以 6.25 为蛋白质重量，代表体蛋白丢失 0.34mg/(kg·d)。加上个体差异 15% 的 2 倍即 30%，以上值增至 0.45mg/(kg·d)，此值在统计学上包括了 97.5% 人群的每天必需蛋白质丢失。以上是根据无蛋白质摄入时情况算得的，实际上在摄入蛋白质时，即使摄入优质的卵蛋白，随着摄入量增加，氮丢失增多。为到达氮平衡需补充的蛋白质按优质蛋白质计需再增加 30%，则需每天补充如鸡蛋蛋白质这类优质蛋白质 0.57mg/(kg·d)。普通食物中，蛋白质生物效应相当于鸡蛋蛋白质的 75%，最后得出正常人需普通食物蛋白质 0.8mg/(kg·d)，如 70kg 体重的成人需蛋白质量是 56g/d。

1985 年，由食品和农业组织召集的一个国际委员会，世界卫生组织和联合国大学共同就蛋白质和能量需要发布了一个报道。报道中的结论是：年轻人的人均蛋白质需要量是 0.6g/kg。若考虑个人差异，加上 2 个标准差，则 97.5% 的年轻人的安全摄入量上升到 0.75g/(kg·d)。因成人对必需氨基酸的需要量很少，无必要对蛋白质的生物价值进行纠正。但要考虑食物的易消化性不同也会导致利用率的不同。动物蛋白质 95% 可被消化吸收，而富纤维的植物蛋白质仅 80% 被消化吸收，因而进食混合食物的成人，蛋白质

需要量按以上计算不需纠正，而进食消化性差的植物蛋白时，其蛋白质需要量应进一步增加。

对各年龄组的蛋白质需要量也进行了研究，出生后第1年间，婴儿体重增长为7kg，体蛋白的日增加值为3.3g。婴儿每天蛋白质需要量的估计是基于维持最大限度生长所需的乳蛋白量，即第1个月2.4g/kg，第6个月降至1.75g/kg。1年以后，需要量不很确定，一般认为从1~2岁时的1.2g/kg进行性下降至成人水平的0.75g/(kg·d)。

妊娠期间，约有1kg蛋白质积存于胎儿和母体，其中大多数积存于妊娠晚期。为此，妊娠妇女应平均每天多摄入6g蛋白质。在哺乳初期，应比非妊娠妇女每天推荐摄入蛋白质增加17.5g，以弥补随乳汁分泌的蛋白质。哺乳6个月后，增加的数可逐渐减少。关于老年人蛋白质的需要量是有争议的，有些研究认为，老年人蛋白质需要量与年轻人相似。也有研究认为，即使给蛋白质0.8g/(kg·d)，一半老年人难以达到氮平衡，提示老年人蛋白质需要量增加。

2. 必需氨基酸的需要量　不同年龄的人必需氨基酸的需要量见表3-1。

表3-1　不同年龄组人群必需氨基酸(EAA)需要量(mg/kg)

EAA需要	婴儿	儿童(10~12岁)	成年男性		成年女性
组氨酸	25	—	—	—	—
异亮氨酸	111	28	10	11	10
亮氨酸	153	49	11	14	13
赖氨酸	96	59	9	12	10
甲硫氨酸和胱氨酸	50	27	14	11	13
苯丙氨酸和酪氨酸	90	27	14	14	13
苏氨酸	66	34	6	6	7
色氨酸	19	4	3	3	3
缬氨酸	95	33	14	14	11
总EAA(除外组氨酸)	680	261	81	87	80

3. 疾病时蛋白质和必需氨基酸的需要量　确定疾病时蛋白质的需要量有两个困难：①不同疾病影响蛋白质需要的情况不同；②各个疾病的严重性也影响蛋白质需要。一些疾病如发热、骨折、烧伤和创伤，体蛋白在急性期大量丢失，应在恢复期补充。因而，存在两个问题，急性期的需要量和恢复期的需要量。机体在严重创伤或疾病时，产生高代谢应答，此时是否需要高蛋白和高能量摄入有不同意见。此时的蛋白质丢失是可观的。例如，卧床期间单纯失用性萎缩可导致0.3kg的体蛋白丢失。胃切除后在上述基础上有增加0.4kg丢失量，股骨骨折增加0.7kg，35%烧伤增加1.2kg体蛋白丢失。因而，恢复期补充丢失十分必要。在恢复期，必需氨基酸的需要量增至成人正常需要量的2~3倍。恢复期的成年大鼠与生长中的幼鼠营养需要相同。因此，对蛋白质耗竭状态的患者，推荐摄入的必需氨基酸谱是按照生长迅速的儿童的需要制定的。

在一些疾病中，蛋白质的摄入严重受限。例如，急性肝衰竭时，应限制蛋白质的摄入以避免肝性脑病；尿毒症时，排泄含氮终产物的能力受限，应给机体提供足量的蛋白质以避免组织蛋白的消耗，同时不能超出患者处理氨基酸负荷的能力。因而，在尿毒症患者的饮食管理中，0.5g/kg 的蛋白质摄入量比早先推荐的 0.25g/kg 更能使患者抵抗感染。为减少尿毒症患者需要排出的氮量，近来以试用无氮的氨基酸类似物（酮体类似物）。有证据显示，恶性病时厌食造成的消耗状态（恶病质）可降低患者耐受治疗的能力。营养恢复可使患者更好耐受手术、化疗和放疗、癌性恶病质患者失去了细胞免疫的正常应答，有效的营养支持后细胞免疫的恢复可作为判断营养支持是否有效的指标，也是机体恢复的指标。

第四节　能量代谢

一、能量及其来源

一定的能量是维持人体生命和生产劳动的最根本保证。生物体内，糖类、脂肪和蛋白质在代谢过程中均伴随有能量的释放、转移和利用，这一过程称作能量代谢。研究人体能量代谢的最终目的是获得能量平衡。能量失衡，可妨碍机体的正常生理功能，甚至导致疾病的发生。对人类能量需要的研究是整个营养科学领域内最根本的问题，并且成为推动营养科学发展的动力之一。

国际上常用的能量单位是卡其定义为：1g 的水由 15℃升温至所需要的热量为 1cal。而将 1000g 水由 15℃升温至 16℃所需要的热量即为 1kcal。能量的国际单位为焦耳（J），其定义为：用 1N 的力推动物质移动 1m 所需要的热量为 1J。焦耳的 1000 倍为千焦耳（kJ），千焦的 1000 倍为兆焦耳（MJ）。卡与焦耳的换算关系为：1cal = 4.184J（即：1J = 0.239kcal）。同样的，1kcal = 4.184KJ（即：1kJ = 0.239kcal）；1000kcal = 4.184MJ（即：1MJ = 239kcal）。

人体所需热量的最基本的来源为蛋白质、脂肪和糖类 3 大产热营养素在体内的氧化分解。其中，糖类和脂肪为主要的供能物质，由它们产生的热量称为“非蛋白热量”，可满足机体 85% ~90% 的能量需求。蛋白质可满足机体 10% ~15% 的能量需求。有关糖类和脂肪的代谢，将在本节下面内容阐述（即本节标题五、六）。上述三大产热营养素在体外彻底氧化时，每克蛋白质释放出 5.65kcal（0.023MJ）能量；每克脂肪释放出 9.45kcal（0.039MJ）能量；每克糖类释放出 4.10kcal（0.017MJ）能量。但在体内的消化率分别是蛋白质 92%，脂肪 95%，糖类 98%。而且，蛋白质在人体内并不能完全氧化成二氧化碳和水，尚有部分含氮化合物（每克可产生 1.20kcal 热量）随尿排出体外，这样最终的生理有效热能分别为：1g 蛋白质产热 4.0kcal，1g 脂肪产热 9.0kcal，1g 糖类产热 4.0kcal。

二、人体能量需要

人体的能量消耗是个极为复杂的过程，但可简单地归纳为 4 个主要用途：①基础代谢的消耗；②机体体力和脑力活动的消耗；③食物特殊动力作用的消耗；④生长发育的消耗。其中，前 3 项为成人每天的总能量消耗。对于处于生长发育阶段的儿童以及孕妇，还需加上第④项内容。

1. 基础能量需要　基础代谢是维持机体最基本的生命活动所需要的能量。其中，10% 的部分用于体内机械运动（如呼吸、心搏等），大部分用于维持细胞内外液电解质的浓度差，或用于蛋白质及其他大分子物质的生物合成。基础代谢的测定要求在餐后 12 ~ 15 小时。一般在清晨睡醒时，全身肌肉放松，情绪和心理平衡，周围环境舒适安静，温度在 22℃左右的特定条件下进行。所测能量即为基础能量消耗（BEE）。单位时间内人体单位体表面积所消耗的基础代谢能量称为基础代谢率（BMR）。

测定基础能量消耗（BEE）的方法很多，这里仅介绍较为常用而简单的几种。

（1）Harris – Benedict 多元回归公式

$$\text{男性：BEE} = 66.4730 + 13.751W + 5.0033H - 6.7550A$$

$$\text{女性：BEE} = 655.0955 + 9.463W + 1.8496H - 4.6756A$$

其中，W 表示体重（单位：kg）；H 表示身高（单位：cm）；A 表示年龄（单位：岁）。

此公式包括了性别、年龄、体重、身高等对 BEE 有影响的因素，是 70 多年来最常用的公式。然而，任建安等报道用 CCM 代谢车测定中国健康人的基础代谢消耗比用此公式预测值低 10% ~ 15%，故提出该公式过高估计了人体的基础能量消耗。

（2）Kleiber 公式

$$\text{BEE(kcal/d)} = 70 \times W^{0.75}$$

$$\text{或者，BEE(J/d)} = 292.88 \times W^{0.75}$$

其中，W 表示体重（单位：kg）。此公式较为简单，但误差较大。

（3）Cunningham 公式

$$\text{BEE(kcal/d)} = 501 + 21.6 \times \text{LBM}$$

其中，LBM 表示瘦体组织（LBM）。但由于 LBM 的测定方法尚未能广泛普及，故此方法采用者很少。

（4）根据体表面积计算：基础代谢与体表面积及体重等存在一定的关系。身体面积越大，细胞越多，在相同状况下消耗的能量亦越大，同时相对散热面积也大。而人体的表面积又与其身高和体重密切相关，故体表面积多用身高及体重两项数值来表示。如：

$$\text{Dubois 公式：体表面积} = W^{0.425} \times H^{0.725} \times 71.84$$

赵松山公式：

$$\text{男性体表面积} = 0.00607H + 0.0127W - 0.0698$$

$$\text{女性体表面积} = 0.00586H + 0.0126W - 0.0461$$

其中，W 为体重，单位 kg；H 为身高，单位 cm。所得体表面积的单位为 m^2。

根据体表面积，再查出不同年龄段中国人每小时单位体表面积的基础能量消耗，两者相乘再乘以 24 小时，可求出全天 BEE 值。用此方法求得的 BEE 值与根据 Harris – Benedict 多元回归方程求得的结果比较，略有差异。

影响基础代谢的因素很多，可简单归纳于表3-2。

表3-2　影响基础代谢的因素

年龄：婴幼儿最高，随年龄增加而降低
性别：男性高于女性
体型：瘦高者高于矮胖者
体温：每升高1℃，基础代谢率升高13%
营养状态：长期热量摄入不足者，基础代谢率偏低
疾病状态：甲状腺、垂体、肾上腺功能亢进者升高，减退者降低
气温：寒冷气候较温热气候升高10%～15%
精神心理状态：紧张时较安静时升高3%～4%
其他：如种族等

除了基础能量消耗（BEE）外，临床上更多使用更为实用的静息能量消耗（REE）。它是在人体餐后2小时以上，在合适温度下，安静平卧或静坐30分钟以上所测得的人体能量消耗。与BEE相比，REE增高10%左右，这部分主要包括部分食物特殊动力作用和完全清醒状态下的能量消耗。REE的测量较BEE简单，故应用也较广泛。

2. 体力活动能量消耗　体力活动的能量消耗是各类能量消耗的最主要部分。不同的体力活动所需要的能量是不同的。活动量越大，则每分通气量和耗氧量越大，心率越快，每分能量消耗也就越大。

3. 食物的特殊动力作用（SDA）　实验表明，摄食过程可使基础能量消耗升高，最高点出现在摄食后2小时左右，且在3～4小时后恢复正常。这部分能量消耗，主要用于消化液分泌，胃肠道收缩蠕动，营养素吸收及各种中间代谢过程，包括低能化合物变成高能化合物及氨基酸去氨，蛋白质形成ATP等。这种因摄食本身引起的基础能量消耗额外增加的现象，称为食物的特殊动力作用。摄食不同成分的食物所引起的能量消耗不同，蛋白质的食物特殊动力作用最高，可达基础能量消耗的30%，而糖类和脂肪则分别为6%和4%，混合膳食一般为6%～10%。蛋白质的特殊动力作用之所以最高：一则因为由蛋白质形成ATP较之由糖类或脂肪形成ATP需更多的能量；二则蛋白质被分解成氨基酸后，氨基酸在体内先要合成多肽，这需很多能量，故使其食物特殊动力作用显著升高。

上述基础能量消耗（REE）、活动代谢消耗（AME）及食物的特殊动力作用（SDA）之和即为每天的能量消耗总和（TEE），即：

$$TEE = BEE + AME + SDA$$

由于静息能量消耗（REE）为BEE和SDA两者之和，故上述公式亦可表示为：

$$TEE = REE + AME$$

另外，对于处在生长发育期的儿童及妊娠的妇女，一天的能量消耗还应该包括生长发育所需的能量。

三、人体能量代谢的测定

测定人体能量消耗主要有两种方法，即直接法和间接法。

1. 直接法　该方法是在完全隔热的条件下，将人体在整个代谢过程中散发出的所有热能（包括辐射、传导和对流等散发热量）收集测定。一般是在密闭隔热的小室中进行。但此法不实用，且价格昂贵，故应用者很少。

2. 间接测热法　该方法是通过被测对象吸入和呼出气体来测量机体在代谢过程中的氧气消耗量（VO_2）和二氧化碳生成量（VCO_2）以及尿总氮，然后精确计算能量消耗。其基本理论根据是能量守恒定律和化学反应的等比定律。不同的食物成分在完全氧化时的耗氧量、二氧化碳生成量和释放的热量是不同的。这里涉及一个重要的概念呼吸商（RQ），呼吸商是指机体氧气消耗量与二氧化碳生成量的比值。即：

$$RQ = VO_2/VCO_2$$

RQ 值与食物中脂肪、糖类和蛋白质的含量有关，正常为 0.7 ~ 1.0。当 RQ > 1.0 时，表明糖类摄入量大于需要量，多余的糖类转化为脂肪。三大产热营养素的 RQ 值分别是：糖类 1.0，脂肪 0.70 ~ 0.71，蛋白质 0.80 ~ 0.82。蛋白质所提供的热量很少。根据尿总氮量可求出蛋白质代谢量，然后在消耗 O_2 及产生 CO_2 总量中减去蛋白质分解所产生的部分，剩下的为糖类和脂肪在代谢中消耗的 O_2 量和生成的 CO_2 量，称为非蛋白呼吸商（NPRQ）。NPRQ = 1.0 时，提示纯糖类氧化。NPRQ = 0.85 时，则提示 50% 葡萄糖和 50% 脂肪被氧化。乙醇或酮体代谢可使 NPRQ 降至 0.67。过度喂养所致脂肪生成，可使 NPRQ 升高至 1.0 ~ 1.3。

间接测热法目前主要分为离线式测定法和在线式测定法。前者一般使用道格拉斯收集袋来收集和测量呼出气体的体积及 O_2 和 CO_2 浓度，同时测定周围空气中 O_2 和 CO_2 浓度，最后计算出能量消耗。后者应用微型计算机，即刻动态连续精确测量能量消耗。临床上对进行这些代谢监测的仪器称为代谢监测系统，或称为代谢车（MC）。亦有称为计算机控制间接热量仪。

四、疾病状态下能量消耗的计算

临床患者能量不足的问题极为普遍。能量不足会影响体重的稳定及氮平衡的维持，从而导致严重的营养不良，并进而降低治愈率，增加病死率。然而，对危重患者的能量补充并非如人们所想的越多越好。能量补充过多，可能导致血糖升高。引起肝功能异常等。应指出的是，对严重患者的能量补充目的是维持而非增加体重。所以，能量补充应因人因时而异。在分解代谢期，以维持能量平衡及氮平衡，维持各重要肝脏功能为原则；在合成代谢期，应将消耗量和体内合成代谢需要能量合计在内，以利患者尽快恢复。

计算患者能量需要的最常用且简单的方法是根据基础能量消耗（BEE）再加上活动系数、体温系数及疾病应激状态所增加的能耗，即：

$$能量需要 = BEE \times 活动系数 \times 体温系数 \times 应激系数$$

其中，BEE 可采用 Harris - Benedict 公式。

活动系数：卧床 1.2，下床少量活动 1.25，正常活动 1.3。

体温系数：38℃取1.1，39℃取1.2，40℃取1.3，41℃取1.4。

应激系数：无并发症1.0，术后1.1，肿瘤1.1，骨折1.2，脓毒血症1.3，腹膜炎1.4，多发性创伤1.5～1.6，烧伤1.7～2.0。

五、糖类的代谢

1. 糖类的分类　糖类是由碳、氢和氧3种元素以CH_2O比例构成的，包括一些具有甜味的糖质及具有糖类性质的一大类化合物，其中包括可溶性单糖及由多个单糖组成的大分子可溶性多聚体等。

自然界的糖类分为单糖、寡糖、多糖和结合糖4大类，单糖由3～7个碳原子构成；寡糖由2～6个单糖通过糖苷键结合而成；而多糖则由许多单糖单位经缩合、失水而成。一些常见的糖类的组成见表3－3。

表3－3　常见糖类的组成

分类	常见形式	构成
单糖	葡萄糖、果糖、半乳糖	己糖（六碳糖）
	核糖、木糖	戊糖（五碳糖）
寡糖	蔗糖	双糖（葡萄糖－果糖）
	乳糖	双糖（葡萄糖－半乳糖）
	麦芽糖	双糖（葡萄糖－葡萄糖）
多糖	淀粉	葡萄糖
	糖原	葡萄糖
	食物纤维	葡萄糖

2. 糖类的消化和吸收　糖类的消化从口腔开始，淀粉和糖原在唾液淀粉酶的作用下水解成糊精、麦芽低聚糖和麦芽糖。进入胃后，在食糜未被胃酸中和之前，唾液淀粉酶未被破坏，仍可继续进行消化作用。糖类的主要消化场所是小肠，小肠内的消化包括肠腔内消化和微绒毛膜上的消化两个阶段。前者的消化酶为胰液α－淀粉酶，消化产物为麦芽低聚糖和麦芽糖；后者的消化酶为α－1，4糖苷酶、异麦芽糖酶、蔗糖酶和β－半乳糖苷酶，消化产物为葡萄糖。

消化的最终产物与运输蛋白结合，并在钠离子存在的条件下，通过小肠黏膜细胞吸收。这是一个主动转运过程，须由ATP供能。一旦进入细胞，葡萄糖即与载体分离。胰岛素对葡萄糖的运动有较强的促进作用。由肠道吸收的糖类有80%为葡萄糖，其余为半乳糖和果糖。不同的糖吸收速度不同，若将葡萄糖吸收速度设为100，则半乳糖为110，果糖为43。吸收进小肠上皮细胞的这些单糖经扩散至细胞间液，并通过微血管进入肝门静脉。

3. 糖类的生理功能　糖类的主要生理功能是提供能量。在营养支持过程中，供给氮源以维持人体的瘦体组织（LBM）的同时必须提供足够的热量。每克氮应供给150～250kcal热量，才能保证氮被充分利用。而热量的来源主要为糖类和脂肪。糖类在供能方面有其独到之处，主要包括：①在总能量中所占比例最大；②提供能量快而及时；③最终的氧化产物为水和二氧化碳，对生理无害；④人体神经系统的活动可需能量仅能由葡萄糖提供；⑤可避免体内脂肪的大量氧化，产生过多酮体，即具有抗生酮作用；⑥具有节约蛋白质的作用。

除了供能之外，摄入足量糖类可增加肝糖原储存，以保护肝脏少受化学药品的毒害。另外，糖类还参与体内一些重要物质的构成，如单糖、核糖和脱氧核糖是遗传物质RNA 和 DNA 的主要组成部分；糖脂是神经细胞膜的结构成分；糖蛋白在细胞识别中起重要作用。同时，糖类还参与构成在人体代谢过程中起重要作用的分子，如 ATP 和辅酶等。

4. 糖类的分解代谢

(1)无氧分解：又称酵解，即在无氧条件下，1 分子葡萄糖分解成 2 分子乳酸，并释放出能量的过程。

$$C_6H_{12}O_6 \rightarrow 2C_3H_6O_3 + \text{能量}$$

酵解过程在细胞液中进行，其基本生理功能是：①在无氧条件下提供能量，而脂肪和蛋白质都不能在无氧条件下供能；②是糖有氧氧化的前过程。所以，糖酵解过程虽然释放能量较小，但对于一些组织的功能活动却极为重要。例如，骨骼肌是主要的酵解组织，肌肉细胞可将糖类作为重要的供能物质而不受环境氧分压变化的限制。特别是在激烈运动时，肌肉可通过酵解作用来获取能量。

(2)有氧氧化：是指葡萄糖在有氧条件下，通过丙酮酸氧化，脱氢，脱羧成乙酰辅酶A，再参加三羧酸循环被彻底氧化的过程。1 分子葡萄糖完全氧化产生 6 分子二氧化碳和 6 分子水，并放出能量。

$$C_6H_{12}O_6 + 6O_2 \rightarrow 6CO_2 + 6H_2O + \text{能量}$$

产生的能量并不是立即被机体利用，而使储存于三磷腺苷(ATP)中。糖有氧氧化所释放的能量远远多于酵解，是体内糖类产能的主要形式。三羧酸循环同时亦是作为糖类、脂肪和氨基酸的最终氧化及相互联系和转变的枢纽。

5. 糖异生作用　由生糖氨基酸、乳酸、丙酮酸和甘油等非糖物质转变为葡萄糖及糖原的过程称作糖异生作用。大多数是酵解过程的逆反应。肝脏和肾皮质中存在有克服糖异生过程中 3 个“能障”的 4 种限速酶，即：丙酮酸羧化酶、磷酸烯醇式丙酮酸羧激酶、果糖 1，6 - 二磷酸酶和葡萄糖 -6 - 磷酸酶，故只有在肝脏和肾脏中才可发生糖异生作用。在正常生理状态时，肝脏是糖异生的最主要脏器，其每天糖异生所占比例可达 90% 以上，肾脏占 10%。而在长期饥饿时，肾脏亦成为糖异生的主要脏器，其每天糖异生的比例可提高到 45%。

糖异生最主要的生理意义在于当机体内糖来源不足时，可利用非糖物质转变为糖，来维持血糖的恒定。

6. 糖原的合成与分解　机体内的糖类的储存形式主要为糖原，它以大颗粒状态存在于肌肉纤维和肝脏组织中，肝糖原用于调节血糖浓度，而肌糖原则为肌肉剧烈运动时提供葡萄糖。当能量过剩时，细胞摄取葡萄糖并在糖原合成酶的作用下，将其转化为糖原储存的过程称作糖原合成。在需要能量时，在糖原磷酸化酶的作用下，糖原分子末端的葡萄糖单位裂解，可释放出磷酸葡萄糖，进入糖酵解途径。在肝细胞内葡萄糖-6-磷酸酶的作用下，水解释放出葡萄糖进入血液，这一过程叫作糖原分解。肌肉细胞中缺乏葡萄糖-6-磷酸酶，不能将6-磷酸葡萄糖水解，故肌糖原分解产物不是葡萄糖而是乳酸，并且需在肝脏组织中经糖异生作用后再经血流到肌肉被利用，此过程称作乳酸循环或Cori's循环。

7. 血糖　指血液中葡萄糖而言。血糖的浓度总是处于来与去两个过程的动态平衡之中。血糖的主要来源包括：①食物中糖的消化和吸收；②肝糖原的分解；③糖异生作用。血糖的主要去路包括：①进行有氧及无氧分解功能；②合成糖原储存于肝脏和肌肉中；③转变成其他含糖物质（如糖蛋白、核糖或脱氧核糖等）；④转变为非糖物质（如氨基酸和脂肪等）。肝脏是调节血糖浓度的最主要器官，它主要根据血糖水平及胰岛素和胰高血糖素的变化进行调节。影响血糖升高或降低的因素很多，简单归纳为表3-4。

表3-4　主要影响血糖水平的因素

降低血糖因素	升高血糖因素
长期营养不良	过多糖类摄入
葡萄糖吸收减少	葡萄糖吸收增加
运动增加	运动减少
肝脏受损	肝脏受损
肾脏功能异常（肾性糖尿）	糖尿病
甲状腺功能减退	严重创伤、感染
胰岛素	胰高血糖素、肾上腺素、糖皮质激素
肾上腺分泌不足	肾上腺分泌亢进
腺垂体功能减退	腺垂体功能亢进

六、脂肪的代谢

1. 脂肪的分类及生理功能　广义的脂肪又称脂类，其根本特点是溶于有机溶剂而不溶于水，并具有广泛而重要的生理作用。脂类主要分为中性脂肪和类脂质（磷脂、鞘脂类和类固醇）。而营养支持上的脂肪主要是指中性脂肪，其基本结构是三酰甘油，是由3分子脂肪酸和1分子甘油所组成的，储存于脂肪组织中，如皮下结缔组织、腹腔大网膜、肠系膜等处，一般可达体重的10%~20%。食用油均属于此类。脂类分子常与其他化合物结合构成糖脂、脂蛋白等。

脂肪的生理功能广泛而重要，包括氧化释放能量；提供机体需要的必需脂肪酸；携带脂溶性维生素和胡萝卜素，并协助其吸收和利用；皮下脂肪隔热保暖，内脏脂肪缓冲震动和摩擦等，均有支持和保护作用；改善食物感官性状，促进食欲；延迟胃排空时间，增加饱腹感；另外，油脂可润肠缓泻；类脂质为细胞结构的基本原料等。

2. 脂肪的消化、吸收和转运　脂肪在口腔内不被消化，在胃内仅从食团中得以初步分离。脂肪的消化大部分在小肠内进行。食糜进入十二指肠，刺激胰腺分泌脂肪酶、胆汁及胰液是十二指肠腔呈中性，加之胆汁本身的表面活化剂的作用，可保证脂肪酶发挥其最大功效。胆盐对脂肪消化有很重要的作用，脂肪被胆汁酸盐乳化。乳化作用使三酰甘油在肠道中的表面积成万倍的扩大。一部分三酰甘油被分解成甘油、脂肪酸、2单酰甘油和1，2－二酰甘油，并在胆汁酸盐协助下，经小肠壁吸收后再重新合成三酰甘油，并与载脂蛋白、磷脂及胆固醇结合成乳糜微粒，经淋巴管进入血液循环。乳糜微粒在毛细血管内皮细胞所释放的脂蛋白脂酶作用下，其中的三酰甘油水解成甘油和脂肪酸，可被组织利用或再合成脂肪而储存；另一小部分中、短链脂肪酸可直接经肝门静脉到达肝脏，在肝细胞膜上的脂肪酶的作用下，水解出脂肪酸，再合成三酰甘油，并形成极低密度脂蛋白。脂肪的消化速率视其油/水界面的面积而决定，而并非由酶作用物的浓度大小而决定。脂肪吸收性与脂肪溶点或其饱和脂肪酸含量有关，同时也与三酰甘油中脂肪酸分部有关。正常人无论每天脂肪摄入量多少，且不论是动物性或者植物性脂肪，总是有95%的脂肪被吸收，其余5%随粪便排除。有一些因素可影响脂肪的吸收，例如：脂肪的熔点越高，乳化作用越难发生，消化吸收率越低；大量的脂肪摄入导致排出量增加，吸收率降低；含偶数的长链脂肪酸吸收率较含奇数的短链脂肪酸为低；婴儿和老年人的吸收率较中、青年为低；另外，由于钙可与脂肪酸形成难溶的饱和脂肪酸钙，故过高的钙摄入量可使脂肪酸的吸收率降低。

3. 脂肪酸和必需脂肪酸　脂肪酸是三酰甘油的基本结构单位，是由氢和碳分子组成的长链构成，末端有化学链连接有羧基。根据化学键的不同，可将脂肪酸分为饱和脂肪酸和不饱和脂肪酸。凡具有1个不饱键的不饱和脂肪酸成为单不饱和脂肪酸，具有2个以上不饱和键的不饱和脂肪酸称为多不饱和脂肪酸。动物脂肪主要为饱和脂肪酸合成，室温下为固态，而以不饱和脂肪酸为主要构成的油类（如花生油、豆油等）在室温下为液态。若按碳原子数分类，可将脂肪酸分为：①短链脂肪酸：4～6个碳；②中链脂肪酸：8～12个碳；③长链脂肪酸：12个碳以上。人体中的脂肪酸绝大多数为14～22个偶数碳原子构成的长链脂肪酸，其中主要是16个碳原子的软脂酸和18个碳原子的油酸。

血浆中未酯化的脂肪酸常称为游离脂肪酸。血浆总脂肪酸90%～95%以脂的形式存在于脂蛋白内，而游离脂肪酸浓度仅有0.1～2.0μg/ml。它们主要是脂肪素组织中的长链脂肪酸，包括棕榈油、硬脂酸、油酸、亚麻酸等。游离脂肪酸在血浆中与清蛋白结合成复合体而运转到全身各组织被利用，血浆游离脂肪酸浓度与进食有关，餐后浓度降低，摄食充分时其浓度最低，而在下餐前再度升高。游离脂肪酸的转换率很快，其半衰期为2～3分钟，每小时的运转量可达25g。空腹时机体所需能量的50%～90%由游离脂肪酸氧化供给。血浆中游离脂肪酸增加常反映脂肪动员加强。

必需脂肪酸是指机体生理需要而体内不能自行合成，必须由食物供给的多不饱和脂肪酸，包括亚油酸（十八碳二烯酸）、亚麻酸（十八碳三烯酸）和花生四烯酸（廿碳四烯酸）。花生四烯酸可由亚油酸与醋酸盐作用后转变过来。必需脂肪酸具有促进身体生长发育，防止微血管脆性增加，脂类转运异常，皮肤容易感染及伤口愈合不良等问题。

4. 脂肪酸的氧化　脂肪酸在细胞线粒体内通过一系列酶促反应进行β氧化，其主要产物为乙酰辅酶A，它可以进入三羧酸循环氧化成二氧化碳和水，并产生能量。β氧化的第一步是游离脂肪酸与辅酶A作用生成活化的脂肪酰辅酶A。这步活化反应要在位于线粒体外膜上的脂肪酰辅酶A合成酶的作用下完成。由于氧化脂肪酰辅酶A的酶系统存在于线粒体基质内，所以，脂肪酰辅酶A必须通过线粒体内膜而进入基质，这就要依赖肉毒碱的存在。在肉毒碱脂肪酰转移酶Ⅰ的作用下，脂肪酰辅酶A的脂肪酰基被转移到肉毒碱分子上，成为脂肪酸肉毒碱，即可透过线粒体膜。然后在肉毒碱脂肪酰转移酶Ⅱ的作用下，再释放出脂肪酰基而恢复为脂肪酰辅酶A。在线粒体基质内，脂肪酰辅酶A经过：①脂肪酰辅酶A的β碳原子脱氢；②α，β烯脂肪酰辅酶A水化反应；③β羟脂肪酰辅酶A脱氢；④乙酰转移反应，最终全部分解成乙酰辅酶A分子。肝线粒体在脂肪酸β氧化过程中产生酮体(包括乙酰乙酸、β-羟丁酸和丙酮)，并由血循环运输至肝外组织被氧化。酮体是一种极有价值的能量来源，特别是在应激或饥饿状态下，酮体成为肝外组织(特别是脑组织)的主要供能物质。

5. 中链三酰甘油的代谢及作用　中链三酰甘油(MCT)是由含有6~12个碳的饱和脂肪酸构成的三酰甘油。一般由椰子油水解而成。与长链脂肪酸相比，中链脂肪酸熔点低，分子量小，溶解度高，水解更快更安全。与长链脂肪酸不同，中链脂肪酸通过肝门静脉系统进入肝脏，而不经过淋巴系统，故在人体内吸收速度更快。另外，中链脂肪酸同样在线粒体内进行β氧化并产生乙酰辅酶A，但它可很快地通过线粒体膜进入基质内，而不需要肉毒碱的存在。目前，中链三酰甘油以应用于临床营养治疗中，特别是用于脂肪消化吸收不良患者，其中包括淋巴系统异常及乳糜微粒合成障碍者，然而中链脂肪酸的生酮作用远远强于长链脂肪酸，故不宜用于糖尿病酮症酸中毒患者。

6. 脂蛋白的性质及代谢　脂蛋白由脂类和蛋白质结合而成。其中存在于血浆中的为血浆脂蛋白，根据其化学组成、分子大小、密度及电泳位置等，可分为乳糜微粒(CM)、极低密度脂蛋白(VLDL)、低密度脂蛋白(LDL)和高密度脂蛋白(HDL)。

(1)乳糜微粒的代谢：乳糜微粒由小肠上皮细胞合成，其主要成分为三酰甘油(占87%)，来自食物脂肪。乳糜微粒在脂蛋白酯酶的作用下，三酰甘油成分被分解成脂肪酸和甘油，然后再进入细胞被重新合成脂肪而储存。

(2)极低密度脂蛋白的代谢：极低密度脂蛋白由肝细胞合成，其主要成分也是三酰甘油(占52%)，来源包括游离脂肪酸在肝细胞中的重新组合成及糖在肝细胞中的转变。极低密度脂蛋白是体内转运三酰甘油的主要成分。

(3)低密度脂蛋白的代谢：低密度脂蛋白在肝脏合成，主要成分是胆固醇脂，而三酰甘油成分较极低密度脂蛋白显著减少。其分解主要在肝外实质细胞中进行。正常人体内，低密度脂蛋白每天降解量为总量的45%。它是体内运载胆固醇的主要成分，其浓度的升高，意味着发生动脉粥样硬化的危险性增高。

(4)高密度脂蛋白的代谢：高密度脂蛋白在肝脏中合成，主要成分为蛋白质(50%)、磷脂(24%)和胆固醇脂及少量的三酰甘油(4%)和胆固醇(2%)。它的浓度恒定，不受膳食中胆固醇含量的影响。主要降解部位是肝脏和小肠。其主要作用是将周围组织中的胆固醇转运至肝脏后降解，以避免因胆固醇在血管壁沉积而造成动脉粥样硬化，故对心血管系统有保护作用。

7. 胆固醇的代谢作用　胆固醇是细胞的重要成分，也是血浆脂蛋白的组成成分，同时还是合成维生素D_3和胆汁酸的原料，主要分布于脑组织、神经组织、肾上腺、肝脏、肾脏和表皮等处，其血浆浓度水平与人种、性别、年龄、包含习惯、精神因素和运动等有关。人体内胆固醇的来源主要为外源性(占40%)和内源性(60%)两个途径。其中，外源性胆固醇主要来自动物性食品，在胆汁和脂肪存在的条件下，食物中的胆固醇在小肠黏膜与脂蛋白结合，随乳糜微粒进入血液循环。其吸收率随摄入量的升高而降低。而食物中的脂肪酸可促进胆固醇的吸收。其他影响胆固醇吸收率的因素还有各类植物固醇及食物中的多糖等。由体内细胞自行合成的胆固醇称为内源性胆固醇。主要的合成场所包括肝脏和小肠。合成的原料来自乙酰辅酶A。由肠道吸收的外源性胆固醇进入肝脏量较多时，则肝内自行合成量减少，这主要是β-羟-β甲戊二酸(HMG)-乙酰辅酶A还原酶活性下降的缘故。反之，当摄入减少时，肝内合成增多。80%的胆固醇可在肝脏中转变成胆汁酸，成为胆固醇的主要去路。同时，胆固醇还可转变成维生素 D_3 及类固醇激素。体内胆固醇在肝脏中合成胆汁酸，经胆道排入肠内，大部分被重新吸收进行肝肠循环。一部分在大肠内经细菌分解还原成类固醇随粪便排出体外。胆固醇的作用很多，简单归纳于表3-5。

表3-5　胆固醇的主要作用

细胞膜的重要结构成分，确保其通透性
血浆脂蛋白的组成成分
体内合成维生素 D_3 和胆汁酸的原料
肾上腺皮质激素及性激素的前体
神经纤维间的绝缘体，保证神经冲动迅速定向传导
维持噬异变细胞、白细胞对癌细胞的辨别能力和吞噬力
沉积于血管壁形成粥样斑块，促使动脉硬化

第五节　激素和营养底物的关系

激素为内分泌细胞制造的一类高效能化学物质，随血液循环于全身，并对靶细胞或靶组织发挥其特有的刺激或抵制作用。根据其化学成分，可分为4类：①肽及蛋白质类：如肾上下丘脑激素、垂体激素、甲状旁腺素、胃肠激素、胰岛素和降钙素等；②胺类激素：如肾上腺素、甲状腺素和松果体激素等；③类固醇激素：如糖皮质激素和性激素等；④固醇类激素：如1，25-二羟胆钙化醇等。激素之间可相互协调或拮抗，并与神经系统密切联系，相互作用，人体对激素的需求量很少，但激素在维持内环境相对稳定、调节机体正常活动及对外界变动的适应等方面起着巨大的作用。当某一激素分泌失衡时，就会发生内分泌紊乱，导致不同程度的代谢、生长、发育及机体各种功能的异常。

在激素的各种作用中，通过调节蛋白质、脂肪和糖类等物质代谢与水盐代谢，维持内环境的稳定性态，并为生理活动提供能量是极为重要的一个作用。

一、正常状态下的激素反应

1. 胰岛素　胰岛β细胞分泌的含有51个氨基酸的球状态蛋白质，分子质量为5808。体重为70kg的人每小时分泌胰岛素0.5～1.0U。餐后血糖浓度升高，胰岛素是第一个被迅速分泌的激素。其分泌量可达基础量的10倍以上。研究表明，葡萄糖经口摄入所引起的胰岛素反应较静脉滴注明显，其原因在于十二指肠上段的内分泌因子使胰岛细胞作用出更强反应。血糖降至正常水平后，胰岛素的分泌量亦迅速降至基础水平。这种迅速地产生与迅速地降解，使胰岛素分泌的调节极为准确。

除了血糖浓度改变这一最主要的因素外，很多其他因素也影响胰岛素的释放和分泌，如氨基酸、长链游离脂肪酸及酮体等。在各种氨基酸中以精氨酸(Arg)、赖氨酸(Lys)和亮氨酸(Leu)的影响最强。此外，胃肠道激素、胰高血糖素、肾上腺素及迷走神经、交感神经等均可影响胰岛素分泌。在手术、感染、烧伤和创伤时，交感神经兴奋，儿茶酚胺分泌增多，可抑制胰岛素的分泌。同时，在交感神经高度兴奋时，α受体效应占优势，也抑制胰岛素分泌而使糖耐量下降。

胰岛素是调节糖类、脂肪和蛋白质代谢的极重要的激素。血糖浓度的升高，迅速刺激胰岛素分泌。胰岛素可使葡萄糖迅速转运入细胞内代谢，并使葡萄糖大量转化成为肝糖原和肌糖原储存。同时促进葡萄糖进入脂肪细胞以合成脂肪酸，并使其转化为α-磷酸甘油，与脂肪酸形成三酰甘油，转运到脂肪组织储存。胰岛素可增加周围组织细胞膜对葡萄糖的转运，并抵制肝脏释放葡萄糖，故使血糖浓度下降。

脂肪细胞在胰岛素作用下亦可合成脂肪酸，并转运至脂肪细胞内储存。与此同时，胰岛素还通过抵制脂解酶的活性来抵制脂肪分解。

胰岛素对骨骼肌亦有3个主要作用，即：加速葡萄糖转运进入肌细胞的速度；增强肌糖原的合成以及肌肉蛋白的合成。

上述这些作用，使胰岛素可降低血液中葡萄糖、脂肪酸和氨基酸的含量，增加细胞和组织中的含量。所以胰岛素的基本作用是促进能源物质合成，以储存体内燃料，因而胰岛素被称作“合成激素”。对高分解代谢患者的研究发现，产生保氮作用的主要是胰岛素而非热量。高糖类摄入所起的保氮作用是由于刺激了内源性胰岛素的分泌，或同时补充了外源性胰岛素的缘故。若等量脂肪代替糖类，因不能刺激胰岛素的分泌增加，故无法产生这种节氮作用。

2. 胰高血糖素　餐后8～16小时，血中胰岛素水平下降，胰高血糖素即成为主要激素。胰高血糖素为胰岛α细胞分泌的由29个氨基酸组成的直链多肽。分子质量3485。在正常情况下，胰高血糖素与胰岛素协同发挥作用，以保证肝脏稳定提供底物。影响胰高血糖素分泌的首要因素也是血糖浓度。低血糖浓度时，其分泌量增加；而高糖饮食后，其分泌受到抑制。大量蛋白质餐或静脉注入各种氨基酸溶液，均可使胰高血糖素的分泌量增加。

胰高血糖素主要作用于肝脏，通过刺激肝细胞将储存的糖原转变为葡萄糖，促进糖异生、酮体生成及脂肪分解。在胰高血糖素的刺激下，肝细胞内的cAMP浓度升高，并通过cAMP第二信使系统使肝脏产生葡萄糖。

在正常情况下，胰岛素与胰高血糖素协同作用。胰岛素/胰高血糖素(I/G)比值可用来评价肝脏的葡萄糖平衡。当 I/G >5 时，机体处于合成代谢状态，此时蛋白质合成增加，能量储存，糖异生减少，尿素氮排出减少；而当 I/G <3 时，糖异生作用活跃，糖原分解增加。所以，如果将胰岛素称为“合成激素”的话，那么，胰高血糖素则可被称作“分解激素”。

3. 糖皮质激素　由肾上腺皮质分泌，对三大产热营养素的中间代谢具有极重要的作用。从总的作用来看，该激素与其他激素协同促进分解代谢。

在对蛋白质代谢的作用上，糖皮质激素抑制外周组织中蛋白质的合成，促进其分解，使氨基酸向肝脏转移，肝脏中的蛋白质合成因此增强。同时肝脏中的氨基酸分解酶活性增加，导致氨基酸分解加速。肾上腺皮质功能亢进导致糖皮质激素分泌过多，可造成四肢肌肉萎缩，皮肤及结缔组织中的胶原减少，骨质疏松及免疫功能降低等。

糖皮质激素对脂肪代谢的作用，因作用部位的不同而不同。它促使四肢等外周组织中的脂肪的分解加强，并提高腹部、面部和肩部等处的脂肪合成能力，两者共同作用的结果，使脂肪重新分布于面、肩、腹、背等处，形成所谓向心性肥胖，是库欣病的特征之一。

在对糖类代谢的作用方面，糖皮质激素可抑制外周组织对葡萄糖的利用，拮抗胰岛素的作用，使血糖升高。同时，增强糖异生作用，使肝糖原增加，而缺乏糖皮质激素可致血糖浓度下降。

4. 生长激素　是由腺垂体分泌的一类具有很强的促进生长及合成代谢，增进氮储存作用的激素。人生长激素是含有 191 个氨基酸残基的多肽链，它不仅有促进生长的作用，而且对中间代谢及能量代谢均有影响。在蛋白质代谢方面，生长激素可增强氮潴留，促进甘氨酸、亮氨酸等进入细胞，以促进 DNA 和 RNA 的形成，从而加速蛋白质的合成。

在脂肪代谢方面，生长激素促进脂肪动员，使组织中脂肪含量降低，而血中游离的脂肪酸水平升高。实验表明，在注射生长激素后数小时内即可出现上述变化。脂肪酸进入肝脏，经氧化后提供能量。高氨基酸和脂肪酸水平，可引起生长激素分泌增加，从而有利于及时利用这些氨基酸和脂肪酸。

在糖类代谢方面，生长激素的作用因为剂量的不同而不同。生理水平的生长激素可引起胰岛素的分泌，使葡萄糖的利用加强；过量的生长激素则作用相反，可抑制葡萄糖的利用。这可能是脂肪酸增多，抑制了葡萄糖的氧化反应而使得葡萄糖的消耗减少的缘故。同时，胰岛 β 细胞在长期大剂量使用生长激素的情况下，会因过度刺激而衰竭，造成胰岛素的分泌下降而使血糖升高。这样，生长激素通过促进脂肪分解及抑制葡萄糖的消耗，使得脂肪取代糖类成为主要的能量来源。

5. 生长抑素　是在 1973 年首先由下丘脑分离出来的十四肽激素，其主要作用是抑制脑垂体分泌生长激素。此外，生长抑素还可抑制胰岛素及胰高血糖素的分泌。生长抑素对胃肠道有很多作用，主要包括抑制胃、胰腺、小肠和胆汁的分泌等，故可应用于食管静脉曲张出血，肠瘘及急性胰腺炎的临床治疗。同时，因其可抑制胰高血糖素的产生，减弱糖原分解和糖原异生，使血糖浓度下降，故有利于糖尿病患者病情的缓解。

6. 甲状腺素　主要包括甲状腺素（T_4）和三碘甲腺原氨酸（T_3）两类。两者均为含碘的氨基酸衍生物，故与碘代谢的关系极为密切。健康成年人体内共含碘 15～20mg，其中 70%～80% 存在于甲状腺中，其含量随碘摄入量、年龄及该腺体活动性不同而有所差异。各种因素导致的碘摄入的缺乏或吸收障碍，均将不同程度地影响甲状腺素的合成。

甲状腺激素的作用广泛而重要，其中最突出的是促进物质和能量代谢及生长和发育过程。在蛋白质代谢方面，甲状腺激素能加速蛋白质及各种酶的合成。有人认为，在靶细胞核内存在 T_3 和 T_4 的受体蛋白质，可调节某些 mRNA 的合成，从而促使特异蛋白质的合成。甲状腺素分泌正常时，肝脏、肾脏和肌肉中的蛋白质合成增加，细胞数目增多，体积增大，尿素氮排出量减少，表现为正氮平衡。而在 T_3、T_4 分泌不足时，蛋白质合成减少，肌肉无力，并可出现黏液性水肿。其原因在于 T_3 和 T_4 分泌不足，可造成细胞间黏蛋白量增加。黏蛋白为多价负离子，可结合大量正离子及水分子，使性腺、肾周组织及皮下组织细胞间隙积水增多，造成水肿。另外，在 T_3、T_4 分泌严重不足时，淋巴循环迟缓，血浆蛋白质由毛细血管漏出速率超过淋巴管对其的清除速率，使得蛋白质在细胞间隙聚集，从而阻碍了细胞间液的回流，引起水肿。在 T_3、T_4 分泌过多时，蛋白质分解大大增强，肌酐含量降低，出现肌肉无力。尿素氮排出量大大增加，导致负氮平衡。同时，由于中枢神经系统的兴奋性增强，神经冲动频繁，肌肉出现纤维震颤，能量出现大量的额外消耗，使基础代谢率增高。此外，适量的甲状腺素是生长激素这一具有加速蛋白质合成，促进动物生长作用的重要激素发挥作用的必要条件。

在脂肪代谢方面，甲状腺素的最重要的作用是促进胆固醇的降解，加速胆固醇转变为胆汁酸。虽然，有研究表明 T_3、T_4 可促使肝组织摄取乙酸，使胆固醇合成增加，但促进胆固醇分解的速度超过促进其合成的速度，故总的结果使血浆胆固醇水平降低。所以，在甲状腺功能亢进时，常表现为血胆固醇水平低于正常；而在甲状腺功能低下时，血浆胆固醇升高，患者易发生动脉粥样硬化。另外，甲状腺素还可增高脂肪组织对肾上腺素及胰高血糖素的敏感性，使 cAMP 升高，激活三酰甘油脂肪酶，使脂肪水解加强。

在糖类代谢方面，大剂量的 T_3 或 T_4 可促进糖的吸收及肝糖原的分解；同时还具有加速外周组织对糖类的利用，从而降低血糖浓度的作用。

在能量代谢上，甲状腺素可增加基础代谢率及大多数组织的耗氧量。每增加 1mg 的甲状腺素，可增加产热 1000kcal。产生这种作用的原因可能是甲状腺素增加细胞膜上的 Na^+-K^+-ATP 酶的活性，使 ATP 分解加快。ADP/ATP 比值增加，使糖的酵解及有氧氧化加速，引起产热量及耗氧量的提高。所以，甲亢时，表现为低热、多汗、消瘦和基础代谢率升高等，患者喜凉怕热；甲低时则刚好相反。

7. 胃肠激素　目前，已发现了 10 多种胃肠激素，如促胃液素、促胰液素、缩胆囊素和抑胃肽等。其主要作用包括调节消化腺的分泌及消化道的运动。如促胃液素促进胃液分泌及胃窦收缩，抑胃肽抑制胃酸分泌及引起胰岛素的释放，缩胆囊素引起胆囊收缩及胰酶分泌，促胰液素加强由缩胆囊素引起的胰酶分泌等。另外，胃肠激素还可刺激消化道组织的代谢，促进消化道黏膜的蛋白质、RNA 和 DNA 的合成的作用。

二、特殊状态下的激素反应

1. 长期饥饿状态下的激素反应　在长期饥饿的状态下，机体必须适应此种蛋白质和热量缺乏的情况。为维持生命，首先应保证各重要脏器和组织继续维持功能，这就必须有足够的蛋白质来保证各种酶和神经激素的活性；必须保证维持基础代谢所需的能量。几乎所有的内分泌物质都参与了上述适应性反应，其中主要的激素包括胰岛素、胰高血糖素、儿茶酚胺、生长激素、甲状腺素和肾上腺皮质激素等。它们参与了包括蛋白质、脂肪、糖类、水和电解质在内的各种营养物质在饥饿状态下的代谢反应。

在饥饿状态下，血糖浓度下降，血浆氨基酸谱降低。而游离脂肪酸和酮体水平升高。脂肪的氧化增加，血糖浓度的下降，使胰岛素水平也随之下降。胰高血糖素、生长激素、儿茶酚胺分泌增加，以加速肝糖原分解，并有利于脂肪的利用。为了在长期饥饿的状态下保存蛋白质，体内很多组织利用脂肪来作为它们主要的能量来源。脂肪酶受内分泌物质的支配，其中，胰岛素抑制其活性；胰高血糖素、儿茶酚胺和生长激素则促进其活性。游离脂肪酸在肝脏内被氧化并生成酮体。酮体的“蛋白质节省作用”已被认可。

在长期禁食的情况下，血中胰岛素水平降至餐后水平以下，而胰高血糖素水平仍保持原有水平或略有升高。这样，胰岛素/胰高血糖素比值（I/G 值）降低。在饥饿期的糖异生作用的高峰期，胰高血糖素抑制胰岛素的作用最为明显。胰高血糖素促使肌肉释放氨基酸及肝脏摄取氨基酸，特别是对丙氨酸的作用最为强烈。因此，它可加重饥饿状态下的负氮平衡。胰岛素水平的下降，使肌肉和脂肪组织对糖的摄取量减少，并促进氨基酸自肌肉中动员。使肝脏糖异生作用增强，因而糖的生成增加，以保护大脑和其他需糖组织的能量需要。另外，在饥饿早期，生长激素水平升高，它具有升高血糖的作用。总之，上述反应的最根本作用在于最大限度地利用能量。

长期饥饿可导致蛋白质热量营养不良，即身体所需的蛋白质和能量未能从食物中得到满足时所表现出来一系列疾病状态。包括主要由于蛋白质缺乏引起的水肿型和主要由于能量缺乏所致的干瘦型。在此状态下，蛋白质不足时胰岛素降低和皮质醇激素水平的升高导致高分解代谢状态。生长激素的分泌亦增高，但其产物类胰岛素生长因子（IGF－1）减少，导致生长停滞。在蛋白质缺乏而能量摄入充足的情况下，肾素－醛固酮水平增高，导致水肿的发生。甲状腺素和性激素的减少导致基础代谢率（BEE）的降低和月经异常。

2. 创伤与感染状态下的激素反应　创伤与败血症对体内激素和神经内分泌反应的影响是相似的，两者通常被结合起来考虑。Cuthbertson 在动物体上观察到创伤对代谢的影响。在创伤早期，各种生理功能均受到不同程度的抑制，体液丢失，心排血量下降，血液集中于最主要的脏器以维持其功能。人体处于所谓“低潮期”，血清氨基酸谱及电解质的改变，加上白细胞内源性物质（LEM）的释放，均对内环境的稳定有调节作用。其中 LEM 可增加胰高血糖素分泌，从而使胰岛素分泌量下降，并促进铁和锌向肝脏的转移，增加铜蓝蛋白的合成，刺激肝脏摄取氨基酸，合成急性期蛋白质。在抢救复苏后，血容量增加，体液分布相对稳定，心肺功能增强，体温升高，机体进入所谓“高潮期”。此期的特点是氮丢失增加，机体处于高分解代谢状态。在创伤和败血症过程中，激素的作用表现在一些参与代谢的所谓拮抗性调节激素的增加。这些激素的变化及作用见表 3－6。

表 3－6　创伤及感染状态下一些激素改变

激素	分泌量	作用
胰高血糖素	增加	增加葡萄糖自肝脏的输出，使血糖升高
儿茶酚胺	增加	增加脂肪酸分解及自肝脏输出，使血浆游离脂肪酸升高
皮质醇	增加	增加蛋白质分解

在严重感染的状态下，组织对胰岛素的敏感性下降，产生胰岛素拮抗作用。实验表明，胰岛素水平在创伤性败血症组较对照组升高7倍，但血糖水平不仅没有下降，反而升高。这意味着此时胰岛素无法抑制血糖水平。

另外，在激素作用的同时，还有一种被激活了的巨噬细胞、淋巴细胞和上皮细胞分泌的肽类物质，称为细胞分裂素类，其中包括肿瘤坏死因子(TNF)、白介素-1(IL-1)和白介素-6(IL-6)等。细胞分裂素类的作用见表3-7。

表3-7 细胞分裂素类的作用

细胞分裂素类	主要作用
肿瘤坏死因子(TNF)	促使肌肉氨基酸向内脏转移;增加内脏蛋白质升高血糖和血浆游离脂肪酸
白介素-1(IL-1)	氨基酸动员升高胰岛素、胰高血糖素和肾上腺皮质激素、发热
白介素-6(IL-6)	增加急性期蛋白质合成、增加前列腺素合成

在激素和细胞分裂素类的共同作用下，从肌肉到内脏的氨基酸动员增加，机体因丢失过多的肌肉组织而变得消瘦。另外，细胞分裂素还可引起厌食，并进一步导致体重下降。

上述激素变化的总的作用，是体机储存的分解而提供能量，导致机体产生高血糖、高血脂肪酸和机体蛋白质的分解，并出现胰岛素抑制和葡萄糖耐受的倾向。

第六节　人类对营养物的需要

一、概述

人类为维持各种正常的生理活动，必须不断地从外界环境摄取必需的物质，包括氧气、水分和各种营养素。其中，营养素根据化学性质及生理作用的不同被分为6大类：蛋白质、脂肪、糖类、维生素、矿物质和水，它们通过平衡膳食获得，提供满足人体需要的热量，构成人体组织和器官，维持正常生长发育、新陈代谢和各种生命活动。某种或几种营养素的过多或不足，均会损害健康，故每天膳食应全面提供各种比例合理的营养素。为此，在1910年，美国农业部门首先开始了制定营养素每天供给量的工作。世界卫生组织(WHO)及很多国家根据本国特点和标准，制定各国的膳食营养准则，以保证本国人民摄取合理的营养素，满足机体需要。例如，美国的“推荐每天膳食供给量”，日本的“营养需要量”，前苏联的“一昼夜需要量标准”等。这些标准都随环境的改变及营养学的发展而进行不断地调整和完善，以趋更为合理和科学。这个膳食营养准则即为推荐每天膳食供给量(RDA)。RDA是一个以健康人群为对象设计的膳食质量标准，它表示一个群体在一个时期各种营养素每天的推荐量标准。RDA的对象是一个健康群体，它不应用于一个特殊个体的营养需要量标准。需要量是一个不同于供给量的概念，是指维持人体正常生理功能和生命活动，以保证健康所需的营养素量。特殊个体间的营养素需求量因为每个个体的年龄、性别、活动和营养状况的不同而出现差别。RDA 则是在人群平均需要量的基础上，加上两个标准差，照顾到 97.5% 的群体中成员的合理需要，并考虑个体差异、群体的饮食特点、社会经济状况和食物生产水平等诸多因素而定出的适宜数值。除热量外，一般较需要量充足，它还考虑到了营养素在食物加工烹调过程中的损失及摄入后人体内消化、吸收、利用不充分及各营养素不平衡的弥补量。它对个体来说，是个安全量。所以，摄入少于 RDA 标准，对一个个体来说，并不意味着营养不足，但是相对地发生这种不足的危险性增大。因而，所谓“如果一个个体膳食不能满足 RDA 标准就会导致营养不良”的说法是错误的。

另外，RDA 是为健康人群设立的。一些可以使营养需要增加的特殊因素，如代谢紊乱、严重感染、创伤、烧伤、慢性消耗性疾病和使用特殊治疗等，在设计 RDA 时，并未予以考虑。因而，在上述状态下不能直接应用 RDA，仅可作为参考。

还有，虽然 RDA 是以一天为单位来进行表述的，但对营养摄入状态的评价必须是一个动态的过程。单看人们某一天的营养摄入量，可能高于或低于 RDA，但不能以此做出判断，而应做至少 7 天以上的连续动态观察，才能较为客观而准确地做出评价。

在制定 RDA 标准时，必须将对营养素需求量相近的人群进行分类，再根据每类人群中的“参考人”来确定该类人群的营养素供给量标准。进行这项分类的依据是那些影响人体营养需要量的因素，其中包括有以下几条。

1. 性别　一般成年男性每天热量供给高于女性。

2. 年龄　婴幼儿和少年儿童正处于生长发育时期，需要足够的热量及营养素。成年人热量及各营养素按每千克体重计算高于儿童。老年人的热量随年龄增加而略有减少，这是适应老年人基础代谢率降低，活动量减少的情况而制定的，但始终以维持理想体重为原则。

3. 体力劳动强度　准确区分体力劳动强度并非易事，我国营养学会提出目前劳动分级的参考标准：①极轻劳动：以坐、看为主的工作，如办公室工作等；②轻劳动：以站着或少量走动为主的工作，如教员、售货员等；③中等劳动：如学生的日常活动等；④重劳动：如体育运动，非机械化农业劳动等；⑤极重劳动：如非机械化的装卸、伐木、采矿、砸石等。男性包括上述 5 级，女性仅包括前 4 级。

4. 妊娠和哺乳　在这一特殊时期，热量、蛋白质、维生素、钙和铁等均应适当提高供给量。

5. 因气候等条件造成的营养素消耗量的差值也应作为供给量的调整因素。如长期处在寒冷环境中，产热增加，应提供更多热量；而在酷暑气候下，因大量出汗，丢失氮、钠、钾和钙等，应适当补充。

6. 体型、身高、体重、生理特点及食物成分也是影响人体营养需要量的重要因素。

世界卫生组织（WHO）、国际粮农组织（FAO）和国际营养科学会（IUNS）等很多国际机构进行了有关 RDA 的大量工作。我国营养学会结合国际经验及我国特点，于 1988 年 10 月修订了我国人民各年龄组每天营养素供给量标准。

二、能量

适宜的能量是保持人体正常的生命活动和从事体力劳动的基本条件之一。能量的主要来源是3大产热营养素:糖类、脂肪和蛋白质。其中,蛋白质供能应占总热量的10%~15%,糖类占65%~75%,其余由脂肪供能,脂肪供能比例不宜超过30%。RDA中能量标准的制定是根据不同体力劳动的强度而设置的各年龄段各不同人群的平均能量需要。其目的对于成人而言是为了维持其理想体重,避免能量过剩或不足。对于儿童、青少年,则要保证其正常的生长、发育的需要。对于孕妇和乳母,则要增加保证胎儿正常发育及母亲分泌乳汁所需能量部分。

三、蛋白质

各国提出的供给量标准并不统一。蛋白质的供给量标准是适当且平衡,而非越多越好。我国现行标准为:成年人(不分男女)蛋白质需要量为19g/(kg·d)。由于我国人民膳食以植物蛋白为主,必需氨基酸含量低于动物蛋白,生物价值低,消化率差。故我国RDA中蛋白质标准定在1.0~1.2g/(kg·d),这较FAO/WHO/UNU报道中,针对优质蛋白所定的0.75g/(kg·d)的推荐量相比偏高。1岁以内婴儿蛋白质供给量为2~4g/(kg·d),其中以母乳喂养者为2g/(kg·d),以牛乳喂养者为3.5g/(kg·d),混合喂养者为4g/(kg·d)。蛋白质产热应占总能量的10%~15%,而儿童、青少年为12%~14%,这是为了保证蛋白质摄入充足。蛋白质的推荐量同时与下列因素有关。

1. 能量摄入　能量摄入充足,可保证蛋白质在体内充分而合理利用。能量不足会导致一些蛋白质因用于产热而被消耗,不能用于体内蛋白质合成。

2. 食物蛋白质的氨基酸组成　食物蛋白质中含必需氨基酸(EAA)和非必需氨基酸(NEAA)。由于EAA不能在体内合成,故必须由膳食供给。缬氨酸、亮氨酸、异亮氨酸、苏氨酸、苯丙氨酸、色氨酸、甲硫氨酸和赖氨酸是成人的EAA;对于婴儿,尚需增加组氨酸。而各种非必需氨基酸亦不能完全缺乏。某种氨基酸摄入不足,会使其成为限制蛋白质合成的因素。FAO/WHO/UNU提出了4个年龄段人群的EAA需要量的估计值,见表3-8。

表3-8　EAA需要量[mg/(kg·d)]

EAA	婴儿(3~4个月)		学龄前儿童(2岁)		学龄儿童(2~12岁)		成人	
	需要量	构成比*(%)	需要量	构成比*(%)	需要量	构成比*(%)	需要量	构成比*(%)
组氨酸	23	1.4	?		?		?	
异亮氨酸	70	4.1	31	2.5	30	7.5	10	2.8
亮氨酸	161	9.5	73	5.8	45	11.3	14	4.0
赖氨酸	103	6.0	64	5.1	60	15.0	12	3.4
钾硫氨酸	58	3.4	27	2.2	27	6.8	13	3.7
苯丙氨酸	125	7.4	69	5.5	27	6.8	14	4.0
苏氨酸	87	5.1	37	3.0	35	8.8	7	2.0
色氨酸	17	1.0	12.5	1.0	4	1.0	3.5	1.0
缬氨酸	93	5.5	38	3.0	33	8.3	10	2.8

膳食蛋白质的来源主要有动物性蛋白质（如肉、鱼、奶、蛋等）及植物性蛋白质（如谷类、豆类、干果等）。不同种类食物中蛋白质的生物价值不同。现国际上多采用氨基酸评分（AAS）来作为蛋白质营养价值的评定指标。用公式表示为：

$$AAS=\frac{\text{被测 Ig 蛋白质中某些必须按计算的含量(mg)}}{\text{理想模式中 Ig 蛋白质中该种必须氨基酸的含量(mg)}}$$

AAS 的值越接近 100，表明该食物的氨基酸组成越接近人体需要。通过 AAS，可发现低于理想模式的某些氨基酸，即所谓“限制氨基酸”。其中，比值最低的被称作“第一限制氨基酸”。这就对于应该补充或在食物中强化什么种类的氨基酸非常清楚。同时可将不同食物搭配，以发挥蛋白质的互补作用。

蛋白质在体内不断发生转化，一方面不断消耗，另一方面不断重新合成。消耗的蛋白质要不断地由摄入的食物中得以补充。另外，还有极少量的蛋白质来源于机体脱落的黏膜细胞或内皮细胞等。体内不可避免的氮损失及形成新的组织所需的氮量之和即为人体对氮的最低生理需要量。在疾病/创伤状态下，氮的需要量随损伤程度的不同而有所增加。表 3－9 列出的是临床状态下建议的氮的需要量。

表 3－9　各种临床状态下氮需要量

临床状态	氮的需要量(g/d)
1. 无并发症时术前术后营养支持，炎性肠道疾病（IBD）稳定期，长期完全肠外营养（TPN）	8～20
2. 肿瘤、创伤营养不良时的术前术后营养支持	12～15
3. 严重感染，多发性创伤，＞50% 体表面积烧伤	18～20

四、脂肪

脂肪的主要生理功能在于提供能量，构成身体组织，供给必需脂肪酸并携带脂溶性维生素等。脂肪的食物来源包括动物性脂肪（如猪油、牛脂、肥肉、奶类及蛋类等）和植物性脂肪（如大豆油、花生油、大豆、花生、芝麻、瓜子仁、核桃等）。儿童、青少年和成人（不分性别）脂肪供能应占总能量的 20%～25%，不宜超过 30%。对于体力活动很强，每天热量需要在 16 736kJ（4000kcal）以上者，可适当提高脂肪供能比例。其中，亚油酸提供能量占总能量的 1%～2% 时，即可满足人体需要。饱和脂肪酸（S）、单不饱和脂肪酸（M）和多不饱和脂肪酸（P）比例保持 1∶1∶1 较为合理。

五、糖类

中国人的膳食以谷类为主，糖类是主要的供能物质，通常提供 60%～70% 的能量。对于能量消耗大的人，此比例可提高到 70%～80% 或 80% 以上。糖类的主要来源为植物性食物，如米、面、水果、根茎类食物以及蜂蜜等。而在动物性食物中糖类的含量很低。

六、膳食纤维

膳食纤维是指不能为人体的消化酶所水解的残存的植物细胞骨架，以及不能为人类消化道内源性分泌液水解的木质素和多糖的总和。它包括可溶性纤维，如果胶、树胶和植物多糖等，以及非溶性纤维，如纤维素、木质素和半纤维素等。

膳食纤维和多种疾病的发生有关，包括便秘、痔疮、肠激惹综合征、结肠憩室病、结肠癌、糖尿病、肥胖症和高脂血症等。膳食纤维的主要作用包括在盲肠的发酵作用，促进肠道有利菌群的繁殖，增加粪便体积，降低胆固醇以及与多种化学成分结合并促进其排出。另外，可溶性膳食纤维有降低血糖的作用。

鉴于膳食纤维的重要作用，它正日益引起人们的研究兴趣。很多国家制定了膳食纤维的推荐供给量标准。美国营养学会正式推荐每天应通过多种食物的摄入以提供20～35g膳食纤维。2岁以前的儿童，主要从蔬菜、水果和谷类中摄入一定量的膳食纤维；>2岁的儿童，应逐步增加膳食纤维的摄入量。加拿大营养学会强调人们通过多种来源的复合糖类来增加膳食纤维的摄入。澳大利亚营养学会建议成人将膳食纤维的摄入量增至每天25～30g。目前，我国营养学界尚无统一的膳食纤维推荐量标准。刘存英等用AACC法调查了上百例次后，提出普通膳食纤维含量为每天10～20g，高膳食纤维含量为每天40～50g是切合实际并可行的。由于不同的膳食纤维存在于不同的食物中，不同的膳食纤维又具有不同的作用。必须通过摄入多种食物来增加膳食纤维的量，才能更好地满足机体的需要。

七、维生素

1. 维生素A(视黄醇)　中国营养学会制定的每天营养素供给量表中，维生素A采用了“视黄醇当量(RE)”作为单位，以微克(μg)计算。由于维生素A的来源包括动物性食物所提供的视黄醇及植物性食物所提供的β-胡萝卜素，其中1μg视黄醇=1μg视黄醇当量；而β-胡萝卜素在人体内吸收率为摄入量的1/3，吸收后在体内转变为视黄醇的转换率为吸收量的1/2，故1μg β-胡萝卜素仅相当于1/3×1/2=1/6μg(即0.167μg的视黄醇)。所以，将上述关系用公式表示即为：

1μg视黄醇=1μg视黄醇当量

1μgβ-胡萝卜素=1/6μg视黄醇当量

我国推荐的维生素A量成人为每天800μg视黄醇当量，孕妇为每天1000μg视黄醇当量，乳母则为每天1200μg视黄醇当量。富含维生素A的食物包括动物肝脏、河蟹、鸡蛋黄、牡蛎、奶油及鱼肝油等；富含胡萝卜素的食物包括各类蔬菜(如胡萝卜、韭菜、菠菜、雪里蕻)及某些水果(如芒果)等。

2. 维生素D　其来源主要是人体皮肤下的7-脱氢胆固醇经日光的紫外线照射转变为维生素D(即内源性途径)。因为常用食物中维生素D含量并不丰富，所以多做户外活动，常晒太阳是维生素D的最安全、经济而可靠的来源。维生素D的外源性途径主要来自动物性食品，如动物肝脏、蛋黄和鱼肝油等，但量很少。国际上维生素D的供给量为400U，合成纤维素D_3(胆钙化醇)为10μg。而对婴幼儿、孕妇、乳母等可适量增加供应量。另外，在一些疾病状态下，应增加维生素D的供给。

3. 维生素E(生育酚)　由于α-生育酚的生理活性最高，故通常用其代表维生素E，供给量标准为每天10～12mg。因其广泛存在于自然界中，而且富含多不饱和脂肪酸的植物油中维生素E含量亦高，故一般情况下不致缺乏。

4. 维生素C、维生素B_1、维生素B_2 维生素C(抗坏血酸)的供给量各国标准极不统一，每天30~75mg。我国13岁以上人群推荐量为每天60mg。富含维生素C的主要为各类新鲜蔬菜和水果等，以绿色蔬菜和柑橘类含量最多。柿叶的维生素含量极为丰富，可达2000mg/100g，是维生素C的极好来源。

维生素B_1(硫胺类)和维生素B_2(核黄素)与能量代谢有关，且和热量需要成正比。按照每4.184MJ(即每1000kcal)表示，成人维生素B_1和维生素B_2供给量均为0.5mg，儿童则均为0.6mg。

八、矿物质和微量元素

1. 钙 钙的供给量应为生理需要量除以食物中钙的平均吸收率(一般为20%~30%)所得的值。1989年修订的RDA将成年人、老年前期和老年人的每天钙供给量由600mg提高到800mg，这主要是考虑到我国人民膳食中钙的吸收水平较低。孕妇的每天推荐量为1000~1500mg，乳母为每天1500mg。钙的良好来源主要有奶、奶制品、豆类及部分蔬菜等。

影响钙吸收的因素主要是蔬菜中的草酸含量。草酸可与钙形成不能被溶解和吸收的草酸钙而使钙的吸收率降低。另外，膳食中钙、磷含量不合理，维生素D不足，纤维食入过多等均可使钙的吸收下降。近来研究发现，人体(特别是女性)在40岁或更早即可发现骨骼中钙质的损失，使发生骨质疏松的危险性增加，故有学者提出，女性应终身补钙。

2. 铁 目前，我国规定成年及老年男性每天铁供给量为12mg；少女为每天20mg；成年女性为每天18mg；孕妇和乳母为每天28mg。铁广泛存在于各类食物中，但吸收率较低，其中血红蛋白型铁为23%左右，而非血红蛋白型铁或离子铁仅为3%~8%。我国膳食中铁的吸收率约为10%。膳食中铁的良好来源包括动物肝脏、全血、肉类及某些蔬菜中。

九、水分

水分占成人体重的50%~70%，分布于细胞内液、细胞间质、血浆、去脂组织和脂肪中。保持水分摄入与排出的平衡是维持内环境稳定的根本条件。体内水分的摄入包括饮水及食物中所含水分。而每克蛋白质、脂肪和糖类在体内代谢过程中也分别产生0.41g、1.07g和0.55g的水分。水分的排出包括从尿液、粪便、肺和皮肤蒸发等排出的水分。摄入量与排出量应保持平衡。

成年人每天需水量可因气温、活动量及各种疾病状态而不同。一般为安全计，每天每千克体重供给40mg水为宜。水代谢与无机盐代谢密切相关。水代谢紊乱可导致脱水及电解质代谢紊乱。肾脏排水功能障碍或抗利尿激素(ADH)分泌增加时，易致水中毒，如不及时纠正可致命。

总之，人类的健康，不仅仅指没有疾病的存在，而且包括具有良好的工作、生活和精神心理状态，以及具备对外界环境的适应能力和长寿等。合理的营养是人们达到健康目标的最重要的物质基础。而平衡膳食以提供充足而合理的营养素是实现合理营养的根本途径。

第四章　营养诊断的定义及分类

第一节　营养诊断的定义

营养诊断是指营养医师根据患者由于膳食、疾病等原因而引起的营养不良或潜在营养风险而进行的诊断。

营养不良(malnutrition)是指能量、蛋白质和(或)其他营养素缺乏或过剩(或失衡)的营养状况，可对人体的形态(体型、体格大小和人体组成)、机体功能和临床结局产生可以观察到的不良反应。因此，营养不良是个广义的定义，不仅包括蛋白质－能量的营养不良(营养不足或营养过剩)，也包括其他营养素(如维生素或微量元素)的失衡。欧洲肠外肠内营养学会对营养不良的定义为“营养不良是因为营养物质摄入或吸收缺乏导致机体组成成分发生改变，引起身体和精神功能减退，疾病的临床结局受影响”。美国肠外肠内营养学会则将营养不良定义为“一种急性、亚急性或慢性的不同程度营养过剩或营养不足状态，伴或不伴炎性活动，导致机体成分变化和功能减退”。随着营养不良在特殊人群中发病率逐渐增高、疾病诊断的理念不断更新，ESPEN 在 2015 年初更新了营养不良的筛查方法、制定了营养不良的诊断标准，并规范相关学术用语的使用。

1. 由于急、慢性疾病与营养不良的发病密切相关，因此所有患者均应进行营养不良的筛查。常用的营养评价量表包括 NRS－2002、MNA－SF、MUST 等。经筛查，高风险的患者应进行确诊试验。

2. 常用的营养状态评价指标　包括：人体形态测量学指标(比如小腿围、皮下褶皱厚度等)去脂体重(FFM)以及脂肪量(FM)、体重下降程度，以及是否存在引起厌食症的其他原因(如疾病、药物和年龄等)、生化指标(清蛋白、炎症因子等)。经过专家投票与决议，体重、BMI、去脂体重指数(FFMI)将作为营养不良的诊断指标。

3. 英国肠外肠内营养学会(BAPEN)则推荐营养不良的诊断标准如下。

诊断方法 1：BMI $<18.5kg/m^2$。

诊断方法 2：近 3～6 个月非意向性体重下降 $>10\%$，或 BMI $<20kg/m^2$ 且近 3～6 个月非意向性体重下降 $>5\%$。

第二节 营养诊断的分类

一、病因分类

1. 营养缺乏(nutritional deficiency)

(1)原发性营养缺乏病:又称膳食性营养缺乏病,主要原因包括食品种类供应不足、不良饮食习惯、食品加工过于精细或烹调方法不合理。

(2)继发性营养缺乏病:又称条件性营养缺乏病,主要原因包括食物摄取功能障碍、营养素吸收障碍、营养素代谢及利用障碍,某些生理因素或体力活动所需营养增加。

2. 营养过剩(overnutrition) 指由于能量摄入大于消耗所造成的超重、肥胖。

二、临床分类

1. 营养不足(undernutrition) 包括短期内营养素摄入不足,体内营养素储备下降,但功能和形态正常;营养素持续摄入不足将发生隐性营养缺乏病,功能和形态已发生异常变化,但尚未形成明显的营养缺乏症;进一步恶化就导致临床营养缺乏症的发生,功能和形态受损。

2. 营养过剩 超过机体代谢负荷,造成机体一系列代谢改变。

3. 营养正常(eutrophy) 营养素摄入合适,体内营养素储备与需要量相适应,机体组织的功能和形态正常。

三、营养不良的类型和临床表现

严格来说,任何一种营养素的失衡均可称营养不良,包括营养过剩和营养不足。目前外科住院患者的营养不良(malnutrition)通常指的是蛋白质热量营养不良(protein energy malnutrition, PEM)。临床上将PEM分为以下三种类型:

1. 成人干瘦型或单纯饥饿型营养不良(adult marasmus) 该型的主要原因为热量摄入不足,常见于慢性疾病或长期饥饿的患者,临床表现为严重的脂肪和肌肉消耗,营养评定可见皮褶厚度和上臂围减少,躯体和内脏肌肉量减少,血浆清蛋白可显著降低,但免疫力、伤口愈合能力和短期应激能力尚完好,患者的精神及食欲尚好。发生于婴幼儿者则生长发育延缓。

2. 低蛋白血症型或急性内脏蛋白消耗型(Kwashiorkor) 该型常见于长期蛋白质摄入不足或创伤和感染等应激状态下。与marasmus型不同,该型伴有明显的生化指标异常,主要为血浆清蛋白值明显下降和淋巴计数下降。患者脂肪储备和肌肉块可在正常范围,因而一些人体测量指标仍正常,但内脏蛋白质迅速下降,毛发易拔脱,水肿及伤口愈合延迟。对此型患者若不采用有效的营养支持,可因免疫力受损,导致革兰阴性菌败血症或严重真菌感染。

3. 混合型营养不良(mixed marasmus and viseral malnutrition) 该型为最严重的一类

营养不良，是由于蛋白质和热量的摄入均不足所致。常见于晚期肿瘤患者和消化道瘘等患者。这类患者因原本能量储备少，在应激状态下，体蛋白急剧消耗，极易发生感染和伤口不愈等并发症，病情危重，死亡率高。鉴于一些营养评定指标受非营养性因素的影响，要确定患者是否存在 PEM 有时并非易事。为此，根据病史、用药及治疗情况等筛选重点监测对象是必要的。易导致 PEM 的高危人：①体重严重丧失：如低于理想体重 10% 以上，6 个月内体重改变超过 10%；②高代谢状态：如高热、大面积烧伤、败血症、外科大手术、骨折及恶性肿瘤等；③营养素丢失增加：如肠瘘、开放性创伤、慢性失血、溃疡渗出、腹泻及呕吐等；④慢性消耗性疾病：如糖尿病、心血管疾病、慢性肺病、肝病、肾病、风湿病等；⑤胃肠道疾患或手术：如吸收不良、短肠综合征、胃肠道瘘、胰腺炎等；⑥使用某些药物或治疗：如放疗、化疗等。

第五章　营养风险筛查和营养评价

第一节　营养风险筛查

在目前的临床实际工作中，“营养筛查－营养评定－营养干预”是营养支持疗法的基本步骤。尽管多年来的文献中常提及“营养风险”这个名词，但直到2002年，欧洲肠内肠外营养学会（European Society of Parenteral and Enteral Nutrition，ESPEN）以Kondrup为首的专家组在128个随机对照临床研究（randomized controlled clinical trials，RCT）的基础上，明确“营养风险”的定义为“现存的或潜在的与营养因素相关的导致患者出现不利临床结局的风险”。应特别强调的是，所谓“营养风险（nutritional risk）”并不是指“发生营养不良的风险（the risk of malnutrition）”。营养风险概念的一个重要特征是“营养风险与临床结局（outcome）密切相关”。只有改善临床结局才能使患者真正受益，即改善临床结局是临床营养支持的终点（endpoint）。这里的临床结局包括并发症、住院时间和住院费用等。营养风险筛查（nutritional risk screening，NRS）是指由临床医生、护士、营养医生等进行的一种决定对患者是否需要制定和实施营养支持计划的快速、简便的筛查方法。目前欧洲临床营养和代谢学会（The European Society for Clinical Nutrition and Metabolism，ESPEN）指南（2003）和中华医学会肠外肠内营养分会（Chinese Society for Parenteral and Enteral Nutrition，CSPEN）指南（2008）均推荐营养风险筛查2002（nutritional risk screening2002，NRS2002）作为是否需要营养支持疗法的筛查工具。美国肠外肠内营养学会（American Society for Parenteral and Enteral Nutrition，ASPEN）指南（2011）更明确了成年患者的营养支持疗法应按照“营养筛查－营养评定－营养干预”3个基本步骤进行。2017年，国家人力资源与社会保障部《国家基本医疗保险、工伤保险和生育保险药品目录》提出：参保人员使用西药部分第234～247号“胃肠外营养液”、第262号“丙氨酰谷氨酰胺注射液”、第1257号“肠内营养剂”，需经“营养风险筛查明确具有营养风险时方可按规定支付费用”。说明我们政府部门已经意识到当前在疾病营养治疗的过程中存在营养治疗不足和营养制剂滥用的问题，以改善患者临床结局、患者受益为出发点，采用“营养风险”为医保支付的基础条件。

一、营养风险筛查概念

目前推荐采用营养风险筛查并结合临床，来判断是否有营养支持适应证。

现在常用的筛查工具营养风险筛查(NRS－2002)，是根据正式发表的128个随机对照临床研究(RCT)的证据汇总分析后发展出来的，是国际上第一个有循证医学基础的营养风险筛查工具。营养风险筛查(NRS－2002)的评分有三方面的来源：①疾病(包括手术)评分；②营养状况受损评分；③年龄评分。

中华医学会肠外肠内营养学分会(CSPEN)目前推荐应用营养风险筛查。当确定存在营养风险时(NRS评分≥3分)，应结合临床，为患者制订基于个体化原则的营养支持计划。

二、营养风险筛查

NRS－2002是欧洲肠外肠内营养学会(ESPEN)推荐使用的住院患者营养风险筛查方法。它是在对128个随机对照研究(RCT)(共计8944例研究对象)进行系统分析的基础上确定评分标准，具有高强度的循证医学基础，且简单易行，无创，无医疗耗费。

NRS总评分包括三个部分的总和，即疾病严重程度评分＋营养状态评分＋年龄评分(若70岁以上加1分)。

1. 营养状况的评分

(1)0分：正常营养状态。

(2)轻度(1分)：3个月内体重丢失＞5%或食物摄入为正常需要量的50%～75%。

(3)中度(2分)：2个月内体重丢失＞5%或前1周食物摄入为正常需要量的25%～50%。

(4)重度(3分)：1个月内体重丢失＞5%(3个月内体重下降＞15%)或BMI＜18.5或者前1周食物摄入为正常需要量的0～25%。

注：3项问题任一个符合就按照其分值，几项都按照高分值为准。

2. 疾病严重程度的评分

(1)1分：一般恶性肿瘤、髋骨骨折、长期血液透析、糖尿病、慢性疾病(如肝硬化、慢性阻塞性肺病)等。慢性疾病患者因出现并发症而住院治疗。患者虚弱但不需卧床。蛋白质需要量略有增加，但可以通过口服补充来弥补。

(2)2分：血液恶性肿瘤、重度肺炎、腹部大手术、脑卒中等。患者需要卧床，如腹部大手术后，蛋白质需要量相应增加，但大多数患者仍可以通过肠外或肠内营养支持得到恢复。

(3)3分：颅脑损伤、骨髓移植、重症监护患者(APACHEⅡ＞10)等。患者在重症监护病房中靠机械通气支持，蛋白质需要量增加而且不能被肠外或肠内营养支持所弥补，但是通过肠外或肠内营养支持可使蛋白质分解和氮丢失明显减少。

3. 年龄评分　年龄≥70岁为1分，年龄＜70岁为0分。

4. 评分结果与营养风险的关系

(1)总评分≥3(或胸腔积液、腹腔积液、水肿且人血清蛋白＜35g/L者)表明患者有营养不良或有营养风险，即应该使用营养支持。

(2)总评分＜3分：每周复查营养评定。以后复查的结果如果≥3分，即进入营养支持程序。

(3)如患者计划进行腹部大手术，就在首次评定时按照新的分值(2分)评分，并最终按新总评分决定是否需要营养支持(≥3分)。

第二节　营养评价

一、概述

营养评价是通过膳食调查、人体测量、临床检查、实验室检查、人体组成测定及多项综合营养评价方法等手段，判定机体营养状况，确定营养不良的类型和程度，估计营养不良所致的危险性，并监测营养支持的疗效。营养评价是临床营养治疗的基础，营养评价是一个严谨的过程，包括获取饮食史、病史、目前临床状况、人体测量数据、实验室数据、物理评估、机体生理功能及活动能力，以评定机体的营养状况，为制订营养干预提供依据。然而，准确的营养状况评价往往十分困难，现有的各种营养评价方法及手段均存在一定的局限性。现将临床上常用的各种营养评价方法加以介绍。

二、膳食调查

营养调查是运用各种手段准确了解某人群或特定个体各种营养指标的水平，以判断其当前的营养和健康状况，是公共营养的基本方法和内容，而膳食调查是营养调查的重要组成部分。

膳食调查是了解被调查对象在一定时间内通过膳食摄取的能量、各种营养素的数量和质量，据此来评价被调查对象能量和营养素需求获得满足的程度。膳食调查方法有称重法、记账法、膳食回顾法、化学分析法和食物频率法等。

1. 称重法　可用于个人、家庭或集体单位。该方法细致准确，但比较耗费人力、物力，一般可调查 3 ~ 7 天。如果被调查对象在年龄、性别、劳动强度上差别较大，则必须折算成相应“标准人（指轻体力劳动的 60kg 成年男子）”的每人每日各种食物的摄入量。

2. 记账法　适用于有详细账目的集体单位，过程相对简单，节省人力、物力。一般可统计 1 个月，一年四季各进行一次。如果被调查对象在年龄、性别、劳动强度上差别较大时，与称重法一样，也要折算成“标准人”每人每日各种食物的摄入量。

3. 膳食回顾法　又称膳食询问法，对被调查者连续 3 天（一般由最后一餐向前推 24 小时）的各种主、副食摄入情况进行回顾调查。由于工作日和休息日的膳食常常有很大差异，因此，3 天 24 小时回顾法通常选择 2 个工作日和 1 个休息日。成人对 24 小时内所摄取的食物有较好的回忆，一般认为 24 小时膳食的回顾调查最易取得可靠资料，简称 24h 回顾法。该方法简便易行，但所得资料比较粗略，有时需借助食物模具或食物图谱来提高其准确性。

4. 化学分析法　通过实验室化学分析方法来测定被调查者一日膳食中所摄入食物的营养素含量，该方法准确，但比较耗费人力。

5. 食物频率法　可快速得到平时各种食物摄入的种类和数量，反映长期膳食行为，其结果可作为研究慢性病与膳食模式关系的依据，也可供膳食咨询指导之用。

三、人体组成研究

人体组成的研究可采用五水平模式，即将人体分为原子水平、分子水平、细胞水平、组织－系统水平和整体水平，以下分别加以阐述。

（一）原子水平

其将物质的人还原为若干元素，包括氧、氢、碳、氮、钙等。测量手段包括在活体用中子激活分析法（NAA）等。对该层次元素的分析，可在一定程度上评估其他水平，直至总体的状况，如总体钙（TBC）水平可反映总体骨质状况，而氮平衡（NB）则在一定程度上反映机体蛋白质平衡状况等。

（二）分子水平

包括构成体重的主要分子成分，如水、蛋白质、糖原、脂肪和矿物质（包括骨性的和非骨性的）等。其中，总体水（TBW）和骨性矿物质可直接测定；而脂肪、蛋白质、糖原和非骨性的矿物质虽不能直接测定，但可经间接方法评估。例如，总体蛋白质（TBP）可由总体氮换算得出（蛋白质平均含氮16%）。

（三）细胞水平

包括三部分：细胞、细胞外液体（ECF）和细胞外固体（ECS）。目前，尚缺乏测定整体细胞群的直接的和特异性的方法，现有的测定方法是由 Moore 等发展起来的。细胞群被认为由两部分构成：脂肪和非脂细胞群。非脂细胞群即为 Moore 等所指的“体细胞群”（BMC）。可用总体钾或可交换钾进行测定。

（四）组织－系统水平

由主要的组织和器官组成。在这一水平，体重的组成可由下面的公式组成，即体重＝脂肪组织＋骨骼肌＋骨髓＋内脏器官等。

脂肪组织是人体的主要贮能场所，主要分布于皮下和内脏周围。相对于女性、年轻人和消瘦患者，男性、老年人和肥胖患者的脂肪分布主要在内脏部分。健康成人脂肪组织的化学成分由 3 部分构成：80% 的脂肪、18% 的水和 2% 的蛋白质。

骨骼肌包括肌肉组织、神经、肌腱和间质的脂质组织，是去脂组织中比例最大的部分，约占健康成人体重的 50%。骨骼肌的 20% 为蛋白质，故成为体内最大的氨基酸储存库。

（五）整体水平

评定方法包括人体测量，如身高、体重、体态（体型）、皮褶厚度测定、臂围、臂肌围等；还包括主要的人体组成测定方法，如总体密度、容量和生物电阻抗的测定等。

（六）人体组成的测定方法

最早采用尸体解剖分离脂肪组织称重的方法测量人体组成，直到 1942 年才根据阿基米德原理利用水下称重法推算体密度来计算人体脂肪含量。随后几十年，以此为经典方法（金标准法）相继研究了许多方法，如放射性核素稀释法、总体钾法、中子活化法、光子吸收法（单、双光子）、电子计算机断层摄影法（CT）、超声波法、双能 X 线吸收法、磁共振法（MRI）及生物电阻抗分析法等。其中，生物电阻抗分析法是 20 世纪 80 年代末发展起来的一项新技术，它具有快速、简捷、成本低廉、无创和安全等特点，适用于成人和儿童的测量，有广阔的应用前景。

蛋白质、脂质、糖类、无机盐和水构成机体的基本化学成分。由于中性脂肪并不结合水和电解质，假设人体去脂体质（FFM）或瘦体群（lean body mass，LBM）的组成是恒定的，那么通过分析其中一种组成（如水、钾或钠）的量可估计 FFM 的多少，然后用体重减去 FFM 的重量即为体脂（BF）。因此，机体的组成按照二元件模型可分为 BF 和 FFM 两部分。FFM 可再分为体细胞群（BCM）和细胞外群（ECM）。BF 是机体储备能量的主要组织，约占体重的 25%，其主要成分是脂肪。脂肪中仅有 1.0kg 脂肪为生命活动所必需，其余可在需要时被动员用于能量消耗。BCM 是能够利用氧进行代谢活动的组织，约占人体总重量的 40%。ECM 主要是细胞外支持组织，用于支持细胞的功能和活动，约占人体重量的 35%。在人体组成分析中，显然 FFM 较 BF 在生命活动和机体代谢方面更具有重要作用。测定人体组成及其变化比单纯体重指数更能客观反映患者实际的营养状况。临床上常用的有生物电阻抗法、双能 X 线吸收法、放射性核素稀释法和迟发性中子激活分析法。

1. 生物电阻抗法　电阻抗法（BrA）是近年来广泛用于机体组成测定的新方法，具有可床边进行，操作简便、快捷、安全、无创等优点。它的原理是利用不同生物组织对电流导电的差异性，低频电流主要通过细胞外液传导，高频电流可以穿透细胞膜，同时通过细胞内液和细胞外液，推测组织各部分的含量。临床上用的人体成分分析仪可自动分析测试数据后，以图表方式直观表示身体健康情况。通过对人体内环境状态的检测，对健康人群尤其老年人、儿童、飞行员等特殊人群进行健康状况评估；肥胖、2 型糖尿病、肿瘤、肾脏透析等患者群连续监测体内各种成分变化，为其治疗方案以及膳食运动计划的制订提供科学依据。数据分析程序主要得出以下参数：身体水分总量（total body water，TBW）、细胞内液（intra - cellular fluid，ICF）、细胞外液（extra - cellular fluid，ECF）、脂肪百分比[percent of body fat（%），PBF]、体脂含量[mass of body fat（kg），MBF]、瘦体重[lean body mass（kg），LBM]、体重指数[body mass index（kg/m^2），BMI]、肥胖率[FATNESS（%）]、标准体重[STD Weight（kg）]、健康评估（fitness score）、身体质量指数（body mass index，BMI）等（不同品牌仪器，参数项目略有差异）。

人体成分分析用于机体营养状况的评价：机体内细胞内液、细胞外液、蛋白质、脂肪以及矿物质的含量是否正常。身体总水分分析、细胞内液和细胞外液比例等指标可用于发现肾病、透析、高血压、循环系统疾病、心脏病、全身或局部水肿、营养不良患者是否存在水分不均衡现象。

蛋白质总量：蛋白质大量存在于肌肉细胞内，它反映被检者的营养状态、机体的发育和健康程度。骨总量：即矿物质总量，指骨骼的重量，其与体重做比较可测出骨质疏松，矿物质偏低者需做骨密度的检测。脂肪总量：脂肪可用于诊断肥胖症和成人病的分析。通过人体成分的测试亦可了解儿童肌肉发育的类型、四肢匀称的程度：肌肉形态是根据体重和肌肉的多少做出体质分类表。肌肉量偏少属于低肌肉型，肥胖的人较多；低肌肉型的人，不论体重是否超重，大多都患有肥胖症。上下的匀称程度反映上、下肢发达程度。上肢欠发达反映缺乏运动，下肢虚弱反映肌肉萎缩。整体均衡则为正常人群特征。具体参数意义如下。

（1）身高：受试者赤足正常站立时身体的高度，由受试者输入。

（2）体重：受试者直立仅着内衣或薄的运动服测试的身体重量。

（3）脂肪百分比[percent of body fat（%），PBF]：脂肪重量占身体总体重的百分比。正常范围：男性15%～20%，女性20%～30%。

（4）体脂含量[mass of body fat（kg），MBF]：身体脂肪的千克数，身体的实际脂肪重量。

（5）瘦体重[lean body mass（kg），LBM]：身体瘦体重主要是水分、肌肉、蛋白质、骨骼矿物质和重要的器官的重量，代表体重中非脂肪部分的重量，瘦体重＝体重－体脂含量。

（6）身体水分总含量[total body water（kg），TBW]：由细胞内液及细胞外液组成，正常体内水分占体重的50%～70%。细胞内液和细胞外液比例为2∶1。肾病、高血压、循环系统疾病、心脏病、全身或局部水肿和营养不良患者都存在水分不均衡现象。

（7）体重指数[body mass index（kg/m^2），BMI]：也称体质指数，BMI＝体重（kg）÷身高$(m)^2$，国际上测量肥胖和过度肥胖的标准与某些疾病的发病率紧密相关。研究表明，大多数个体的体重指数与身体脂肪的含量有明显的相关性，能较好地反映机体的肥胖程度。但在具体应用时还有局限性，如对肌肉很发达的运动员或有水肿的患者，体重指数值可能过高估计其肥胖程度；老年人的肌肉组织与其脂肪组织相比，肌肉组织的减少较多，计算的体重指数可能过低估计其肥胖程度。

（8）肥胖率[FATNESS（%）]：根据标准体重的百分比来判断身体肥胖的程度，FATNESS＝（实测体重－标准体重）/标准体重×100%，标准体重±10%属于正常范围。

（9）评价值（control value）：实际值与标准值之间的差异，评价值＝实际值－标准值，“＋”号表示实际测量值高于标准值，要达到标准范围需要减少的量；“－”号表示实际测量值低于标准值，要达到标准范围需要增加的量。除不建议控制瘦体重外，建议控制其他六项指标在正常范围之内。

（10）标准体重[STD Weight（kg）]：根据身高得出的标准的身体总体重（千克），是由各个国家大量的数据统计处理结果得出的。

（11）基础代谢率[basal metabolic rate（kcal/d），BMR]：每天维持基础代谢所需要的能量数。

（12）电阻抗[IMPEDANCE，（Ω）]：人体电阻值，与每个人的身体成分的量和分布有关，脂肪组织的阻抗高，瘦体重的阻抗低。

（13）蛋白质[protein，（kg）]：体内蛋白质的重量，蛋白质＝肌肉重量－身体水分含量，占总体重的14%～19%。

（14）肌肉[muscle mass，（kg）]：肌肉的重量＝瘦体重的重量－矿物质的重量。肌肉重量为细胞内液、细胞外液及蛋白质的重量和。正常范围有个体差异。

（15）矿物质[mineral，（kg）]：体内骨组织和电解质的重量。占体重的5%～6%。

（16）细胞内液[ICF，（kg）]：存在于细胞内的液体。占体重的33%～47%，占细胞总水分的2/3。

（17）细胞外液[ECF，（kg）]：存在于细胞外的液体，包括血液和细胞间液。占体重的17%～23%，占细胞总水分的1/3。

2. 双能X线吸收法（DEXA）　是测定人体骨骼无机盐、体脂、去脂组织等机体组成的常用方法，其原理是应用两种不同能量的光子横截面地透过机体某一部分，原始的光子能量以指数方式衰减，不同密度的组织其衰减光子的程度不同，记录两种不同光子能量被不同组织衰减的程度，即可计算出不同组织的含量。多用于研究机构，较少应用于临床评价。

DEXA 测定机体组成的优点：①操作简便，放射剂量少；②安全、有效，无创伤，重复性好，测量的数值精确度高；③每次可提供多种组织信息，可用于整个机体组成分析；④DEXA 不依赖于机体组织中各化学成分的固定含量，因而适合于各类患者的分析。疾病状态时，机体体液容量或化学成分可能发生变化，但不影响 DEXA 的测定结果。

3. 放射性核素稀释法　常于测定总液体容量，因为水与钾仅存在于瘦体组织，且含量相对恒定，脂肪不含水和钾，通过放射性核素稀释法总体水测定和总体钾测定可以计算总体脂肪和瘦体组织含量。

4. 迟发性中子激活分析法　能够测定氮、钠、氯、钾、钙、磷等多种原子的绝对水平，如测定总体氮可用于机体蛋白质组成分析。

四、人体测量

人体测量是应用最广泛的方法，通过无创性检查了解机体的脂肪、肌肉储备，用于判断营养不良、监测治疗、提示预后。人体测量的指标包括体重、皮褶厚度、肌围等。

1. 体重（BW）　是营养评定中最简单、直接而又可靠的指标，是历史上沿用已久并目前仍是最主要的营养评定指标。

体重的测定须保持时间、衣着、姿势等方面的一致，对住院患者应选择晨起空腹，排空大、小便后，着内衣裤测定。体重计的敏感性应 <0.5kg，测定前须先标定准确。

体重的评定指标有以下几项：

（1）现实体重占理想体重（IBW）百分比（%）=（现实体重/理想体重）×100%。

（2）体重改变：由于我国目前尚无统一的标准体重值，加之身高与体重的个体变异情况较大，故采用体重改变作指标似更合理。用公式表示为：

体重改变（%）=［通常体重（kg）－实测体重（kg）］÷通常体重（kg）×100%

应将体重变化的幅度与速度结合起来考虑，其评价标准见表 5－1。

表 5－1　体重变化的评定标准

时间	中度体重丧失	重度体重丧失
1周	1%～2%	>2%
1个月	5%	>5%
3个月	7.5%	>7.5%
6个月	10%	>10%

（3）体重指数（BMI）：被公认为反映蛋白质热量营养不良以及肥胖症的可靠指标，BMI 可以对不同性别、年龄人群进行比较。BMI = 体重（kg）/身高^2（m^2）。

目前国际上推荐的界限为：正常值为 20～25kg/m^2；18.5～20kg/m^2 为潜在的营养不良；<18.5kg/m^2，为营养不良；25～30kg/m^2 为超重；>30kg/m^2 为肥胖。BMI <

$20kg/m^2$ 与疾病死亡率和临床结局相关。老年人由于骨质疏松体重减轻，BMI 的标准范围可以上调至 $22kg/m^2$，即 BMI < $22kg/m^2$ 即与临床结局相关。

2. 皮褶厚度　皮下脂肪含量约占全身脂肪总量的50%，通过皮下脂肪含量的测定可推算体脂总量，并间接反映热能的变化。

(1)三头肌皮褶厚度(TSF)：被测者上臂自然下垂，取左(或右)上臂背侧肩胛骨肩峰至尺骨鹰嘴连线中点，于该点上方2cm处，测定者以左手拇指与食指将皮肤连同皮下脂肪捏起呈皱褶，捏起处两边的皮肤需对称。然后，用压力为 $10g/mm^2$ 的皮褶厚度计测定。应在夹住后3秒内读数，测定时间延长可使被测点皮下脂肪被压缩，引起人为误差。连续测定3次后取其平均值。为减少误差，应固定测定者和皮褶计。

结果判定：TSF 正常参考值男性为 11.3 ~ 13.7mm；女性 14.9 ~ 18.1mm。实测值相当于正常值的90%以上为正常；于80% ~90%为轻度营养不良；于60% ~80%为中度营养不良；<60%为重度营养不良。

(2)肩胛下皮褶厚度：被测者上臂自然下垂，取左(或右)肩胛骨下角约2cm处，测定方法同TSF。

结果判定：以肩胛下皮褶厚度与TSF之和来判定。正常参考值男性为10 ~40mm，女性为20 ~50mm；男性 >40mm，女性 >50mm 者为肥胖；男性 <10mm，女性 <20mm 者为消瘦。

(3)髋部与腹部皮褶厚度：髋部取左侧腋中线与髂脊交叉点；腹部取脐右侧1cm处。测定方法同TSF。

3. 上臂围与上臂肌围

(1)上臂围(AC)：被测者上臂自然下垂，取上臂中点，用软尺测量。软尺误差不得 >0.1cm。结果判定：AC的正常参考值见表5-2。

表5-2　我国北方地区成人上臂围正常参考值

性别	年龄(岁)	例数	上臂围(cm)	变异系数
男	18 ~25	1902	25.9 ±2.09	0.08
	26 ~45	1676	27.1 ±2.51	0.09
	46 ~	674	26.4 ±3.05	0.12
女	18 ~25	1330	24.5 ±2.08	0.08
	26 ~45	1079	25.6 ±2.63	0.10
	46 ~	649	25.6 ±3.32	0.13

(2)上臂肌围(AMC)：可间接反映体内蛋白质储存水平，它与人血清蛋白水平相关。有研究发现，当人血清蛋白值 <28g/L 时，87%的患者出现AMC值的减小。

AMC可由AC值换算求得，即：

$$AMC(cm) = AC(cm) - 3.14 \times TSF(cm)$$

结果评定：AMC的正常参考值男性为24.8cm，女性为21.0cm。实测值在正常值90%以上时为正常；占正常值80% ~90%时为轻度营养不良；占60% ~80%时，为中度营养不良；<60%时，为重度营养不良。

4. 腰围和臀围　腰围(WC)是指腰部周径的长度。目前公认腰围是衡量脂肪在腹部蓄积(即中心型肥胖)程度最简单和实用的指标。腹部脂肪增加(即腰围大于界值)是独立的危险性预测因子。

腰围和臀围的测定按 Gibson 主编《营养评价》中的方法进行。患者空腹,着内衣裤,身体直立,腹部放松,双足分开 30~40cm,测量者沿腋中线触摸最低肋骨下缘和髂嵴,将皮尺固定于最低肋骨下缘与髂嵴连线中点的水平位置,在调查对象呼气时读数,记录腰围值。

臀围测量位置为臀部的最大伸展度处,皮尺水平环绕,精确度为 0.1cm,连续测量 3 次,取其平均值。WHO 建议腰围的正常值为男性在 94cm 以内、女性在 80cm 以内。中国肥胖问题工作组建议中国成年人腰围男性 >85cm、女性 >80cm 即视为腹部脂肪蓄积,可认定为肥胖。

计算腰臀围比值(WHR)=腰围(cm)/臀围(cm)。

标准的腰臀比为男性 0.85~0.90,女性 0.75~0.80。我国建议男性 >0.9、女性 >0.8 称为中央型,也称内脏型、腹型肥胖。

根据在中国进行的 13 项大规模流行病学调查(总计 24 万成人)数据汇总分析,男性腰围≥85cm,女性腰围≥80cm 者,患高血压的危险因素是腰围低于此界值者的 3.5 倍,患糖尿病的危险约为腰围低于此界值者的 2.5 倍。

5. 握力　与机体营养状况密切相关,是反映肌肉功能十分有效的指标,而肌肉力度与机体营养状况和手术后恢复程度相关。因此,握力是机体营养状况评价中一个良好的客观测量指标,可以在整个病程过程中重复测定、随访其变化情况。握力的测定方法:先将握力计指针调到 0 位置;被测者站直,放松,胳膊自然下垂,单手持握力计,一次性用力握紧握力计(注意:在此过程中,不要将胳膊接触身体,不要晃动握力计),读数并记录。然后,被测者稍作休息,重复上述步骤,测定 2 次,结果取平均值。结果评定见表 5-3。

表 5-3　握力结果判定(单位:kg)

年龄(岁)	男性		女性	
	左手	右手	左手	右手
20~29	43.0	-43.8	26.0	27.0
30~39	43.6	45.0	27.2	27.4
40~49	41.1	42.5	26.3	26.4
50~59	36.0	36.5	21.9	23.7
>60	32.0	32.2	21.1	22.2

五、实验室检查

实验室检查可以测定蛋白质、脂肪、维生素及微量元素的营养状况和免疫功能。内容包括:营养成分的血液浓度测定;营养代谢产物的血液及尿液浓度的测定;与营养素吸收和代谢有关的各种酶的活性的测定;头发、指甲中营养素含量的测定等。

1. 血浆蛋白　血浆蛋白水平可反映机体蛋白质营养状况。最常用的指标包括人血清蛋白、转铁蛋白、甲状腺结合前清蛋白和视黄醇结合蛋白。

(1)人血清蛋白:清蛋白于肝细胞内合成,合成速度为每天120~270mg/kg。清蛋白合成后进入血流,并分布于血管的内、外空间。在正常情况下,体内总的清蛋白池为3~5g/kg,其中30%~40%分布于血管内。血管外的清蛋白储存于瘦体组织中,分布于皮肤、肌肉和内脏等。清蛋白的合成受很多因素的影响,在甲状腺功能低下、血浆皮质醇水平过高、出现肝实质性病变及生理上的应激状态下,清蛋白的合成率下降。清蛋白的半衰期为14~20天,其每天为代谢总量的6%~10%。清蛋白的主要代谢部位是肠道和血管内皮。

应注意的是,在肝肾功能不全的情况下,清蛋白不能作为营养评定指标。

(2)血清前清蛋白(PA):前清蛋白在肝脏合成,因在pH 8.6条件下电泳转移速度较清蛋白快而得名。又因为前清蛋白可与甲状腺素结合球蛋白(TBG)及视黄醇结合蛋白(RBP)结合,而转运甲状腺素及维生素A,故又名甲状腺素结合前清蛋白(TBPA)。前清蛋白的分子质量为54 980,含氮量为16.7%。每天全身代谢池分解率为33.1%~39.5%。其生物半衰期短,约为1.9天,故与转铁蛋白和视黄醇结合蛋白共称为快速转换蛋白(RTP)。

与清蛋白相比,前清蛋白的生物半衰期短,血清含量少且体库量较小,故在判断蛋白质急性改变方面较清蛋白更为敏感。在滴注清蛋白的情况下,若仍使用人血清蛋白进行营养评定,其结果可能受到影响。故宜选用前清蛋白作为评价指标。

应注意的是,在肝肾功能不全的情况下,前清蛋白不能作为营养评定指标。

(3)血清转铁蛋白(TFN):在肝脏合成,生物半衰期为8.8天,且体库较小,约为5.29g。在高蛋白摄入后,TFN的血浆浓度上升较快。TFN的测定方法除放射免疫扩散法外,还可利用TFN与总铁结合力(TIBC)的回归方程计算。

(4)血清视黄醇结合蛋白(RBP):在肝脏合成,其主要功能是运载维生素A和前清蛋白。RBP主要在肾脏代谢,其生物半衰期仅为10~12小时,故能及时反应内脏蛋白的急剧变化。但因其反应极为灵敏,即使在很小的应激反应下,其血清浓度也会有所变化。胃肠道疾病、肝脏疾病等均可引起血清RBP浓度的降低。目前RBP在临床的应用尚不多。

2. 氮平衡与净氮利用率　氮平衡(NB)是评价机体蛋白质营养状况的指标。一般食物蛋白质的氮的平均含量为16%。若氮的摄入量大于排出量,为正氮平衡;若氮的摄入量小于排出量,为负氮平衡;若摄入量与排出量相等,则维持氮的平衡状态。

氮平衡的计算要求氮的摄入量与排出量都要准确地收集和分析。氮的摄入包括经口摄入、经肠道滴注及经静脉滴注的均可测定。可采用经典的微量凯氏定氮法定量测定,亦可采用化学荧光法。

对住院患者,在一般膳食情况下,大部分氮的排出为尿素氮(UN),约占排出氮总量的80%,但若摄入不同的蛋白质量时,这一比例会有所变动。

计算公式:$B = I - (U + F + S)$

B:氮平衡;I:摄入氮;U:尿氮;F:粪氮;S:皮肤等氮损失

3. 肌酐身高指数(CHI)　是衡量机体蛋白质水平的灵敏指标,测定方法是连续保留3天的24小时尿液,取肌酐平均值并与相同年龄和身高的肌酐标准值比较,所得的百分比即为CHI。CHI评定标准:CHI>90%为正常;80%~90%表示瘦体组织轻度缺乏;

60% ~80%表示中度缺乏；<60%表示重度缺乏。

4. 血浆氨基酸谱　在重度蛋白质能量营养不良时，血浆总氨基酸值明显下降。不同种类的氨基酸浓度下降并不一致。一般来说，必需氨基酸(EAA)下降得较非必需氨基酸(NEAA)更为明显。在EAA中，缬氨酸、亮氨酸、异亮氨酸和甲硫氨酸的下降最多，而赖氨酸与苯丙氨酸下降相对较少。在NEAA中，大多数浓度不变，而酪氨酸和精氨酸出现明显下降。个别氨基酸(如胱氨酸等)浓度还可升高。

六、临床检查

临床检查是通过病史采集及体格检查来发现营养素缺乏的体征。

病史采集的重点在于：①膳食史：包括有无厌食、食物禁忌、吸收不良、消化障碍及热量与营养素摄入量等；②已存在的病理与营养素影响因子，包括传染病、内分泌疾病、慢性疾病(如肝硬化、肺病及肾衰竭等)；③用药史及治疗手段，包括代谢药物、类固醇、免疫抑制药、放疗与化疗、利尿药、泻药等；④对食物的过敏及不耐受性等。

体格检查的重点在于发现下述情况，判定其程度并与其他疾病相鉴别：①恶病质；②肌肉萎缩；③毛发脱落；④肝大；⑤水肿或腹腔积液；⑥皮肤改变；⑦维生素缺乏体征；⑧必需脂肪酸缺乏体征；⑨常量和微量元素缺乏体征等。WHO专家委员会建议特别注意下列13个方面，即头发、面色、眼、唇、舌、齿、龈、面(水肿)、皮肤、指甲、心血管系统、消化系统和神经系统等。

七、综合营养评定方法

利用单一指标评定人体营养状况，局限性强，误差较大。目前多利用综合的营养评定方法，以提高灵敏性和特异性。

1. 预后营养指数(PNI)　是由Mullen等对4种营养状态评价参数与外科手术患者预后的相关性进行了分析统计之后，于1980年提出来的一种综合性营养评价方法。

$$PNI(\%) = 158 - 16.6 \times ALB - 0.78 \times TSF - 0.20 \times TFN - 5.80 \times DHT$$

其中ALB为血清蛋白(单位：g%)，TSF为三头肌皮褶厚度(单位：mm)，TFN为血清转铁蛋白(mg%)，DHT为迟发性超敏皮肤反应试验(硬结直径>5mm者，DHT=2；<5mm者，DHT=1；无反应者，DHT=0)。

评定标准：若PNI<30%，表示发生术后并发症及死亡的可能性均很小，若30%≤PNI<40%，表示存在轻度手术危险性，若40%≤PNI<50%，表示存在中度手术危险性，若PNI≥50%，表示发生术后并发症及死亡的可能性均较大。

Mullen等对161例非急诊手术患者的PNI测定调查显示，手术危险增加与术后并发症发生率及死亡率升高相关，其灵敏度为86%，特异性为69%。

2. 营养风险指数(NRI)　美国退伍军人协会肠外营养协作研究组(VATPNCSG)于1991年在《新英格兰医学杂志》上首先提出NRI评价方法。

$$NRI = 10.7 \times ALB + 0.0039 \times TLC + 0.11 \times Zn - 0.044 \times Age$$

其中：ALB为人血清蛋白；TLC为淋巴细胞计数；Zn为血清锌水平；Age为年龄。

评定标准：若NRI>60，表示危险性低；若NRI≤55，表示存在高危险性。

Clugston等于2006年对梗阻性黄疸患者的研究表明，NRI风险升高与住院时间延长和死亡率增加相关。

3. 营养评定指数(NAI)

$$NAI = 2.64 \times AMC + 0.60 \times PA + 3.76 \times RBP + 0.017 \times PPD - 53.80$$

其中，AMC 表示上臂肌围；PA 表示血清；RBP 表示视黄醇结合蛋白；PPD 表示用纯化蛋白质衍生物进行延迟超敏皮肤试验(硬结直径 >5mm 者，PPD =2；<5mm 者，PPD =1；无反应者，PPD =0)。

评定标准：若 NAI≥60，表示营养状况良好；若 40≤NAI<60，表示营养状况中等；若 NAI<40，表示营养不良。

4. 住院患者预后指数(HPI)

$$HPI = 0.92 \times ALB - 1.00 \times DHT - 1.44 \times SEP + 0.98 \times DX - 1.09$$

其中：ALB 为人血清蛋白(单位：g/L)；DHT 为延迟超敏皮肤试验(有 1 种或多种阳性反应，DHT =1；所有均呈阳性，DHT =2)；SEP 表示败血症(有败血症，SEP =1；无败血症，SEP =2)；DX 表示诊断患有癌症(有癌，DX =1；无癌，DX =2)。

评价标准：若 H 因为 +1，表示有 75% 的生存概率；若 HPI 为 0，表示有 50% 的生存概率；若 HPI 为 -2，表示仅有 10% 的生存概率。

5. 主观全面营养评估法(SGA)(表 5-4)　是 Detsky 等在 1987 年首先提出，是根据病史和体格检查的一种主观评估方法，特点是以详细的病史与临床检查为基础，省略人体测量和生化检查。其理论基础是：身体组成改变与进食改变、消化吸收功能的改变、肌肉的消耗、身体功能及活动能力的改变等相关联。在重度营养不良时，SGA 与身体组成评定方法有较好的相关性。此方法简便易行，适于在基层医院推广。

表 5-4　主观全面营养评估法(SGA)

指标	A 级	B 级	C 级
近期(2周)体重变化	无/升高	减少 <5%	减少 >5%
饮食变化	无	减少	不进食/低热量流食
胃肠道症状(持续2周)	无/食欲不减	轻微恶心、呕吐	严重恶心、呕吐
活动能力改变	无/减退	能下床走动	卧床
应激反应	无/低度	中度	高度
肌肉消耗	无	轻度	重度
三头肌皮褶厚度	正常	轻度减少	重度减少
踝部水肿	无	轻度	重度
上述8项中，至少5项属于 C 级或 B 级者，可分别被定为重或中度营养不良			

6. 微型营养评定(MNA)(表 5-5)　是一种评价老年人营养状况的简单快速的方法，其内容包括人体测量、整体评定、膳食问卷以及主观评定等 18 项内容。上述评分相加即为 MNA 总分。分级标准如下：①若 MNA≥24，表示营养状况良好；②若 17≤MNA<24，表示存在发生营养不良的危险；③若 MNA<17，表示有确定的营养不良。

表 5-5　微型营养评定(MNA)

营养筛检	分数
1. 既往3个月内是否由于食欲下降、消化问题、咀嚼或吞咽困难而摄食减少	
0 = 食欲完全丧失	
1 = 食欲中等度下降	
2 = 食欲正常	
2. 近3个月内体重下降情况	
0 = 大于3kg	
1 = 无体重下降	
2 = 不知道	
3. 活动能力	
0 = 需卧床或长期坐着	
1 = 能不依赖床或椅子，但不能外出	
2 = 能独立外出	
4. 既往3个月内有无重大心理变化或急性疾病	
0 = 有	
1 = 无	
5. 神经心理问题	
0 = 严重智力减退或抑郁	
1 = 轻度智力减退	
2 = 无问题	
6. 身体质量指数 BMI(kg/m^2)：体重(kg)/身高(m^2)	
0 = <19	
1 = 19 ~ 21	
2 = 21 ~ 23	
3 = ≥23	
筛检分数(小计满分14)：>12表示正常(无营养不良危险性)，无须以下评价	
<提示可能营养不良，请继续以下评价	
一般评估	**分数**
7. 独立生活(无护理或不住院)	
0 = 否	
1 = 是	
8. 每日应用处方药超过三种?	
0 = 是	
1 = 否	
9. 褥疮或皮肤溃疡	
0 = 是	
1 = 否	
10. 每日可以吃几餐完整的餐食	
0 = 1餐	
1 = 2餐	
2 = 3餐	

续表

一般评估	分数
11. 蛋白质摄入情况： *每日至少一份奶制品？A）是 B）否 *每周2次或以上蛋类？A）是 B）否 *每日肉、鱼或家禽？A）是 B）否 0.0 = 0或1个"是" 0.5 = 2"是" 1.0 = 3"是" 12. 每日食用两份或两份以上的蔬菜或水果 0 = 否 1 = 是 13. 每日饮水量（水、果汁、咖啡、茶、奶等） 0.0 = <3 0.5 = 3 ~ 5 1.0 = >5 14. 进食能力 0 = 无法独立进食 1 = 独立进食稍有困难 2 = 完全独立进食 15. 自我评定营养状况 0 = 营养不良 1 = 不能确定 2 = 营养良好 16. 与同龄人相比，你如何评价自己的健康状况 0.0 = 不太好 0.5 = 不知道 1.0 = 好 2. = 较好 17. 中臂围（cm） 0.0 = <21 0.5 = 21 ~ 22 1.0 = ≥22 18. 腓肠肌围（cm） 0 = <31 1 = ≥31	
一般评估分数（小计满分16） 营养筛检分数（小计满分14） MNA 总分（量表总分30） MNA 分级标准： 总分≥24表示营养状况良好 总分17 ~ 24为存在营养不良的危险 总分 <17明确为营养不良	

第六章　临床营养治疗方法应用

第一节　治疗膳食

一、高蛋白质膳食

高蛋白质膳食(high－protein diet)指蛋白质供给量高于正常的一种膳食。

1. 适用范围　适用于蛋白质营养不良、结核、肿瘤、烧伤、手术前后、胃肠道造瘘等疾病。

2. 配膳原则

(1)增加蛋白质摄入量，成人每天摄入量达到100～120g，或按1.5～2.0g/(kg·d)供给，其中优质蛋白摄入量占50%以上。

(2)适当增加能量的摄入，每日能量供给量达3000kcal，以减少蛋白质分解供能。供能营养素比例应适宜，碳水化合物成人每天摄入量400～500g为宜，为防血脂升高，脂肪每天摄入60～80g为宜。

(3)在高蛋白质膳食的基础上，应增加钙的供给量，同时适宜增加富含维生素的食物。

3. 注意事项

(1)对于消化功能良好的患者，可在正餐或加餐中增加蛋、奶及豆制品等优质蛋白质丰富的食物；对于食欲欠佳的患者，可采用含蛋白质40%～90%的高蛋白质配方制剂，如酪蛋白或大豆分离蛋白制品等。

(2)肝性脑病或肝性脑病前期、急性肾炎、急/慢性肾功能不全、尿毒症患者不宜采用高蛋白质膳食。

二、低蛋白质膳食

肝肾功能下降时，蛋白质和氨基酸在体内产生的含氮代谢产物出现排泄障碍，在体内堆积而损害机体。低蛋白质膳食是为了减少含氮代谢产物，减轻肝肾负担，较正常膳食中蛋白质含量低的膳食。

1. 适用范围　适用于急性肾炎、急慢性肾功能不全、肝肾衰竭的患者。

2. 配膳原则

(1)限制蛋白质总量：蛋白质的需要量根据肝、肾功能而定，一般每天蛋白质摄入量不应超过40g。肾衰竭患者应选择含必需氨基酸丰富的优质蛋白质如蛋、乳、鱼和瘦肉等。肝功能衰竭患者应选择含高支链氨基酸、低芳香族氨基酸的豆类食品，避免动物类食物。

(2)热能供应要充足：鼓励患者多食用马铃薯、芋头、土豆等含糖类多的食物，达到节约蛋白质，减少体组织分解的目的。

(3)蔬菜和水果供给要充足：为满足机体对维生素和矿物质的需要量，保证每天摄入500g蔬菜和200g水果。肾功能不全的患者注意对于高钠、高钾食物摄入的限制。

(4)选择适宜的烹调方法，注意食品的色、香、味、形，还要多样化，以促进食欲。

3. 注意事项

(1)忌用含蛋白质丰富的食物，如豆类、干果类。

(2)正在进行血液或腹膜透析的患者不需要严格限制蛋白质摄入量。

三、限脂肪膳食

限脂肪膳食又称低脂膳食或少油膳食，是将膳食中各类脂肪摄入量限制在较低水平的膳食。

1. 适用范围　主要应用于急/慢性胰腺炎、胆石症、高脂血症、高血压、冠心病、脑血管病变及肥胖症等。

2. 配膳原则

(1)控制总能量：每天能量不应低于4184kJ(1000kcal)。碳水化合物占总能量的60%左右，控制精制糖的摄入量，防止三酰甘油升高。

(2)减少脂肪摄入量：结合临床实际情况，分为：严格限制脂肪膳食，食物中脂肪含量<20g；中度限制脂肪膳食，食物中脂肪含量<40g；轻度限制脂肪膳食，食物中脂肪含量<50g。减少富含饱和脂肪酸的动物性食品，尤其是猪油、牛油、肥肉及奶油等。

(3)适宜的烹调方法：减少烹调油用量，可选用蒸、炖、煮、熬、烩、卤等方法。

3. 注意事项

(1)禁用食物如肥肉、全脂乳、动物内脏和脑组织、烤鸭、火腿及各种煎炸食品。

(2)严格限制脂肪，必要时可补充脂溶性维生素制剂。

(3)一般除脂肪外，其他营养素应达到平衡状态，可适当增加豆制品、新鲜水果和蔬菜的摄入量。

四、低胆固醇膳食

低胆固醇膳食(low - cholesterol diet)是将胆固醇限制在较低水平的一种膳食，目的是降低血清胆固醇水平。

1. 适用范围　主要适用于高胆固醇血症、动脉粥样硬化、肥胖症、胆结石、冠心病以及存在患冠心病危险的患者。

2. 配膳原则

(1)控制总能量：达到或维持理想体重，避免肥胖，成年人每天能量供给不少于1000kcal。

(2)限制胆固醇：在低脂饮食基础上，每天胆固醇摄入应限制在300mg以下。含胆固醇高的食物有：动物内脏及脑组织、蛋黄、鱼子等。

（3）限制饱和脂肪酸：尽量选用植物油，少用含饱和脂肪酸的动物性食品，如猪油、肥肉等。

（4）增加膳食纤维的摄入量：膳食中多选用粗粮、杂粮、蔬菜、水果等植物性食物，有助于降低胆固醇和血脂。

3. 注意事项

（1）低胆固醇膳食不适用于正在生长发育期的儿童、孕妇及创伤恢复期的患者。

（2）食物可选择谷类、薯类、蛋类、脱脂乳、瘦畜肉类、豆类、植物油、各种蔬菜和水果等。

五、限钠（盐）膳食

限钠膳食（sodium restriction diet）是限制膳食中钠的含量，纠正水、钠潴留以维持水、电解质平衡的膳食。食盐是钠的主要来源，每克食盐含钠393mg，限制食盐的摄入量是限钠的主要措施。一般将限钠膳食分为3种：①低盐膳食：饮食中忌用一切咸食，如咸菜、甜面酱、咸肉、腊肠，以及各种荤素食罐头等，但允许在烹制或食用时加食盐2～3g或酱油10～15ml。全日供钠2000mg左右；②无盐膳食：限制食盐、酱油等调味品的使用，全日供钠1000mg左右；③低钠膳食：在无盐膳食的基础上，忌用含钠高的蔬菜（每100g蔬菜含钠100mg以上），如油菜苔、芹菜、茴香以及用食碱制作的发面蒸食等。全日供钠不超过500mg。

1. 适用范围　主要应用于肝硬化腹腔积液、高血压、肾脏疾病、心功能不全、水肿等患者。

2. 配膳原则

（1）根据病情需要，及时调整膳食中钠的供给量。

（2）适当改进烹调方法，可选用蒸、炖等方法保持食物的营养成分，也可用番茄汁、芝麻酱等调料来改善口味。

（3）根据患者的食欲和食量选择食物。

3. 注意事项

（1）市售无盐酱油以氯化钾代替氯化钠，故高血钾患者不宜使用。

（2）对于60岁以上储钠能力低的患者、心肌梗死患者、回肠切除手术后的患者等应根据24小时尿钠排出量、血钠、血压等临床指标来决定是否需要限钠。

六、少渣膳食

少渣膳食（low residue diet）又称低纤维膳食，是一种膳食纤维和结缔组织含量极少，易于消化的膳食。目的是减少膳食纤维对消化道的刺激和梗阻，减少肠蠕动，减少粪便产生。

1. 适用范围　消化道狭窄或梗阻、食管胃底静脉曲张、肠憩室病、急/慢性肠炎、伤寒、痢疾、肠道肿瘤、肠道手术前后、溃疡性结肠炎等疾病。

2. 配膳原则

（1）限制膳食中纤维的摄入量：尽量少用粗粮、整豆、坚果、蔬菜、水果等含纤维多的食物。

(2)控制脂肪含量：由于胃肠道功能较弱，而导致脂肪泻。

(3)改进食物制备方法：将食物切碎煮烂，使之易于消化吸收，且每次进食数量不宜太多，应少量多餐。

(4)宜用嫩的瘦肉，蔬菜中嫩叶、花、果部分，瓜类应去皮，水果类用果汁。将食物切碎煮烂，做成泥状，禁用刺激性调味品。

3. 注意事项

(1)少渣膳食不宜长期应用，应根据病情及时调整。

(2)禁用油炸食品及刺激性食物。

七、高纤维膳食

高纤维膳食(high - fiber diet)又称多渣膳食，是在正常膳食基础上增加膳食纤维数量的膳食。具有促进胃肠蠕动、防治便秘和间接降低血清胆固醇的作用。

1. 适用范围　冠心病、高脂血症、高胆固醇血症、肥胖症、糖尿病、无并发症的憩室病、单纯性便秘等患者。

2. 配膳原则

(1)增加膳食纤维摄入量：选择富含膳食纤维多的食物，如粗加工米面、韭菜、芹菜、菠菜、蘑菇、木耳、魔芋粉等。

(2)全日膳食纤维摄入量为35 ~ 40g。

(3)增加水的补充：空腹饮用白开水，可促进肠蠕动，利于排便。成年人每天饮水量应达到1600 ~ 2000ml。

3. 注意事项

(1)适当增加膳食中脂肪的摄入量，以增进食欲，润滑肠道。

(2)长期过多应食膳食纤维可造成腹泻，影响部分微量元素及维生素的吸收利用。

八、低嘌呤膳食

低嘌呤膳食(low - purine diet)是一种限制膳食中嘌呤含量的膳食。嘌呤在体内最终产物为尿酸，若尿酸经肾脏排出减少，可导致高尿酸血症，甚至痛风。

1. 适用范围　急/慢性痛风，高尿酸血症患者。

2. 配膳原则

(1)限制嘌呤的摄入量：每天应控制在150mg以下(正常600 ~ 1000mg)。含嘌呤高的食物如动物内脏、鹅肉、沙丁鱼、贝壳类及各种肉汤等。嘌呤含量低的食物如蔬菜、马铃薯、奶类等。

(2)控制总能量摄入：肥胖者每天总能量摄入低于正常10% ~ 20%，应逐渐减少，防止出现酮血症。

(3)摄入适量蛋白质：每天50 ~ 70g，选用含嘌呤少的谷类、蔬菜，含核蛋白少的乳类、鸡蛋、奶酪等。

(4)限制脂肪摄入量：由于脂肪可阻碍肾脏排泄尿酸，痛风患者多伴有高脂血症和肥胖，故应限制脂肪摄入。脂肪占总能量的20% ~ 25%。

(5)保证维生素及矿物质的摄入量：多食用蔬菜、水果等碱性食物，有利于尿酸盐的溶解与排泄。

(6)多饮水：每天水的摄入量为2500ml左右，尿量在2000ml左右，以促进尿酸的排出。

3. 注意事项

(1)忌用动物内脏、贝壳类、肉汤、海鱼、豆制品等嘌呤含量高的食物。

(2)防止饮食过量，禁酒限盐。

第二节　肠内营养

肠内营养是指当患者不能正常经口摄食或经口摄入不足时，经胃肠道用口服或管饲提供机体代谢需要的各种营养素的一种营养干预方式。肠内营养是有胃肠功能的患者进行营养支持首选的治疗手段。同肠外营养相比，是更经济、更符合生理、更安全的营养支持方式，不仅满足患者的营养需求，重要的是防止肠道内细菌移位、维持胃肠道黏膜细胞结构与功能完整性、降低感染和代谢并发症的发生率。只要患者存在部分胃肠道消化吸收功能，也应当尽可能首先考虑肠内营养支持。

一、肠内营养制剂

目前，市场上肠内营养制剂的种类多达100多种，容易引起混淆，但根据其组成分类，肠内营养制剂则可分为要素型肠内营养制剂、非要素型肠内营养制剂、组件型肠内营养制剂和特殊应用型肠内营养制剂四类。

(一)要素制剂

要素型肠内营养制剂是氨基酸或多肽类、葡萄糖、脂肪、矿物质和维生素的混合物。由于人小肠除具有游离氨基酸运输体系外，其黏膜细胞的刷状缘上还存在二肽和三肽的转运系统，多肽经刷状缘上的肽酶水解为氨基酸后吸收入血。故要素型肠内营养制剂既能为人体提供必需的能量及营养素，又无须消化即可直接或接近直接吸收和利用。因此，要素型肠内营养制剂主要适合于胃肠道消化、吸收功能部分受损的患者，如短肠综合征、胰腺炎等患者。一般说来，要素型肠内营养制剂的构成具有以下特点：①氮源，由2~3个氨基酸残基的短肽构成的蛋白水解物为主，2%~28%为游离氨基酸；②糖类能源，以淀粉水解而成的麦芽糖糊精为主，约50%为葡萄糖聚合物形式；③脂肪，主要是以长链脂肪酸形式为主，部分产品含中链脂肪酸。

1. 要素制剂的组成　要素制剂的基本成分列于表6-1。

表 6-1 要素制剂的基本成分

氮源：L-氨基酸、蛋白质完全水解物或蛋白质部分水解物
标准含氮量(STD)：热量比例8%
高含氮量(HN)：热量比例17%
脂肪：红花油、葵花子油、玉米油、大豆油或花生油
低脂肪型：热量比例0.9%～2%
高脂肪型：热量比例9%～31%
中链三酰甘油型
糖类：葡萄糖、双糖、葡萄糖低聚糖或糊精
维生素和矿物质：国产要素制剂除个别产品外，不含生物素和胆碱

2. 要素制剂的特点

(1)营养全面：每日提供 8368～12 552kJ(2000～3000)kcal 热量时，要素制剂中各类营养素可满足推荐的制剂供给量标准。

(2)无需消化即可直接或接近直接吸收：要素制剂均以要素或接近要素形式组成，无需胃、胰、胆等消化液的作用，可直接或稍加消化即可吸收利用。

(3)成分明确：明确的成分便于使用时对其进行选择，并可根据病理生理需要，增减某种或某些营养素成分或改变其比例(如氮热比等)，以达到治疗效果。

(4)不含残渣或残渣极少：一般配方中不含膳食纤维，服用后仅有少量内源性残渣进入大肠，使粪便数量显著减少。

(5)不含乳糖：适用于乳糖不耐受者。

(6)适口性差：氨基酸和(或)短肽造成要素制剂的气味及口感不佳；若含单/双糖过多，可造成甜度过高而不宜长期服用，故要素制剂以管饲效果为佳。

(二)非要素制剂

非要素制剂广义的概念应包括流质、混合奶、匀浆膳和整蛋白型肠内营养制剂。以整蛋白或蛋白质水解物为氮源的制剂，多以乳、乳蛋白或大豆分离蛋白为氮源。包括含乳糖类和不含乳糖类两种。按治疗用途可分为营养均衡型和疾病导向型，如婴儿应用制剂、肝功能衰竭用制剂、肾衰竭用制剂、肺疾病用制剂、创伤用制剂、先天性氨基酸代谢缺陷症用制剂等。

1. 匀浆膳　系采用天然食物经捣碎器捣碎并搅拌后制成。其成分需经肠道消化后才能被人体吸收和利用，且残渣量较大，故适用于肠道功能正常的患者。此类膳食一般包括商品匀浆膳和自制匀浆膳两类。前者系无菌的、即用的均质液体，成分明确，可通过细孔径喂养管，应用较为方便。其缺点在于营养成分不易调整，价格较高。后者优点在于：①三大营养素及液体量明确；②可根据实际情况调整营养素成分；③价格较低；④制备方便、灵活。其缺点在于：①维生素和矿物质的含量不甚明确或差异较大；②固体成分易于沉降及黏度较高，不易通过细孔径喂养管。

2. 整蛋白为氮源的非要素制剂

(1)含牛奶配方：该制剂的氮源为全奶、脱脂奶或酪蛋白，蛋白质生物效价高，口感较以分离大豆蛋白为氮源者为佳。但含有乳糖，不宜用于乳糖不耐受症患者。

(2)不含乳糖配方：对于乳糖不耐受症患者，可考虑采用不含乳糖的肠内营养用制剂。其氮源为可溶酪蛋白盐、大豆蛋白分离物或鸡蛋清固体。

(3)含膳食纤维配方：此类制剂包括添加水果、蔬菜的匀浆制剂和以大豆多糖纤维的形式添加膳食纤维的非要素制剂。此类制剂适用于乳糖不耐受、肾衰竭、结肠疾病、便秘或腹泻等患者。使用时应采用口径较大的输注管。

(三)组件制剂

组件型肠内营养制剂是仅以某种或某类营养素为主的肠内营养制剂。它可对完全型肠内营养制剂进行补充或强化，以弥补完全型肠内营养制剂在适应个体差异方面不够灵活的缺点。亦可采用两种或两种以上的组件型肠内营养制剂构成组件配方，以适合患者的特殊需要。组件型肠内营养制剂主要包括蛋白质组件、脂肪组件、糖类组件、维生素组件和矿物质组件。

1. 蛋白质组件　其氮源为氨基酸混合物、蛋白质水解物或高生物价整蛋白(包括牛奶、酪蛋白、乳清蛋白、大豆蛋白游离物等)。不同氮源物质可影响组件配方的营养价值、渗透压、黏度及口味。蛋白质组件适用于创(烧)伤、大手术等需要增加蛋白质的情况。

2. 脂肪组件　原料包括长链三酰甘油(LCT)及中链三酰甘油(MCT)。LCT的热值为37.66kJ/g(9kcal/g)，且含较为丰富的必需脂肪酸；MCT的热值为35.14kJ/g(8.4kcal/g)，且不含必需脂肪酸，但MCT熔点低，分子质量小，溶解度高，水解更快更完全。MCT不经淋巴系统，直接由门静脉系统进入肝脏。MCT通过线粒体膜进入基质时，不需要肉毒碱的存在。

MCT主要用于脂肪吸收不良患者，其中包括淋巴系统异常及乳糜微粒合成障碍者。但MCT的生酮作用远强于LCT，故不宜用于糖尿病酮症酸中毒患者。应用MCT超过1周以上，则需补充LCT，使其所含的亚油酸的供热比例可达到3%～4%。

3. 糖类组件　原料可采用单糖(包括葡萄糖、果糖和半乳糖)、双糖(包括蔗糖、乳糖和麦芽糖)、低聚糖(包括糊精、葡萄糖低聚糖、麦芽三糖和麦芽糊精)或多糖(包括淀粉和糖原)。糖类组件在临床上主要与其他组件一起组成组件配方，应用于特殊需要的患者，如心力衰竭、糖尿病、肝衰竭、肾衰竭等。

4. 维生素及矿物质组件　维生素组件主要含维生素，矿物质组件含有各种电解质和微量元素。在使用组件型肠内营养制剂时，应添加维生素及矿物质组件。

(四)特殊应用制剂

1. 创伤用制剂　创伤制剂的能量密度、蛋白质含量及支链氨基酸比例均高于一般肠内营养制剂的配比。该制剂适用于大手术、烧伤、多发性创伤及脓毒病等高代谢的患者。创伤与脓毒病患者，凡在术后无肠梗阻，无发生吸入性肺炎的危险以及胃蠕动可使喂养管进入十二指肠时，都可采用含高BCAA的创伤用肠内营养。开始时宜以稀浓度与缓速输注，以后两者逐渐增加以期满足热量及蛋白质的需要。当可维持正氮平衡及创伤与脓毒病消退后，可开始喂养适当的完全肠内营养。

2. 肿瘤专用肠内营养制剂　常采用高能量、高脂肪、低碳水化合物配方，以符合宿主和肿瘤细胞的代谢特点。此外，肿瘤用肠内营养制剂应富含ω-3不饱和脂肪酸、免疫增强物质及抗氧化剂维生素等。ω-3不饱和脂肪酸具有免疫增强作用，可抑制肿瘤生长，对肿瘤恶病质具有治疗作用。精氨酸、核苷酸等免疫增强物质可以改善肿瘤患者的营养状况，增强肿瘤患者免疫功能，抑制手术后急性炎性反应。维生素A、维生素C和维生素E等可提高机体的抗氧化能力，清除体内自由基，对手术创伤引起的缺血再灌注损伤具有防治作用。

3. 婴儿应用制剂　母乳是婴儿最佳的天然食物，婴儿应用的肠内营养制剂应仿照人乳设计，以确保婴儿正常的生长发育。常见的商品制剂主要有美国产的Nutramigen和Pregestimil等。前者用于对蛋白质不耐受的婴儿；后者用于对双糖不耐受或有其他胃肠道疾病的婴儿及儿童。

4. 肝衰竭用制剂　使用此制剂目的在减轻肝性脑病的症状，同时又可给予营养支持。其特点是支链氨基酸（BCAA）含量较高。

5. 肾衰竭用制剂　使用肾衰竭用制剂的目的在重新利用体内分解的尿素氮以合成非必需氨基酸，这样既可减轻氮质血症又有助于合成体蛋白。

6. 肺疾病专用制剂　肺疾患专用制剂的设计原则是脂肪含量较高，产热比例达到41%～55%；碳水化合物含量很低，产热比例降至27%～39%，以降低CO_2产生；蛋白质含量应足以维持瘦体组织（LBM）并满足合成代谢需要；热量密度达到6.28kJ/ml（1.5kcal/ml），用以限制液体摄入。

7. 先天性氨基酸代谢缺陷用制剂　先天性氨基酸代谢缺陷症系某种氨基酸在代谢过程中，因某种酶的缺乏而引起的遗传性疾病。典型者有以下几种：①苯丙酮尿症（PKU）：因肝脏缺乏苯丙氨酸羟化酶，不能使苯丙氨酸转化为酪氨酸，以致有大量的苯丙酮酸、苯乙酸及苯乳酸在尿中排泄。应在婴儿出生后3个月采用无苯丙氨酸制剂，如PKU-Aid等；②枫糖尿症（MSUD）：因支链氨基酸（BCAA）脱羧酶缺乏而经尿排泄大量BCAA及其酮酸。可予无BCAA制剂，如MSUD-Aid等。待血浆BCAA水平接近正常后，再于制剂中加入BCAA，监测血浆BCAA浓度，至稳定后采用牛奶代替3种BCAA混合物；③组氨酸血症：由于组氨酸酶缺乏而引起。可给予缺乏组氨酸制剂。如Histin-Aid、Formula HF等；④酪氨酸血症：可给予要素制剂Formula LPT等，其中不含酪氨酸和苯丙氨酸。

二、肠内营养途径选择

安全有效地实施肠内营养的前提条件是要选择一条合适的途径。肠内营养的输入途径有口服、鼻胃（十二指肠）管、鼻腔肠管、胃造口、空肠造口等多种，具体投给途径的选择则取决于疾病情况、喂养时间长短、患者精神状态及胃肠道功能。不同途径的适应证、禁忌证及可能出现的并发症均不同，因而临床上应根据具体情况进行选择。

（一）口服或鼻胃途径（<30天的肠内营养支持者）

1. 适应证

（1）胃肠道完整，不能主动经口摄食或经口摄食不足。

(2)代谢需要增加，短期应用。
(3)口咽、食管疾病而不能进食者(选择鼻胃途径)。
(4)精神障碍或昏迷(短期应用－选择鼻胃途径)。
(5)早产儿、低体重儿。
2. 禁忌证
(1)严重胃肠道功能障碍。
(2)胃排空障碍。
(3)食管炎、食管狭窄。
(4)严重反复呕吐、胃反流。
3. 并发症
(1)鼻、咽及食管损伤。
(2)反流、吸入性肺炎。

(二)鼻十二指肠(空肠)途径

1. 适应证
(1)需短期肠内营养但有高吸入危险者(昏迷患者、老年人、婴幼儿等)。
(2)胃动力障碍者。
(3)急性胰腺炎应选择鼻空肠途径。
2. 禁忌证
(1)远端肠道梗阻。
(2)小肠吸收不良。
(3)小肠运动障碍。
3. 并发症
(1)导管移位。
(2)倾倒综合征。
(3)腹泻、腹胀、肠痉挛。

(三)胃造口途径(肠内营养支持超过4周)

1. 适应证
(1)需长期肠内营养者。
(2)食管闭锁、狭窄、癌肿。
(3)意识障碍、昏迷患者。
(4)肺部并发症危险性大而不能耐受鼻胃管者。
2. 禁忌证
(1)原发性胃疾病。
(2)胃、十二指肠排空障碍。
(3)咽反射障碍，严重反流。
3. 并发症
(1)反流，吸入性肺炎。

(2)造口出血、造口旁皮肤感染。

(3)导管堵塞、导管脱落。

(4)胃内容漏出。

(四)空肠造口途径(肠内营养支持超过4周)

1. 适应证

(1)需长期肠内营养者。

(2)高吸入危险者(昏迷患者、老年人、婴幼儿等)。

(3)胃动力障碍者。

(4)重症胰腺炎。

(5)多发性创伤、重大复杂手术后。

(6)发生胰瘘、胆瘘或胃肠吻合口瘘者。

2. 禁忌证

(1)机械性或麻痹性肠梗阻。

(2)广泛肠粘连。

(3)消化道出血。

(4)放射性肠炎急性期。

(5)严重炎性肠道疾病。

(6)大量腹腔积液。

3. 并发症

(1)导管堵塞、导管脱落、导管拔除困难。

(2)造口出血、造口旁皮肤感染。

(3)肠液外漏。

(4)倾倒综合征。

(5)腹泻、腹胀、肠痉挛。

三、肠内营养的投给方式

临床上肠内营养的输注方式有一次性投给、间歇性重力滴注和连续性经泵输注三种方式。具体采用哪种方法取决于营养液的性质、喂养管的类型与大小、管端的位置及营养素的需要量。

1. 一次性投给　将配好的营养液或商品型液体肠内营养借注射器(≥50ml)缓慢地注入喂养管内(推注速度≤30ml/min),每次约200ml,每日6~8次。由于该方法常常会引起腹胀、腹泻、恶心、呕吐等症,所以目前临床上已很少使用。该方法可于胃造瘘需长期家庭肠内营养患者,因为胃的容量较大,对容量及渗透压的耐受性较好。

2. 间歇性重力输注　将配制好的营养液置于输液瓶或无菌塑料袋中,经输液管与肠道喂养管连接,借重力将营养液缓慢滴入胃肠道内,每次250~400ml,每日4~6次,速度为20~30ml/min。此法临床上常用,其优点是患者有较多的自由活动时间,类似正常饮食。但由于肠道蠕动或逆蠕动的影响,常会引起输注速率不均和胃肠道症状。如患者出现腹胀、恶心等胃肠道排空延缓症状,可减低输注速率。

3. 连续经泵输注 与间歇性重力输注的装置相同，一段输液管嵌入输液泵槽内，应用输液泵连续12～24小时均匀持续输注。这种方法适用于十二指肠或空肠近端喂养患者。目前临床上多主张采用此方式进行肠内营养支持。临床实践表明，连续经泵滴注时，营养素吸收较间歇性输注佳，大便次数及大便量也明显少于间歇性输注，患者胃肠道不良反应也较少，营养效果好，但持续时间长，患者不便离床活动。

四、肠内营养的输注

1. 输液泵 连续经泵滴注是目前临床上较理想的肠内营养支持方式，通过输液泵调节营养液输注速率，可按时、按质、按量完成每日输注任务。目前临床上常用的输液泵可分为以下两种：

(1)单纯机械输注泵：工作原理为通过滚轮环形旋转挤压喂养管使营养液按滚轮旋转方向流出。国产机械输注泵为定容性、滚轮挤压式输液泵。进口机械输注泵多为螺旋蠕动式导管挤压泵。单纯机械输注泵无故障识别报警系统，需医护人员经常巡视。因价格低廉、操作方便，目前临床上仍在使用。

(2)微电脑输注泵：这是一种新型的肠内营养输注泵，为微电脑控制的导管挤压式定容输注泵，其输液精度及调速范围较以往产品显著提高，并具有工作状态自动显示、故障识别报警系统和输液记忆功能，操作方便、性能可靠，临床上应用日趋广泛。

2. 营养液输注

(1)输注管道和膳食容器应每日更换1次。

(2)营养液输注的实施：正常情况下肠内营养输注以连续滴注为佳，这样营养素吸收佳，胃肠道不良反应较少，营养效果好。在肠内营养刚开始数日(1～3天)，应该让胃肠道有一个逐步适应、耐受肠内营养液过程。开始时采用低浓度、低剂量、低速度，随后才逐渐增加营养液浓度、滴注速率以及投给剂量。一般第1天用1/4总需要量，营养液浓度可稀释1倍，如患者能耐受，第2天可增加至1/2总需要量，第3天、第4天增加至全量。

(3)输注速率的控制：开始输注时速率宜慢，速率一般为25～50ml/h，以后每12～24小时增加25ml/h，最大速率为125～150ml/h，严格控制输注速率十分重要。对于采用重力法连续输注的患者，可靠螺旋夹变换输注速率，但滴注速率往往不均匀。如采用经泵连续输注则可准确控制输注速率。此外，输注时应观察患者有无腹痛、恶心、呕吐、腹胀等症状。如患者不能耐受，宜及时减慢输注速率或停止输液。

(4)营养液温度控制：输入体内的营养液的温度应保持在37℃左右，过凉易引起胃肠道并发症。对此可采用两种方法使过凉的营养液复温，一种采用电热加温器，另一种简易的方法是暖水瓶加温法。

3. 肠内营养输注的管理 肠内营养是一种安全有效的营养治疗方式，临床上已越来越多的患者接受肠内营养治疗。在实施肠内营养治疗过程中，与肠外营养治疗一样，也需要进行妥善管理，以避免或减少可能发生的并发症。

(1)正确估算患者的营养需要量，选择合适的肠内营养设备、喂养途径及投给方式。

(2)对老人、儿童和体弱患者，滴注时要注意胃肠道是否通畅，是否有胃潴留，以免引起食物反流，导致吸入性肺炎。

(3)胃内喂养应采取坐位、半坐位或床头抬高30°~45°的仰卧位以防反流，输注结束后应维持此体位30分钟。

(4)连续输注患者在输注期间每隔6~8小时应冲洗喂养管，每次管饲结束后，均需用温开水或生理盐水冲洗管道(20~30ml)，同时用手指轻揉管壁，以便彻底清洗保持管道通畅。间歇性重力滴注患者，则在每次输注结束后冲洗管道。

(5)准确记录出入水量，观测皮肤弹性、口渴情况、脉搏、血压等症状及体征，维持机体水、电解质及酸碱平衡。

(6)营养液的温度要适宜，过冷或过热均会引起患者不适，以接近体温为宜(37℃)。

(7)营养液浓度应从低浓度逐渐增至所需浓度，防止腹胀、腹泻等消化道症状出现。

(8)注意营养液的输注速率，滴入营养液速率应逐渐增加，使消化道有一段时间的适应过程。

(9)配制营养液时要保证卫生，输注前应检查营养液是否变质。配好的营养液应放在4℃冰箱中保存，保存期不超过24小时。

五、肠内营养的监测

施行肠内营养时，进行周密地监测与护理十分重要，这样可及时发现或避免并发症的发生，并观察营养支持是否达到预期的目的。

1. 胃肠道耐受性的监测　进行肠内营养时，由于膳食的高渗、注入速率过快及应用含有乳糖或被细菌污染的膳食等原因，患者可出现对肠内营养不能耐受的表现。此种情况在开始肠内营养时或中途更换膳食种类时最易出现，故应注意监测。

胃内喂养时，患者不能耐受的表现主要为上腹胀痛、饱胀感、恶心，严重者可出现呕吐、腹泻。因此应注意观察有无这些表现出现。另外，胃内喂养时，最重要、最客观的观察胃耐受性的方法是定时测定胃残液量。一般在胃内喂养开始阶段，应每隔3~4小时检查1次，其量不应大于前1小时输注量的2倍，当喂养已满足机体需要时，每日检查胃残液量1次，其量不应>150ml。如发现残留量过多，说明胃的耐受性较差，宜停止输注数小时或减低浓度或速率。

空肠内喂养时，患者不能耐受的表现为腹胀、腹痛、恶心，严重者可以呕吐、腹泻、肠鸣音亢进。监测时，在开始喂养阶段，应每4~6小时诊视患者1次，询问及检查有无以上症状出现，以后可每日检查1次患者，如患者有不能耐受的症状，则应查明是浓度过高，还是速率过快或其他原因，针对原因，减慢速率或降低浓度。如果患者对乳糖不能耐受，则应用无乳糖膳食。

2. 代谢方面的监测　肠内营养对机体代谢方面的干扰较小，出现代谢性并发症的机会较少，但亦需要周密的监测。

(1)每日应记录患者的液体进出量。

(2)营养开始阶段，应每日查尿糖及酮体，以后可改为每周2次。

(3)定期测定血清胆红素、谷丙转氨酶、谷草转氨酶、碱性磷酸酶等。一般开始时每3天查1次，以后可每周1次。

(4)定期查血糖、尿素、肌酐、钠、钾、氯、钙、镁、磷、碳酸氢盐。开始阶段每2天1次以后每周1次。

(5)定期进行全血细胞计数及凝血酶原时间测定，初期每周2次，稳定后每周1次。

(6)定期留24小时尿，测尿素氮或尿总氮，必要时行尿钾、钠、钙、镁、磷测定，患者稳定后可每周留尿1~2次测以上指标。

3. 营养方面的监测　营养方面监测的目的是确定肠内营养支持的效果，以便及时调整营养素的补充量。

(1)行肠内营养支持前，应对患者进行全面的营养状况评定，根据患者的营养情况确定其营养素的补给量。

(2)体重、三头肌皮皱厚度、上臂中点周径、上臂中点肌肉周径、淋巴细胞总数等应每周测定1次，对长期应用肠内营养者可2~3周1次。

(3)测定内脏蛋白如清蛋白、转铁蛋白、前清蛋白等。一般开始营养时应每周1次，以后可根据情况每1~2周测定1次。

(4)氮平衡在最初开始行肠内营养阶段，应每日测定，患者稳定后可每周1~2次。

(5)对长期行肠内营养者，可根据患者情况对容易出现缺乏的营养素，如锌、铜、铁、维生素B_{12}、叶酸等进行不定期测定。

六、肠内营养并发症及处理

肠内营养是一种简便、安全、有效的营养支持方法，但如果使用不当，也会发生一些并发症，增加患者痛苦且影响疗效。临床上常见的肠内营养的并发症主要有机械方面、胃肠道方面、代谢方面及感染方面的并发症。

1. 机械方面并发症　肠内营养的机械性并发症与喂养管的质地、粗细以及置管方法及部位有关，主要有鼻、咽及食管损伤，喂养管堵塞及喂养管拔出困难，造口并发症等。

(1)鼻、咽及食管损伤：鼻、咽不适或损伤主要是长期放置粗而质硬的喂养管，压迫鼻、咽部或食管壁，造成黏膜糜烂和坏死。少数患者可出现鼻部脓肿、急性鼻窦炎、声嘶、食管炎、咽喉部或食管溃疡和狭窄。需要采取以下处理措施：①改置较细、质软的喂养管；②改用胃造口或空肠造口方式；③经常检查局部，做好口、鼻腔护理。

(2)喂养管堵塞及拔出困难：由于喂养管长期使用、冲洗不够、扭结或给予不适当浓度的营养液或药物等原因导致，因此在每次输注前后都应用20~30ml生理盐水冲洗，选择合适口径的营养管及适合浓度的营养液进行输注，也可改用胃造口或空肠造口方式。

(3)造口并发症：主要是造口出血和溢出胃内容物，发生腹膜炎，继而发生伤口不愈、造口旁瘘等。少数胃造口喂养管由于固定不好，可移入十二指肠，引起十二指肠部分或完全梗阻。空肠造口并发症主要有造口漏肠液，喂养管脱出，造口出血，造口周围皮肤糜烂、感染等并发症。这时需再次手术妥善固定。预防造口并发症需要：①造口后喂养管应与肠壁、腹壁脏层和腹壁妥善固定；②注意造口旁腹壁皮肤消毒、护理。

2. 胃肠道方面的并发症　是肠内营养支持过程中最常见的并发症，也是影响临床肠内营养支持实施普及的主要障碍。恶心、呕吐、腹泻、腹胀、肠痉挛等症状是临床上常见的消化道症状，这些症状大多数是能够通过合理的操作来预防和及时纠正、处理的。

(1)恶心、呕吐：行肠内营养支持的患者中，有10%~20%的患者发生恶心和呕吐。

其原因是多方面的，主要是营养液的难闻气味、高渗透压导致胃潴留、输注速度过快、乳糖不能耐受、营养液配方中脂肪比例含量过多等。按上述估计的病因，临床上可做相应的处理，以预防或减少恶心和呕吐的发生率。其中特别强调的是有些胆道疾病和胰腺疾病的患者，宜用低脂的胃肠营养液。

临床上肠内营养时出现的恶心、呕吐如果怀疑是由于胃排空障碍所致，应停用麻醉药物，改用低脂肪含量的制剂，保持营养液于室温状态，降低营养液的输注速率至20～25ml/h，或应用促胃动力药物。一旦患者耐受性改善，则逐步增加营养液的输注速度和输注量。同时应监测胃内残余液体量，避免胃潴留发生，输注方式以间歇性滴注为佳。

（2）腹泻：在胃肠营养支持中，腹泻的发生率一般在10%～20%。它是指患者用肠内营养后发生多次稀便或量较大的稀便，甚至多量水样大便，更甚者一天可泻1500ml以上或稀大便150g以上。腹泻一般发生在肠道对水分的吸收发生障碍的情况下。平时小肠每日吸收水分可达12L，结肠吸收水分4～6L。肠腔内水分的吸收取决于肠腔与血管内血浆渗透压之间的增减率，肠腔内渗透压增高，则肠道对水分的吸收明显减弱，这种情况可以出现在肠腔内非吸收溶质的增多或肠道黏膜转送物质的功能受障碍；另外，肠道本身还有分泌功能，分泌大量物质在肠腔内，同样也能改变肠腔内的渗透压。发生腹泻的原因主要有：①全身性疾病或乳糖酶的缺乏影响人体的肠道吸收能力；②外源因素（细菌毒素、泻药）和内源因素（胆酸和脂肪酸）的改变；③肠道吸收和分泌的异常；④营养制剂选择不当；⑤营养液高渗或温度过低。

临床上在输注肠内营养液时应注意输注速率，肠内营养液量、浓度及输注速率应逐步递增，使肠道逐步适应。肠内营养液要新鲜配制和低温保存，避免污染。应注意由于脂肪含量过高所致的脂肪泻、乳糖不耐受及有关药物所致的腹泻。及时纠正严重营养不良的低蛋白血症和肠道黏膜萎缩，明确是否存在如短肠综合征或其他肠道疾病。一旦出现腹泻应鉴别腹泻的原因并做相应处理，调整肠内营养制剂，添加膳食纤维，降低营养液浓度，减慢输注速率，在饮食中加入抗痉挛或收敛药物以控制腹泻。如果腹泻严重，则暂时停用肠内喂养，改用肠外营养支持。

（3）便秘：肠内营养引起便秘的情况较少，原因有脱水、饮食中不适当或过量的纤维、长时间卧床而缺乏活动、肛门粪块嵌塞和肠梗阻。脱水常见于长时间应用高浓度、高能量密度制剂且限制入水量的患者。因此，肠内营养时应适当注意水分的补充。目前，有富含纤维素的肠内营养商品制剂，可有效减少便秘的发生。

（4）腹胀与肠痉挛：EN常见并发症，营养液温度过低、输注速度过快、高渗透压均能发生肠痉挛、腹痛和腹胀。通过调整肠内营养制剂、降低营养液浓度、减慢输注速度或注意营养液温度等措施来减轻或消除上述症状，如果存在肠梗阻应及时停止EN。

3. 代谢性并发症　在严密的监测下，肠内营养代谢方面的并发症发生率不是很高，且易于处理。代谢方面的并发症主要有输入水分过多，非酮性高渗性高血糖，水、电解质及微量元素的异常，维生素及脂肪的缺乏，肾衰竭时患者的肠内营养、肝衰竭时患者的肠内营养、心功能衰竭时患者的肠内营养时的代谢异常。

（1）水代谢异常：肠内营养支持时最常见的水代谢异常是高渗性脱水，其发生率为5%～10%，有人称之为“管饲综合征”。这种并发症主要发生在气管切开或昏迷的患者，此外，虚弱的老年患者和年幼的患儿也易发生，因为这些患者常有肾功能不全。在这些患者中，用高渗和高蛋白质配方做肠内营养支持更易发生脱水。如果患者自感有口渴，则应在肠内营养支持时，预先适当再多加入些水分，同时应监测每日的出入水量和血电解质状况。

另外，心、肾及肝功能不全患者在实施肠内营养支持时应严格限制入水量，否则将会发生水潴留。

(2)糖代谢异常：肠内营养支持过程中可产生高糖血症或低糖血症。肠内营养液中糖含量过高或应激状态下糖耐量下降均可导致高糖血症或糖尿。轻度高血糖患者可通过降低肠内营养的滴注速率或适当用胰岛素而加以控制。肠内营养时严重高糖血症的发病率较低，多见于青年人的糖尿病急性发作期，或过去有过急性糖尿病的患者，主要是由于胰岛素相对缺乏所致。一旦发生应立即停用肠内营养而改用肠外营养，加用适当剂量胰岛素，经静脉滴入或皮下注射，待血糖稳定后，再重新启动肠内养支持。

低糖血症多发生于长期应用要素膳而突然停止患者，缓慢停止肠内营养或停用后以其他形式补充适量的糖即可避免低糖血症的发生。

(3)电解质和微量元素异常：常见电解质失衡为血钾过高，主要由于营养液中钾的含量过高，代谢性酸中毒多见于肾功能不全患者。低血钾多见于心、肾及肝功能不全限制钾摄入或临床上应用胰岛素时未考虑钾的额外补充，应密切监测患者的每日电解质情况，即时做出相应措施。

(4)多种因子的缺乏状态：经常发生的是维生素的缺乏，因一般营养液的配方中，维生素 K 的含量缺少或极低，时间久后容易发生维生素 K 缺乏。其他如生物素有时亦有缺乏的表现。长期用低脂的营养液配方，则易发生必需脂肪酸的缺乏。

(5)肝功能异常：在进行胃肠内营养支持时，常伴有转氨酶升高，停用胃肠内营养液后，肝功即恢复正常。在住院患者中，这种肝功能转氨酶的升高呈非特异性，可能是营养液中的氨基酸进入肝内分解解毒所致；亦可能为大量营养液的吸收进入肝，激发肝内酶系统的新的活性增强所致。

4. 感染性并发症　感染方面的并发症常见的有吸入性肺炎和营养液污染。

(1)吸入性肺炎：是肠内营养支持中最严重的并发症，常见于幼儿、老年及意识障碍患者，其发生率1% ~4%。临床上，若患者有呼吸困难、呼吸急促、喘鸣、烦躁、心率加快、胸片上有肺下部浸润影，则提示有吸入性肺炎。吸入性肺炎的临床症状和预后取决于吸入营养液的量和性质。少量吸入时，患者症状较轻或无明显临床症状，数天后可出现乏力、发热等感染症状。大量胃肠营养液吸入气管，后果往往较严重，可在数分钟内发生急性肺水肿，随之发生气促、呼吸困难、发绀，X 线显示肺下部绒毛状浸润性改变。停用肠内营养后，症状缓解也相当慢，严重者可引起气管、肺的病理性改变，甚至危及生命，因此要引起高度重视。临床上，引起吸入性肺炎的因素较多，通过鼻饲进行肠内营养支持的患者发生吸入性肺炎的可能性比经胃造瘘或空肠造瘘进行肠内营养支持要大得多。

防止胃内容物潴留及反流是预防吸入性肺炎的根本，具体措施有：①对易引起吸入性肺炎的高危患者应采用幽门后途径进行喂养；②输注营养液时始终保持床头抬高 30°

~45°；③输注肠内营养液时应注意输注速度，肠内营养液的量、浓度及输注速度应逐步递增，使肠道逐步适应；④及时检查和调整喂养管头端的位置，防止喂养管卷曲或滑出至食管内；⑤经常检查胃潴留情况，一旦胃潴留量>100ml，应暂停肠内营养。

一旦发现患者有吸入胃内容物征象时应立即采取以下措施：①立即停止肠内营养液的输注，并吸尽胃内容物；②立即行气管内吸引，尽可能吸出被吸入的营养液或食物；③鼓励并帮助患者咳嗽，咳出误吸的液体；④对于同时正常进食的患者，应尽早行支气管镜检查，清除食物颗粒；⑤改用肠外营养支持，输入一定量的清蛋白，以减轻肺水肿；⑥呼吸功能严重损害的患者需机械通气支持；⑦应用抗生素防治肺部感染，必要时可以适量应用糖皮质激素，以改善症状。

(2)营养液污染：营养液在配制过程中可直接污染，最常见的是配营养液时或护理治疗时医务人员手上的细菌污染管道和营养液。同时，配制器具也应严格消毒，输注营养液管道应每24小时更换一次，管道接头处更应保持基本无菌状态。

5. 再喂养综合征　是严重营养不良患者过快过量地摄入食物而导致以低磷血症为主要特征的电解质代谢紊乱，并由此引发的一系列临床症状和并发症。再喂养综合征是一个常见的营养并发症，其发生率为19%~28%（肠瘘患者为10%，老年人为14%，癌症患者为25%，神经性厌食患者为28%）。严重营养不良行人工喂养者50%会发生再喂养综合征，半数发生在开始营养支持后的3天内。通常发生在营养不良患者给予肠内或肠外营养补偿时。一项研究表明，营养不良的癌症患者行人工营养支持时，血磷浓度<0.40mmol/L的发生率为24.5%，而且肠内营养较肠外营养更常见（37.5%对18.5%），其中61.5%的患者发生再喂养综合征在开始的3天内。

再喂养综合征最好的处理方法是预防其发生，基本原则是：①筛查容易引起再喂养综合征的高危人群；②进行全面的营养状态评估和监测、随访；③制订合理的营养支持方案，包括目标量、给予途径等；④在营养支持实施前先要纠正电解质紊乱，慢慢恢复循环容量，密切监测心脏功能。营养支持应从低剂量开始，循序渐进，同时应密切监测水、电解质平衡及代谢反应；⑤积极补充电解质和维生素。

第三节　肠外营养

肠外营养（PN）是指通过胃肠道以外的途径（即静脉途径）提供营养物质的一种方式。1945年Brunschwing及同事首先经外周静脉向1名多发性肠瘘患者提供水解蛋白和10%葡萄糖长达8周，开创了肠外营养的先河。随后，在20世纪50—60年代，Wretlind首次将脂肪乳剂及氨基酸制剂引入肠外营养中，他和Schubert一起经外周静脉输注了这些制剂。自从1968年美国外科医生Dudrick和Wilmore首次报道经中心静脉营养应用肠外营养治疗1例先天性肠闭锁新生儿获得成功以来，肠外营养逐渐应用于临床实践中，成为现代临床营养支持的重要组成部分，被誉为是20世纪医学领域重大进步之一。经过几十年的临床实践和研究，肠外营养从理论、技术到营养制剂都得到了很大发展，取得了显著成就。目前，肠外营养已广泛应用于临床实践中，是临床上肠功能衰竭患者必不可少的治疗措施之一，挽救了大量危重患者的生命，其疗效也得到广泛的肯定。

一、肠外营养的适应证及禁忌证

（一）适应证

2012 年美国肠内肠外营养支持协会（ASPEN）对应用全肠外营养（TPN）支持的标准进行了更新，按疗效显著的程度分为以下 4 个部分：①疗效显著的强适应证；②有一定疗效的中等适应证；③肠外营养支持无肯定疗效的弱适应证；④肠外营养的禁忌证。

1. 疗效显著的强适应证

（1）胃肠道梗阻（如贲门癌、幽门梗阻、高位肠梗阻、新生儿消化道闭锁等）。

（2）胃肠道吸收功能障碍。

（3）短肠综合征。

（4）小肠疾病（如克罗恩病、肠结核、多发性肠瘘、小肠缺血性病变、系统性红斑狼疮、硬皮病或其他一些结缔组织病）。

（5）放射性肠炎。

（6）严重腹泻。

（7）顽固性呕吐。

（8）大剂量化疗、放疗或接受骨髓移植患者。

（9）重症胰腺炎。

（10）严重营养不良伴胃肠功能障碍。

（11）高分解代谢状态者。

2. 肠外营养支持有效的中适应证

（1）大的手术创伤及复合性外伤。

（2）中等程度应激状态者。

（3）肠外瘘。

（4）肠道炎性疾病。

（5）妊娠剧吐或神经性厌食。

（6）需接受大手术或大剂量放、化疗且已有的中度营养不良者。

（7）7 ~ 10 天无法提供充足的肠内营养者。

（8）炎性、粘连性肠梗阻者。

3. 肠外营养支持无肯定疗效的弱适应证

（1）营养状况良好处于轻度应激或创伤下而消化道功能在 10 天内可以恢复者。

（2）肝脏、小肠等脏器移植后功能尚未恢复期间。

4. 肠外营养支持的禁忌证

（1）无明确治疗目的，或已确定为不可治愈、无复活希望而继续盲目延长治疗者。

（2）心血管功能紊乱或严重代谢紊乱尚未控制或处于纠正期间。

（3）胃肠道功能正常可适应肠内营养者。

(4)原发病需要急诊手术患者，术前不宜强求肠外营养。

(5)营养状况良好且仅需肠外营养支持少于5天者。

(6)预计发生肠外营养并发症的危险性大于其可能带来的益处者。

(7)脑死亡或临终或不可逆昏迷者。

(二)禁忌证

1. 无明确治疗目的，或已确定为不可治愈、无复活希望而继续盲目延长治疗者：如已广泛转移的晚期恶性肿瘤伴恶病质的患者，生活质量很差、任何治疗方法均无明显改善作用，此时肠外营养支持已无明显益处。

2. 心血管功能紊乱或严重代谢紊乱期间需要控制或纠正者。

3. 患者的胃肠道功能正常或可适应肠内营养者　当胃肠功能正常或可利用时，肠外营养支持较肠内营养支持并无优越之处。在胃肠功能良好的情况下，应充分加以利用。如果消化道近端有梗阻，如位于食管、胃或十二指肠等，应于梗阻远端放置造瘘管，进行肠内营养支持。对所有接受肠外营养支持的患者，都应注意观察胃肠功能的恢复情况，适时安全地由肠外营养支持过渡到肠内营养支持。

4. 患者一般情况好、只需短期肠外营养、预计需要的时间少于5天者。

5. 原发病需立即进行急诊手术者：如需手术引流的腹腔脓肿患者或需急诊手术的严重腹部创伤、完全性肠梗阻患者等，不宜强求手术前行肠外营养支持，以免延误对原发病的治疗。

6. 预计发生肠外营养并发症的危险性大于其可能带来的益处者。

7. 某些大脑切除或不具有人性者。

二、肠外营养制剂

一般说来，肠外营养必需的营养素包括氨基酸、脂肪、糖类、维生素、微量元素、电解质和水。

1. 糖类制剂

(1)葡萄糖：在碳水化合物中，葡萄糖最符合人体生理要求，能被所有器官利用，有些器官组织，如大脑、神经组织、肾髓质、红细胞只能以其为能量物质。葡萄糖与氨基酸同时输入体内后有保留氮的效应。可提供蛋白质再合成所需的能量，并抑制糖异生，因而有利于输入氨基酸的利用。每日补充100g就有显著的节省蛋白质作用。肠外营养配方中，葡萄糖供能一般约占每日非蛋白热量的60%，一般按照3～3.5g/(kg·d)供给较合适，其上限为4.0g/(kg·d)。

(2)果糖：由静脉输入体内后，经肝磷酸酯化后进入糖代谢途径而被机体利用，其在体内的利用率与葡萄糖相似，代谢过程中依赖胰岛素量不如葡萄糖多。对糖尿病和慢性肝炎、肝硬化等肝病患者，与葡萄糖联合输注效果比单用葡萄糖为好。另外，静脉输注后引起血栓性静脉炎机会较少，并能加速乙醇代谢。但大量输入果糖后可产生乳酸血症、血浆尿酸浓度迅速增高、肝内ATP明显减少，从而引起恶心、上腹部疼痛及血管扩张等不良反应。对存有酸中毒和严重肝功能不全患者不宜使用，也不宜作为能量代替葡萄糖单独使用。少数人因体内缺乏果糖激酶或果糖-1-磷酸醛缩酶B而对果糖不耐受，因此。在使用前应询问有无不耐果糖的饮食(蔗糖、蜂蜜、水果等)史。

(3)转化糖：由蔗糖经水解而成，为葡萄糖和果糖的混合物，输注后出现高血糖和糖尿的机会和程度均较单输葡萄糖液为少和轻，故较适用于糖尿病、肝脏病等患者。

(4)麦芽糖：为由2分子葡萄糖组成的双糖，经静脉输入体内后麦芽糖即可进入细胞内，受水解酶作用后水解成葡萄糖，无须依赖胰岛素。麦芽糖相对分子质量大，对输注血管的刺激轻而所供能量是相同浓度葡萄糖注射液的1倍，也不影响肝、肾功能。

(5)山梨醇：山梨醇输入体内后能被山梨醇脱氢酶代谢成果糖，以后的代谢途径与果糖相同。山梨醇脱氢酶在肝内活性很强，即使肝功能损害时也有活性。

(6)木糖醇：木糖醇为五碳糖，在体内部分可转变为肝糖原，其代谢不依赖胰岛素。

(7)乙醇：乙醇代谢后产热达29.26kJ/g(7kcal/g)，且不引起渗透压负荷，静脉输注后经尿和肺损失百分率很低，也有节省蛋白质作用，不增高基础代谢率，有些患者用后尚有舒适感。是肠外营养治疗中最早应用的醇类。常用浓度为2.5%～5%，应使其血浓度不超过0.05%，成人每日可给50～100g。但大量或长期输入乙醇可引起骨髓造血受抑制和肝功能损害，并对神经系统有毒性作用。现已有乙醇葡萄糖混合制剂应用于临床，作为提供术后患者能量。

(8)甘油：丙三醇，每克甘油在体内代谢后产生能量18.07kJ(4.32kcal)，具有糖异生作用，可减少氨基酸糖异生和脂肪过氧化导致的酮体产生。甘油在体内代谢利用不依赖胰岛素。因此，可作为非蛋白热源，用于对葡萄糖耐受性和利用率降低的患者。但大量或快速输注甘油可引起溶血、肾损害、利尿等不良反应，故限制其广泛应用。

除了葡萄糖，其他糖类制剂如果糖、麦芽糖、山梨醇或木糖醇注射液等也被运用于肠外营养中，但因这些糖类的利用率个体差异较大，国际上大多数营养学会及机构均不推荐肠外营养时应用这些制剂。

2. 氨基酸制剂　用于合成蛋白质的氨基酸有20种，其中缬氨酸、异亮氨酸、亮氨酸、苯丙氨酸、色氨酸、苏氨酸、甲硫氨酸(蛋氨酸)和赖氨酸这8种氨基酸，机体不能合成或合成速度不能满足机体需要，必须从食物蛋白质或外界中获取，称为必需氨基酸(essential amino acid，EAA)；其余的12种氨基酸均可以在人体内合成，称为非必需氨基酸(nonessential amino acid，NEAA)。

(1)氨基酸制剂组成及分类：氨基酸注射液中，含有的必需氨基酸是氨基酸制剂的主体，在人体合成蛋白质过程中起主导作用，发挥着各自不同的功能此外，可选用的非必需氨基酸也有十多种。合适的必需氨基酸与非必需氨基酸的比例能保证氨基酸制剂中氨基酸有效的利用，达到既能满足营养需要又无明显不良反应的目标。氨基酸制剂按功能可分为平衡型氨基酸制剂和疾病适用型氨基酸制剂；按氨基酸种类来分有3种、6种、9种、14种、15种、17种、18种、20种等；按总氨基酸的浓度可分为3%～12%。

(2)氨基酸制剂的应用：目前临床上常用的氨基酸制剂是平衡型氨基酸溶液，近年来也有适用于婴幼儿、肝病、肾病、烧伤及肿瘤等各种疾病的氨基酸溶液问世。一般健康成年人蛋白质(氨基酸)的推荐摄入量为0.8g/(kg·d)，创伤感染等应激状态下需要量可增至1.2～1.5g/(kg·d)，严重分解代谢状态下肝、肾功能正常的危重患者可高达2.0～2.5g/(kg·d)。对于肾衰竭患者提倡必需氨基酸疗法(EAA疗法)，应选用高比例的必需氨基酸溶液，使尿素氮水平下降。对于肝功能不全的患者，由于患者血中芳香族氨基酸（苯丙氨酸、酪氨酸、色氨酸）水平上升，进入大脑后可引起肝性脑病，因此应选择 BCAA 为主的氨基酸溶液。在某些特殊情况下，应注意条件必需氨基酸的补充，如谷氨酰胺。

3. 脂肪乳剂制剂　脂肪乳剂是肠外营养中较理想的一种提供能量、生物合成碳原子及必需脂肪酸的静脉制剂，具有能量密度高、等渗、不从尿排泄、富含必需脂肪酸、对静脉壁无刺激、可经外周静脉输入、无需胰岛素、无高渗性利尿等优点，脂肪乳剂与葡萄糖合用还可起到省氮效应。但是，全部应用脂肪乳剂并不能达到省氮目的。

（1）长链脂肪乳剂：含 12 ~ 18 个碳原子的长链三酰甘油（LCT），主要由大豆油、红花油制成，以磷脂酰胆碱为乳化剂，含少量甘油以调节渗透压。长链脂肪乳剂在临床上已经安全使用了 50 余年，全球数亿人次的应用经验证实其是一个安全、有效的脂肪乳剂，目前仍是临床上普遍使用的脂肪乳剂。它不仅为机体提供了能量，也提供了大量生物膜和生物活性物质代谢所必需的不饱和脂肪酸，可以预防或纠正必需脂肪酸缺乏症。但是，近年来的研究发现，长链脂肪乳剂中的亚油酸含量过高，抗氧化剂含量较低，代谢过程中会产生一些促炎因子，在创伤、感染等高代谢状态时，会抑制淋巴细胞、单核细胞及中性粒细胞的增生和活性，增加 TNF - α 和 IL - 1 等炎性细胞因子的生成，机体免疫功能受损，增加脂质过氧化产生，造成氧化应激损害，导致危重患者感染和发生败血症的概率增加。因此，近年来许多国际营养学会、机构的指南及专家共识指出，在严重创伤、感染等应激期，避免应用纯大豆油来源的长链脂肪乳剂。

（2）中/长链脂肪乳剂：中链三酰甘油（MCT）含 6 ~ 8 个碳原子，主要成分是辛酸、癸酸，存在于可可油、椰子油及其他果仁油中。MCT 分子量较 LCT 小，水溶性较 LCT 高 100 倍左右，水解速率快而完全。在血液循环中，中链脂肪酸比长链脂肪酸更少与清蛋白结合，不易被酯化，MCT 的血浆半衰期仅为 LCT 的一半。当肠外给予 MCT 时，MCT 不在脂肪组织中储存，也较少发生肝脏脂肪浸润。中链脂肪酸穿过线粒体膜时较少依赖卡尼汀 - 酰基卡尼汀转移酶系统。中链脂肪酸在所有组织中较长链脂肪酸氧化更快、更完全、更彻底。此外，MCT 的生酮作用要高于 LCT。由于 MCT 不含必需脂肪酸，同时，纯 MCT 输注时有一定神经毒性作用。因此，目前临床上应用的中/长链脂肪乳剂是以两种形式存在，一种是将 MCT 与 LCT 按 1∶1 的重量比物理混合而成；另一种是将 MCT 与 LCT 在高温和催化剂的作用下水解后再酯化，在同一甘油分子的 3 个碳链上随机结合不同的中链脂肪酸和长链脂肪酸，形成结构型三酰甘油。以往的研究发现，物理混合或结构型的中/长链脂肪乳剂比较长链脂肪乳剂具有氧化更快、更完全，能较快彻底地从血中被清除，极少再酯化为脂肪储存起来的优点，因而是更理想的能源物质。临床实践证实，与长链脂肪乳剂相比，中/长链脂肪乳剂氧化利用率高，易于被清除，更有利于改善氮平衡，对肝脏及免疫系统的影响小，因而在临床上应用日趋广泛，大有取代传统长链脂肪乳剂之势。

结构脂肪乳剂是另一种新型的中/长链脂肪乳剂，由于其结构上的特点，具有一定的代谢优势。相比较物理混合的中/长链脂肪乳剂，其水解、氧化供能较平稳、均匀，输注后血三酰甘油及游离中链脂肪浓度的增高较少，因而机体的耐受性更好。此外，许多临床研究发现，结构脂肪乳剂较物理混合中/长链脂肪乳剂具有更好的节氮效果，对肝脏及免疫体统的影响更小，临床上应用日趋广泛。

(3)含橄榄油的脂肪乳剂：橄榄油主要成分是油酸(C18:1 ω-9)，属于ω-9单不饱和脂肪酸。临床上所用的含橄榄油的脂肪乳剂由20%大豆油和80%富含单不饱和脂肪酸的橄榄油组成。同时富含大量具有生物活性的α-生育酚，可减少脂质过氧化的发生。该制剂从生化角度讲，它降低了多不饱和脂肪酸的含量，减少了免疫抑制和脂质过氧化风险。从代谢角度讲，可提供足量的必需脂肪酸，在氧化供能和节氮作用等方面与其他脂肪乳剂基本相同。临床实践证实，含橄榄油的脂肪乳剂具有良好的安全性和耐受性，可选择性调节免疫应答，维护机体免疫功能，减少炎性反应的发生，在降低氧化应激损害、减少肝功能异常方面显示了更高的优越性，是临床上值得推崇的新型脂肪乳剂。目前的大量证据表明，含橄榄油的脂肪乳剂在严重创伤应激状态患者、需要长期家庭肠外营养患者、肝脏功能不全患者、新生儿和早产儿等领域有着较好的应用优势。

(4)含鱼油的脂肪乳剂：近年来，富含ω-3 PUFAs的鱼油脂肪乳剂是近年来关注与研究较多的脂肪乳剂，它通过改变细胞膜磷脂构成，增加膜流动性，影响细胞膜上受体的空间构象和离子通道，进而影响细胞功能分子的合成，抑制信号转导。此外，ω-3 PUFAs调节类花生酸、细胞因子的合成，调控基因表达、信号分子和转录因子，改变脂筏的脂肪酸组成及结构，影响各种炎症介质、细胞因子的合成及白细胞的活性，从而减少炎性介质的产生与释放，促进巨噬细胞的吞噬功能，具有抗炎、改善机体免疫功能的作用。近年来的研究表明，肠外途径补充ω-3 PUFAs在调控手术创伤、感染、危重患者的免疫和炎性反应，降低感染并发症、减少术后机械通气时间、缩短ICU时间及总住院时间、降低病死率等方面具有较好的效果。

目前临床上脂肪乳剂的有10%、20%及30%浓度，10%的脂肪乳剂供能为1.1kcal/ml，20%的脂肪乳剂供能为2.0kcal/ml，30%的脂肪乳剂供能为3.0kcal/ml，通常情况下，脂肪乳剂推荐用于配制全合一营养液中，不推荐单独输注。在肠外营养配方中，一般情况下脂肪乳剂占全日总能量的25%~40%。目前，肠外营养中脂肪乳剂推荐的使用剂量为0.7~1.3g/(kg·d)，在能量需求量增高的严重分解代谢状态下，其摄入量可增至1.5g/(kg·d)。

4. 电解质制剂　电解质是体液和组织的重要组成部分，对维持机体水、电解质和酸碱平衡，保持人体内环境稳定，维护各种酶的活性和神经、肌肉的应激性及营养代谢的正常进行均有重要作用。钾和磷与营养物质代谢的关系最为密切，细胞合成蛋白质需钾(1g氮转化成蛋白质需3mmol钾)。磷在能量利用时的需要量也增加，一般每给4184kJ(1000kcal)热量宜给磷15mmol。输高渗葡萄糖液时尿糖排出多，会造成水和电解质不平衡，输入某些氨基酸后可带入阴离子，造成血氯增加，也会使碳酸盐含量降低，引起酸中毒。另外，患者的病程中也可能出现各种电解质紊乱，故在肠外营养支持中应给予适量电解质。正常情况下，持续肠外营养支持时钠、钾、钙、镁、磷的每日供给量分别为：钠80~100mmol；钾60~150mmol；钙2.5~5.0mmol；镁8~12mmol；磷15~30mmol。但是，临床上患者对电解质的需要量变化较大，每日的补给量不是固定不变的，因为患者的病情在不断改变，需根据临床综合分析后确定。在危重患者除补给每日正常需要量外，尚应估计其以往的丢失量和治疗当日还可能有的额外丢失量，必要时测定24小时尿中的丢失量，并参考定期测定的血浆电解质浓度，估算和随时调整电解质的补给量。

现有的电解质制剂一般均为单一制剂。主要是各种浓度的氯化钠、氯化钾、碳酸氢钠溶液及葡萄糖酸钙、氯化钙、硫酸镁及乳酸钠溶液。必要时也可使用谷氨酸钠和谷氨酸钾制剂。无机磷制剂（磷酸二氢钾、钠等）虽可用来补充磷，但在配制营养液时如与钙、镁离子相混合则可产生沉淀，输入后将引起不良反应。有机磷制剂格利福斯的成分是甘油磷酸钠，不会产生上述的沉淀问题，每支10ml，含磷10mmol，为成人每日的基本需要量。

5. 维生素制剂　维生素是维持人体正常代谢和生理功能所不可缺少的营养素。三大宏量营养成分的正常代谢以及某些生化反应和生理功能的进行均需有维生素的参与。处于应激状态（手术、烧伤、败血症等）的危重患者，对维生素的需要量显著增加。

人体所需的维生素可分为脂溶性和水溶性两大类。长期肠外营养如不给予维生素，则2~3周后将出现维生素缺乏症，所以必须予以添加。因水溶性维生素可从尿中排出，故输液中的供给量可选用日常膳食中许可量的2~4倍，不致引起中毒。脂溶性维生素在体内有储蓄，代谢过程的时间较长，故输液中的供给量不应超过日常膳食中的许可量，过多给予维生素A、维生素D、维生素E、维生素K均可引起中毒。

目前临床上有多种水溶性维生素制剂和脂溶性维生素制剂，这些制剂每支中的维生素含量可满足成人每日的需要量。近年来出现了多种专供静脉用的复合维生素制剂，既含有水溶性又含有脂溶性维生素，临床应用方便。它们不能直接静脉注射，需临用前加入500~1000ml输液或全合一营养液中稀释后静脉滴注。

6. 微量元素制剂　微量元素是肠外营养中重要的营养素，尽管其不参与机体的能量代谢，但微量元素通过形成结合蛋白、酶、激素和维生素等在体内发挥多种作用。现已有供成人用的复方微量元素制剂安达美，内含9种微量元素（铬、铜、锰、钼、硒、锌、氟、铁及碘），每支含量为成人每日正常的需要量。另有专供儿科患者用的微量元素制剂派达益儿，内含钙、镁、铁、锌、锰、铜、氟、碘、磷、氯10种元素。

三、肠外营养液的配制

PN液是糖类脂肪乳剂、氨基酸、维生素、电解质及微量元素等药剂混合物，也是微生物的良好营养剂，其混合配制应按一定规程和严格遵循无菌操作。在普通环境中配制PN液则极易遭到污染，已受微生物污染营养液输入人体后将致感染，其后果非常严重。PN液可在医院药剂科集中配制，一般是在静脉药物配制中心（pharmacy intravenous admixture service，PIVAS）中进行，供院内临床科室，甚至院外患者使用。进行长期家庭PN患者，如条件许可，可在家中创造合适的配制环境，患者和（或）其家属经专门培训后，在家中自行配制所需营养液。不管在何处配制PN液，均应有符合要求的配制环境，一定的设备及配制步骤、规则，以保证所配制PN液洁净、理化性质稳定、不受微生物污染，静脉输注安全、有效。

1. 全合一营养液及其优点　临床上，在实施肠外营养支持时，为使输入的营养物质在体内获得更好的代谢、利用，应将各种营养剂混合后输注。尤其是氨基酸应和能源物质同时输入体内，以利于前者合成蛋白质以免作为供能物质。为此，近年来在临床上配制和使用肠外营养液时主张采用全营养混合液（total nutrient admixture，TNA），或称为

“全合一”(allinone)，即将患者全日所需的各种营养物质混合在一个容器中后再静脉输注。全合一营养液系统具有以下优势。

(1)全部营养物质经混合后可同时均匀地输入体内，有利于更好地代谢和利用。

(2)避免了采用传统多瓶输注时出现在某段时间中，某种营养剂输入较多，而另一种(些)营养剂输入较少甚至未输入的不均匀输入现象，减少甚至避免它们单独输注时可能发生副反应和并发症的机会，如短时间内输入过多葡萄糖造成严重的高血糖或高胰岛素血症。如果短时间内输入脂肪乳剂则会造成严重的高三酰甘油血症。

(3)用高分子材料(无毒聚氯乙烯、醋酸乙酯)的大容器(3L 输液袋)，输液时不需要空气进入容器中，减少了营养液污染，避免气栓的发生。

(4)基本上是“一日一袋式”的输液方法，不必像传统多瓶输注时需要更换输液瓶和反复插入进气针。因此，使用方便，减轻了护士的监护工作量，避免营养液遭受污染。

(5)各种营养剂在 TNA 液中互相稀释，渗透压降低，一般可经外周静脉输注，增加了经外周静脉行肠外营养支持的机会。如添加了等渗的脂肪乳剂后降低了全营养液的渗透压，减少了对静脉的刺激，使营养液可经外周静脉输注。

(6)节省费用，便于管理，使得家庭肠外营养更简单易行且更安全。“全合一”营养液的唯一缺点是无法从已配制好的营养袋中去除已加入的物质。

2. “全合一”营养液配制条件(AIO)　根据最新的欧、美营养学会的指南，AIO 营养液的配制需要满足以下要求：①治疗学方面和药理学方面均要符合患者需求；②无污染且无热源；③营养制剂的剂量和剂型正确，且相容性好。

肠外营养液的配制需要一个洁净、无菌的环境，为此，需要建立肠外营养液配制中心(室)，肠外营养液的配制必须在层流洁净房间和层流超净工作台内操作完成。此外，肠外营养配制室需要建立一套严格的规章制度，以确保安全、有效地开展工作。具体包括：①操作者必须接受过专项技能培训，掌握无菌操作技术；②进入配液室前更换鞋子(或穿鞋套)和工作衣(或穿隔离衣)，戴好帽子、口罩，洗手；③配液前先清洁配液间台面，后用氯已定(或其他消毒液)揩抹，再用紫外线或电子灭菌灯照射60 分钟；④所有物品表面应清洁无污染，随时接受常规检测。不能使用有破裂、渗漏或有其他危险或污染的输液瓶和安瓿瓶，在进入配制室前，输液瓶和安瓿瓶应该是清洁的。配液前将所需药品和其他物品先在准备间内备好，再用药车推入配液室内；⑤配液时尽量减少进出配液间的次数和室内人员的走动，非配液人员不得进入配液室；⑥每周彻底打扫配液室1 次，每4 周做1 次配液室内空气和无菌物品的细菌培养、净化工作台台面的细菌培养。

3. “全合一”营养液的配制步骤

(1)按医嘱或营养配方单准备好所有的制剂。

(2)将电解质、微量元素、水溶性维生素、胰岛素(如果需要)加入葡萄糖液(或氨基酸)中。

(3)将磷酸盐加入另一瓶氨基酸液中。

(4)脂溶性维生素加入脂肪乳剂中。

(5)将已加入添加剂的葡萄糖液、氨基酸液经配套的输液管灌入 3L 袋内混合。

(6)最后将脂肪乳剂灌入 3L 袋中。

(7)应不间断地一次完成混合、充袋，并不断轻摇3L袋，使混合均匀。充袋完毕时尽量挤出袋中存留的空气。

(8)配置好的TNA液应在室温条件下24小时内输注完，暂不使用时要置于4℃保存。

(9)配置过程中避免将电解质、微量元素直接加入脂肪乳剂内。磷制剂和钙制剂未经充分稀释不能直接混合。

(10)TNA液中葡萄糖的最终浓度应<25%，钠、钾离子的总量要<150mmol/L，钙、镁离子的总量<4mmol/L。

(11)TNA液中应含有足量的氨基酸液，不应加入其他药液。

(12)配制完成的营养液配方用标签标明，包括总容量、成分、输注时间和过期时间等。

四、肠外营养液的配伍禁忌

肠外营养液的组成较复杂，其所含的各种营养素之间及营养素与添加的药物之间的可配伍性是值得关注的重要问题。

1. 磷制剂和钙制剂的配伍　为供给机体钙和磷，常在肠外营养液中加入磷酸钾盐或钠盐及葡萄糖酸钙或氯化钙，但磷酸盐的磷酸根可与钙离子结合，形成不溶于水的磷酸钙而沉淀，从而可阻塞导管或终端过滤器的滤膜，同时也降低了供给机体的钙、磷量。

(1)营养液的pH：已知在不同pH环境下磷酸盐有不同的离解。当pH较低时，$Ca(H_2PO_4)_2$是主要的存在形式，随着pH的升高，HPO_4^{2-}更易与钙离子结合形成$CaHPO_4$而产生沉淀，因为$Ca(H_2PO_4)_2$的溶解度为18g/L，而$CaHPO_4$仅为0.3g/L，故较低的pH有利于形成易溶的$Ca(H_2PO_4)_2$。

(2)营养液中钙和磷酸盐的浓度：在葡萄糖与氨基酸的混合液中，如钙和磷酸盐的浓度乘积>75mmol/L，则易在硅胶导管中形成磷酸钙沉淀。

(3)环境温度：磷酸钙在温度低于24℃，pH<6时易溶于水。温度的升高将促进营养液中葡萄糖酸钙分解，释出更多的Ca^{2+}与HPO_4^{2-}结合形成$CaHPO_4$而沉淀。

(4)营养液中的氨基酸浓度：如混合营养液中的氨基酸浓度较低，尤其在2.5%以下时，易发生磷酸钙沉淀。

(5)混合营养液的放置和输注时间：混合营养液在配制后随着放置和输注时间的延长，形成磷酸钙沉淀的机会增加。

(6)选用钙盐的种类：由于氯化钙更易离解，故选用氯化钙比采用葡萄糖酸钙更易与磷酸盐作用产生磷酸钙沉淀。

2. 肠外营养制剂与药物的配伍

(1)胰岛素：在混合营养液中稳定，可与各种静脉营养制剂配伍混合。

(2)右旋糖酐铁：在混合营养液中的浓度达100mg/L时，经放置18小时后不发生沉淀。

(3)肝素：研究显示，肝素在混合营养液中的浓度达20 000U/L时仍可与其他营养素配伍。但也有研究显示，肝素可能会造成脂肪乳剂破裂，增加感染性并发症的发生风险。因此，德国营养学会肠外营养指南中不推荐用肝素进行中心静脉封管。

(4)氢化可的松琥珀酸钠：在混合营养液中的浓度达500mg/L时，外观无异常。

(5)西咪替丁：在混合营养液中的浓度达0.3～1.2g/L时仍显示稳定。

(6)氟尿嘧啶：在混合营养液中的浓度达1g/L时，经48小时无损失。

(7)氨茶碱：研究显示，氨茶碱在混合营养液中是稳定的。

(8)两性霉素B：加入混合营养液浓度达100mg/L时可出现浑浊。

(9)抗生素：在营养液中的稳定性和抗感染力尚未获得广泛研究和充分证实。氨苄西林、青霉素V、头孢孟多、头孢呋辛酯及头孢拉定均可提高混合营养液的pH至5.5以上，当pH>8时产生大量磷酸钙沉淀。

为确保输入混合营养液的安全性和有效性，目前主张不在混合营养液中添加其他药物，除非其他静脉已不堪使用，也不宜在经静脉输注营养液的线路中投给其他药物。如必须经营养液输注径路输入其他药物时，则应先停止输注营养液，并在输入其他药物的前后，均用0.9%灭菌盐水冲洗输液管道。

五、肠外营养途径选择

肠外营养的输注途径主要有中心静脉和周围静脉途径。中心静脉途径适用于需要长期肠外营养和需要高渗透压营养液的患者。常用的中心静脉途径有：①颈内静脉途径；②锁骨下静脉途径；③经头静脉或贵要静脉插入中心静脉导管(PICC)途径。

周围静脉途径是指浅表静脉，大多数是上肢末梢静脉，适用于短期(<2周)肠外营养支持的患者。在临床应用的过程中，注意尽量选择较粗的静脉，以减少静脉炎的发生。

六、肠外营养支持的实施

在肠外营养支持实施过程中，对患者进行营养评价，发现营养不良或潜在营养不良的患者，制订营养支持计划或肠外营养处方，配制营养液，选择营养支持途径，监测营养支持耐受性、并发症和疗效，决定何时结束营养支持或改变支持的方式，均为提供安全、规范、合理有效的营养支持的重要组成部分。上述工作很复杂，需要经过专业的培训，掌握营养支持的理论知识并精通它的实践和操作。为此，我们提倡在有条件的单位应建立临床营养支持小组(NST)，以规范营养支持工作，负责对全院患者的营养会诊并对营养支持进行质控。

(一)建立会诊制度，制订肠外营养处方

肠外营养支持适用于临床医学的各个领域，但由于历史原因，临床营养最早由外科医师首先开始并在外科患者中普遍使用，相对来说其他许多学科对代谢、营养的认识尚显不足，营养支持的不规范现象也比较普遍。有时在同一个单位，不同学科、不同层次的医护人员对营养支持的认识程度也会有很大差别。实际上，临床营养支持治疗已经是一项相当完善、有效的临床治疗措施，营养支持的正确实施可以发挥良好的效果，降低并发症发病率和死亡率，促进患者早日康复。相反，不恰当的营养支持则不仅疗效不明显，而且并发症多。因此，需要建立有专业人员组成的营养支持小组，对需营养支持的患者进行营养和代谢评价和会诊，制订营养治疗计划，提供安全、规范、合理有效的营养支持。一个正规而典型的营养支持小组应该是多学科的，主要由医师、营养师、药剂师和护士组成，其重要的工作是负责对全院患者的营养会诊，制订规范的营养处方。

(二)肠外营养液的输注

在肠外营养早期,多采用多瓶输液系统输注营养液,即将0.5～1L的输液瓶同时或相继输注氨基酸、葡萄糖和脂肪乳剂。电解质和维生素分别添加在各个输液瓶中,在不同时间输注或数瓶串联后输注。此法虽简便、灵活、易行,但弊端多,通常每日要更换6～8个输液瓶,且需要调节不同的补液速率,添加许多附加物,一些营养素不能很好地利用,差错、高血糖、电解质紊乱时常发生,而且需要频繁调整血糖及电解质,故不宜提倡。目前,临床上肠外营养多主张采用全合一营养液混合方法,即将患者全日所需的各种营养物质注入3L塑料袋中混合后再做静脉输注,此法使肠外营养液输入更方便,而且各种营养素的同时输入对合成代谢更合理。

肠外营养液输注速率的控制是一个非常重要的问题,输注速率不均匀可引起患者血糖水平的明显波动,不利于营养物质的吸收和利用,甚至发生严重的代谢并发症。以往临床上常采用重力滴注方式进行肠外营养液的输注,利用滴瓶高低来调节重力大小,计算滴管的每分钟滴数做计算速率的单位,用螺旋夹、滚轮夹等增减管道的截面积来控制速率。由于滴瓶高度有一定限制,营养液浓度(黏稠度)以及静脉压的高低均可影响液体的滴速。此外,患者的体位改变、输液管的扭曲受压,手控螺旋夹和滚轮夹的误差等均能影响液体的输注速率和总输液量,影响输注计划的实施。目前,临床上可采用电子输注泵来代替传统的输液装置,可克服上述缺陷,以期连续长时间的输液能精确地按计划完成。我们推荐应用静脉输注泵实施肠外营养液的输注,按照实际需要进行调控。

肠外营养的输注有持续输注法和循环输注法两种,持续输注是指1天营养液在24小时内持续均匀输入体内。由于各种营养素同时按比例输入,对机体氮源、能量及其他营养物质的供给处于持续状态,胰岛素分泌较稳定,血糖值也较平稳。对机体内环境的影响较少。一般在肠外营养早期尤其是在探索最佳营养素量阶段都采用持续输入法,患者易适应。持续输注营养液时,胰岛素分泌持续处于高水平状态,阻止了脂肪分解,促进脂肪合成,并使葡萄糖以糖原形式储存在肝脏,因此常出现脂肪肝和肝大,有时出现高胆红素血症,这对于需长期肠外营养支持患者不利。循环输注法是持续输注营养液稳定的基础上缩短输注时间,使患者有一段不输液时间,此法适合于病情稳定、需长期肠外营养支持而且肠外营养素量无变化的患者。实施循环输注应当有一个过渡期,逐渐进行,要监测机体对葡萄糖和液体量的耐受情况,避免血糖变化。

(三)肠外营养支持的监测

肠外营养实施过程中,应由专业人员对患者进行定期随访和监测,通过对接受肠外营养支持的患者做系统、全面、持续的监测,可了解患者代谢情况,及时发现或避免可能发生的并发症,并尽快做出相应处理。此外,通过即时的监测了解营养支持的疗效,根据病情变化及时调整营养处方,进一步提高肠外营养支持效果。

1. 肠外营养的常规监测指标

(1)液体出入量:记录每天液体的出入量,可了解患者体液平衡状态,以指导调整每天静脉补液量。

(2)体温、脉搏及呼吸:观察生命体征的变化,以便及时发现有无PN引起的不良反应和感染并发症。

(3)尿糖和血糖：肠外营养时应及时监测患者血糖和尿糖，以了解机体对输入葡萄糖的代谢和利用情况，可及时调整每日摄入的葡萄糖和胰岛素量。普通营养不良或存在营养风险接受肠外营养支持的患者，一般在肠外营养最初3天内需每日至少测定1次血糖，待血糖值稳定可改为隔日测1次或每周检测2次。肠外营养期间需每天测尿糖2～4次。对于严重创伤、感染等应激状态下高血糖患者，在进行胰岛素强化治疗时，为了确定胰岛素推注或滴注的速率，初期常需要每0.5～1小时测定1次血糖值，根据所测得血糖值调节胰岛素的使用剂量。一旦血糖水平稳定后，减为数小时监测1次血糖。

(4)血清电解质浓度：包括钾、钠、氯、钙、镁、磷等浓度，PN最初3天，每天测1次，指标稳定后可每周测1次。

(5)血液常规检查：包括红细胞计数、血红蛋白浓度、白细胞计数、白细胞分类及血小板计数。每周查1～2次，如怀疑合并有感染时，应随时查白细胞计数和分类。如有血小板计数下降，除首先考虑是否可能由血液系统、脾、肝疾病等其他因素引起外，还要考虑是否存在必需脂肪酸和(或)铜缺乏的可能，并做进一步相关检查。

(6)肝、肾功能：包括血清总胆红素、直接胆红素、天冬氨酸转氨酶、丙氨酸转氨酶、碱性磷酸酶、谷氨酰转肽酶、尿素氮、肌酐等，每周检测1～2次。

(7)血脂浓度：在输注含脂肪乳剂的营养液时，应每周检测血脂浓度1次，以了解脂肪乳剂代谢、利用情况。一旦血三酰甘油>4.6mmol/L，应减少脂肪乳剂摄入量或停止使用，国际上许多营养学会将血三酰甘油>11.4mmol/L作为停止脂肪乳剂的界限。测定血脂浓度应在停止输注含脂肪乳剂的营养液后6小时进行，以便血液中的脂肪乳剂能及时廓清。

(8)血清内脏蛋白浓度：血清蛋白水平可反映机体蛋白质营养状况，是目前临床上最常用的营养评价指标之一，具体指标有清蛋白、前清蛋白、转铁蛋白和视黄醇结合蛋白等，不同的内脏蛋白其临床价值和意义有所不同。肠外营养支持时应每周检测上述各种血清内脏蛋白浓度1次，以了解营养支持效果。

(9)人体测量指标：人体测量的指标包括体重、皮褶厚度、肌围等，通常每周测量1次，可了解患者的营养状况。

(10)氮平衡：是评价机体蛋白质营养状况最可靠和最常用的指标。氮平衡=摄入氮－排出氮。若氮的摄入量大于排出量，为正氮平衡；若氮的摄入量小于排出量，为负氮平衡；若氮的摄入量与排出量相等，则维持氮的平衡状态。肠外营养时如需要可检测每日的氮平衡和一段时间内的累积氮平衡。

2. 肠外营养的特殊监测指标　肠外营养支持时常用的特殊监测指标包括以下几项。

(1)血清维生素和微量元素浓度：当怀疑存在维生素和微量元素缺乏时，应做微量元素和维生素浓度检测。

(2)肌酐身高指数：肌酐身高指数是衡量机体蛋白质水平的灵敏指标，是营养状况评价的一个重要指标。收集患者24小时尿液，测定肌酐排出量，除以理想肌酐值，求出肌酐身高指数，如<0.8提示有营养不良，可每2周测定1次。

(3)尿3－甲基组氨酸测定(3－MH)：是骨骼肌分解代谢的产物，以原形自尿中排出，可以作为评价蛋白质分解代谢的指标，也是肌肉蛋白减少的标志。

(4)迟发性皮肤超敏反应(DHT)：是评价细胞免疫功能的重要指标，是营养状况评价的一个参考指标。

(5)血清氨基酸谱：对于特殊患者有时可检测血清氨基酸谱，以指导调整肠外营养配方，提高营养支持疗效。

(6)血清渗透压：对于接受肠外营养的危重患者，常需要监测患者血清渗透压，以及时调整治疗措施。

(7)24 小时尿钠、尿钾定量：当接受肠外营养的危重患者存在明显钠、钾代谢紊乱时，需要每日测定 1 次 24 小时尿钠和尿钾的排出量，以指导治疗。

(8)超声检查和骨密度检测：对于长期肠外营养支持患者，应定期行肝、胆囊超声检查和骨密度检测，及时了解肝胆系统是否受损，是否存在代谢性骨病。

(四)肠外营养支持的护理

肠外营养支持是一种复杂的治疗方法，为保证其能安全、有效地持续进行，减少或避免并发症的发生，认真、严格地做好实施过程中每一个环节的护理工作显得十分重要。经过多年的实践，目前临床上已经形成了一整套完善的、规范化的护理操作常规。

1. 中心静脉导管的护理　中心静脉置管前应对患者做详细的解释，使其理解和认识到所接受的营养支持的重要性、优越性和中心静脉置管的必要性。耐心、妥善解答患者提出的问题，消除患者的恐惧和顾虑，希望患者在穿刺过程中做好配合，提高置管的成功率，减少和避免置管并发症的发生。中心静脉置管前，穿刺部位皮肤必须做全面清洁，必要时应备皮、理发，用乙醚或汽油先去脂去污，以减少静脉穿刺时导管被污染。如在病室中做中心静脉置管，应预先做好室内清洁、消毒工作，术前室内用紫外线照射 1 个小时。

中心静脉置管时应配合操作医生做好相应的准备工作，中心静脉置管成功后，将导管接上已准备好的输液系统，以较快速率输注液体 1 ~2 分钟，以测试导管是否通畅。观察穿刺静脉部位软组织有无肿胀，回挤输液管检查血液反流是否迅速，以了解导管位置是否合适。皮肤穿刺口部位用消毒液消毒后覆盖灭菌纱布，四周用胶布固定，或贴盖医用透明薄膜。导管皮肤入口处伤口一般需要每天换药 1 次，如果发现覆盖伤口的敷料已潮湿则应及时更换无菌的干敷料。每次换药时局部皮肤常规使用碘酒、乙醇或碘伏消毒后，使用伤口敷料(包括无菌纱布或 3M 医用透明敷料)将固定好导管，防止滑脱受压或扭曲。更换时要轻柔揭下敷料，注意不要让管滑出，如发现有滑出的可能应妥善固定，滑出的部分也不许再送入。每日观察记录管是否滑动，穿刺部位皮肤有无红、肿、热、痛等感染征象以及导管有无回血，发现异常及时处理，同时嘱患者勿用手触摸伤口。

中心静脉导管拔除时患者取仰卧位或垂头仰卧位，当导管拔出时嘱患者屏住呼吸，同时注意夹闭导管腔或用手指压在拔管后的皮肤切口上，但要避免过度按压或用力摩擦颈动脉，切口外涂抗生素软膏，密封切口 12 小时，并嘱患者静卧 30 分钟。

2. 肠外营养液输注的护理　肠外营养液的输注可以间断或连续，目前临床上一般采用 24 小时持续输注。无论采用何种方式输注，输注管道应每天更换 1 次，换管时应先将新管充满生理盐水或营养液，排去管内空气后备用。更换输液管道时要夹闭静脉导管，防止空气进入管内，换管后接头处要旋紧。每日输注肠外营养液前应抽回血以证实导管位置，然后用生理盐水5～10ml冲洗导管，接上3L营养袋，输注完后用含肝素的生理盐水10ml封管。

肠外营养液输注期间应勤做巡视，及时调节输液速率，防止输液过程中发生意外情况。一般来说，肠外营养以恒速均匀输入为佳，这有利于营养物质输入体内后能被更好地代谢和利用。但对于长期使用的患者有很多不足，间断输注管理困难。但目前临床上多数单位采用重力输注法，该方法的影响因素较多，滴速难以控制。因此，我们推荐有条件单位最好使用输液泵控制输液速率。医护人员要熟练掌握输液泵的正确使用方法和输液故障的识别、报警功能，及时处理常见故障。

3. 周围静脉营养的护理　对于应用静脉留置套管针进行PPN的患者，应做好留置的静脉导管的护理，减少外周静脉炎的发生。套管出处用无菌纱布或特殊薄膜覆盖，及时更换敷料和薄膜。使用硝酸甘油贴剂或外敷含非类固醇抗炎药物，可以减少静脉炎的发生。有学者提倡使用交替式输注，即在12个小时内完成每日的营养液输注，一旦完成立即拔除静脉穿刺针，次日选用对侧前臂静脉重新穿刺埋管，这样可明显减少血栓性静脉炎的发生。同时，应密切注意观察穿刺部位的情况，出现静脉炎时则停止输注，采用热敷，如果出现了外渗可用透明质酸局部封闭。

七、肠外营养支持的并发症及处理

肠外营养经过几十年的临床实践，从理论、技术到营养制剂都得到了很大的发展，取得了显著成就。目前，肠外营养已被临床普遍接受，其疗效也得到大家的共识，是一种安全、有效的营养支持方法。但是，肠外营养尤其是长期肠外营养可导致一系列并发症，严重者甚至可危及患者生命。肠外营养并发症有些是由于该营养方式本身存在不足所致，有些则与临床操作不当，护理、监测不够有关。因此，肠外营养期间规范操作，严密、定期监测以及精心护理对于并发症的预防、发现并及时处理就显得极为重要。临床上常见的肠外营养并发症主要有静脉导管相关并发症、代谢性并发症、脏器功能损害及代谢性骨病等几大类。

（一）静脉导管相关并发症

1. 技术性并发症　这类并发症大都与中心静脉导管的放置或留置有关。最常见的是穿刺损伤肺，产生气胸。损伤血管时可致血胸、纵隔血肿或皮下血肿。也可能因穿刺而损伤臂丛神经或胸导管。空气栓塞是最严重的并发症，空气可在穿刺过程中、体液走空或导管接头脱开时逸入静脉。一旦发生，后果严重，可因心脏空气填塞而致死；为此，中心静脉导管接头应保证不致脱开，体液走空也应绝对避免。

2. 感染性并发症　主要指导管性败血症，是TPN时最常见、最严重的并发症。常致TPN治疗被迫中止。穿刺置管时没有遵循严格无菌技术、导管护理不当、营养液配制过程或输注过程受污染致细菌快速繁殖、导管放置时间过长及本身的异物反应作用和患者存在有感染病灶等，都是产生导管性败血症的条件及因素。在TPN治疗过程中若出现寒战、高热，又找不到其他的感染病灶可以解释时，则应高度怀疑导管性败血症已经存在，此时不必等待血培养或导管培养结果，应立即拔除导管，同时做血培养和导管头端培养。可改用周围静脉营养代替深静脉营养数日。多数情况下，拔管后体温即很快恢复正常，一般不需使用抗生素。若发热不退，且血培养阳性，则需根据药物敏感试验选用抗生素。目前，预防导管性败血症的措施已较有效，其发生率已明显下降。这些措施包括：严格的无菌穿刺插管技术、穿刺的导管经15cm的皮下隧道引出皮肤、在超净工作台内配制营养液、使用3L贮袋以组成全封闭式输液系统、保持导管出口处皮肤干燥、定时每天消毒穿刺导管周围皮肤、避免经导管采血或输血、注意在更换输液系统时的无菌操作等。

（二）代谢并发症

1. 糖代谢紊乱　肠外营养时由于大量葡萄糖的输入，机体不能及时利用，使血糖水平骤增，易发生高血糖及高渗性并发症，患者可出现脱水、多尿、嗜睡或昏迷。肠外营养时高血糖的发病率较高，尤其是在严重应激状况下的患者，因为应激状态时机体糖异生作用增强、葡萄糖氧化利用下降以及存在胰岛素抵抗，此时如提供过量葡萄糖或葡萄糖输注速率过快则易发生高血糖，甚至导致高渗性昏迷。因此，在开始实施肠外营养的第1日，以给予150～200g葡萄糖为宜，输注速率控制在葡萄糖0.5～1g/(kg·h)，第2日摄入75%的总营养需要量，如果血糖稳定或能控制在正常范围，随后可接受全量的营养物质，葡萄糖输注速率逐步增加到1～1.5g/(kg·h)，并测定血糖和尿糖进行监测。另外，肠外营养支持时应根据具体情况添加一定量的胰岛素以控制血糖水平，预防高血糖的发生。高血糖或高渗性昏迷一旦发生，应立即停止葡萄糖的输入，用低渗盐水(0.45%)以950ml/h速率输入以降低血渗透压。同时应用胰岛素并根据血糖监测相应调节胰岛素用量使血糖维持在正常或接近正常水平。但在高血糖纠正过程中，也要防止血糖下降太快而导致脑细胞水肿。我们的经验是对糖尿病患者或严重应激状态患者，葡萄糖输注速率应<3～4mg/(kg·min)，并尽量减少葡萄糖在非蛋白热量中所占的比例可有效地预防高血糖的发生。同时，客观、准确地监测血糖和正确的胰岛素应用对肠外营养时高血糖的处理十分重要，正确地使用胰岛素控制创伤等应激时高血糖，可减少各种并发症的发生，改善危重患者的预后。目前认为，创伤早期应激较强时，如果血糖连续2次高于11.1mmol/L，或血糖波动较大，可选择胰岛素持续静脉滴注。血糖降低过程要平稳，不能太快，也不能降得太低，我们推荐维持在8.0mmol/L左右，要尽量减少低血糖的发生。随着机体逐渐恢复，创伤应激逐渐减小，血糖也逐渐易于控制，此时可根据血糖水平改为皮下注射胰岛素，如果患者有糖尿病史，此时也可加用口服降糖药。

另外，经一阶段时间的肠外营养，体内胰岛素分泌增加，以适应外源性高浓度葡萄糖诱发的血糖变化，此时若突然中止营养液的输入，因体内血胰岛素仍处于较高水平状态，就极易发生低血糖，甚至出现低血糖性昏迷。患者可出现心悸、出汗，甚至休克、昏迷。因此，在实施肠外营养支持时不应突然中止营养液输注，切忌突然换用无糖溶液，可在高浓度糖溶液输完后，以等渗糖溶液维持数小时作为过渡，再改用无糖溶液，以避免诱发低血糖。

2. 氨基酸代谢紊乱　氨基酸的浓度和摄入量应根据患者的病情和耐受性而定，尤其是在严重肝、肾功能损害，危重患者及婴幼儿患者，应通过监测患者的内脏蛋白情况、氮平衡、血尿素氮和肌酐值进行调节，防止高血氨和氮质血症的发生。临床上，严重肝、肾功能损害或婴幼儿患者在接受肠外营养时，摄入过量的氨基酸可能产生肾前性氮质血症，有时需要通过血透治疗。

临床上有些情况下可发生血浆氨基酸谱紊乱现象，如肾衰竭患者接受仅含必需氨基酸的氨基酸制剂时，尿素通过肠道中尿素酶的作用再循环吸收并在肝脏中转化为非必需氨基酸，造成血浆氨基酸谱失衡。严重肝功能损害患者在摄入较高剂量的氨基酸后容易诱发肝性脑病，因为此时患者血浆中芳香族氨基酸与支链氨基酸比例失调，过量的芳香族氨基酸摄入可促使假神经递质的产生，导致肝性脑病的发生。因此，对于容易产生氨基酸不耐受的患者，应在短时间内改用特殊配方的氨基酸制剂，以预防相关并发症的发生。

3. 脂肪代谢障碍　亚油酸和亚麻酸是人体必需的脂肪酸，人体无法合成，需要从外界摄入。因此，接受长时间（一般 >13 周）肠外营养支持患者，如营养液中不含有脂肪乳剂，则可能发生必需脂肪酸缺乏症。患者可出现皮肤干燥、毛发脱落、伤口延迟愈合、肝大、肝功能异常、骨骼改变、血中花生三烯酸与花生四烯酸的比值升高、红细胞脆性增加、贫血以及血前列腺素水平降低等表现。上述症状一般在成人常在缺乏脂肪乳剂后的13 周出现，但在婴幼儿则在数日内发生。预防 EFA 缺乏的最好方法是每日补充脂肪乳剂，每日 2% ~4% 的能量应由亚油酸提供，相当于每周 3 次提供 10% 脂肪乳剂 500ml 或20% 脂肪乳剂 250ml，即可预防 EFA 缺乏症。

另外，脂肪乳剂输入过量或过快则可导致高三酰甘油血症。合理的脂肪乳剂量为三酰甘油 1g/(kg · d)，输注速率为三酰甘油 0. 1g/(kg · h)，临床上应避免过量或过快输入脂肪乳剂。对于一些脂肪不耐受患者，脂肪乳剂应适当减量。

肠外途径输注脂肪乳剂可损害机体免疫功能和血管完整性，快速输注脂肪乳剂[三酰甘油 >0. 12g/(kg · h)]可导致血中脂肪清除能力下降，损害网状内皮系统功能，影响肺通气功能。为减少这些不良反应，建议脂肪乳剂所占热量以 30% 总热量为宜，脂肪乳剂摄入量应三酰甘油 <1g/(kg · d)，脂肪乳剂的输注时间不小于 8h。少数患者存在脂肪过敏现象，可能与作为乳化剂的磷脂酰胆碱有关。急性反应表现为高脂血症、呼吸困难、发绀、面孔潮红、出汗、头晕、头痛、胸背部疼痛、恶心、呕吐等。

卡尼汀是脂肪酸代谢所必需的物质，长链脂肪酸进入线粒体氧化时需要卡尼汀转运。健康成人肝脏和肾脏中的赖氨酸和甲硫氨酸可合成卡尼汀，维生素 B_6、维生素 C、烟酸和铁是合成所必需的，上述营养物质的缺乏可造成卡尼汀合成障碍。卡尼汀缺乏可导致肝脏及肌肉中脂肪沉积，酮体合成障碍及神经症状。肠外营养液中不含卡尼汀，在成人卡尼汀无须常规补充，因为尚无证据证明缺乏卡尼汀会影响脂肪代谢。但是，在需肠外营养超过 2 周的婴幼儿，则应补充卡尼汀。

4. 水、电解质紊乱　体液容量、渗透压及电解质的平衡是物质代谢和器官功能正常进行的基本保证。肠外营养时水及电解质的需要量应根据患者疾病过程、体液及电解质状况、肾功能等因素而定，由于每日体液及电解质的丢失量不同，细胞内、外液之间水及电解质不断处于交换状态。因而，肠外营养的容量和成分每日也有所不同。肠外营养患者在估算水及电解质需要量时重要的是应考虑其他途径的液体和电解质的摄入量，如处理不当，可导致体液和电解质平衡失调。表现为容量失调、低钠血症、高钠血症、低钾血症、高钾血症、低磷血症、低钙和低镁血症等均可出现。其中钾、磷和镁与蛋白质合成和能量代谢密切相关，肠外营养时常造成血浆钾、磷及镁浓度迅速下降，其原因是静脉输注葡萄糖后，血浆胰岛素水平升高，促使钾、磷、镁和葡萄糖进入骨骼肌和肝脏进行相关的合成代谢。因此，肠外营养时应注意予以及时补充上述各种电解质。

5. 再喂养综合征(refeeding syndrome, RFS)　是指长期饥饿或严重营养不良患者在重新摄入营养物质时出现的以严重低磷血症为主要病理生理特征的电解质紊乱以及由此产生的一系列症状。临床上还可出现心律失常、急性心力衰竭、心搏骤停、低血压、休克、呼吸肌无力、呼吸困难、呼吸衰竭、麻痹、瘫痪、谵妄、幻觉、腹泻、便秘等表现。再喂养综合征常见于以下一些人群：①营养物质摄入减少，如长期禁食者、神经性厌食患者、老年抑郁症或老年营养不良患者等；②营养物质吸收障碍，如长期酗酒、短肠综合征、炎症性肠病、吸收不良综合征、严重呕吐、腹泻及减肥手术后等患者；③营养物质代谢障碍，如糖尿病、体重明显下降的肥胖症患者等；④营养物质消耗增高，如严重应激状态的危重患者、恶性肿瘤、结核及获得性免疫缺陷症等各种消耗性疾病患者。

再喂养综合征的发病机制和病理生理学基础是严重营养不良患者通常处于饥饿或半饥饿状态，机体处于分解代谢状态，血胰岛素浓度下降，外源性糖类摄入量明显减少，胰岛素分泌减少，胰高血糖素释放增加，体脂和蛋白质分解增加，肝脏糖异生作用增强并成为机体的主要能量来源，体内磷、钾、镁等电解质平衡失调和维生素储备耗竭。此时摄入大量营养物质，尤其是肠外途径供给大量糖类，血糖增高，血胰岛素浓度升高，胰岛素作用于机体各组织，合成代谢增强，导致磷、镁、钾等离子进入细胞内，造成低磷血症、低镁血症及低钾血症。低磷血症影响细胞膜稳定性，造成溶血性贫血，心肌及横纹肌溶解。低镁血症可诱发心律失常，心肌及血管收缩能力降低，从而发生低血压或充血性心力衰竭。低钾血症可引起神经肌肉系统瘫痪、麻痹、呼吸抑制、肌无力症状，甚至心搏骤停。磷、镁、钾等电解质紊乱常伴有水及酸碱平衡失调，最常见的是代谢性酸中毒，并从而进一步造成各器官、系统功能障碍，细胞外液扩张，心脏、循环负担加重而导致急性心力衰竭。突然摄入的糖类会增加呼吸系统负担，可增加 CO_2 的产生量和氧耗量，增加呼吸商，结果是每分通气量增加，导致呼吸困难。

再喂养综合征的预防十分重要，首先对于长期禁食等容易发生再喂养综合征的高危患者，在开始实施营养支持前应检查血电解质、酸碱平衡状况、循环状况及心肺功能，纠正已经存在的水、电解质异常以及酸碱平衡，待机体内环境基本稳定后才开始营养支持，一般需要 12 天时间。肠外或肠内营养开始时，热量及营养底物的摄入应从低到高逐渐增加，起始摄入热量为 10kcal/(kg·d)，如果患者能够耐受，则每日增加 5kcal/(kg·d)左右，直至达到目标量。能量的组成中葡萄糖约占 50% 总热量，适当提高脂肪所占的热量比例(35% ~40%)，其余热量由氨基酸供给。同时及时补充磷 0.5 ~0.8mmol/(kg·d)，钾 1 ~3mmol/(kg·d)，镁 0.3 ~0.4mmol/(kg·d)，如果血浆浓度不高，营养治疗前就应该开始补充，治疗开始后 4 ~6 小时测血电解质浓度，以后每天测 1 次，并根据各电解质的血浓度情况及时调整各离子的摄入量，如有必要，根据浓度和患者体表面积增加补充量。营养支持期间补液量量出为入，避免体重增加。监测体循环和微循环状况，防止循环负荷过重或肺水肿等并发症的发生。同时及时补充维生素 B_1，以预防由于维生素 B_1

缺乏对机体的损害。

根据欧洲临床营养杂志2007年发表的指南及其他文献报道，营养治疗时期可采取以下预防措施减少RFS发生率(表6-2)。

表6-2 RFS预防方案

治疗前

对于有发生RFS危险因素的患者，营养治疗开始前应检查血、尿电解质，纠正水、电解质紊乱，可以因此延迟营养治疗12~24小时；经验性补充磷、钾、镁，维生素B_1、复合维生素B；检查心电图。适当升高热量供应中脂肪的比例，因为脂质代谢不会直接引起高胰岛素血症，不需消耗磷

第1~3天(液体复苏期，预防低血糖、低热量、脱水，评估补盐量和补液量的耐受情况，预防性补充维生素B_1等物质)：

热供由10kcal/(kg·d)逐渐增加至15kcal/(kg·d)，每24~48小时总量增加200kcal；50%~60%来自碳水化合物，30%~40%来自脂肪，15%~20%来自蛋白质(氨基酸)。

补磷0.5~0.8mmol/(kg·d)，钾1~3mmol/(kg·d)，镁0.3~0.4mmol/(kg·d)。如果血浆浓度不高，营养治疗开始前就应该开始补充；治疗开始后4~6小时测血电解质浓度，以后每天测1次，如有必要，根据浓度和患者体表面积增加补充量。

补液量量出为入，避免体重增加。一般20~30ml/(kg·d)。补钠<1mmol/(kg·d)，如果发生水肿则限制更加严格。第1周不需补铁营养治疗开始前至少30分钟静脉推注或肌内注射200~300mg维生素B_1。每日经口或经静脉补充200~300mg维生素B_1。复合维生素制剂每日补充2倍参考剂量。

每日监测体重、血压、脉率、心肺功能(包括肺部啰音、呼吸频率、心率、心律)、水肿程度和血钾、磷、镁、钠、钙、葡萄糖、尿素、肌酐，维生素B_1水平。饥饿时心率减慢，所以心率有所增加，即使未达心动过速范围，也视为容量过多的前驱症状。病情严重者心电监护：

第4~6天(代谢异常恢复期，检测水电解质微量元素平衡)：

热供15~20kcal/(kg·d)。三大营养素比例同前。补磷、钾、镁量同前。复测血电解质浓度。补充维生素、微量元素同前。补液仍量出为入，25~30ml/(kg·d)。检测项目同前。RFS多发于此阶段，一旦发生处理方案见下文：

第7~10天(代谢异常恢复期)：

热供20~30kcal/(kg·d)。三大营养素比例同前。补磷、钾、镁和微量元素量同前，第7天开始补铁。补液仍维持零平衡，30ml/(kg·d)左右，营养治疗期间肠内营养增加时，补液量应相应减少。每日查体1次(肺部啰音、呼吸频率、心率、心律、水肿程度)，每周测体重2次

临床上营养支持时一旦出现严重的再喂养综合征，应及时、积极处理。一般说来，患者存在严重低磷血症(<0.3mmol/L)或出现相应临床症状或并发症时，每日静脉补充磷酸盐量为0.32mmol/kg，一般在6~8小时内输完，重症患者可在24小时内给予。对于血磷浓度在0.3~0.6mmol/L的中度低磷血症患者，一般每日静脉补充磷酸盐量在50~60mmol是安全而且有效的。对于轻度低磷血症(0.5~0.8mmol/L)患者，可以通过口服补充磷制剂。补充磷制剂时应注意不良反应，包括低钙血症和抽搐、低血压、腹泻等。在静脉补充磷制剂的同时，应及时纠正存在的低钾血症和低镁血症，注意及时纠正水、酸碱代谢紊乱，维护心、肺等重要脏器功能，监测循环状态。

6. 维生素及微量元素缺乏症　维生素是机体代谢过程中必需的营养素，肠外营养时应注意及时补充，否则可出现各种维生素缺乏，产生一系列症状。禁食超过1个月者，

可出现微量元素缺乏，最常见的是锌缺乏，其次为铜缺乏和铬缺乏等。为此，凡长期行肠外营养治疗的患者，应每日补充微量元素。

7. 酸碱平衡紊乱　体液酸碱度适宜是机体组织、细胞进行正常生命活动的保证。肠外营养时酸碱平衡失调的原因有很多，在物质代谢过程中，机体可不断摄入或产生酸性、碱性物质，并依赖体内的缓冲系统和肺、肾等调节，保持体液的酸碱平衡。但是，如果酸碱物质的负荷超量，或调节功能障碍，将导致酸碱平衡失调。如某些氨基酸溶液含有较多的盐酸盐，例如盐酸精氨酸、盐酸组氨酸等，这些溶液的输入，可导致高氯性酸中毒的发生。另外，氨基酸代谢本身也可产生一些酸性产物，过量时可产生代谢性酸中毒。肠外营养时糖类过量可使得 CO_2 增加，可导致呼吸性酸中毒。在一些机械通气的患者，过高的糖类摄入所致的 CO_2 产生增加，可以引起过度通气，从而导致呼吸性碱中毒。

第七章　围术期营养支持

第一节　围术期营养支持规范管理

随着临床营养支持的应用与推广，无论在认识上还是操作技术上均得到了不断地发展。全球范围内有多个学会颁布了各类患者营养支持应用指南，但临床营养支持的有效实施除了指南，还需要有规范、可行的过程管理与流程。营养筛查、评定及合理有效的营养干预是围术期患者临床营养支持治疗中的关键步骤，包括对患者营养状况与营养风险的判断，手术前营养与容量的补充，手术中血压、血糖以及液体平衡的管理，手术后合理的营养支持措施及效果评估。在此基础上实现规范化管理，最大限度地提高围术期营养支持效果并降低不良影响，另外也应避免不必要的营养补充及医疗花费。

一、病史与营养风险评估

营养风险是指患者已经存在的或潜在的与营养因素相关的、导致不良临床结局的风险，其与临床结局密切相关。营养风险评估是临床营养支持首先面临的问题，也是制订营养支持方案的第一步。临床调查性研究表明，营养风险与外科住院患者的临床结局有关，只有存在营养风险的患者才能从营养支持中获益，所以确定获益人群等同于确定适应证。这一观念已经在国际营养支持指南中予以明确。针对患者营养状态与风险的评估主要有以下几个方面。

1. 年龄　不同年龄的代谢率、瘦体重(lean body mass，LBM)、营养基础以及营养需求均有所不同，高龄患者营养不足的耐受性更差，更容易发生营养不良，因此，更应得到关注。

2. 营养病史　近期(1 ~4 周)进食以及排便情况；是否所患为肿瘤或消化系统疾病，是否存在营养、代谢相关的慢性疾病等。

3. 疾病严重程度　疾病严重程度决定营养的需要与时机，病情严重者更能够从早期营养支持，特别是早期肠内营养支持中获益。

4. 特定的并存异常　如高血糖、慢性阻塞性肺病(chronic obstructive pulmonary disease，COPD)、心肝肾功能不全、是否接受肾脏替代治疗等，因为这些疾病往往影响着患者的营养状态。研究显示，对存在营养风险的胃、结直肠、肝胆胰肿瘤患者，给予营养支持可改善临床结局。

5. 体重及其变化　了解患者的体重和理想体重，需要计算体重指数（BMI），这不仅是判断营养状态所需，也是制订营养处方时的核心参数。

6. 术前营养不良的评估与治疗　营养不良是术后并发症的独立预后因素，筛查与治疗营养不良是术前评估的重要内容。欧洲营养与代谢协会建议采用以下指标判断患者是否存在重度营养风险：①6 个月内体重下降 10% ~15% 或更高；②患者进食量低于推荐摄入量的 60%，持续 >10 天；③体重指数 <18.5kg/m^2；④清蛋白 <30g/L（无肝肾功能不全）。术前营养支持的方式优先选择经口营养或肠内营养，根据患者个体情况设定每日营养目标。一项随机对照临床试验的结果显示，对严重营养不良患者（营养不良风险调查评分≥5 分）进行术前营养支持，可将术后并发症发生率降低 50%；对于此类患者推荐术前 7 ~10 天行肠内营养治疗；若仍无法满足基本营养需求（< 推荐摄入量的 60%），推荐术前 7 ~10 天联合肠外营养治疗；而在评分 3 ~4 分的患者中，术前营养支持并不降低术后并发症发生率或缩短住院时间。

二、营养支持

营养支持治疗是指在饮食摄入不足或不能摄入的情况下，通过肠内或肠外途径进行补充，为患者提供全面、充足的机体所需各种营养素，以达到预防和纠正患者营养不良，增强患者对手术创伤的耐受力，促进患者早日康复的目的。合理的营养支持应充分了解机体各种状况下的代谢变化，正确进行营养状况评估，选择合理的营养支持途径，提供合适的营养底物，尽可能地避免或减少并发症的发生。

1. 尽快恢复经口进食　术后患者应尽快恢复经口进食，可降低感染风险及术后并发症发生率，缩短住院时间，且不增加吻合口瘘发生率。关于早期进食时间，不同疾病有所差异；直肠或盆腔手术患者，术后 4 小时即可开始进食；结肠及胃切除术后 1 天开始进食进水，并根据自身耐受情况逐步增加摄入量；胰腺手术则可根据患者耐受情况在术后 3 ~4 天逐渐恢复经口进食。另外还可根据患者意愿恢复进食；一项多中心临床研究结果显示，上消化道手术后第 1 天起根据患者意愿进食，与常规营养支持方案比较不仅未增加术后并发症发生率和病死率，而且康复速度更快。

2. 补充口服营养制剂　尽管尚缺乏足够证据，但建议对于术前存在营养不良的患者于早期进食过程中给予口服营养制剂，以达到目标摄入量。对于出院时仍存在营养不良的患者，推荐在院外持续口服营养制剂数周。

3. 管饲营养及肠外营养　管饲营养及肠外营养在 ERAS 计划中不作为常规推荐，但在合并感染、吻合口瘘、胰瘘等情况下应予考虑实施。对于术后 1 周联合口服补充营养仍无法满足推荐摄入量的 60% 时，应考虑管饲肠内营养；若管饲营养仍达不到推荐摄入量的 60% 时，应给予补充性肠外营养或全肠外营养。

第二节　围术期营养支持的评价

一、概述

围术期营养支持治疗的重要性早已为临床医生所熟知，而且已成为处理危重患者，特别是营养不良或高分解代谢状态者不可缺少的组成部分。

外科患者，当其摄入不足或需要量增加以及利用营养素的变化等，都可伴有营养障碍，尤其是在患有消化道疾病，特别是肿瘤性疾病，其营养不良的发生率较高。普通外科住院患者中，很多患者伴有不同程度的营养不良，有些甚至是严重的营养不良。这些患者如果营养状况得不到适当的改善，其术后并发症发生率和病死率都将明显升高。Shukla 的对比资料表明，肠内营养组和对照组术后伤口感染并发症发生率分别为 10.5% 和 37.2%，病死率分别为 6% 和 11.7%。国内黎介寿对胃癌伴营养不良患者的前瞻随机分组研究结果表明，术前 10 天与术后 5 天行周围静脉营养支持组，其体重有所增加，术后体重减轻较少，和对照组相比，差异显著（$P<0.05$）。监测氮平衡，术前为正氮平衡，术后呈平衡状态，自我感觉较好，体力与自我护理能力的恢复均较迅速。由此可见，为获得较满意的手术治疗效果，围术期营养支持应予以高度重视。但需指出，营养支持不是处理原发病。一般说来，它对原发病也多无治疗作用。此外，前瞻性随机研究的大量病例表明，围术期 PN 组（815 例）和对照组（737 例），其术后严重并发症发生率分别为 25% 和 29%，两组病死率均为 9%，无明显差异性。在 395 例伴营养不良者，进行腹部大手术和胸部非心脏手术的病例，术前行 7～15 天 PN 组 195 例，对照组为 203 例，术后严重并发症分别为 26% 和 29%，病死率分别为 7% 和 5%，亦无明显差异。因此，目前对围术期营养支持的作用，做出肯定性结论意见尚有困难。在临床实践中，营养支持不宜常规用于围术期，需权衡其利弊得失，进行抉择。有的患者术前就需营养支持直至术后，或术后发生并发症需加强营养支持。

外科住院患者中很多患者术前发生营养不良，手术又使患者出现应激反应，表现为分解代谢增强，合成代谢下降，急性相蛋白合成增加，出现负氮平衡和瘦组织群减少，并随手术创伤的程度出现不同的代谢改变，直接影响切口、组织的修复、感染的发生率及患者的康复。术前已有的营养不良将加重代谢紊乱，导致术后并发症和死亡率的增加。外科住院患者在短期内体重下降 >30%，病死率可高达 100%。因此，在现代外科学中，很重视围术期的营养治疗，它是临床营养的一个重要组成部分。它对提高患者的手术耐受力，减少术后并发症的发生，促使患者早日康复有积极的作用。

二、围术期营养支持治疗的理论依据

早在 1936 年，Studley 首先发现体重丢失与手术后并发症呈明显相关，50 例因消化性溃疡行择期胃大部切除术患者中，术前体重下降 >20% 患者，手术死亡率为 33%；而术前体重下降 <20% 患者，则死亡率仅为 3.5%。Cuthbertson 从事创伤与蛋白质代谢研究，发现骨骼肌是手术后氮丢失的主要来源，此研究成为今后研究手术创伤与营养消耗之间关系的基础。此后，有关营养不良定义、检测方法也日趋成熟。许多学者认为，营养不良不仅改变机体的组成，而且影响消化道、骨骼肌、心脏和肺等重要脏器的功能，从而增加手术的危险性和术后并发症。由于营养治疗可纠正机体营养不良，降低体重丢失，改善氮平衡和血浆蛋白质指标，因而有研究认为围术期营养治疗可以改善营养不良患者消化道、心脏、呼吸道以及机体的免疫功能，从而降低手术并发症和死亡率。

三、围术期肠内外营养支持治疗的优缺点

围术期肠外营养治疗的优点是：胃肠功能不全或全无的情况下仍能给机体提供所需要的全部营养物质；它能使肠道休息，减少胃肠的分泌；按需要强制性地输入营养。肠外营养的缺点是：由于肠道无食物通过，将产生肠黏膜萎缩，肠黏膜屏障功能受损，肠道细菌易位；肠道激素分泌减少，如胆囊收缩素减少而导致胆汁淤积；强制性地输入营养可导致代谢性紊乱，代谢率增加；营养物质不恰当，使免疫功能减退可使患者出现全身感染，如导管相关性感染等。再者，价格较高且需要详细的监测与护理。然而，由于肠外营养治疗的迅速发展，其缺点已明显减少。

肠内营养的优点是：最符合人体生理，实施方便和安全有效；与肠外营养相比，术后行肠内营养可达到肠外营养相同的疗效，且可减少感染并发症；可维持肠黏膜细胞的正常结构，防止黏膜萎缩，保持黏膜的机械屏障；可维持肠道固有菌群的正常生长，保持黏膜的生物屏障；有助于肠道细胞正常分泌 IgA，保持黏膜的免疫屏障；刺激胃酸及胃蛋白酶分泌，保持黏膜的化学屏障；刺激消化液和胃肠道激素的分泌，促进胆囊收缩、胃肠蠕动，增加内脏血流，使代谢更符合生理过程，减少了肝胆并发症的发生率。尤其是当病情危重时，机体免疫力下降，肠道低血流状态导致肠黏膜营养性损害，同时危重状态下代谢受损，肠外营养易使代谢紊乱，代谢并发症增加，此时肠内营养显得尤为重要。再者，价格较低且护理方便。但是，肠内营养也有缺点，其缺点是：胃肠功能发生障碍时，则必需应用肠外营养治疗：肠内营养不能满足能量需要时也必需添加肠外营养；肠内营养的实施过程当中也会出现相应的并发症。

围术期营养治疗方法选择的原则是：①肠内营养与肠外营养两者之间应优先选用肠内营养；②经周围静脉与经中心静脉行肠外营养两者之间应先选用周围静脉行肠外营养；③肠内营养不足时可用肠外营养补充；④营养需要量较高或期望短期改善营养状况时可用肠外营养或同时用肠外营养和肠内营养；⑤需较长时间营养治疗者应设法应用肠内营养。

四、术前营养支持治疗的评价

手术后有应激与感染，分解激素的分泌与机体的肌肉分解明显增加，基础代谢率增高，某些氨基酸的糖异生增快，而利用外源氨基酸与葡萄糖的代谢功能受限，这一复合因素降低了术后营养治疗的效果，不能纠正术后的净分解代谢。因此，对那些术前已有营养不良的患者应在术前进行营养治疗。Mullen 等报道，胃肠道癌肿患者应用术前肠外

营养治疗后，术后严重并发症的发生率明显下降。Muller 等报道在术前 7～10 天给予适当的营养治疗后，能改善多数患者的营养状态，使术后并发症发生率降低。有学者从临床经济学角度对营养治疗做出了综合报道，发现在美国营养治疗所花费资金大约占美国总医疗费用的 1%，如此高的比率，提示营养治疗增加了医疗费用。由于不需要的营养治疗并不能改变患者的发病率和病死率，有时反而引起营养治疗相关并发症，这些不需要的营养治疗是导致医疗费用增加的主要原因。营养治疗的目的是减少因营养不良而导致的并发症，缩短住院时间，从而减少医疗费用。为此，提出应严格掌握营养治疗的适应证，杜绝不需要的营养治疗，且应尽可能使用费用较低的肠内营养治疗。术前肠外营养治疗可以使术后并发症的发病率下降，但却增加了医疗费用。若能改用肠内营养则总医疗费用可不增加。业已证明，术前有营养不良或进食营养物质不足达 7～10 天的患者，应予术前营养治疗 7～10 天，可减少患者术后并发症的发生率和病死率，缩短住院时间，改善患者的疲劳指数。术前应尽可能选用肠内营养治疗。

五、术后营养支持治疗的评价

临床实践证明，术后营养治疗是合理可行的，支持方式应首选肠内营养。术后营养治疗有助于减轻术后应激期患者的负氮平衡，增加急性相蛋白合成，维持血浆蛋白质水平，促进切口愈合，抵抗感染，使患者顺利渡过应激反应期。术后的代谢过程先是应激性分解期，其后进入合成代谢期。在术后短暂的 3～5 天，营养治疗有节省蛋白质的作用但不可能阻止分解代谢。在那些术后病程长、易发生营养不良、高代谢，营养消耗严重的患者，术后营养治疗能明显改善这些患者的预后。

Bower 等对腹部大手术患者分别实施术后早期肠内营养或肠外营养，其前瞻性研究表明肠内营养和肠外营养均能有效地改善和维持患者的营养状态，减少营养不良患者的术后并发症和病死率。Bengmark 等报道术后行肠内营养优于肠外营养。现代技术使肠内营养可早期实施，术后立刻或早期开始的肠内营养可刺激内脏和肝脏循环。改善黏膜的血液循环，阻止黏膜内酸中毒和渗透性改变，防止应激性溃疡的产生及肠源性感染的发生。靳大勇等报道对根治性远端胃大部分切除术后 40 例患者，随机分为肠外营养组和常规补液组。结果提示短期肠外营养治疗能减轻术后负氮平衡状况，而且并不延迟患者残胃排空的恢复。

近年来，术后营养治疗的研究重点在于对特殊营养物质疗效的评价。Daly 等对 60 例上消化道癌症患者分别实施肠内免疫营养（在标准的肠内营养制剂中添加精氨酸、ω－3 脂肪酸和 RNA）及标准肠内营养，结果提示：与标准肠内营养组相比，肠内免疫营养组血浆和外周血白细胞中 ω－3 脂肪酸与 ω－6 脂肪酸的比率明显增加，PGE_2 的产生明显下降，术后感染及切口并发症明显下降。

第三节 围术期肠内营养的实施

营养不良在外科患者中十分常见，营养不良不仅损害机体组织、器官的生理功能，而且可增加手术危险性、术后并发症的发病率及病死率。理论上营养支持可以改善机体的营养状况，围术期营养支持对患者应该有益。临床上，任何治疗成功与否取决于患者是否从该治疗中获益，如果围术期营养支持与术后并发症的发病率、手术死亡率直接相关的话，我们可以通过积极的营养支持改善患者的预后。然而，多年来一些研究发现，围术期营养支持与患者预后之间缺乏必然联系。

一、围术期营养支持治疗的目的和指征

围术期营养支持的目的是改善患者的营养状况，提高其对手术创伤的耐受性，减少或避免术后并发症和降低死亡率。Veterans 等将 459 例外科患者随机分为两组，研究组患者接受术前 1 周以上和术后 3 天的肠外营养支持，对照组给予常规口服饮食，两组在严重并发症(25%)、死亡率(12%)上无差异，研究组感染并发症的发病率高于对照组，而非感染并发症的发病率却低于对照组。研究组中严重营养不良者(术前体重下降 > 10%)感染并发症的发病率低于对照组，而非感染并发症的发病率与对照组无差别。轻度、中度营养不良者的并发症两组之间无差别。因此，除 5% 严重营养不良患者之外，围术期营养支持无益处。Von Meyenfeldt 等研究 150 例营养不良的胃肠道肿瘤患者，发现围术期营养支持可降低营养不良患者感染性并发症的发病率。Sandstrom 等调查 300 例重大手术患者，术前平均体重下降为 8%，约 50% 患者存在营养不良。所有患者随机分为肠外营养支持组和对照组，肠外营养组每天给予所需的热量和氮量，对照组每天给予 250 ~300g 葡萄糖的低热量，两组都持续到患者能进食足够食物为止。结果发现，两组中 80% 患者在术后并发症上无差异，而 20% 中重度营养不良患者，肠外营养支持组并发症低于对照组。因此，围术期营养支持对大多数外科患者并无益处，只有 20% 严重营养不良患者才能从中获益。上述三组研究共同结果显示，围术期营养支持可降低重度营养不良或术后长期不能进食患者的术后并发症，而对大多数非严重营养不良的外科患者则无益。

美国肠外肠内营养学会(ASPEN)和欧洲肠外肠内营养学会(ESPEN)有关外科患者的指南中指出，对于营养状况良好、预计术后 5 天内可以正常进食的患者，无须进行围术期营养支持。目前的证据表明，营养状况良好的患者可以耐受一般手术创伤，不需营养支持。相反，对营养状况良好的患者进行肠外营养支持反而会增加感染并发症的发病率。另外，对于重度营养不良患者、中度营养不良而需要接受大手术的患者，尤其是重大、复杂手术后严重应激状态的危重患者，往往不能耐受长时间营养缺乏，应及早进行营养支持。

目前认为，围术期术前营养支持治疗的指征有：①重度营养不良患者；②中度营养不良而需要接受创伤大、复杂手术的患者。术前营养支持应持续 7～10 天，更短时间的营养支持则难以达到预期效果，上述患者即使因为术前营养支持而推迟手术，患者依旧会获益。围术期术后营养支持的指征有：①术前接受营养支持患者，术后继续营养支持；②严重营养不良由于各种原因术前未进行营养支持者，术后应进行营养支持；③术后估计超过 >5 天不能进食的患者；④术后出现严重并发症时，需要长时间禁食；存在代谢需要明显增加的患者，需进行营养支持。

择期手术患者术前应进行营养状况评定或手术风险筛查，然后根据手术患者的营养状况和营养风险情况决定是否需要进行营养支持。对于营养状况良好或无营养风险的患者，无须进行围术期营养支持。对于营养不良程度较轻的患者、手术创伤较小的患者、术后早期就能够通过消化道进食的患者，同样无须进行围术期营养支持。反之，对于中度及重度营养不良的外科患者、严重创伤应激患者、长时间无法正常进食的患者，进行围术期营养支持可以使患者从临床获益。

二、围术期营养支持的方式

临床上，围术期营养支持实施最关键和最重要的原则是严格掌握适应证、合理选择营养支持的途径、精确计算各种营养底物的需要量及规范的营养支持操作。围术期营养支持方式包括口服营养补充（oral nutrition supplementation，ONS）、肠内营养（enteral nutrition，EN）和肠外营养（parenteral nutrition，PN），三种营养支持方式各自有其适应证和优缺点，围术期的应用往往是互相配合、取长补短。一般来说，消化道功能正常或具有部分消化道功能患者，应优先使用口服营养补充或肠内营养；肠内营养不足时，可用肠外营养补充。营养需要量较高或希望在短时间内改善患者营养状况时，则应选用肠外营养支持。

1. 口服营养补充　ONS 是肠内营养支持的一种方式，主要应用于能够进食但又无法摄入足够食物和水分以满足机体需要的患者，如果患者吞咽功能正常、具有一定消化与吸收能力，均可以考虑通过 ONS 给予一定量宏量营养素和微量营养素。

ONS 的形式多种多样，可通过饮食指导增加高热量、高蛋白营养物质（如黄油、奶油、牛奶、糖）；改变进食方式（如三餐加三顿点心）；加入富含营养饮品（牛奶、果汁、奶昔等）以及使用专门的口服营养补充剂，如工业化生产的包含完整营养素的口服液和维生素/矿物质片。典型的 ONS 是由三大营养物质（蛋白质、糖类、脂肪）和微营养物质（维生素、矿物质和微量元素）组成的配方营养补充剂。它可以是粉状半固体配方，而更多的是临床上立即可用的营养素 - 能量浓缩型液体配方，一般可提供 1.0～2.4kcal/ml 能量。ONS 的目标是对于营养不良或存在营养风险又无法通过进食摄入足够营养物质的患者，通过 ONS 改善患者食物和液体的整体摄入状况最终改善患者的临床结局。

2. 肠内营养　是一种简便、安全、有效的营养支持方法，与肠外营养相比，它具有比较符合生理状态、能维持肠道结构和功能的完整、费用低、使用和监护简便、并发症较少及在摄入相同热量和氮量情况下节氮作用更明显等诸多优点。因此，对于具有围术期营养指征的患者，只要胃肠道功能正常或具有部分胃肠道功能，应首选肠内营养。肠内营养支持所提供的药理作用和保护黏膜屏障的作用可能大于其营养支持作用。

根据2008年我国肠外肠内营养学会的指南，围术期下述情况应推荐应用肠内营养：①无胃排空障碍的择期手术患者不常规推荐术前12小时禁食，无特殊误吸风险的手术患者，建议仅需麻醉前2小时禁水，6小时禁食；②有营养风险的患者，大手术前应给予10～14天的营养支持；③预计围术期禁食时间>7天或预计10天以上经口摄入量无法达到推荐摄入量的60%以上；④对于有营养支持指征的患者，由肠内途径无法满足能量需要(<60%的热量需要)时，可考虑联合应用肠外营养；⑤术后应尽早开始正常食物摄入或肠内营养。大部分接受结肠切除术的患者，可以在术后数小时内开始经口摄入清淡流食；⑥对不能早期进行口服营养支持的患者，术后24小时应用管饲喂养，如接受大型头颈部和胃肠道手术患者、严重创伤、手术时有明显营养不足、预期>10天不能经口摄入足够能量(>60%)营养；⑦由于肠道耐受力有限，管饲肠内营养推荐采用输注泵以较低的滴速(10～20ml/h)开始，可能需要5～7天才能达到目标摄入量；⑧在所有接受腹部手术患者的管饲营养装置中，推荐放置较细的空肠造瘘口或鼻空肠管；⑨对于接受大型腹部肿瘤手术患者可考虑围术期应用含有免疫增强型肠内营养制剂(含精氨酸、ω-3脂肪酸和核苷酸等特殊营养素)。基于胃肠动力学关于术后胃肠动力恢复判断标准的认识，大部分研究者主张将术后24～48小时给予肠内营养定义为早期肠内营养。较多的临床随机对照研究及循证医学证据证实，术后早期肠内营养是安全有效并能良好耐受的营养支持方式。

3. 肠外营养　凡是需要进行围术期营养支持但又不能或不宜接受肠内营养支持的患者均为肠外营养支持的适应证。此外，临床上许多患者虽然能够接受肠内营养，但由于疾病等原因，通过肠内营养无法满足机体对能量及蛋白质的目标需要量，需要补充或联合应用肠外营养。

围术期的肠外营养可分为三类：第一类是术前需要营养支持，适用于严重营养不足，且不能经口或肠内途径喂养的患者；第二类是术前开始营养支持，并延续至术后；第三类是术前营养状况良好，术后发生并发症或手术创伤大、术后较长时间不能经口进食的，或者术后摄入的营养量不足而需要营养支持者。2009年ESPEN外科肠外营养应用指南中指出，围术期术前肠外营养的适应证：严重营养不足，且不能经口服或肠内途径喂养的患者(A级)。

我国肠外肠内营养学会关于围术期肠外营养的推荐意见：①围术期有营养风险或有营养不良的患者，由于各种原因导致连续5～10天无法经口摄食达到营养需要量的患者，给予肠外营养支持；②中度、重度营养不良患者，术前给予7～10天营养支持；③围术期有营养风险或有营养不良需要肠外营养支持的患者，可添加特殊营养素(谷氨酰胺)；④围术期有营养风险或有营养不良需要肠外营养支持的患者，尤其是危重症患者，可添加特殊营养素富含ω-3脂肪酸的鱼油脂肪乳。

2009年ESPEN外科肠外营养应用指南中指出，肠外营养在下列情况下会产生益处：①严重营养不足，且肠内营养不可行或不能耐受的患者(A级)；②存在损害胃肠道功能的术后并发症，不能经口或肠内喂养得到或吸收足够的营养，至少7天(A级)；③术后需要营养支持的患者，肠内营养或肠内营养结合肠外营养补充为首选(A级)；④对于存在营养支持适应证的患者，不能通过肠内营养途径获得>60%的能量需求，如有高流量肠瘘或由于肠道病变致不完全肠梗阻的患者应考虑肠内肠外营养相结合（C级）。

"全合一"是围术期患者肠外营养的推荐模式，每天输注时间应>14小时，并建议使用输液泵控制速度，不应该单瓶输注脂肪乳或氨基酸。建议标准配方为：热量25～30kcal/(kg·d)，其中30%～50%由脂肪供能。0.15～0.2g/(kg·d)氮摄入已能够满足机体需要（热氮比约为120:1），并添加常规剂量的矿物质与微量营养素。围术期营养支持应该在患者生命体征平稳后才按适应证和使用规范实施。

三、围术期营养支持的实施

合理的围术期营养支持的途径和方法的选择应根据疾病性质及患者的状态而定。如果患者胃肠道功能良好，则一般优先考虑给予肠内营养。对于一些患胃肠道疾病的患者，由于肠内营养效果往往欠佳，应选择肠外营养。

（一）肠内营养的实施

临床上，手术患者肠内营养的可行性取决于患者的胃肠道是否具有吸收所提供的各种营养素的能力，以及胃肠道是否能耐受肠内营养制剂。只要具备上述两个条件，在患者因原发疾病或因治疗的需要而不能或不愿经口摄食，或摄食量不足以满足机体合成代谢的需要时，均可考虑采用肠内营养支持。

肠内营养支持可通过口服、经胃、经幽门后、经空肠途径供给。各种途径具有各自适应证，具体投给途径的选择取决于疾病情况、喂养时间长短、患者的精神状态及胃肠道功能等。不同途径的适应证、禁忌证及可能出现的并发症均不同，因而临床上应根据具体情况进行选择，正确的投给途径选择可避免或减少可能出现的并发症。

1. 肠内营养支持的时机　研究显示，手术创伤等应激状态下患者处于高代谢状况，而术后早期（48小时内）肠内营养明显降低了肠源性高代谢反应，使能量消耗降低，同时维护了肠黏膜屏障功能，改善肠通透性。因此，对于大手术后患者实施早期肠内营养，可从手术应激后12～48小时开始实施。创伤后早期的肠内营养有助于改善营养状态，促进伤口愈合，减少并发症等。早期肠内营养的重要性不仅停留在营养本身，其更重要的意义在于维持肠道功能，包括其免疫功能、黏膜的修复及防止细菌移位等方面。创伤后肠结构和功能与代谢状态密切相关。早期肠内营养，肠腔内的营养物质即具有局部的营养作用，刺激肠黏膜上皮细胞的生长，促进胃肠激素的分泌，从而保持肠道黏膜结构和功能的完整性；特别是在分解代谢亢进的早期，谷氨酸胺和食物纤维为胃肠道提供必要的燃料。动物实验和临床实践证实，肠内营养开始的时间愈早，其效果愈好。但是，值得注意的是，在临床实践中，一些严重应激状态下的危重患者，在应激发生的24小时内，肠内营养的实施十分困难。对于这些严重创伤、感染等应激状态下的患者，如果患者的呼吸、循环、水、电解质、酸碱平衡未稳定，不宜过早应用肠内营养，因为此时不恰当的营养物质摄入只会增加机体代谢的负担，另外此时肠道功能尚未复苏，给予肠内喂养将会产生腹泻、腹胀、呕吐等症状，不仅不能达到治疗的目的，而且还会加重生理功能的紊乱。因此，对于上述患者最好在获得血流动力学稳定和完成复苏后，开始实行肠内营养。

2. 肠内营养途径选择及管饲技术操作　肠内营养的输入途径有口服、鼻胃/十二指肠管、鼻空肠管、胃造口、空肠造口等多种，具体投给途径的选择则取决于疾病情况、喂养时间、患者精神状态及胃肠道功能。不同途径的适应证、禁忌证及可能出现的并发症均不同，因而临床上应根据具体情况进行选择。

(1)鼻胃及鼻十二指肠、空肠管置管法：鼻胃或鼻肠置管进行肠内营养简单易行，由于大多数围术期患者仅需要短时间的营养支持，因而是临床上围术期使用最多的肠内营养支持的方法。鼻胃管喂养的优点在于胃的容量大，对营养液的渗透压不敏感，适合于各种完全性营养配方。缺点是有反流与吸入气管的危险，长期使用者可出现咽部红肿、不适，增加呼吸系统并发症等。因此，鼻胃或鼻肠管喂养不适合需长期进行肠内营养支持的患者。

(2)胃造瘘术：常用于较长时间不能经口进食者，这种方法接近正常饮食，能供给人体所需要的营养物质，方法简便。可分为：①剖腹胃造瘘术；②经皮内镜下胃造瘘术(percutaneous endoscopic gastrostomy, PEG)，是近年来发展起来的新型胃造瘘方法，具有不需剖腹与麻醉，操作简便、创伤小等优点，适合于需长期肠内营养患者，目前已广泛用于临床。

(3)空肠造瘘术：是临床上肠内营养支持重要途径之一，其优点为：①因液体反流而引起呕吐和误吸的发生率低；②肠道营养与胃十二指肠减压可同时进行，对胃、十二指肠外瘘及胰腺疾病患者尤为适宜；③喂养管可长期放置，适用于需长期营养支持患者；④患者可同时经口摄食；⑤患者无明显不适，机体和心理负担小，活动方便，生活质量好。

空肠造瘘可分为：①剖腹空肠造瘘术；②经皮内镜空肠造瘘术(percutaneous endoscopic jejunostomy, PEJ)。采用与PEG相同的方法置管，将空肠造瘘管置于胃中，再由胃镜将导管向远端送入十二指肠或空肠。临床上，对于一些估计术后出现大的并发症概率较高，重大、复杂的手术，建议完成空肠造瘘术，为今后的肠内营养建立有效的途径。

3. 肠内营养的投给方式　临床上肠内营养的输注方式有一次性投给、间歇性重力滴注和连续性经泵输注三种方式。具体采用哪种方法取决于营养液的性质、喂养管的类型与大小、管端的位置及营养素的需要量。

(1)一次性投给：将配好的营养液或商品型液体肠内营养借注射器缓慢地注入喂养管内，每次约200ml，每日6～8次。由于该方法常常会引起腹胀、腹泻、恶心、呕吐等症，所以目前临床上已很少使用。该方法可于胃造瘘需长期家庭肠内营养患者，因为胃的容量较大，对容量及渗透压的耐受性较好。

(2)间歇性重力输注：将配制好的营养液置于输液瓶或塑料袋中，经输液管与肠道喂养管连接，借重力将营养液缓慢滴入胃肠道内，每次250～400ml，每天4～6次。此法在临床上常用，其优点是患者有较多的自由活动时间，类似正常饮食。但由于肠道蠕动或逆蠕动的影响，常会引起输注速度不均和胃肠道症状。

(3)连续经泵输注：应用输液泵连续12～24小时均匀持续输注。目前临床上多主张采用此方式进行肠内营养支持。临床实践表明，连续经泵滴注时，营养素吸收较间歇性输注佳，大便次数及大便量也明显少于间歇性输注，患者胃肠道不良反应也较少，营养效果好。

肠内营养液的输注刚开始数日(1～3 天)，应该让胃肠道有一个逐步适应、耐受肠内营养液过程。开始时采用低浓度、低剂量、低速度，随后再逐渐增加营养液浓度、滴注速度以及投给剂量。一般第 1 天用 1/4 总需要量，营养液浓度可稀释 1 倍，如患者能耐受，第 2 天可增加至 1/2 总需要量，第 3、第 4 天增加至全量。肠内营养液开始输注时速度宜慢，速率一般为 25～50ml/h，以后每 12～24 小时增加 25ml/h，最大速率为 125～150ml/h，严格控制输注速度十分重要。输入体内的营养液的温度应保持在 37℃左右，过凉易引起胃肠道并发症。对此可采用两种方法使过凉的营养液复温，一种方法是采用电热加温器，另一种简易的方法是暖水瓶加温法。

(二)肠外营养支持的实施

围术期肠外营养优势在于：①可调节补液配方，纠正体液丢失、电解质紊乱；②避免了可能出现的胃肠内营养的并发症；③是可靠的提供营养的途径；④能很快达到所需的热量、蛋白质量及比例；⑤能短时间纠正营养不良状况；⑥相对方便，患者容易接受。因此，对于一些胃肠道功能障碍的手术患者，应选择肠外营养。

1. 肠外营养途径的选择　肠外营养支持可通过中心静脉插管或外周静脉途径供给。中心静脉的管径粗、血流速度快、血流量大，输入的营养液可很快被血液稀释而不致对血管壁刺激，故不易产生静脉炎和静脉血栓形成。同时，中心静脉对输注液体的浓度和酸碱度的限制小，能在单位时间内快速输入机体所需的大量液体，并可在 24 小时内持续不断地输注，因而能最大限度地按机体的需要以较大幅度调整输入液体的量、浓度及速度，保证供给机体所需的热能和各种营养素。

此外，中心静脉穿刺置管后可供长期输液用，使患者免受反复静脉穿刺的痛苦。经中心静脉输液患者的四肢可随意活动，翻身和护埋操作也较方便，有利于防止肺部感染和压疮。经留置中心静脉的双腔或三腔导管，还可供随时采取血标本，推注、输注其他药物，对危重患者还可监测其中心静脉压以帮助了解心血管功能和全身血容量的情况，指导输液量和输液速度的调整。因此，对较长时间不能利用其胃肠道而需长期肠外营养治疗者，或因有较多额外丢失、处于显著高代谢状态以致机体对营养物质的需求量大为增加者则宜采用中心静脉途径输液。

经外周静脉输注一般适用于预期只需短期(不超过 2 周)肠外营养支持的患者、接受部分肠外营养支持(输注营养素的量较少)的患者，以及肠外营养支持应用葡萄糖和脂肪乳剂双能源(特别是采用全合一营养液)的患者。周围静脉途径具有简便、并发症少且轻等优点。

2. 能量和营养底物需要量　提供合适的热量和营养物质是营养支持成功与否的关键，对于大多数外科手术患者，多年的研究和临床实践表明，20～25kcal/(kg·d)热量的提供基本上可满足大部分患者每天的能量需要，对于肝功能明显损害的肝胆道外科手术患者，热量一般不要超过 20kcal/(kg·d)。2009 年 ESPEN 外科肠外营养应用指南中指出，围术期营养支持的能量供给通常为 25kcal/(kg·d)(B 级)，在严重应激状态下，能量需求可能达到 30kcal/(kg·d)(B 级)。

肠外营养的营养底物包括水、糖类、氨基酸、脂肪、电解质、维生素和微量元素，临床上必须根据患者实际需要、代谢情况准确地给予，因为接受肠外营养的患者不能控制营养素的吸收，所有经静脉给予的营养素均参与代谢或排泄。肠外营养的能源物质主要是葡萄糖和脂肪乳剂，目前普遍主张采用双能源物质。葡萄糖是目前临床上肠外营养中最主要的糖类，人体对葡萄糖代谢的最大利用率一般约为6mg/(kg·min)，超量后易引起高血糖和糖尿，长期过量输入会转化成脂肪沉积在肝等内脏器官和组织。对于严重感染、手术创伤应激或肝功能损害的肝胆道疾病患者，存在葡萄糖氧化障碍和胰岛素抵抗，此时每天葡萄糖供给量应以少于300g为宜，输入速度应控制3~4mg/(kg·min)及以下，以避免因葡萄糖摄入过量所致的代谢不良反应，不足的能量可由脂肪乳剂供给。葡萄糖与脂肪乳剂在非蛋白质一热量中的比例为(50%~70%):(30%~50%)，具体根据不同疾病状态进行调节。

氨基酸是肠外营养时的氮源物质，输注氨基酸的目的是提供机体合成蛋白质所需的底物。由于各种蛋白质都有特定的氨基酸组成，因此输入的复合氨基酸液中氨基酸的配比应该合理，缺少某种(些)氨基酸或其含量不足，则氨基酸的利用率和蛋白质的合成受到限制，从而影响肠外营养的疗效。对于大多数手术患者，目前推荐应用平衡型氨基酸溶液，一般每天的供氮量在0.15~0.20g/(kg·d)，热量与氮的比例为(100~150):1为宜。

2009年ESPEN指南推荐每天蛋白质的摄入量为1.5g/(kg·d)(近似20%的总能量需求)通常能有效限制氮的丢失(B级)。

电解质是体液和组织的重要组成部分，对维持机体水、电解质和酸碱平衡，保持人体内环境稳定，维护各种酶的活性和神经、肌肉的应激性及营养代谢的正常进行均有重要作用。肠外营养支持中应给予适量电解质，患者对电解质的需要量变化较大，每天的补给量不是固定不变的，需根据临床综合分析后确定。

维生素及微量元素是维持人体正常代谢和生理功能所不可缺少的营养素。目前临床上有多种水溶性维生素制剂、脂溶性维生素及微量元素制剂，这些制剂每支中的营养素含量可满足成人每天的需要量。

3. 肠外营养液的配制和输注　围术期肠外营养支持时，为使输入的营养物质在体内获得更好的代谢、利用，宜将各种营养剂混合后输注，尤其是氨基酸应和能源物质同时输入体内，以利于前者合成蛋白质以免作为供能物质。为此，近年来在临床上配制和使用肠外营养液时多主张采用全合一营养液混合方法(total nutrient admixture, TNA, All-in-One)，即将患者全日所需的各种营养物质注入3L袋中混合后再静脉输注。近年来临床上出现了标准化、工业生产的肠外营养袋，有两腔袋和三腔袋形式，各个腔中装有各种营养成分，这些成分的混合非常容易，只需将营养袋撕开即可混合而成。通常两腔袋中含有氨基酸和葡萄糖溶液，有或没有电解质。三腔袋分别含有氨基酸、葡萄糖和脂肪乳剂，混有电解质。这些工业化的肠外营养制剂内含的各种营养成分都是标准配方，可以根据患者特殊需要时添加维生素、微量元素和其他所需的成分，是临床上围术期营养支持十分便捷的肠外营养制剂，应用日趋广泛。

围术期肠外营养的输注通常采用持续输注法，即将1天营养液在14~24小时持续均匀输入到体内。由于各种营养素同时按比例输入，对机体氮源、能量及其他营养物质的供给处于持续状态，胰岛素分泌较稳定，血糖值也较平稳，对机体内环境的影响较小。

肠外营养液输注速度的控制是一个非常重要的问题，输注速度不均匀可引起患者血糖水平的明显波动，不利于营养物质的吸收和利用，甚至发生严重的代谢并发症。我们推荐应用静脉输注泵实施肠外营养液的输注，按照实际需要进行调控。

值得注意的是，全肠外营养支持的最终目的是在其达到一定疗效后，在条件许可的情况下，及时改为肠内营养支持(管饲喂养或正常进食)。当从肠外营养向肠内营养过渡时，往往需要一个适应过程，此阶段可采取肠外营养和肠内营养支持联用的方式。

第四节 快速康复外科与围术期营养支持

快速康复外科的宗旨是尽可能降低手术创伤对患者造成的应激反应，减少机体自身组织的消耗，加速患者的康复。具体采取的措施主要包括三个方面：①术前患者应有体质与精神两方面的准备，避免术前长时间的禁食；②减少治疗措施的应激性；③阻断传入神经对应激信号的传导。术前避免长时间禁食和禁水，可有效地降低机体过早出现蛋白质分解，降低低血糖的发病率，有利于手术中的体液管理，减轻手术后的胰岛素抵抗。不做清洁灌肠，少用鼻胃管、引流管，适当控制输液，微创手术等都是减少应激的措施。应用硬膜外麻醉、区域阻滞麻醉或全麻加硬膜外/区域麻醉，术后采取硬膜外止痛的方法都有利于阻断应激信号的传导，尽量减少机体对应激的反应而取得快速康复的效果。术后有效的止痛可促使患者术后早期下床活动、早期进食，可减轻机体的炎性反应和分解代谢，减少机体自身组织的消耗，有利于快速康复。

缩短患者术后住院时间并非快速康复外科追求的主要目标，术后住院时间与术后康复的速度直接相关，也与某些客观环境有关，如患者的家庭情况、患者所在地区的社区医疗条件。临床上不应误认为快速康复外科就是为了减少住院时间，不可因治疗措施的改变而增加并发症的发病率，不可因住院时间缩短而增加返院率。快速康复外科的精髓是通过一系列围术期具体措施，维护机体正常生理功能、减少机体瘦组织群的消耗，最大限度地减少手术应激对机体所造成的损害，减少并发症和病死率，缩短住院时间，节省医疗费用。

快速康复外科必须是一个多学科协作的过程，不仅包括外科医师、麻醉师、康复治疗师、护士，也包括患者及家属的积极参与，良好而完善的组织实施是保证其成功的重要前提。同样，快速康复外科也依赖于下列一些重要围术期治疗方法的综合与良好整合。

一、快速康复外科的围术期处置

快速康复外科中围术期处置对于快速康复外科的顺利实施十分重要，其中体液治疗是关键。围术期体液液体治疗的目的是避免脱水、维持有效循环血容量、防止不合适的组织灌注。其作为快速康复外科这一新概念的重要组成部分，贯穿于患者手术治疗的整个过程。

1. 术前准备　术前12小时内禁止摄食和饮水，在结直肠术前还需行口服泻药和灌肠等机械性肠道准备，这是目前公认的术前“常规”，其目的是为预防麻醉后呕吐引起吸入性肺炎和防止肠内容物影响手术操作。生理损伤和应激状态(意外创伤、烧伤、脓毒血症和择期手术)，能导致以糖耐量受损和胰岛素抵抗为特征的代谢综合征。而术前过早地禁食水，易导致低血糖，并增加术中和术后补液量，加重应激反应和内稳态失衡，使术后胰岛素抵抗持续3周之久。此外，术前过早地禁食水使得机体蛋白质分解提前，增加机体自身组织消耗，不利于术后康复。

正常情况下胃排空固体食物需要6小时，液体排空需要2小时。因此，术前短时(<2小时以内)禁食，不仅不会增加术中反流、误吸或术后并发症的风险，而且还能减轻术后胰岛素敏感性，节省蛋白质的分解、消耗。肠道准备不但会给患者带来不适，而且还会导致肠道细菌移位、电解质紊乱和酸碱平衡失调。术前机体丢失液体过多，会造成轻度脱水，血清渗透浓度、磷酸盐和尿素升高，加大术中和术后的静脉补液量，增加术后腹腔感染和吻合口瘘的发生率。快速康复外科理念提倡于术前1天晚上开始进清流质饮食，术前2小时给予口服或静脉滴注12%糖类液体200~400ml，以降低术后胰岛素抵抗对机体内稳态失衡的影响，防止低血糖或术前过多地丢失液体。2009年ESPEN指南推荐，对于大多数患者，术前推荐采用口服途径增加糖类负荷(A级)。对于极少数由于各种原因不能进食或术前禁水的患者，可以采用静脉途径。

2. 术中和术后液体治疗　最近有研究表明，术后液体过量对心肺系统、麻痹性肠梗阻、凝血纤溶系统的恢复均有不利的影响，故快速康复外科提倡适量而不是过量的液体治疗。有研究认为，快速康复外科手术期液体治疗的原则定义为使用同质同量的液体，来补充手术期液体丢失量。目标是使术后体质量=术前体质量-手术去除标本质量。术前因禁食导致的丢失量，在术中使用糖盐水以80ml×禁食时间(小时)来补充。术中血液丢失使用等量的胶体来代替，最多可补充500ml。

在常规治疗时，术后的禁食和静脉补液也是执行多年的“常规”，口服辅助营养肠液，在术后4~5天才开始。而在快速康复外科液体治疗计划中，尽可能减少静脉补液的量，有利于术后恢复和缩短住院时间。国外学者在研究中观察到，结直肠手术患者限制大量液体，能明显地改善肺功能和术后低氧血症。还有研究表明，当患者术前联合使用口服糖类、硬膜外镇痛和肠内营养时，可促进氮平衡，减少术后高血糖的发病率。患者在术后4小时就应鼓励经口进食，在手术当日口服约400ml能量辅助液，直至进食达到正常量为止。

目前还没有一个令人信服的液体治疗指南，但从快速康复外科液体治疗的研究中，我们观察到有些措施在实践中显示出一定的效果。这些措施包括避免依赖大量液体来维持稳定的血流动力学、取消硬膜外麻醉患者的前负荷、血液丢失以胶体液等量补充、术后体质量增加的患者使用小剂量利尿药等，这些措施的目的均是为了患者在围术期尽量保持液体平衡，使液体治疗尽量减小对患者内稳态的影响，减轻手术的应激反应。

3. 术后管理　快速康复外科需有严格的临床路径来保证其实施，术后最关键的三个技术环节是优化术后镇痛、早期下床活动及促进肠功能的恢复。疼痛是手术后最大的应激因素，因此术后充分镇痛十分必要。快速康复外科的核心之一是肠功能的快速康复，使患者术后能够尽早出院。患者术后 1 ~ 2 天就恢复通气及通便，可耐受半流质饮食，很快可以达到出院标准。在快速康复外科中强调不必常规放置鼻胃管，不仅可以减少患者的不适和肺炎并发症，减少机体生理杀菌剂胃液的丢失，还有利于术后早期恢复经口饮食，改善肠黏膜的屏障功能，减少肠道细菌移位。对于不常规放置腹腔引流管的建议，临床上存有争议。有证据表明，择期胃肠手术时不放置腹腔引流管并不会增加并发症的发生率。但是，不必常规放置腹腔引流管的措施目前尚无须强制执行。我们的建议，如果术中渗液较多或对吻合口有担心时，可以放置腹腔引流，需要强调的是应适时早期去除，以免因导管疼痛等因素影响患者早期下床活动。术后 1 ~ 2 天应去除导尿管，以利于开展早期下床康复活动。

目前，快速康复外科的治疗理念认为无营养不良的患者在进行择期腹部手术时，不应常规使用人工肠内或肠外营养治疗，不应常规放置鼻胃管或术中行空肠造口术，术前不应长时间禁食，术后应尽早恢复经口进食。联合其他围术期的优化处理措施，可促进患者快速康复，减少手术导致的营养及代谢状态损害。由此可见，快速康复外科主要在择期、无严重器官功能障碍的患者中实施。而入院时存在中、重度营养不良的患者，并非快速康复外科适用的对象。对围术期已经存在严重营养不良的患者，不主张立即手术，而应通过 10 ~ 14 天的肠内或肠外营养治疗，改善营养状态后再手术，以减少手术风险。入院 24 小时以内的患者都应该进行常规的营养风险筛查。符合 ESPEN 营养风险筛选(NRS - 2002)标准或以下 4 项指标中有 1 项异常，在临床上就可视为营养不良：①体重在近 3 个月内下降 > 10%；②BMI < 18kg/m^2；③血浆清蛋白 < 30g/L；④主观综合营养评价(SGA)评分为 C 级。如通过术前准备，患者器官功能障碍得到纠正，营养状态得到改善，则仍可进入快速康复外科治疗的路径中，通过快速康复外科的具体实施措施，也促进术后肠道功能的恢复。

二、快速康复外科的应用和指南推荐

快速康复外科理念已在外科手术中广泛应用，ESPEN 与快速康复外科协会针对胃肠道手术在 2012 年制定了相关指南，主要内容总结如下。

1. 术前心理辅导　快速康复外科要求医护人员在术前应对患者进行较详细的宣教，让其熟悉病区环境、了解手术方式、知道手术前后如何进行准备及配合、术后如何配合早期下床活动、如何进行早期饮水及进食，并预计拆线、出院时间等。研究发现，通过充分的术前教育可减少患者的恐惧及紧张感，有利于其更好地配合治疗，促进术后快速康复。

2. 基础疾病控制及支持治疗　胃肠道手术患者多为老年人，常伴有多器官功能不全，如高血压、糖尿病、出血性贫血、低蛋白血症、缺血性心肌病、心功能不全等。术前应评价患者的心肺功能，调整其各器官的功能状态，如通过输血纠正贫血，给予肠内或肠外营养支持、雾化吸入、吹气球等，可减少术后并发症的发病率。另外，针对吸烟或嗜酒的患者，建议术前 4 周戒烟戒酒是安全和有益的。

在术前 30 ~ 60 分钟静脉应用抗生素能减少手术切口感染，根据手术时间和药物半衰期在术中追加剂量。有条件的单位应给予患者弹力袜，术后常规使用低分子肝素抗凝至术后4周。

3. 禁食与禁水　术前长时间禁食的目的是确保患者麻醉时胃排空，防止发生误吸。但伴有糖尿病的患者如术前长时间禁食，可促其术后胰岛素抵抗的发生或加重，使血糖升高；胰岛素抵抗是延长术后住院时间的独立影响因子。在快速康复外科治疗中，根据现代麻醉学指南，患者术前6小时可自由进食，术前2小时可自由进食水。患者术前进食一定量的糖类既可缓解术前禁食引起的焦虑和饥渴感，限制术中补液量、减轻术后胰岛素抵抗程度，又可减少麻醉时的误吸风险及术后消化系统症状的发生率。一般不要求对需胃肠道手术患者术前长时间禁食或改变饮食，除非存在胃潴留。

4. 肠道准备　快速康复外科认为，胃肠道手术患者一般不需要常规口服渗透性泻药(如甘露醇)及清洁灌肠。术前不常规进行肠道准备，有利于减少液体及电解质丢失，维持水及电解质平衡，且不增加术后腹腔内感染及吻合口瘘的发生率。

5. 术中保温　术中低体温的常见原因为手术室室温过低、术中大量输注低温液体、开放体腔散热、术毕使用未加温的冲洗液、全麻对体温调节中枢的抑制作用等。老年患者对环境变化的适应能力降低，故更易发生低体温。术中低体温可导致凝血功能障碍，使患者手术失血量相对增加，易诱发心律失常，可能增加术后感染，延长麻醉苏醒时间。

6. 硬膜外麻醉　传统的全身麻醉会延长术后肠麻痹时间，增加肺部感染的风险，延缓切口的愈合。快速康复外科主张应用硬膜外麻醉联合全身麻醉，使用短效、快速的全麻药；术中其具有止痛完善、血流动力学平稳、手术安全性高等优点；患者术后能快速苏醒，术后采用硬膜外自控式镇痛有利于早期活动，并缓解手术应激反应，减少术后肠麻痹等并发症的发病率。

7. 微创　手术微创不仅通过腔镜实施手术，还要求在开腹手术中遵循微创的理念。微创理念应贯穿于整个围术期，目前较准确的微创外科理念范畴应包括：①手术切口及其创伤；②手术中对周围器官组织的创伤；③麻醉、手术过程对患者体内环境的影响；④围术期处理给患者带来的应激反应和心理创伤。只有手术微创，才能为不常规放置引流管、减少术后腹腔积液与感染的发生率、降低术后肠麻痹的发生创造条件。

8. 胃管、引流管的使用　术后胃管留置的目的是为了观察吻合口有无出血，但其不能降低术后吻合口瘘的发病率。近年大量临床研究结果证实，胃癌患者择期行腹部手术后取消预防性留置胃管是安全的，尤其是在结直肠手术方面已经有了较肯定的结论。术后放置胃管可增加患者口咽部的不良反应和肺部感染的风险，增加误吸的可能，延误经口进食的时间。

传统观点认为，胃肠道手术由于手术创面较大、渗出较多，一般均在手术结束时常规预防性放置腹腔引流管，其目的是引流腹腔积液、积血，以减少腹腔内感染的发生；另外，放置腹腔引流管可作为腹腔出血、感染、吻合口瘘的早期诊断工具。多个随机对照试验(RCT)结果表明，胃肠道手术预防性放置腹腔引流管不但无益，甚至可增加相关的并发症，并增加不必要的医疗费用。

9. 术后限制补液　补液的主要目的是维持术中、术后足够的组织灌注，保护重要脏器。但过度补液及术后水钠潴留可加重肠道、肺间质水肿，影响肠道功能恢复，增加肺部感染的风险。与常规补液相比，限制补液可减轻水肿，提高人血清蛋白含量。多项研究表明，限制液体入量对不同体质指数、不同部位手术及伴糖尿病的患者均有安全性、可行性，并可降低其术后常见并发症的发生。

10. 术后早期活动　快速康复外科强调，在充分止痛下鼓励患者术后早期下床活动，术后早期活动有利于促进肠道功能恢复，增加营养及药物的吸收，减少胃肠道术后肠麻痹、肺部感染、静脉血栓的发病率。术后第1天应鼓励患者在家属协助下下床适当活动，促进肌肉组织合成，以利于体力及营养状况的恢复。早期拔除导尿管可减少尿路感染的风险，减少其对尿道的不良刺激，增加患者的舒适性；一般在术后48小时拔除。

11. 术后早期进食或早期肠内营养　胃肠道手术后，排气与排便是患者恢复进食的评判依据已成为多年来的常规。其目的在于通过严格禁食避免术后腹胀、呕吐、减轻残胃张力以预防术后消化道瘘。长期禁食带来的后果包括胃肠道功能恢复延迟、长期静脉营养带来住院费用增加及相关并发症、肠黏膜屏障功能受损带来的肠源性感染增高、延长住院时间等。而有研究表明，胃、小肠在术后6~24小时就已恢复蠕动，且在胃肠道功能恢复前，患者已经可以耐受经口进食，这是术后早期进食的理论依据。胃肠道手术患者术后早期进食或者早期肠内营养不仅能减少静脉输液量，给予营养支持，还能降低腹腔、切口及肺部感染的发病率，并可促进肠蠕动、降低分解代谢、保护肠黏膜屏障、增强术后免疫功能；能减轻患者的围术期应激反应，减少其术后并发症的发生率。早期恢复经口饮食可以减少腹部手术后感染的并发症，缩短住院时间，且不增加吻合口瘘的发病率。

第五节　手术后患者营养治疗的基本原则

一、术后营养治疗的适应证

1. 术前因营养不良曾给予营养治疗，术后需继续给予，直至能恢复口服饮食。

2. 术前有营养不良，但因某些原因而未行营养治疗，术后短期又不能获得足够的营养。

3. 术后禁食 >1 周。

4. 术后发生并发症

(1)消化道瘘：是一种严重的并发症，应激及消化液大量丢失，可导致营养状况迅速恶化，病死率较高。应用营养治疗则可望控制病情，有报道其病死率可从以往的57%降至8%。在恰当的局部引流及抗生素的配合治疗下，可使多数消化道瘘获得自愈。

(2)胰瘘：主要发生于急性坏死性胰腺炎及胰十二指肠切除术后，肠外营养治疗可减少胰液的漏出量。

(3)消化道梗阻：系指经非手术治疗无效者。给予营养治疗的同时应纠正水、电解质及酸碱平衡紊乱，为再次手术做好准备。

(4)严重感染：感染患者处于高分解代谢状态，其基础代谢率增加50%～150%。同时，由于感染引起的胃肠功能紊乱也可导致营养代谢障碍。另外，感染引起的发热，又可使代谢加快(体温每升高1℃，基础代谢率增加7%～13%)，从而导致营养不良，营养不良又使机体免疫力下降，感染则进一步加重，如此营养不良与感染形成恶性循环，最终导致器官功能障碍。因此，营养治疗甚为重要。机体处于感染应激情况时，垂体－肾上腺轴功能改变。儿茶酚胺和胰高血糖素等分泌增加，胰岛素分泌减少或正常，且周围组织中儿茶酚胺的含量增高，对胰岛素出现抵抗现象，糖利用下降，糖耐量下降，易发生高血糖症。此时，脂肪乳剂代谢却加快。尽管严重感染时，机体能量消耗增加，但过多的给予能量，反而增加机体负担使病情加重。在临床实践中发现，按非蛋白质热量126～146kJ(30～35kcal)/(kg·d)，其中脂肪乳剂提供50%，氮量以0.3～0.35g/(kg·d)给予，应用的氨基酸液宜增加支链氨基酸及精氨酸的含量，必要时还应增加谷氨酸胺，则可达到良好的营养治疗效果。

(5)胃潴留：也称胃瘫或胃无张力症，是一种术后以胃排空障碍为主要征象的胃动力紊乱综合征。一般认为诊断胃潴留应符合以下条件：①经一项或多项检查提示无胃流出道机械性梗阻；②胃引流量>800ml/d并且持续时间>10天；③无明显电解质及酸碱失衡；④无引起胃潴留的基础疾病，如糖尿病等；⑤无应用影响平滑肌收缩的药物史，如吗啡等胃潴留多发生在胃大部分切除术后(5%～10%)，保留幽门的胰十二指肠切除术后(30%)，急性坏死性胰腺炎术后(100%)。大多数术后胃潴留患者，在术前或术中难以预料，故术中未行空肠造瘘术，故术后只能实施肠外营养治疗。复旦大学附属中山医院外科资料显示，在胃肠减压、纠正水、电解质及酸碱平衡的同时行肠外营养1个月左右，大多数患者皆能恢复口服饮食。

(6)炎性肠梗阻：是由于术后有部分肠襻因原有的炎性疾病或是手术后伴有的炎性病变而引起的。肠襻间既有炎症又有粘连，表现为粘连性肠梗阻的症状，但并不存在绞窄性肠梗阻。这类肠梗阻常发生在粘连性肠梗阻松解术后或腹腔炎性病变手术后的短期内。临床上常因肠梗阻不能缓解而再次手术，其中少数患者因粘连重、肠壁有炎性水肿而未能解除梗阻，甚至导致肠损伤、破裂而形成肠瘘。实际上这类肠梗阻主要是由于炎症水肿引起，待炎症消退后症状将会消除。因此治疗上应以胃肠减压，维持水、电解质与酸碱平衡，给予营养治疗等措施，都能治愈，不必急于再手术。有学者曾经对该类患者进行肠外营养及施他宁(生长抑素)治疗，大多数患者在治疗1周后肠梗阻症状及体征即明显好转。因病例数尚少，还需进一步观察、总结。

5. 复杂手术或大手术后　胰十二指肠切除、全胃切除、肝门胆管癌切除、肝癌切除、短期内多次手术。此类患者术前多已存在一定程度的营养不良，手术创伤大，并发症发生率高，术后应给予营养治疗。术中应放置空肠造瘘管，以便术后尽早行肠内营养，这种做法值得推荐。

6. 全结肠切除术后　因家族性息肉病在病程中无例外地会发生癌变，故需行全结肠切除，回肠肛管低位吻合。术后常伴有腹泻，有时为了确保吻合口安全，行近端小肠造口术。另外，因手术创伤大，口服营养难以满足患者的需要，术后常需行肠外营养治疗。

7. 急性坏死性胰腺炎术后　急性坏死性胰腺炎患者常伴有长期胃肠功能衰竭及高分解代谢状态，长期禁食又易导致营养不良，过早经口摄食可导致病情加重，因此术后早期肠外营养成为唯一的营养治疗措施。肠外营养所应用的营养物质，特别是脂肪乳剂等，静脉输注后不会导致胰腺炎病情加重；相反，由于脂肪乳剂提供了相当数量(30% ~ 50%)的非蛋白质热量，减少了葡萄糖的用量，从而使高血糖症的发生率大为减少。术后经肠外营养治疗 2 ~3 周，可考虑逐步改用肠内营养支持，从而保护肠屏障功能。改用肠内营养后可使患者不明原因发热逐渐消退，病情迅速好转。在肠内营养实施过程中应注意输注速度。若滴速过快，可导致肠内营养液反流入十二指肠，将会刺激胰腺外分泌，从而加重胰腺炎。

8. 炎性肠道疾病术后　该病我国发病率较低，属慢性免疫缺陷性疾病，尚难有根治的方法。此类患者因反复急性发作且常可导致肠瘘、肠梗阻及消化道出血，而需手术治疗。通常术前就伴有营养不良，故术后应继续行营养治疗，同时给予免疫治疗。

9. 器官移植术后　主要是肝移植和小肠移植。大多数肝移植患者术前伴有营养不良，目前导致营养不良的机制尚不清楚，可能包括以下因素：①热量摄入不足；②脂肪吸收不良；③蛋白质代谢异常；④能量消耗增加。所以大多数肝移植患者需要行围术期营养治疗。来自欧洲 16 个肝移植小组的调查报道显示：营养不良反映了慢性肝病的严重性，大多数移植中心在肝移植术后行营养治疗，包括肠内营养和肠外营养，但术前行营养治疗的较少。所有的小肠移植患者皆需行围术期营养治疗。

10. 脑外科术后　长期昏迷者一般经鼻胃管行肠内营养。

二、手术后患者的营养需要及饮食特点

手术后患者的营养需要依病情而定，但原则上是通过各种途径供给高热能、高蛋白、高维生素的膳食。

1. 热能　手术和外伤都会造成机体能量的大量消耗，因此，必须供给充足的热能以减少组织消耗，促进创伤修复。卧床休息的男性患者每天可摄入热能 8. 4MJ(2000kcal)，女性为 7. 5MJ (1800kcal)，在能经常下床活动后，可增加到 10. 9 ~ 12. 6MJ (2600 ~ 3000kcal)。患者的全天热能需要量也可按以下公式计算：

热能需要量(kcal) = 基础代谢热能消耗(BEE) × 活动系数 × 应激系数

活动系数是：卧床为 1. 2，轻度活动为 1. 3。

此外还可根据营养补给方式计算全天热能需要量：

静脉营养(合成代谢)热能需要量(kcal) = BEE × 1. 75

经口营养(合成代谢)热能需要量(kcal) = BEE × 1. 5

经口营养(维持)热能需要量(kcal) = BEE × 1. 2

2. 糖类　体内某些组织如周围神经、红细胞、吞噬细胞及创伤愈合所必需的成纤维细胞，均以葡萄糖作为热能的主要来源。给予术后患者充足的糖类，即可发挥节约蛋白质作用，有利于机体转为正氮平衡，又可防止酮症酸中毒，并能增加肝糖原储存量，具有保护肝脏作用。每天供给量以 300 ~400g 为宜，超量供应会引发高血糖和尿糖，需注意避免。

3. 脂肪　是含热能最丰富的营养素，并能提供脂溶性维生素，改善食品风味，所以患者膳食中应含有一定量的脂肪，可占总热量的20%～30%。但需结合病情考虑供给量，对胃肠道功能低下和肝、胆、胰脏手术后患者，须限制脂肪摄入量。若患者长时间依靠静脉营养支持，则要保证必需脂肪酸的供给。对肝病患者最好给予中链三酰甘油（6～12碳），因其易溶于水和体液，故比长链三酰甘油容易消化吸收，而且可直接经门静脉入肝脏，不需要经过乳糜管、淋巴管系统。中链三酰甘油在体内也易于氧化分解代谢。

4. 蛋白质　是维持组织生长、更新和修复所必需的原料，也是增强机体免疫功能，保持血浆渗透压的重要物质。外科患者往往有不同程度的蛋白质缺乏，呈负氮平衡状态，不利于创伤愈合及病体恢复。为此，对术后患者应供给高蛋白膳食，以纠正负氮平衡，每天供给量可达100～140g。

5. 维生素　一般对术前缺乏维生素者，应立即补充。对营养状况良好的患者，术后无需供给太多的脂溶性维生素，但要给予大量的水溶性维生素。维生素C是合成胶原蛋白、促进创伤愈合所必需的物质，术后每天可给予500～1000mg。B族维生素与能量代谢有密切关系，也影响伤口愈合和机体对失血的耐受力，每天供给量需增加，以正常供给量的2～3倍为宜。

6. 无机盐　在维持正常生理功能和代谢方面具有重要作用。创伤或手术后患者因失血和渗出液体等原因，常大量丢失钾、钠、镁、锌、铁等无机盐，应根据临床检验结果，通过输液或调整饮食予以补充，特别要注意补充钾，因为钾元素有助于氮潴留。

三、术后营养治疗方式的选择

营养治疗包括肠内营养和肠外营养两大途径，各有优缺点，应根据每个患者的情况进行选择。术后营养治疗的模式：肠外营养→肠外+肠内营养→肠内营养→口服饮食。一般来说，胃肠功能良好的患者应首先考虑行肠内营养，反之则行肠外营养治疗。手术创伤大，估计术后需较长时期营养治疗患者，如胰十二指肠切除、全胃切除、肝门胆管癌切除、急性坏死性胰腺炎手术时，术中可放置空肠造瘘管。有些消化道肿瘤患者，如食管癌、胃癌、胰头癌，术中发现肿瘤不能切除，术后可能发生上消化道梗阻，术中亦可放置空肠造瘘管，以便术后早期行肠内营养，这一方法值得推荐。有些术后并发症，如消化道瘘，尤其食管瘘、胃肠吻合口瘘、十二指肠残端瘘，需再次手术引流时，要尽量争取同时放置空肠造瘘管，以便术后早期行肠内营养。若原手术时已放置的引流尚通畅，无需再次手术，则行肠外营养治疗。对于瘘口浅表的小肠瘘，有时可设法经瘘口放置空肠造瘘管于远端肠道内，便可过渡到肠内营养或肠内营养加肠外营养。低位肠瘘可酌情选用肠内营养或肠外营养。胆肠吻合口瘘、胰十二指肠切除术后胆瘘或胰瘘，可在胃肠功能恢复后经口行肠内营养，因为这类患者消化道已改道，食物并不经过瘘口，肠内营养可达到良好的治疗效果。

四、术后营养治疗的时机

一般说来，需营养治疗的术后患者，如无循环不稳或严重水、电解质、酸碱平衡紊乱等特殊情况，术后第1天就可行肠外营养治疗。肠内营养治疗则必需等到胃肠功能恢复后才能进行。如果术中已放置空肠造瘘管的患者，术后第1天便可行肠内营养治疗。

第1天行肠内营养时，可先滴入5%葡萄糖注射液或5%葡萄糖盐水500～1000ml，如患者无不良反应，第2天便可滴入每天需要量的1/3，逐日增加用量，经过2～3天的过渡，达到全量的肠内营养治疗。若患者不能耐受完全肠内营养治疗，可经外周静脉给予部分肠外营养以补足之。对于有循环不稳定或严重水、电解质、酸碱平衡紊乱等特殊情况的患者，临床上重点应设法寻找导致该特殊情况的原因，给予相应处理，特病情稳定后可行营养治疗。

五、术后如何进行营养治疗和营养物质的选择

在术后行营养治疗之前，首先要明确术前患者是否有营养不良、手术创伤的大小及术后恢复过程中是否需要营养治疗。然后决定术后是行肠外营养还是行肠内营养或肠内营养加肠外营养。

如果决定行肠外营养治疗，根据每个患者的情况，决定需要多少能量、氮量及各种营养素。如患者无脂代谢障碍，则脂肪乳剂可提供30%～50%的非蛋白质热量。如患者有脂代谢障碍即高脂血症患者，应给予全糖肠外营养。为了避免必需脂肪酸的缺乏可每周给予10%、20%或30%的脂肪乳剂500ml或250ml，可避免必需脂肪酸的缺乏。如患者有糖代谢障碍，可减少葡萄糖的用量，增加脂肪乳剂的用量，50%的非蛋白质热量由脂肪乳剂提供。先按1U胰岛素比4g葡萄糖的比例给予外源性胰岛素，再根据血糖值来调整胰岛素用量。肝功能不全的患者可使用中长链脂肪乳剂（MCT/LCT，Lipofundin）。氨基酸选择方面，术后早期，因创伤等应激反应，可给予富含支链氨基酸的复方氨基酸液（如氨复命-HBC）来提供所需的氮量，待病情稳定后，可使用平衡氨基酸液（如Vamin或Novamin）。如有肝功能不全者，应给予高支链氨基酸液（如安肝平）。肾功能不全者，应给予肾病氨基酸液。肝衰竭的患者，肠外营养应慎用，不恰当的营养治疗不但不能起营养作用反而会加重病情，可给予部分量的肠外营养治疗急性肾衰竭的患者，在实施血液透析的前提下，可给予充分的肠外营养治疗。长期肠外营养治疗的患者，为了防止肠道黏膜萎缩，肠道细菌易位，在标准的肠外营养配方中宜加入谷氨酰胺，以预防肠道黏膜萎缩。用于临床的谷氨酸胺制剂已经问世，国内也已经有了这种制剂。有许多研究报道，在标准肠外营养液中添加抗氧化剂维生素E、ω-3脂肪酸、精氨酸可改善患者的免疫功能。

术后行肠内营养治疗的患者，若有昏迷或各种原因引起经口营养治疗困难，可经鼻胃管滴入肠内营养液。或在内镜辅助下放置胃空肠管灌入营养液。大多数十二指肠残端瘘、胃瘘、食管瘘和急性坏死性胰腺炎术后的患者，需术中放置空肠造瘘管，术后才能行肠内营养。关于术后如何选择肠内营养制剂，一般可按以下原则进行：①消化道功能障碍的患者，可使用爱伦多和百普素；②消化功能完整的患者，可使用安素和能全力。1990年以来有人提出肠内免疫营养的概念，在标准的肠内营养制剂中添加精氨酸、ω-3（Omega-3）脂肪酸、谷氨酰胺和RNA，认为可以增加患者的免疫力，促进急性相蛋白的合成，降低应激反应，从而明显改善预后。这些物质能够促进免疫，故又称为免疫营养基质。其作用如下：①精氨酸是淋巴细胞、巨噬细胞、伤口愈合细胞等很好的能源。L-精氨酸是体内唯一合成一氧化氮（NO）的底物，通过产生的NO，可增强巨噬细胞对癌细胞的细胞毒性作用，增强杀菌作用和促使血管扩张。刺激T细胞渗透和自然杀伤细胞的

细胞毒性作用，刺激具有淋巴因子活性的杀伤细胞的产生，促进氮平衡和蛋白质合成；②ω－3(Omege－3)脂肪酸来源于海鱼油，可调节二十烷类的合成，是一种有效的抗炎症反应物质，可调节细胞膜的流动性具有增强机体免疫力和改善应激反应的作用；③谷氨酰胺可减少应激时骨骼肌和小肠蛋白质的消耗，保护肠道黏膜屏障，防止细菌移位，促进细胞免疫及分泌型免疫球蛋白(sIgA)的合成和分泌作用；④RNA可明显改善机体的抵抗力，增强对白色念珠菌的抵抗力。

六、术后营养治疗输入途径的选择

自1968年Dudrick创用全肠外营养以来，临床营养治疗得到迅速发展，许多观点有了更新。其中静脉高营养已演变为营养治疗和代谢支持，能量的需要量从3500～4000kcal/d降至1500～1800kcal/d加上“全合一”(all in one)或称全营养混合液(total nutrient admixture，TNA)的使用，使大多数患者能够耐受短期周围静脉营养治疗，可减少由中心静脉置管引起的一系列并发症的发生。术后需肠外营养治疗的患者，可先经外周静脉给予肠外营养治疗1～2周，倘若患者对外周静脉途径不能耐受或肠外营养治疗需超过2周者，可经中心静脉导管给予肠外营养治疗。术后常用的中心静脉置管途径是锁骨下静脉和颈内静脉置管。

术后肠内营养治疗的途径，可根据病情及应用时间而定。非消化系统手术，如脑外科术后长期昏迷者或心肺手术后需长期呼吸机辅助呼吸而需在监护病房(ICU)观察者，难以经口摄入营养物质，但胃肠功能良好，术后可放置鼻胃管行肠内营养治疗。若有胃潴留，或是老年患者，可在内镜辅助下置入鼻空肠管，以避免营养液反流误吸。对于腹部手术或胸腹联合手术的患者，根据病情及术中情况判断术后需营养治疗者，若术后只需短期肠内营养者，可在术中设法放置鼻空肠管，以便术后行肠内营养治疗。倘若术后需长期肠内营养治疗的患者，可在术中行空肠造瘘术，以便术后行肠内营养治疗。经空肠造瘘管行肠内营养比胃造瘘更加优越，主要是置管方法简便，因反流而误吸的危险性较小。

七、术后水、电解质、酸碱平衡紊乱的营养治疗

胸腹部手术后发生胃潴留、高流量的消化道瘘、消化道梗阻的患者，因大量的消化液丢失，常会导致水、电解质、酸碱平衡紊乱，极易发生营养不良，这些患者皆需较长期的营养治疗。但在实施肠外营养治疗之前，必须首先积极地纠正其水、电解质和酸碱平衡的紊乱，然后才能行肠外营养治疗。患者的主要表现为低钠、低钾及低氯性碱中毒等。当病因尚无法清除时，为了维持水、电解质及酸碱平衡，不但需要补充基本需要量，还要补充每天的继续丢失，以致每天需补充大量的水及电解质。应予强调的是，在肠外营养的配方中不能给予过多的电解质，否则会影响全营养混合液的稳定性。Black等报道，当全营养混合液中的一价阳离子$Na^+>100mmol/L$、$K^+>50mmol/L$时，将破坏脂肪乳剂的稳定性。二价阳离子$Ca^{2+}>1.7mmol/L$、$Mg^{2+}>3.4mmol/L$时，可引起立即沉淀。对此类患者实施肠外营养时，可在全营养混合液加入限量的电解质，其余的电解质则通过普通输液中输入。这样既可防止水、电解质及酸碱平衡紊乱，又可保证肠外营养的安全性。另外，此类患者每天不足的液体量不应该用葡萄糖溶液来补充，因可导致能量过剩(因每天的营养配方中能量已足够)，若持续2～3周，甚至可能导致肝大、脂肪肝及酶谱

改变。应用林格液或乳酸钠生理盐水来补充液体量，改变措施后肝功能异常即可迅速得到改善。

八、术后营养治疗的注意事项

1. 营养液的输注速度和时间　肠外营养液应采用循环法输注，一般每天输注 16 ~ 18 小时。因为长期连续法输注时，由于持续的葡萄糖注射液输注，使血胰岛素水平持续在高水平，会导致肝大、脂肪肝及酶谱改变。

肠内营养液也应采用循环法滴入，一般每天输注 18 ~ 20 小时。滴速不可过快，以 100 ~ 120ml/h 为宜。循环法肠内营养可减少胃潴留的时间，更快恢复正常饮食，而持续肠内营养，使血中胆囊收缩素水平持续升高，持续高水平的胆囊收缩素，使胃潴留时间延长，更难恢复正常饮食。

2. 临床观察内容　对于病情稳定的患者，长期的营养治疗应注意患者的营养指标和肝胆功能指标的变化，及时调整营养配方。而对于有水、电解质及酸碱平衡紊乱和糖尿病患者，在营养治疗的早期应严密监测相关的生化指标，及时给予调整另外应观察体温、胃肠道反应和尿量，如有发热，应警惕导管相关性感染；如有胃肠道反应，应考虑到输注速度是否过快；每天尿量应保持在 1200 ~ 1500ml，以免液体量过剩或不足。

九、常见并发症的营养支持

外科术后发生并发症尤其是严重并发症时，临床营养支持成为维持机体代谢和重要器官功能的重要手段，通过合适的营养支持，许多患者能安全渡过并发症的危险期，顺利康复；有些能避免再次手术，减少不必要的损伤。下面介绍几种术后常见并发症时的营养支持：

1. 消化道吻合瘘和腹腔感染　消化道吻合口瘘是消化道重建术后的严重并发症，病死率极高。消化道重建术后一旦并发吻合口瘘，消化道的完整性便遭到破坏，由于大量消化液丢失伴随营养物质的丢失，加之禁食及消化液漏入腹腔所致的腹腔感染，机体出现神经 - 内分泌系统紊乱及炎症介质分泌增加，导致高分解代谢，可迅速引发营养不良及免疫功能下降。

吻合口瘘时营养物质缺乏所致的营养不良，肌肉蛋白和内脏蛋白的大量丢失，免疫功能也受到抑制，蛋白质合成受抑可致激素、酶类产生异常，机体抵御有害物质侵袭的能力下降，对再次应激的反应性减弱。积极的营养支持可改善机体营养状况，增强免疫力，为维护器官功能提供必需的底物。相反，不适当的营养支持可因其超过机体的代谢能力，损害器官功能。

营养支持为吻合口瘘患者提供机体生理需要、组织合成及瘘口和伤口愈合所需的能量物质、蛋白质、电解质和微量元素等，同时纠正酸碱平衡失调及电解质紊乱，维持和改善患者的营养状况和内稳态，恢复患者机体组织构成，增加内脏蛋白合成，提高免疫力，在合理、及时的外科处理及抗感染基础上，顺利渡过消化道瘘早期内稳态失衡与严重感染阶段，以提高瘘口的自愈力，增强患者对再次手术的耐受性，提高手术成功率，降低手术并发症的发病率和死亡率。

营养支持实施前首先应选择营养支持方式和途径，并确定能量及营养物质的需要量。吻合口瘘患者营养支持途径选择的主要依据为：①病情是否允许经胃肠道进食，患者的胃肠道功能是否紊乱；②胃肠道的供给量是否可以满足患者需要；③患者有无肠外营养支持的禁忌；④营养支持时间的长短；⑤能否经外周静脉输注营养物质。

临床上消化道瘘发生的早期，由于大量肠液丢失，而又未得到合适的补充，机体出现循环容量不足，且合并电解质紊乱、酸碱平衡失调，常见的有脱水、低钠血症、低钾血症和代谢性酸中毒等。加之手术、外伤等应激和肠内容物漏至腹腔所致腹腔感染等因素，出现神经-内分泌系统功能紊乱及细胞介质分泌增加，导致代谢亢进，所补充的营养物质因合成代谢降低无法在体内合成大量所需蛋白质。此期应以维持生命体征及酸碱平衡、电解质平衡等内环境稳定为主。在纠正内稳态失衡的同时，进行外科引流及抗感染治疗。液体复苏及内环境基本稳定后，即可开始营养支持。一般来说，绝大多数肠瘘患者早期常采用肠外营养支持方式。临床上，对于高流量瘘、无法获得肠内营养支持途径、无法获得肠内营养支持途径的吻合口瘘，通常选择肠外营养。目前，许多研究证实肠外营养可以提高肠瘘的愈合率。

对于腹腔感染被控制、有足够的肠段可供利用时应采用肠内营养。具体实施方法有：①高位吻合口瘘可应用瘘以下的肠段，只要瘘的远端有足够的肠段可供消化吸收，且无消化道梗阻存在，即可通过瘘口向远端置管进行肠内喂养；②低位小肠瘘、结肠瘘等则可应用瘘以上的肠段，即通过经胃或近端空肠进行肠内喂养，一般不会明显增加瘘的流量，因为在瘘口上方还存在着足够长度的正常小肠，能充分吸收给予的营养物质；③如有胆汁、胰液的丢失，可收集起来进行回输，以减少消化液、电解质、有关消化酶及蛋白质的丢失；④如能通过内堵的方法恢复消化道的连续性、控制肠液流出，则更有利于肠内营养的实施。因此，对于胃十二指肠瘘、低位肠瘘、管状瘘、唇状瘘经内堵或外堵恢复肠道连续性后均可行肠内营养。

提供充足而适当的能量和蛋白质对于手术后消化道瘘的治疗十分重要，因为消化道瘘患者通常需要较长时间的营养支持，适当的能量支持既可避免能量摄入不足造成的营养不良，也可防止因过度喂养引起的代谢不良反应。因此，临床上对于病情不稳定的危重患者，建议采用间接测热法进行机体静息能量消耗的测定，并由此作为提供每天能量需要量的依据。在消化道吻合口瘘发生的早期，应逐步增加营养物质的摄入量，避免过快达到目标需要量。临床研究发现，相同热量和蛋白质的肠内营养较肠外营养可更有效地改善肠瘘患者的营养状况。肠内营养具有符合生理、经济方便、促进肠蠕动、增进门静脉系统的血流及促进胃肠激素的释放等优点，更重要的是保护肠黏膜及其屏障功能，刺激 IGA 分泌，减少肠道细菌移位和保护宿主免疫功能等。

2. 术后胃排空障碍　外科患者术后发生的胃排空障碍(delayed gastric emptying, DGE)是术后近期并发症之一，指患者术后因非机械性梗阻引起的功能性的胃排空延迟(FDGE)，它多发生于腹部手术后，特别是各种术式的胃部分切除术后，偶也可见于其他部位手术(如食管手术)。随着外科手术数量增加，高龄患者特别是有并发症的中老年患者及其他危重症患者手术增多，术后 DGE 的发生已不少见，近年来文献报道也越来越多。DGE 经非手术治疗绝大多数可以治愈，如若临床外科医师认识不足而使术后 DGE 患者遭受再次手术，可导致病情加重，恢复更加困难。因此，正确认识术后 DGE，及时合理有效地进行非手术治疗，特别是营养支持，尽可能避免再手术，对减轻患者痛苦，避免不良后果，具有十分重要的意义。

术后 DGE 一旦明确诊断，应该以非手术治疗为主。具体措施有：①禁食、胃减压引流，可以缓解症状，让胃空虚和休息。胃空虚后，胃壁血流增加。应用等渗盐水洗胃可以改善内环境，减轻胃壁水肿，温等渗盐水洗胃可进一步增加胃壁血流，氯化钠溶液或 30% 泛影葡胺等均可减轻胃壁水肿；②静脉输液，纠正水、电解质紊乱和酸碱平衡失调，纠正贫血和低蛋白血症；③氧疗，纠正低氧血症；④抑制胃酸分泌，减轻胃壁炎症水肿时的分泌增加和氢离子反流入胃黏膜下引起进一步的炎症反应；⑤胃镜刺激和扩张，部分患者通过胃镜检查的机械刺激和充气及镜身通过吻合口，可以促进胃蠕动的恢复和促进胃排空；⑥控制血糖，高血糖可产生胃排空抑制现象，而且血糖增高水平与胃排空抑制程度密切相关，故应积极控制血糖在理想范围内；⑦精神安慰治疗或心理疏导，应积极做好解释工作，让患者知道绝大多数术后 DGE 可以通过非手术方法治愈，树立信心，减少或解除焦虑和烦躁。通过认真、耐心、细致地疏导，可以改善部分患者症状，加快恢复；⑧运动疗法，人们发现在机体营养状况和体力改善的条件下，鼓励患者积极运动，如力所能及的离床活动，即使卧床也可行左右交替的侧身活动等，促进胃排空能力的恢复。

术后 DGE 患者的营养支持方式和途径应根据具体情况而定，如果没有建立合适的肠内营养途径，通常采用肠外营养支持。已有研究表明，肠外营养支持能减少消化液、体液、血浆蛋白和免疫功能的丢失。由于术后胃瘫往往时间较长，长期肠外营养不可避免会导致一系列并发症，严重者甚至可危及患者生命。因此，肠外营养适宜时间一般在 2 ~ 4 周。此后如病情未恢复，应尽可能创造条件建立合适的肠内营养途径，充分利用肠内营养的优势，增加内脏血流，增强胃肠蠕动，为肠黏膜细胞提供直接的腔内营养物质，维护和改善肠屏障功能，同时经济、安全，也有更好的营养支持效果，能更快地促进胃排空障碍的恢复，缩短住院时间，减少费用。

若术中已行空肠造瘘，术后可通过空肠造瘘进行肠内营养。否则，必须创建新的肠内营养途径。理想的肠内营养途径是 PEGJ，即内镜下经皮胃造瘘并空肠置管，胃造口减压引流，空肠置管行肠内营养支持，并可经此管回输收集的胃减压引流出的消化液，这样避免消化液大量流失，使肠内营养的整蛋白型制剂耐受良好，减少输液量。其一方面可提供少量葡萄糖，为机体供能；另一方面可维持水、电解质及酸碱平衡，防治胃排空障碍等并发症。其次选择置放鼻空肠管，可通过内镜置放。胃镜检查、治疗或辅助置管，一般均在术后 2 周左右进行。目前有鼻胃/肠双腔管，分别行胃减压和空肠内营养，但长时间留置鼻肠管和(或)鼻胃管，均可引起鼻咽喉不适，还可导致误吸、吸入性肺炎。因此，若经过一段时间治疗机体仍不能恢复，为了解决肠内营养途径，又没有实施 PEG 或 PEGJ 的条件，可考虑剖腹手术行胃和(或)空肠造瘘术。

3. 术后早期炎性肠梗阻　是指腹部手术术后早期因手术操作范围广、创伤重、术后浆膜面渗出、腹腔内广泛早期粘连等引起的一种机械性与动力性同时存在的肠梗阻，是腹部外科术后的常见并发症。若对其处理不当，常可导致肠瘘、严重感染等并发症，甚至危及患者的生命。临床上，大多数术后早期炎性肠梗阻可以采用非手术治疗方法得以缓解，营养支持治疗在术后早期炎性肠梗阻患者中占重要地位。

术后早期炎性肠梗阻初期，患者的消化液分泌量很大，积聚于肠腔内，加剧肠壁的水肿和肠腔扩张，发生水、电解质紊乱，使肠功能的恢复受到影响。该病的病程一般较长，治疗时间通常为4天至4周，而长期的禁食势必造成营养不良、低蛋白血症。低蛋白血症又可导致肠壁水肿加重，影响肠蠕动功能的恢复。更多的消化液积聚在肠道，又加重肠梗阻，造成恶性循环。为阻断此恶性循环，必须采用营养支持。

术后早期炎性肠梗阻发生时，患者刚经历一场手术创伤，机体还处于应激状态，体内蛋白质分解急剧增加，分解代谢大于合成代谢状态，机体处于明显的负氮平衡，需要及时补充营养。另外，由于存在消化道梗阻，通常无法有效利用消化道途径提供营养支持。基于以上两点，对于术后早期炎性肠梗阻应尽早采取积极的全肠外营养支持治疗，不仅有助于减轻外科术后高分解代谢所造成的营养不良，促进切口愈合，而且还能抑制消化液的分泌，减少肠腔内压力和第三间隙的体液丢失，遏制术后早期炎性肠梗阻的发生与发展，缩短治疗时间，促使患者尽早康复。

术后早期炎性肠梗阻患者的营养支持治疗应注意以下几个方面：①在疾病早期多数患者需要使用生长抑素抑制消化液的分泌；②肠外营养支持的输注途径宜先采用周围静脉供给，肠梗阻超过2周时可考虑由中心静脉供给；③由于手术创伤及术后早期炎性肠梗阻患者常存在炎症反应等应激状态，机体处于高分解代谢状态，此时应提供合适的营养底物，避免高血糖、高脂血症等代谢紊乱。目标热量供给为20～25kcal/(kg·d)，蛋白质供给量为1.3～2.0g/(kg·d)，既要避免过度喂养导致的代谢性并发症、脏器功能损害，又要防止热量和氮量供给不足所致的医源性营养不良；④改善体循环状态、维持有效的胶体渗透压浓度可减轻肠壁水肿，促进肠道功能的恢复。因此，临床上适当补充血浆及人体清蛋白纠正低蛋白血症，减轻肠壁水肿，促进肠蠕动功能的恢复；⑤纠正水、电解质紊乱，维持机体内环境稳定有利于肠道功能的尽早恢复，有助于疾病的治疗。肠外营养时应补充足量的矿物质、维生素和微量元素，避免由于长期人工营养支持造成的维生素或微量元素缺乏症；⑥及时监测肠道功能状态，一旦肠道功能恢复或具有部分肠道功能，尽早开始实施肠内营养，最后逐渐过渡到经口进食。目前的研究表明，虽然营养支持治疗无法改变术后早期炎性肠梗阻的病理过程和病情发展，但合理的营养支持能纠正负氮平衡和内稳态失衡，减轻肠壁水肿，促进肠蠕动功能恢复，从而减少并发症的发生率，缩短病程，有利于术后患者的康复。

第六节　消化外科疾病围术期的营养支持

一、胃大部切除术

胃大部切除术是我国治疗胃癌和消化性溃疡常用的手术方法，多年来临床经验证明其疗效比较满意。传统的胃大部切除范围是胃的远侧的2/3～3/4，包括胃体大部、整个胃窦部、幽门及十二指肠球部。溃疡病灶本身的切除并不是绝对需要的，在切除技术有困难时，可以加以旷置，如手术后食物不再通过，所以旷置的溃疡可以逐渐愈合。胃大部切除的手术方式包括毕罗(Billroth)Ⅰ式、毕罗(Billroth)Ⅱ式、胃大部切除术后胃空肠Roux－en－Y吻合。

1. 营养治疗　胃大部切除术后患者极易发生体重减轻、贫血、碱性反流性胃炎、倾倒综合征等。因此，胃大部切除术后营养治疗原则是预防营养不良和倾倒综合征的发生。术后早期可经十二指肠管给予肠内营养支持，根据患者恢复情况逐渐转为经口饮食。

(1)糖：易消化吸收，也是热量的主要来源。糖经过消化吸收后一部分产生热量，一部分储存在肝脏和肌肉内变为糖原，但由于存量不大，15小时左右即被消耗，身体需通过脂肪和蛋白质的糖原异生作用来补充热量。早期胃切除的患者除补充糖维持基础热量外，还要设法补充蛋白质和脂肪，膳食中食用过多的糖并不合适，它在肠内可引起肠液的大量分泌，使血容量急剧改变产生一系列临床症状，特别是一次食入大量的单糖和双糖是引起倾倒综合征的主要原因。所以每餐应适当限制食物中的糖，最好采用少量单糖、双糖、多糖混合食用，延长吸收时间，预防倾倒综合征的发生。

(2)脂肪：根据患者具体情况，决定膳食中脂肪供应量，少数患者胃切除后可使胆汁分泌不足，使脂肪的消化吸收发生障碍，出现脂肪痢。故应减少饮食中脂肪的供给量，采用低脂少渣饮食。

(3)蛋白质：胃切除后，由于胃液分泌相对减少，胰蛋白酶分泌缺乏使肠蠕动过速，将有一部分蛋白质不被吸收，患者易出现血蛋白减少，伤口愈合延迟，甚至手术后伤口裂开，吻合口发生水肿感染，因此胃切除患者应供给足够蛋白质，一般每日1.5～2g/kg，多采用生物价值高的动物性蛋白质，如鸡蛋、奶、肉、豆腐等。

(4)维生素：胃切除后的患者，可能缺乏B族维生素，出现口角炎、胃神经炎等症状，膳食中应注意补充。

(5)少量多餐：手术后宜少量多餐，每日进食最好6餐以上，每次流质食物的量为100ml左右，不宜过饱。开始1～2天进清淡流质，以后改稠流质。病情好转后，改为少渣半流质饮食，主食50～100g/d，5～6餐。质和量均应逐渐增加，定时定量，可预防“倾倒综合征”和低血糖的发生。

(6)干稀分食：进食时不用汤和饮料，因流质饮料通过胃肠太快，易将干的食物一块带下，因此饮料需在进餐前或餐后30～45分钟时饮用，饭后平卧或采用平卧位进餐，使食物在胃中停留时间长些，慢慢通过小肠，促进食物进一步消化吸收。

2. 营养检测　水、电解质、酸碱平衡。血浆清蛋白、血红蛋白。氮平衡。

二、小肠切除术

1. 小肠切除术适应证

(1)小肠血液供应障碍致肠坏死，如绞窄性肠梗阻包括粘连肠梗阻、绞窄疝、肠扭转、肠套叠、小肠系膜病变、系膜血管栓塞、外伤。

(2)小肠局限性病变致其狭窄、梗阻、穿孔等。

(3)小肠良、恶性肿瘤。

(4)先天性疾病，如小肠闭锁、狭窄。

(5)腹部外伤致小肠破裂无法修复者。

(6)小肠瘘管闭合。

2. 小肠切除术对营养代谢的影响　小肠是吸收已消化食物的唯一场所，吸收作用开始于十二指肠远端，但主要在空肠上段完成，无须消化的葡萄糖、铁及水溶性维生素在该段迅速吸收。回肠吸收作用比空肠缓慢，可吸收未被空肠完全吸收的营养素，特别是脂肪的吸收。小肠切除对营养素的影响主要取决于切除的长度与切除的部位。小肠部分切除不会导致严重影响营养物质的吸收，在广泛切除50%以上，可引起显著的吸收不良；若大面积切除70%以上，可导致严重的营养障碍。小肠不同部位切除对营养素的影响见表7-1。

表7-1　不同部位小肠切除对营养素吸收的影响

切除部位	影响吸收的营养素
十二指肠	铁、叶酸、钙
空肠、回肠	蛋白质、能量、铁、水溶性维生素、微量元素、电解质
回肠远端	脂溶性维生素
结肠	水、电解质

(1)重视术后饮食习惯：由于术后消化功能紊乱，肠蠕动增快，食物消化吸收不完全，再加上有1~2周的腹泻，所以此时以静脉营养为主。待4~6周后腹泻逐渐减轻时，可经口摄入食物。这时蛋白质、脂肪吸收均有不同程度的障碍，口服饮食应少量多餐，每天6~7餐为好，以减轻肠负担，一般经过1年后，小肠才会发生适应性改变，出现代偿功能但也有恢复不完全者，饮食稍不注意就会使病情恶化，需要终身治疗。所以，一定要重视术后饮食习惯，以防发生不测。

(2)高热能、高蛋白质饮食：广泛小肠切除术后要保证足够的营养素，供机体吸收利用。饮食应给予高热能、高蛋白质、高糖类、低脂肪少渣食物。开始应先给予流质饮食，病情好转后，逐渐改为半流质饮食或软食。

(3)补充维生素和矿物质：广泛小肠切除术后，维生素和矿物质均可发生不同程度的吸收障碍，血钾常不稳定，最常见的就是发生低钾血症。因此，饮食要特别注意补充钾、钙、铁、镁、磷等矿物质及维生素A、维生素D、维生素E、维生素K和维生素B_{12}等营养素。

(4)严格控制脂肪的摄入：饮食中，严格控制脂肪的摄入量，尤其是切除小肠下部后，脂肪吸收障碍更为显著，会出现脂肪痢，所以，应严格控制脂肪供给。

(5)近端空肠切除后的营养饮食：空肠绒毛多，吸收面积大，大部分肠消化酶都在此产生，但在空肠能吸收的物质在回肠都能被吸收，因此近端空肠切除术后如无明显的并发症，通常只需要接受静脉输入液，2~3天后一旦肠功能恢复，即可经口进食。早期应食用易消化、高蛋白质、高脂肪、高维生素饮食，以后逐渐过渡到正常饮食。

3. 营养检测　身高、体重、BMI。水、电解质、酸碱平衡。血浆清蛋白、血红蛋白、血糖。

三、回肠造口术

回肠造口术适用范围如下：①回肠造口术适用于结肠损伤或结肠穿孔。在修补结肠病变之后做暂时性回肠造口，可使结肠得到充分休息，保证结肠病变顺利恢复，减少结肠瘘的发生；②某些疾病需要做永久性小肠造口术，如溃疡性结肠炎、家族性结肠息肉病须做全结肠切除，可选择性地做回肠永久性造口。

1. 营养治疗　回肠造口术术后患者脂肪和维生素 B_{12} 吸收率降低，以及大量液体、钠、钾等丢失，营养治疗的目的为调整膳食结构以改善上述营养问题，纠正不适宜的膳食以及血液的丢失所引起的贫血；低钾引起的虚弱及肌肉痉挛；对抗因发热、感染所致的基础代谢升高等问题，给予患者高能量、高蛋白质、低脂肪的低渣膳食。

(1)避免进食产气食物及膳食纤维含量高的食物，如豆类、韭菜、未去麸糠的谷类等。

(2)避免食用坚硬、粗糙、难以消化的食物。

(3)补充足够的水分，还应注意补充维生素 C、维生素 B_{12}、钙、镁、铁、钠及钾等。

(4)养成良好的进食习惯，一日三餐，定时定量，细嚼慢咽。

2. 营养检测　身高、体重、BMI。血红蛋白、血浆清蛋白、血糖。血清钙、铁、钠、钾水平。氮平衡。

四、结肠造口术

所谓结肠造口是指外科医生为了治疗某些肠道疾病(如直肠癌、溃性结肠炎等)而在腹壁上所做的人为开口，并将一段肠管拉出开口外，翻转缝于腹壁，从而形成了肠造口。其作用是代替原来的肛门行使排便功能，实际上就是粪便出口的改道，它对整体的消化功能影响不大。

1. 营养治疗　结肠造口术后患者的营养治疗原则是通过合理的饮食治疗预防体重减轻与肠道阻塞，加速伤口愈合，使患者的生活方式正常化，促进机体早日康复。

(1)术后早期给予清流质饮食，忌用牛奶，随着病情的缓解适当增加蛋白质和能量，给予清淡、少渣饮食，以减轻对人造肛门的刺激，减少排出量。

(2)膳食食谱中尽量避免高膳食纤维食物的选用，如芹菜、韭菜、整粒玉米等。

(3)避免食用产气的食物，如豆类、蒜、萝卜、牛奶等。

(4)供给足够的液体。

2. 营养检测　身高、体重、BMI。液体出入量。血浆清蛋白、血糖、胆固醇、三酰甘油。血钾、血钙。

五、肝移植

1. 临床特点　肝脏具有复杂的生理功能，包括分泌胆汁、代谢功能、凝血功能、解毒作用、吞噬或免疫作用。肝移植的主要适应证是终末期肝病，而且这些患者多伴有营养不良。

2. 营养治疗　因肝移植患者多为终末期肝病，多存在营养不良、肝性脑病、腹腔积液等。术前给予合理的营养支持以降低机体自身消耗、改善患者营养状况、改善各种代谢紊乱、维护肝细胞功能、提高机体对手术的耐受性。术后营养治疗目的是纠正负氮平衡、减少术后并发症，以促进机体早日恢复。

(1)术前成人能量供给为30～35kcal/(kg·d)；蛋白质为1.0～1.2g/(kg·d)；脂肪占总能量的25%～30%；糖类占总能量的55%～60%。当出现肝性脑病时蛋白质的量要减少至0.5g/(kg·d)。营养供给应首选经口进食，少量多餐。不能经口或经口不足时可采用鼻饲。对于有严重胃肠功能障碍、消化道出血患者可给予静脉营养。根据患者功能不全程度、腹腔积液多少等选择不同的肠内营养制剂。一般情况下，患者无肝性脑病表现时，选择要素膳、非要素膳和肝衰竭专用膳。若患者有肝性脑病时，最好应用含支链氨基酸较高的肝衰竭专用膳。如患者腹腔积液较多，宜选用低钠、热量密度高的肠内营养制剂。肠内营养在应激早期即使补充大量能量及含氮物质也不能避免或逆转负氮平衡状态。

(2)术后早期能量供给不宜过高，以免加重移植肝的负担。糖类仍是肝移植患者主要的供能物质，占总能量55%～60%，水、电解质可根据患者实际情况供给，并补充各种维生素和微量元素。

(3)术后3～4天即可进流质饮食，再逐渐过渡到半流质饮食，逐渐增加浓度和量，直至完全经口进食软食恢复到普食。不能自主进食者可采用管饲肠内营养，如要素饮食、匀浆膳食等，辅以肠外营养，慢慢过渡至经口饮食。对于有严重腹胀、腹泻消化性溃疡或腹腔出血时应选择肠外营养治疗。

(4)食谱中宜选择鱼、瘦肉类、豆类、乳类及其制品等富含优质蛋白质的食物，还应注意供给富含维生素及矿物质的新鲜蔬菜、水果等。

(5)饮食清淡，烹调方法适宜，采用蒸、煮、炖、煨等方式。

(6)忌食油煎、油炸食品，少食辛辣刺激性食物，禁酒。

3. 营养检测　身高、体重、BMI。水、电解质、酸碱平衡。血浆清蛋白、血糖、血总胆固醇、三酰甘油。氮平衡。

第八章　短肠综合征的营养支持

第一节　疾病概述

一、概述

短肠综合征常见于小肠大部分切除后，由于小肠吸收面积不足，患者会出现以腹泻、水电解质紊乱、严重营养不良为主的临床表现，其症状的轻重与预后取决于小肠切除的长度、部位和是否保留回盲瓣。一般切除50%以下的小肠不会出现短肠综合征，但切除70%或更多的小肠则会出现严重营养障碍，如不予以合理的营养支持则会危及生命。由于每个人小肠的长度不尽相同，也主张以剩余小肠的实际长度来预测，多数认为剩余的小肠尚有100cm以上时，通过及时合理的营养治疗，小肠可发生代偿性变化如：肠黏膜增生、肠管扩张及延长、运动减缓，从而增加吸收面积及延长排空时间，同时胃的消化及大肠的吸收功能也会代偿性增加，若有完整的回盲瓣，患者就能吸收足够的营养物质而不发生短肠综合征。剩余小肠在100cm以下甚至60cm以下时，则会出现严重的营养吸收障碍。由于食糜在回肠中停留的时间比在空肠中停留的时间长，并且胆盐、胆固醇、维生素B_{12}只在回肠吸收，因此切除回肠更易引起脂肪泻而导致严重营养障碍。切除回盲瓣会加速小肠中的食糜排入结肠，加重营养物质吸收不全。在患者出现短肠综合征时，应根据病情和残留小肠的长度及切除部位积极进行合理营养支持，挽救患者生命。

临床上行小肠切除的主要的病症有：肠扭转、肠系膜血管栓塞、严重腹部损伤、恶性肿瘤等。

二、临床表现

腹泻、体重丧失和中至重度进行性蛋白质热量营养不良。最初以严重腹泻为主，每日可高达5～10L，导致进行性脱水、血容量降低、血压下降、水电解质平衡失调。此时也可发生感染。数日至数周后腹泻趋于减少，残留小肠吸收功能有所恢复，但存在严重营养不良，表现为体重持续下降、肌萎缩、贫血、血浆蛋白低下，吻合口不易愈合等。钙、镁丢失可引起神经肌肉兴奋性增强及肢体抽搐。胃酸分泌亢进，易并发溃疡病。高草酸尿症易形成泌尿系结石。胆盐吸收障碍易导致胆结石。维生素D和钙的吸收障碍可引起骨质疏松和骨质软化症。维生素B_{12}吸收障碍可引起巨幼红细胞性贫血。

三、营养相关因素

小肠是人体主要的消化吸收器官，长达5m以上，分为十二指肠、空肠和回肠。它的吸收功能主要在十二指肠、空肠近端及回肠远端完成，完整的回盲瓣可提高残留小肠的吸收能力。小肠不同部位对营养物质的吸收具有选择性，除维生素 B_{12}、胆盐、胆固醇仅在回肠吸收外，其他营养物质几乎均能在小肠各段被吸收。小肠广泛切除后会引起营养物质在体内代谢改变。

1. 净吸收面积的减少　小肠变短后小肠的吸收面积减少，食糜在肠腔内停留时间变短，各种营养物质吸收不完全，导致能量摄取不足、负氮平衡、体重减轻及免疫功能下降。

2. 切除小肠上段对吸收功能的影响　由于糖类、蛋白质、脂肪及钙、铁等矿物质主要在十二指肠、空肠近端吸收，若主要切除上段小肠，三大供能营养素及部分矿物质的吸收会受到影响，出现血浆蛋白低下，缺铁性贫血，血钙下降使甲状旁腺功能亢进而引起骨质疏松、骨质软化症等。如果有足够长的回肠和完整的回盲瓣，以上影响会减轻。

3. 切除小肠下段对吸收功能的影响　由于胆盐、维生素 B_{12} 只在回肠末段吸收，若下段小肠切除，可造成胆盐吸收障碍。胆盐的肝肠循环被阻断，肝脏不能合成足够的胆盐，从而影响脂肪的吸收，使大量脂肪滞留在肠腔内而引起脂肪泻。脂肪吸收障碍同时伴有脂溶性维生素的大量丢失，维生素 D 缺乏加重了骨质疏松和骨质软化症。肠腔内的脂肪酸还与草酸竞争与钙离子结合成钙皂，不但使钙的吸收率下降，而且使草酸与钠离子结合成可溶性草酸盐被大肠重新吸收入血，形成高草酸尿症，易引起泌尿系结石。胆汁中胆盐的缺乏会造成胆结石。维生素 B_{12} 的缺乏会导致巨幼红细胞性贫血。腹泻使体液大量丢失，引起水电解质紊乱，酸碱平衡失调，营养素吸收不全，甚至造成严重的蛋白质 - 能量营养不良，重者危及生命。

4. 切除回盲部对吸收功能的影响　回盲瓣可延缓食糜进入结肠，使食物中的营养成分充分吸收，若切除回盲瓣则会加重营养吸收障碍。

5. 对胃酸分泌的影响　小肠的大段切除，会加速胃的蠕动并产生大量胃酸，过量的胃酸易造成溃疡，进而影响营养物质的消化吸收。

第二节　短肠综合征的病理生理变化

一、消化液丧失

每天内生性消化液的产生量很大：唾液 0.5L、胃液 2L、胰胆液 1L 及小肠液 1L。短肠综合征者小肠残留过短，或同时伴有部分结肠缺失，使上述消化液的再吸收受到影响，以致产生明显水泻，严重时每天可从大便排出液体达 2.5L 之多，从而造成水和电解质的失衡。

二、胃肠道动力变化

小肠的运动方式包括节律性节段运动、摆动和蠕动。这种运动使食糜能与消化液充分混合，便于消化。同时又使其与肠黏膜密切接触，以利于营养物质的吸收。近、远段小肠的蠕动频率有所不同，近段快，远段慢。空肠每分钟收缩 17 ~21 次，而回肠仅 10 ~12 次。餐后 1.5 ~3 小时到达回肠远段，5 ~7 小时完成消化、吸收过程后进入结肠。小肠被广泛切除后，食糜在肠道的运行时间明显缩短，这将严重影响营养物质的消化及吸收。个别 SBS 患者在进食后仅 15 分钟即有大便排出。

三、消化、吸收功能明显减弱

小肠黏膜具有环形皱襞、绒毛和微绒毛等结构，这些结构使其功能面积极度扩大。黏膜细胞还含有多种酶类(如双糖酶、低聚糖酶、肽酶，ATP 酶及碱性磷酸酶等)，因此具有很强的消化能力。营养物质的吸收大部分在小肠内完成，但不同物质的吸收部位有所不同，例如小肠近段主要吸收铁、钙、水溶性维生素(叶酸、维生素 C 及 B 族维生素等，但不吸收维生素 B_{12})、脂肪酸和部分单糖；小肠中段吸收大部分氨基酸、多肽及部分单糖；小肠远段(即末段回肠)具有吸收胆盐和维生素 B_{12}的特殊功能。上述诸多消化、吸收功能在 SBS 时均受到不同程度的损害，以三大主要营养物质为例。

1. 糖的吸收　短肠综合征者因小肠吸收面积减少和残存的二糖酶减少，使糖的吸收减少。又由于短肠综合征时胃酸分泌增加、肠内容物的酸化，则影响糖的吸收。

2. 氨基酸的吸收　正常情况下，当食糜到达末段回肠时，氨基酸及多肽已被完全吸收。小肠被广泛切除后，不仅影响蛋白质的消化，氨基酸的吸收也受到明显影响。蛋白质、氨基酸消化吸收不良的程度与残留小肠长度密切相关。小肠越短，吸收越少。有学者报道尚存 18cm 小肠的患者，进食的蛋白质仅有 25% 被吸收。

3. 脂肪的吸收　主要在空肠上段进行。在碱性环境下，受胰脂肪酶等的作用，脂肪被水解成游离脂肪酸及甘油。胆盐使后者凝集而成微胶粒(micelles)，被小肠吸收。在上皮细胞内通过结合胆盐和某些酶的作用，绝大部分游离脂肪酸与甘油再合成为三酰甘油。后者与胆固醇、磷脂形成乳糜微粒(chylomicron)，进入乳糜管、胸导管，最后汇入静脉。短肠综合征者不仅缺失了消化、吸收脂肪的大部分场所，还因短肠综合征时经常伴有的肠肝循环中断，肠道中胆盐缺乏，加之短肠综合征者胃酸分泌亢进，小肠环境被酸化，这些都严重影响了脂肪的吸收。与此同时脂溶性维生素(维生素 A、维生素 D、维生素 E 和维生素 K)及钙的吸收也发生障碍。另外，回肠被切除则可影响维生素 B_{12} 的吸收。

四、胃酸分泌增加

短肠综合征者胃酸分泌增加的发生率高达 40% ~50%，其机制尚不清楚。动物实验观察到小肠广泛切除犬的胃幽门部促胃液素细胞增生，出现高促胃液素血症，基础胃酸分泌量增加。另外，存在于小肠内的一些激素，如促胰液素、胆囊收缩素和肠抑胃素等在短肠综合征时分泌均明显减少，这些激素对胃酸分泌的抑制作用随之减弱，以致胃酸分泌增加。高胃酸现象使小肠原来的碱性环境遭到破坏，吸收功能受损，使腹泻加剧。高胃酸还可能导致吻合口溃疡、穿孔等严重后果。

五、胆囊结石

短肠综合征者胆囊结石的发生率比正常人高3～4倍。主要原因有：①末段回肠被切除后，胆盐吸收障碍，影响了肠肝循环，使肝脏不能保持正常的胆盐库，胆汁中胆盐含量随之减少，使胆汁中各成分之比例失调，导致结石形成；②存在于小肠内的一些激素，如促胰液素、胆囊收缩素和肠抑胃素等，都有使胆囊收缩的生理功能。在小肠广泛切除后，上述激素明显减少，对胆囊的作用也相应减弱，以致胆汁潴留在胆囊内，形成胆泥，继而产生结石。

除上述几种主要的病理生理改变外，短肠综合征者还可能因同时缺失回盲瓣而导致小肠内菌群失调，后者进一步恶化了消化吸收功能。短肠综合征者发生肾结石者也较多，可能与草酸钙吸收过多等异常有关。

第三节　短肠综合征的代偿

短肠综合征者有很强的代偿、适应能力。不少短肠综合征者经过一段时间之后甚至可以基本恢复小肠的消化、吸收功能，进食后能维持体重及营养状态。但这一段时间往往比较长，短则数月，长则需要1～2年。

短肠综合征的代偿现象首先在动物实验中得到证实。大鼠的小肠被广泛切除之后，存留的小肠很快就发生明显的代偿性改变。小肠肠管扩张和延长绒毛变高，隐窝变深，腺细胞增生（不单是细胞增大）。Hanson 和 Mc Dermott 等采用3H－胸腺嘧啶核苷标记细胞核的放射自显影方法，发现分别切除小肠40%和70%的大鼠，其回肠腺窝的长度和增生细胞的数量均有增加。在短肠综合征患者，代偿的情况也普遍可见。患者在早期会有明显的腹泻、消瘦，出现营养不良。但到后期，患者能逐渐适应大便次数减少，营养情况能逐渐改善。人的代偿过程比较缓慢经过一年的时间，约90%的绒毛才能达到最大的高度。Porus 等通过人的小肠黏膜活检证实，广泛小肠切除后，每单位长度小肠的上皮细胞数量增加。经过一段时间之后，出现功能的适应，即葡萄糖、氨基酸、脂肪、钠水和钙的吸收增加。Schwartz 等报道脂肪吸收在术后1～2个月增加40%～62%。Dowling 等采用肠段灌注检测技术，发现葡萄糖吸收可随时间的推移而增加。Weistein 等发现短肠综合征者空肠吸收钠和水的能力较正常对照组增加近2倍。有许多因素影响 SBS 患者的代偿。

一、小肠残留长度

小肠残留长度最关键的因素。存留的小肠越少，代偿也越困难。如果全部小肠都被切除，其代偿几乎是不可能的。为此，手术中具体地记录残留小肠的长度，对术后的治疗及估计其代偿能力具有很重要的价值。

二、年龄

小儿短肠综合征的代偿能力比成人强得多。Wasa 等比较了 12 例小儿短肠综合征和 18 例成人短肠综合征的代偿情况。该组的小儿患者残留小肠 0～75cm（平均 47cm），成年患者残留小肠 0～150cm（平均 47cm）。经治疗后，67% 的小儿患者能摆脱 TPN，但成年患者最终能摆脱 TPN 者仅占 22%。该组成年患者中，凡残留小肠不足 40cm 者，都不能达到完全的代偿。我们也有相同的资料：小儿及成人全小肠切除后长期随访的结果提示，前者的代偿能力显著优于后者。

三、残留的是空肠还是回肠

虽然空、回肠同样具有很强的消化、吸收功能，但相比之下，回肠显得更为重要。因为空肠很难代偿地吸收胆盐和维生素 B_{12}。回肠的蠕动较慢，利于其代偿作用的发挥。

四、回盲瓣是否保留

短肠综合征者是否留有回盲瓣，对其代偿能力的影响很大。回盲瓣能限制食物过快通过小肠，利于肠功能的代偿。回盲瓣缺失后，结肠的内容物会反流入小肠，使小肠菌群失调，这将明显影响小肠功能的代偿。

五、结肠是否保留

正常人结肠的主要功能是吸收水分和储存粪便。目前认为，短肠综合征者的结肠也参与了消化、吸收的代偿机制。短肠综合征者如果仍保留有完整的结肠，那么其代偿能力将明显增强。反之，即使残留小肠较多，代偿仍很困难。我们的实验研究证明，短肠大鼠的结肠不仅有肠上皮组织的增生，而且有代偿性糖和氨基酸的吸收。

六、术后是否进食

实验和临床研究都证实，尽量口服摄食能明显促进患者的代偿。在形态学上可观察到小肠肠壁明显增厚，黏膜绒毛增长，隐窝加深。吸收功能试验也提示有良好的代偿。短肠综合征者常因怕有较明显的腹泻而不愿进食。这不仅不利于其代偿，而且因此而发生的小肠黏膜萎缩将会导致肠屏障功能减退、细菌及内毒素易位等严重后果。

除上述各种因素之外，患者是否同时存在其他疾病（特别是小肠有病变），当然会影响其代偿。最典型的是 Crohn 病患者，一旦发生短肠综合征，代偿就非常困难。

第四节　短肠综合征的营养支持

一、肠外营养治疗

小肠广泛切除术后早期，几乎所有患者都需接受肠外营养支持治疗，因为此时残余的小肠一时无法承担消化、吸收任务，任何经消化道的进食甚至是饮水，均可能增加腹泻，加重内环境紊乱。因此，术后早期待患者循环、呼吸等生命体征稳定，水、电解质紊乱纠正后即应开始肠外营养，早期开始肠外营养可预防营养不良的发生。由于短肠综合征患者需要肠外营养支持的时间往往相当长，因此营养液的输入以经中心静脉途径为宜，临床上常采用颈内静脉或锁骨下静脉穿刺置管的方式进行。由于导管留置的时间往往很长，为预防感染性并发症的发生，导管宜通过约20cm长的皮下隧道从前胸壁引出，建议选用高质量导管以避免长期使用引起导管堵塞等并发症。

短肠综合征患者肠外营养配方的基本原则与普通肠外营养计划并无明显差异，在制订肠外营养配方时应注意以下几点：①早期要补充足够的水分，若有较多的肠液丢失，应增加营养液的液体总量；②热量的补充要恰当，避免摄入过多的热量，以减少代谢性并发症的发生。通常按照20～25kcal/(kg·d)供能，采用双能源系统，非蛋白热量中糖类与脂肪比例为(60%～70%)∶(30%～40%)，建议脂肪乳剂的使用量不宜过大，并采用中(长)链脂肪乳代替长链脂肪乳剂，以免加剧肝损害和免疫功能抑制；③氮的供给量为0.15～0.20g/(kg·d)，应用平衡型氨基酸作为氮源；④注意补充电解质，并根据实际情况及时加以调整；⑤补充每日正常需要量的维生素和微量元素；⑥对于需要采取家庭肠外营养的患者，应做好患者及其家属的培训工作。具体内容包括无菌概念及无菌操作技术、全合一营养液配制、导管护理、营养输注等；⑦应定期做生化指标检测、营养状况评价等。

二、肠内营养治疗

患者肠道功能初步恢复后，应尽早经口或管饲进行肠内营养支持。食物对肠道的刺激可促进肠黏膜增生、肥大，增加刷状缘酶的活性，有利于剩余小肠建立功能代偿。肠内营养要循序渐进，使患者能逐渐增加通过肠道吸收营养物质的量，同时逐渐减少肠外营养供给量，最终达到完全肠内营养。开始时一般以单纯葡萄糖液、单纯盐溶液试食，以确定患者肠道是否通畅及其适应能力。随后可用无蛋白、无脂肪流食作为过渡，少量多餐，增加对肠道的刺激。待肠道适应后，可用要素膳。要素膳要遵循剂量由少到多、浓度由稀到稠、速度由慢到快的原则，逐渐增加能量和蛋白质的量，并尽量采用以MCT为主的低脂无渣要素膳，临床首选百普素。一般能量125.52～167.36kJ(30～40kcal)/(kg·d)，蛋白质占总能量的15%，糖类占75%，脂肪占10%。随着病情的好转，肠道吸收功能逐步恢复，最终进食高蛋白、高糖类、低脂肪的少渣软食。此膳食每日提供的营养素如下：能量146.44～167.36kJ(35～40kcal)/(kg·d)，蛋白质占总能量15%，糖类占75%左右，脂肪低于30g/d。少食多餐。若患者仍需管饲可将食物制成匀浆膳。在选用食物时应避免高草酸食物，如菠菜、茄子、青椒、豆腐、草莓、葡萄等。及时、合理的肠内营养可促进肠道功能恢复，改善患者生存质量。

对肠内营养无法提供或提供不足的能量和营养素，如维生素B_{12}、必需脂肪酸、脂溶性维生素、铁、钙、镁、锌等应经静脉及时补充。

三、谷氨酰胺的应用

适当增加谷氨酰胺的供给，可改善肠黏膜营养状态，促进小肠黏膜增生。一般经口多采用L谷氨酰胺悬浮液，经静脉多采用谷氨酰胺双肽。

四、食物选择

1. 宜用食物

(1)肠道功能初步恢复时，宜选用低蛋白、低脂肪流食，如稀米汤、稀藕粉、果汁水、维生素糖水、胡萝卜水等，每次50～100ml，每日3～6次。

(2)肠道功能进一步恢复，可选用营养均衡型肠道营养制剂，如百普素、能全素、安素、立适康等。

2. 忌(少)用食物　高脂、高纤维、辛辣刺激性食物，如动物脂肪、芹菜、菠菜、韭菜、葱、蒜、辣椒等。

第九章　肠外瘘患者的营养治疗

第一节　肠外瘘治疗中营养的重要性

营养是机体生存、组织修复、增强免疫功能及维持正常生理功能的物质基础，是患者康复不可缺少的条件。在身体健康时，糖类、蛋白质、脂肪、电解质、维生素、微量元素及水等营养素的消耗与补充，自然地维持在平衡状态。当发生肠瘘时，这些营养素全部或其中的一个出现丢失过多、补充不足或需要量增加而有不平衡状态时，机体即将有失常的现象。肠外瘘是机体肠道的解剖结构和功能异常，机体的代谢平衡也常因此而打破。

肠外瘘患者常有营养不良的发生，其原因：①肠瘘时大量消化液丢失所伴随的营养物质的丢失；②摄入量减少，因肠瘘导致肠道完整性受到破坏，从胃肠道摄入的食物自瘘口漏出，不能满足机体的需要，而且可因摄入的食物刺激消化液分泌，漏出量更大；③肠道消化液漏入腹腔所致的感染及反复手术创伤，导致肠瘘患者机体处于应激状态，出现代谢亢进、蛋白质分解加剧，结果机体无足够的能量、氮源及其他营养素来修复组织。因此，营养治疗是肠瘘治疗措施中的重要组成部位，所不同的仅是因疾病的不同时期、不同的病变部位、不同致病原因而导致营养治疗途径、营养物质需要量有所不同。

肠瘘时营养素缺乏所致的营养不良，不仅有肌肉蛋白质及内脏蛋白质的大量丢失，同时因蛋白质合成受抑而致激素、酶类的产生发生异常，免疫功能亦受到损害，使机体抵御外界侵害的能力下降对再次应激的反应性减弱。积极的外源性营养治疗可提供维持生命活动必需的底物，改善机体营养状况，增强免疫能力。但是不适当的营养治疗可因其超过机体的代谢能力，干扰机体现存的平衡状态，损害器官功能，而给患者带来再次应激，有时甚至是致命的打击。因此，对肠瘘患者实施营养治疗的医务人员应有高度的责任心，对创伤、感染和疾病的状态下，机体的代谢改变，对营养治疗的反应，营养与机体防御机制的关系及临床营养新知识体系有深入的了解，并掌握整套的操作技术，才能为肠瘘患者提供合理有效的营养治疗，达到维持和满足机体的需要，维护器官、组织和细胞功能，提高机体免疫功能，最少地干扰机体内稳态的目的。

第二节　肠外瘘患者营养状态的评定

评定患者的营养状态是营养治疗的第一步，对肠瘘患者进行营养与代谢状态的评定，可以确定患者是否存在营养不良，其程度如何，属于哪一类型，从而指导临床医师制订适当的营养治疗方案。此外，营养状态的评定亦为监测营养治疗的效果提供依据，从而减少因不合理的治疗而导致的并发症，保证治疗的安全性，有助于患者的康复。

合理的营养评定包括主观与客观两个部分，主观部分是根据以往的身体状况和患病后病史判断体重的变化、饮食改变、胃肠道吸收功能等；客观部分又包括静态和动态两种测定方法。静态评定包括人体测量性指标，如身高、体重、理想体重、三头肌皮褶厚度，上臂肌周径、清蛋白及其他用于估计慢性营养不良的指标。动态评定包括体重、氮平衡、3－甲基组氨酸、血浆氨基酸谱和一些半衰期较短的内脏蛋白质等。

患者的病史在营养评定中有重要意义，可提供体重丢失的速度和程度，3 个月内体重丢失 >10%，标志着严重的蛋白质－热量缺乏性营养不良。病史还能提供患者既往饮食特点的信息，患病后饮食改变情况、肠瘘发生时间、禁食时间以及治疗或营养治疗的时间长短。体检可能发现皮肤干燥，有鳞屑和萎缩，肌肉消耗且强度丧失，凹陷性水肿。由于脂肪消耗易患压疮。有时可见特殊营养素缺乏症，如毛囊性皮炎（维生素 A 缺乏）、多发性神经炎（维生素 B 缺乏）、口炎和舌炎（烟酸和维生素 B_2 缺乏）、巨细胞贫血（维生素 B_{12} 和叶酸缺乏）、毛细血管脆性增加和皮肤黏膜出血点（维生素 C 缺乏）等。腹腔积液和腹内脏器肿大常与低蛋白血症有关，应予重视并作进一步检查。

目前的营养评定多采用简单的无创性方法，其优点是易操作、易理解，可用于营养状态恢复期。但亦有不少局限性，如特异性差、监测和预测价值小等。例如体重下降就是一项粗糙但很有用的营养评定指标，但在分析其意义时仍需结合患者的具体情况，否则也会出现错误结论。在血浆蛋白质降低所致的水肿患者，营养治疗后体重下降的意义与一般体重逐渐下降的意义不同。呕吐、腹泻所致的体重下降，可经补充液体纠正，此时机体脂肪、蛋白质和糖类组成的变化不大。较精确测定机体组织成分（如离子辐射）的方法主要用于基础研究，由于昂贵而不能普及，借助这些方法可以了解各种营养不良状态和营养恢复时的机体组成变化。在临床实际中，只要能正确解释检测结果，无论简单方法还是复杂方法，对肠瘘患者的营养治疗都有帮助。

目前临床医师多采用血浆蛋白质水平来衡量疾病的恢复。用于营养评定的理想蛋白质应具备以下优点：代谢池小、合成速度快、生物半衰期短、血管内外比例高、对蛋白质和能量平衡改变的反应有较高的特异性，目前尚无一种蛋白质符合上述要求。最常测定的血浆蛋白质是清蛋白和转铁蛋白。清蛋白测定沿用已久，其周转率慢，特异性不强，由于其血管外池大，池的大小及清蛋白血管内的转运能力均影响其分解分数，除蛋白质和能量摄入因素外，其他因素也明显影响其合成速度。因此清蛋白水平并非一项能迅速反映蛋白质状况的高度特异的指标，以其作为营养评定指标尚不够满意。转铁蛋白半衰期短，但受体内铁代谢变化的影响较大，若铁贮存稳定时，能比清蛋白更好更快地反映蛋白质和能量水平的变化。临床较注意甲状腺素结合前清蛋白和视黄醛结合蛋白的改变，这两种蛋白质的周转率快，主要存在血管内，但也受其携带物的影响，对蛋白质和能量变化的特异性反应仍需进一步研究。

临床处理可按下述步骤进行。先详细询问病史并选用其他评定方法，由有经验的临床医师获得的完整病史和体检是最简单的、也许是最好的营养评定方法。要求在5天内评估出患者的代谢和营养状况。如胃肠道有解剖结构或功能障碍，且这种障碍还将继续下去，应给予营养治疗。若患者已有营养不良，营养治疗应立即开始。对于肠外瘘患者，医生尚需考虑所进行的维持或恢复体细胞群的营养治疗，是从机体组成相对正常的状态开始，还是从恶病质或肥胖状态开始。肠外瘘患者有较大的肠液丢失时，营养不良是主要的病理生理改变之一，而且常是在营养补充不足有一段时间后才开始治疗，故肠外瘘患者的营养治疗，应在维持营养需要量的同时逐步补充以往的丧失量。多数肠外瘘患者因胃肠道功能不足以维持体细胞群，依赖外源性营养治疗而存活。因此，营养治疗的目标应是预防营养不良的发生，而不是营养评定显示出问题后才给予纠正。

第三节　肠外瘘患者营养治疗的原则

由于肠外瘘发生的原因不同(如外伤、手术、放射、炎性疾病及肠梗阻等)，肠瘘的类型不同(如高位、低位、高流量、低流量、单发、多发、管状、唇状、完全、外瘘及内瘘等)产生的内稳态失衡、营养不良、感染及器官功能障碍等病理生理改变也各异。因此，对肠瘘患者进行营养治疗的原则是，在进行全面营养评定，判断患者的营养状况及营养不良类型的基础上，根据不同患者、不同疾病状态和时期，不同器官组织功能，以及肠瘘类型、肠道消化吸收功能及肠道有无梗阻等情况，选择合理的营养制剂及合适的营养治疗途径，以达到最佳的营养治疗效果。

1. 肠外瘘发生的早期，由于大量的肠液丢失，而又未得到合适的补充，机体将出现循环容量不足，且有电解质、酸碱失衡，内稳态失衡，加之手术、外伤等应激和肠内容物漏至腹腔内所致的腹腔感染等因素，出现神经内分泌系统功能紊乱及细胞介质分泌增加，导致代谢亢进及高分解代谢。此时期应以维持生命体征及酸碱平衡、电解质等内稳态稳定为主。由于需要的液量及电解质量大，超出了外周静脉能负荷的程度，常需及早行腔静脉置管。在纠正内稳态失衡的同时，进行外科引流及抗感染治疗。营养的补充仅是提供机体所需要的基础底物，过多反易招致代谢紊乱。

2. 内稳态稳定后，控制感染、调节代谢紊乱、进行代谢支持是重点，其目的是保护和支持器官的结构及功能，防止底物限制性代谢，不因不当的营养供给而加重机体器官功能的损害。同时，可给予一些药物或生物制剂，降低高代谢反应，如给予非固醇类抗炎药物布洛芬、吲哚美辛等，它们是环氧化酶抑制药，以阻断前列腺素 E_2 的合成，减少白介素 -1 的产生，从而降低机体的应激反应，减少蛋白质分解。也可应用生长激素以促进蛋白质合成，改善氮平衡，即使是摄入较低的热量，也能有节氮的作用，并获得正氮平衡。还可给予一些组织特需性营养物质，如对肠黏膜有营养作用的谷氨酰胺、短链脂肪酸，以减少肠道细菌易位，降低内源性应激因素。也可增加一些能在肝外氧化供能的支链氨基酸及对免疫功能有促进作用的精氨酸。在营养治疗的同时，利用药物及药理浓度的营养物质，达到补充营养和治疗疾病的双重目的。必须注意的是，虽然强调了营养治疗的重要性，它也只有在对肠瘘正确治疗的前提下才能发挥作用，及时引流清除坏死组织，有效地控制感染，也是肠瘘治疗的关键步骤。

3. 内稳态稳定、腹腔感染控制后，虽然患者曾得到过营养治疗，但仍处于营养不足状态。为促进机体的恢复，改善营养状态，利于组织的生长与瘘口的愈合，营养液的组成应以平衡型为主，亦即糖、脂与氮的比，氨基酸液的组成均宜按正常营养的需要配制。

4. 经处理，肠瘘已形成被控制的瘘后，应根据肠瘘的类型、部位、肠道通畅的情况，合理选择营养治疗方法。对于多发性瘘、完全性瘘、有下段梗阻的瘘及由炎性肠道疾病所致的肠瘘等，可继续应用肠外营养治疗。通过静脉途径补充水分、电解质及营养物质，减少胃肠液的分泌量，进而减少瘘口的肠液丢失量，为瘘口自愈，或进一步手术治疗，提供了可能和赢得了时间。在减少肠液分泌量的治疗中，还可选用组胺 H_2 受体阻滞剂，或选用生长抑素，以抑制消化腺的分泌。但长期应用肠外营养，可以有代谢紊乱、肝功能受损，以及肠道细菌易位、价格昂贵、护理监测复杂等不足之处。因此，在能应用肠道营养时，应及早恢复。对于胃十二指肠瘘、低位肠瘘、管状瘘、唇状瘘经内堵或外堵恢复肠道的连续性后可行肠道营养。肠道营养可以是自然食物匀浆，也可以是经过处理的要素饮食，根据肠道功能而定。肠道营养符合生理，经济方便，更重要的是维护肠黏膜结构及其屏障功能刺激 IgA 的分泌。当肠道饮食供给的量不足时，尚可辅以肠外营养。

5. 部分患者因肠外瘘发生早期的高分解代谢及其后的大量消化液丢失，没有得到及时、合理的补充，使机体贮存的营养物质消耗殆尽，同时也消耗机体的结构和功能蛋白质，如内脏蛋白质和心、肺、肾、肝、胰等实质性脏器细胞、肌肉细胞、肠黏膜细胞等，患者临床表现为混合型营养不良。由于大量蛋白质丢失，使机体脏器的实质萎缩，功能受损，肠黏膜萎缩，酶和激素的合成受抑，患者的代谢功能处于自我保护的低下状态。此时给予过多甚或正常量的肠道营养或肠外营养，均将加重脏器功能的损害，导致再喂养综合征的发生，重则使器官功能衰竭而危及生命。因此，对严重营养不良的患者，应在严密监测下，在调整电解质等内稳态失衡的同时，进行肠外营养治疗。营养物质包括水的给予量均要逐渐缓慢增加，最好能根据间接能量测定仪测得患者的实际能量消耗量给予。在营养补充的情况下，患者的能量消耗亦将逐渐增加，恢复到正常人的水平。对这些患者还要注意补充钾、镁、磷等与蛋白质合成有关的电解质，还要充分补充维生素，特别是与能量代谢有关的 B 族维生素的补充。待患者一般情况及营养状况改善后，如胃肠道能够利用，可由肠外营养过渡到肠内营养。

6. 现代肠外瘘的治疗策略是应用非手术疗法以获得自愈，确定性手术是在瘘不能自愈时采用的步骤。因此，当患者需进行确定性肠瘘治疗手术时，多已是感染得到控制，营养状态也已得到改善。然而，肠瘘手术均较复杂，易有并发症，肠道功能要在较长时间后才能恢复，一般2周左右，如有并发症则需要更长时间。同时，手术前准备阶段常需停止口服饮食，将肠道内容物清除，加服抗菌药物。因此，肠外瘘患者在术前即开始给予肠外营养，对营养状态作进一步补充改善，如有低蛋白血症，术前可输入一些清蛋白制剂、血浆等血液制品。术后仍应继续应用肠外营养，直至患者能恢复口服饮食。术前的营养配方是营养型，术后的配方视手术创伤的程度、并发症的情况而定，可能在术后早期是按代谢支持的要求进行，后期是为了补充营养。有效的营养治疗是保证手术成功的重要措施。

第四节　肠外瘘患者营养治疗的途径选择

营养治疗的途径可分为肠外与肠内两大类，肠外营养可以采用经腔静脉或周围静脉的途径选择的依据是：①患者的病情是否允许经胃肠道进食，对肠外瘘患者，为减少消化液外漏，禁食本身也是治疗措施之一；②胃肠道的供给量是否可以满足患者的需要；③患者的胃肠道功能是否紊乱，腹腔内疾患常影响胃肠道功能而不能进食，但腹腔外疾患(如腔静脉导管感染)也能致胃肠道功能紊乱，患者不能经胃肠道进食或进食量减少；④患者有无肠外营养治疗的禁忌，如心力衰竭、肾功能障碍等；⑤营养治疗时间的长短；⑥能否经周围静脉输注营养物质。

一、经中心静脉肠外营养(CPN)

中心静脉管径粗，血流速度快，血流量大，输入的高渗营养液迅速被稀释，对静脉内膜不产生渗透性损害。因此，经中心静脉肠外营养不受输入营养液浓度的限制，也不受输注速度的限制，可在24小时内持续不间断地进行液体输注，从而能最大限度地依据机体的需要，较大幅度调整输液量、浓度和速度，保证机体对能量和代谢基质的需要。同时，还能减少患者遭受反复穿刺周围静脉的痛苦，避免四肢浅表静脉栓塞、炎症等并发症。肠外瘘患者较长时间不能利用胃肠道，消化液经瘘口大量丢失，机体对水、电解质、营养物质的需求量较大，经中心静脉肠外营养就更显示其临床应用价值。腔静脉置管已成肠外瘘患者治疗中的常规操作。

完全胃肠外营养(TPN)作为治疗肠外瘘的主要措施之一，具有下述作用：①水、电解质的补充较为方便，内稳态失衡易于纠正；②营养物质从静脉输入，胃肠液的分泌减少，经瘘口丢失的肠液量亦减少，有利于感染的控制，促进瘘口自行愈合；③由于营养能从肠外补充，不必为改善营养状态而急于手术；④如需进行手术治疗，手术也将在患者营养等情况改善后施行，提高了肠瘘确定性手术成功率，降低并发症发生率。

但是，经中心静脉的TPN支持需要较严格的技术与物质条件，中心静脉置管有较多并发症，包括血肿、气胸、动脉刺伤和感染，并发症的发生率和危险性与医务人员的置管及护理经验有密切的关系。此外，还可能发生一些严重的代谢并发症。更重要的是接受 TPN 支持的肠外瘘患者的机体和心理状态均处于较低水平，经中心静脉输注营养液而发生的并发症往往给病情造成严重影响，重者甚至危及生命。

二、经周围静脉肠外营养(PPN)

脂肪乳剂是一种提供高密度能量的静脉制剂，其渗透浓度与血液相似，对血管壁无刺激作用，可经周围静脉输入。脂肪乳剂的问世为 PPN 提供了必要的物质基础。与 CPN 相比较，PPN 技术操作简便，对护理和设备的要求较低，并发症少，所提供的营养物质和能量可满足大多数患者的需要。

血栓性静脉炎是限制 PPN 的主要技术障碍，在大多数需要肠外营养的患者，血栓性静脉炎是使用中心静脉而不用周围静脉的唯一原因。肠外瘘患者长期接受输液治疗，周围静脉有不同程度的闭塞，考虑到血液制品的输入、抽取血标本的需要以及发生腔静脉导管败血症的紧急治疗等，保留数根通畅的周围静脉是非常珍贵的。如果血栓性静脉炎能被克服，对于接受肠外营养的患者，最合理的输液途径是周围静脉。

已有各种类型的外周静脉导管用于 PPN 的输液，导管可用各种高分子材料制作，1989 年首先报道用微腔导管经周围静脉输注营养液，这种导管用硅橡胶制作，23 号管的外径 0.6mm，与标准 Teflon 导管相比，微腔导管更细，更柔软易弯曲。当微腔导管插入前臂静脉，管端所处的血管空间大于其他静脉导管，而且微腔导管可插至更深、更大管径的血管。因此，微腔导管可“漂浮”在静脉血液中，从而减少管尖接触血管内皮的机械性损伤，柔软的微腔导管可减少活动时导管进入静脉处的物理损伤。用微腔导管输注 PPN 宜使用输液泵维持理想的滴速。当临床病情要求 24 小时营养液量 <2000ml 或 >3500ml 时，不使用周围静脉途径，因为低流速往往伴有较高的导管闭塞率，而 24 小时液量 >3500ml 则难以通过微腔导管完成。当前臂或肘窝处静脉不能使用时，改为中心静脉导管输注。

三、肠内营养(EN)

长期应用 TPN 可导致肠道细菌计数及向肠系膜淋巴结转移数明显增加，肠道细菌易位是肠腔内固有菌群在肠道外的内环境中重新分布，这种感染在肠外瘘患者中表现尤为显著。标准 TPN 配方导致肠道解剖和免疫两方面障碍的原因可能包括：①患者原有的疾病以及大的外科手术、严重感染、营养不良等对肠黏膜及免疫系统功能的损害；②由于禁食而缺乏肠内食物对黏膜的有效刺激；③TPN 减少胰、胆液及其他消化道分泌物的产生，使其对黏膜的营养作用减少；④标准 TPN 配方中缺少对肠黏膜细胞特异的营养物质，如谷氨酰胺。

肠内营养有助于维持肠黏膜细胞结构与功能的完整性，支持肠黏膜屏障，明显减少肠源性感染的发生，其作用机制包括：①维持肠黏膜细胞的正常结构、细胞间的连接和绒毛高度，保持黏膜的机械屏障；②维持肠道固有菌群的正常生长，保持黏膜的生物屏障；③有助于肠道细胞正常分泌，保持黏膜的免疫屏障；④有助于胃酸及胃蛋白酶分泌，保持黏膜的化学屏障；⑤刺激消化液和胃肠道激素的分泌，促进胆囊收缩、胃肠蠕动，增加内脏血流，使代谢更符合生理过程，减少了肝、胆并发症的发生率。尤其是肠外瘘病情危重、机体免疫力下降、肠道低血流状态导致的黏膜营养性损害，同时危重状态下代谢受损，TPN 易使代谢偏离生理过程，代谢并发症增加，此时肠道营养显得尤为重要。

临床肠内营养多采用管饲的方法，即通过手术、内镜或在 X 线下将喂养管置入消化道的任何一段。应用最多的是鼻胃插管和空肠造口两种途径。鼻胃插管喂养的优点在于胃的容量大，对营养液的渗透浓度不敏感，适用于应用要素饮食、匀浆饮食、混合奶的 EN 支持。但缺点是有反流与吸入气管的危险对容易产生这种情况的病例，宜用鼻肠管喂养。对预计管饲时间较长的患者，最好选用手术造口的喂养途径。

肠外瘘患者只要具有一定长度的功能性小肠，无肠梗阻和消化道出血，均可选用 EN 支持。远端空肠、回肠与结肠外瘘的患者可选用各种输入途径的 EN；胃十二指肠外瘘则选用经空肠造口的 EN；对多发性肠外瘘，如用硅胶片内堵瘘口恢复肠道正常运行获得成功亦可选用。十二指肠与高位空肠瘘的患者可直接经瘘口插入喂养管至远端肠腔行 EN 支持，插管前应造影明确瘘口的部位及近远侧肠管运行方向，远端肠管必须有足够的长度(>100cm)以保证营养物质的吸收。由于瘘口远端的肠管较正常为短，液体输入过快易产生吸收不良、腹痛、腹泻等症状，且喂养管为开放式插入，输注过快，液体可经瘘口外溢，故必须缓慢均匀输注，最好用输液泵控制滴速。

第十章　器官移植患者的营养支持

第一节　器官移植前营养评价与营养治疗

器官移植患者的营养评价方法与非移植患者相同，包括临床检查、人体组成测定、人体测量、生化检测及多项综合营养评价等。但由于器官衰竭会影响很多常用的客观分析方法，因此器官移植患者的营养评价相对较为困难，况且现有的各种评价方法均存在一定的局限性，从而使得器官移植患者的营养评价十分困难。

器官移植患者体内常存在水潴留、细胞外液增加等改变，这将影响清蛋白、转铁蛋白、前清蛋白等内脏蛋白浓度，从而使这些指标用作营养评价时的意义也受到影响。同样对于需要肝移植的终末期肝病患者由于肝脏合成蛋白质功能的下降，机体内脏蛋白浓度较低，将血浆内脏蛋白浓度作为肝移植患者的营养评价指标其价值有限。此外还有一些营养评价指标，如迟发性变态反应、氮平衡、肌酐身高指数、3－甲基组氨酸排泄等在移植患者营养评价中的作用也受到影响。因此，对于移植患者的营养状况评价，我们提倡应该结合多项营养评价指标综合分析，以提高营养状况评价的准确性、敏感性和特异性。

一、器官移植患者的营养不良

器官移植患者由于各类器官病变或功能衰竭，常导致不同程度的代谢紊乱，往往存在较高的营养不良发病率。器官移植患者发生营养不良的原因有很多，不同器官功能衰竭所致的营养障碍的原因可以有所不同但也有其共性，如器官功能衰竭及治疗相关疾病的药物常可导致厌食、味觉障碍、恶心、呕吐、摄食困难和腹泻等症状，造成营养素的丢失。疾病及某些治疗药物可引起营养素的吸收与利用障碍或导致营养素的丢失。慢性疾病引起的抑郁情绪也会降低患者的食欲。很多器官功能衰竭患者需要控制饮食，如限制蛋白质、糖类、脂肪、电解质、矿物质和水的摄入，从而导致营养物质摄入不足。移植手术创伤导致的高分解代谢状态，机体自身组织的消耗增加。另外，大量的免疫抑制药被联合应用于防治移植器官的排斥反应，但这些药物都具有一定的副反应，都会影响器官移植后患者的营养状况。移植受体患者的营养不良：①术前营养不良的发生率：移植患者营养不良的发病率因分析的人群和营养指标的不同而不同；②术前营养不良对移植结果的影响：尽管很多因素影响移植结果，营养状态可能是唯一可逆转的因素。理论上分析，由于营养不良对免疫功能、感染和伤口愈合产生影响，因此会导致移植术后并发症的发生率增高。有研究专门分析过移植术前营养不良对患者术后结果的影响。1985 年，Shaw 提出了一个预测肝脏移植患者术后 6 个月生存率的公式，6 个预后指标中就有内脏蛋白质这一指标。Muller 观察了 123 例接受肝脏移植的肝硬化患者，发现机体细胞总体的丢失与术后死亡率密切相关。在另外 68 例接受肝移植的患者中，据 SGA 诊断的中度至重度营养不良常导致机械通气时间延长、气管切开率增加、重症监护时间和住院时间延长以及死亡概率增加。Hasse 评价了 500 例肝脏移植患者，发现尽管严重营养不良不影响感染、排异反应和病死率，但会延迟重症监护和住院时间。严重营养不良同样会增加住院费用。

各种器官功能衰竭患者可引起特定的代谢改变和营养障碍，主要有以下几个方面：

1. 肾移植　终末期肾衰竭患者糖耐量下降、高脂血症、蛋白质营养不良，及钙、磷、维生素 D 和铝的代谢异常，肾移植患者还可出现氮质血症、蛋白质和电解质异常。氮质血症会阻碍胰岛素刺激的蛋白质合成，增加肌肉蛋白质的分解。

2. 心脏移植　心脏移植患者常合并有心源性恶病质和体液失衡、营养物质摄入减少、胃肠道吸收功能受抑、经大小便丢失营养物质以及由于心肺能量代谢增高引起的高代谢。此外，由于心力衰竭引起的肝脏充血可导致腹腔积液和饱食感，循环功能减退可影响代谢物质的清除使得组织营养物质供给减少。

3. 肝移植　肝衰竭的患者会有蛋白质、体液和电解质的代谢异常，以及营养物质的吸收不良，腹腔积液可引起饱食感，肝脏疾病可使肠道蛋白质丢失增加，肝脏蛋白质合成受抑，营养底物、中间代谢受抑和能量代谢升高。在肝衰竭患者胆盐水平下降、门静脉高压或淋巴淤滞所致的肠道功能不全，药物、营养素的相互反应及胰腺功能不全等均可引起营养吸收不良。门静脉高压、食管静脉曲张所致的反复上消化道出血可造成严重贫血。

4. 肺移植　肺移植患者由于呼吸功能增加，其能量代谢也增加。患者的过度通气还会引起饱食感；肺囊性纤维化患者还会出现体重丢失，这主要与慢性肺部感染有关。

5. 胰腺移植　需要胰腺移植的糖尿病患者常有以下营养障碍神经病变，如肾脏病变、胃轻瘫、心血管疾病和视觉障碍。

6. 小肠移植　小肠移植患者需依赖肠外营养直至能恢复经口进食。长期全肠外营养可引起代谢性骨病、微量元素缺乏、胆汁淤积、胆道结石、肝功能不全、门静脉高压、脾大和尿路结石等。

二、营养不良的原因

在等待脏器移植的患者中，多种因素可导致营养不良。了解营养不良的发生原因有助于其治疗。虽然不同脏器的功能衰竭可引起特定的营养素缺乏，但所有接受移植的患者其营养障碍有其共性。脏器功能衰竭及治疗其相关疾病的药物常可导致厌食与味觉障碍。恶心、呕吐和腹泻等症状常可导致营养素的丢失，药物与营养物之间的相互反应又会影响营养素的吸收与利用。当然由某些疾病引起的吸收不良也会导致营养素的丢失。由慢性疾病引起的压抑症状也会降低患者的食欲。很多脏器功能衰竭的症状需通过饮食控制来完成，如限制蛋白质、糖类、脂肪、电解质、矿物质和水的摄取。饮食限制常导致营养物质吸收不全。

营养不良的其他原因与特定脏器功能衰竭有一定的关系。终末期肾衰竭的患者常可见糖耐量下降、高脂血症、蛋白质营养不良和钙、磷、维生素 D 及铝的代谢异常。肾脏移植患者还可出现氮质血症、蛋白质和电解质异常。氮质血症会阻碍胰岛素刺激的蛋白质合成，增加肌肉蛋白质分解。

心脏移植的患者常合并有心源性恶病质和体液失衡。心源性恶病质与下列因素有关：营养物质摄入减少、胃肠道吸收功能受抑、经大便与小便丢失营养物质以及由于心肺能量代谢增高引起的高代谢。此外，由于心力衰竭引起的肝脏充血可引起腹腔积液和早期饱食感。循环功能减退可影响代谢物质的清除，使得组织营养物质供给减少。肝衰竭的患者会有蛋白质、体液和电解质的代谢异常以及营养物质的吸收不良，其合并的食管狭窄常会引起吞咽困难。毒素在体内积聚后还会引起心理状态的改变。腹腔积液可引起早期饱食感。肝脏疾病可使肠道蛋白质丢失增加、肝脏蛋白质合成受抑、营养底物中间代谢受抑和能量代谢升高。在肝衰竭患者，胆盐水平下降、门脉高压或淋巴淤滞所致的肠道功能不全、药物营养素的相互反应以及胰腺功能不全均可引起营养吸收不良。

肺脏移植患者由于呼吸功能增加，其能量代谢均增加。肺衰竭患者的过度通气还会引起早期饱食感。囊性纤维化的患者还会出现体重丢失，这主要与慢性肺部感染有关。需要胰腺移植的糖尿病患者常有以下营养障碍：神经病变、肾脏病变、胃轻瘫、心血管疾病和视觉障碍。小肠移植的患者需依赖肠外营养直至能恢复经口饮食。长期完全肠外营养（TPN）可引起代谢性骨病、微量元素缺乏、淤胆、胆道结石、肝脏功能不全、门脉高压、脾大和尿路结石。

三、器官移植术前营养分析

营养不良是困扰移植患者术前与术后的问题之一。合理的营养治疗对移植成功至关重要。在进行移植前应进行精确的营养分析。由于脏器衰竭会影响很多常用的客观分析方法，因此对移植患者做营养分析相对较为困难。

1. 客观营养分析　指标包括体重、躯体测量、血浆蛋白水平、皮肤抗原试验、氮平衡和其他实验室检查。体重是最广泛使用的分析指标，可以理想或通常体重的百分比表示，也可以身体质量指数（BMI）表示。对于脏器功能衰竭的患者，由于其常并有胸腹腔积液和组织水肿，体重这一指标的准确性常受影响。

躯体测量指标用于测量躯体脂肪和肌肉组成。但三头肌皮褶厚度和上臂肌肉周径又受组织含水状态、年龄和检查者的技术影响。此外，这类指标的敏感性较小，短期内较小的变化很难发现。如需测量肾衰竭患者的上臂各指标，应避开有动静脉分流的上肢，同时最好做系列测量。

清蛋白、转铁蛋白、甲状腺素结合前清蛋白和视黄醇结合蛋白是测量内脏蛋白质的常用指标。同样，由于移植患者体内的水分常发生改变，这些指标对于体液过度负荷的患者常无意义。其他影响血浆清蛋白水平的因素有肝脏和肾脏功能、锌缺乏、输注清蛋白和给予皮质激素以及经皮、胃肠道、伤口和出血丢失清蛋白。在将转铁蛋白用于营养分析时，要注意这一指标也会受肝功能、锌缺乏、过度丢失的影响，如肾病综合征患者。感染和肝肾功能也会影响前清蛋白的水平。血浆视黄醇结合蛋白也会受肾衰竭、维生素 A 缺乏、甲亢和囊性纤维化的影响。将血浆蛋白用作移植患者的营养分析指标，其价值有限。

还有一些较少使用的客观分析方法，如皮肤抗原反应、氮平衡、肌酐身高指数，3-甲基组氨酸排泄和间接能量消耗测量(间接测热法)，这些指标在移植患者营养分析的作用是有限的。许多移植患者无过敏反应，或由于使用免疫抑制药而无过敏反应，因此皮肤过敏反应也不是营养分析的可靠指标。氮平衡的测量需要精确地记录摄入与排出的氮。移植患者蛋白质的摄入可能受限，并且每天的摄入量也不同。当肾脏功能不全时会导致氮潴留，肝功能不全时会阻碍氨基酸转化为尿素，严重的腹泻以及胸腔引流管均会导致大量的氮丢失，使氮排泄的计算更为困难。年龄、性别、蛋白质摄入、肾功能和感染均为影响3-甲基组氨酸的非营养因素。肌酐身高指数同样受肾功能、肝功能和蛋白质摄取的影响。如果检查方法正确，间接能量测量可精确测量移植患者的静息能量消耗。但是在临床病情发生变化时如腹腔积液增加、呼吸功能变化时，静息能量消耗将会发生变化，这时应根据病情变化，适时进行测量。

2. 主观营养分析　由于客观营养分析指标应用于移植患者极为困难，现多采用主观全面分析(SGA)的方法对移植患者进行分析。SGA的主要思想是由营养方面训练有素的医师根据患者的病史、功能状态、疾病状态和一般状况来决定患者的营养状态。

SGA的病史部分包括询问患者及家属有关患者体重改变(包括体液的改变)、胃口改变、影响饮食摄入的因素和膳食史。非常重要的是应了解患者是否有持续影响营养物质摄取的因素存在，如肠道功能紊乱、厌食、恶心、呕吐、咀嚼和吞咽困难。进食史可提示患者的饮食是否合理。患者的功能状态提示患者的肌肉群是增加还是减少。了解患者的病情、伴随的治疗和用药情况可帮助医生决定患者由这些因素引起的应激程度。医生还应检查肌肉消耗的体征、腹腔积液、水肿和脂肪耗竭的体征。其他信息，如糖尿病病史、饮酒史、家族史、个人史均可帮助医生设计个体化营养治疗方案。

一旦收集到这些信息，医生应进行综合分析并制订营养方案。SGA分级包括以下几个等级。①营养良好；②中度(或怀疑有)营养不良；③严重营养不良。结合客观分析方法和主观全面分析应是综合分析移植患者营养状态的最佳方法。

四、营养不良对器官移植患者的影响

营养不良对免疫功能、感染和伤口愈合产生影响，因此会导致器官移植患者术后并发症的发病率、感染率和死亡率上升，且延长ICU时间或住院时间。Ashwani等观察了261例肝移植病例，发现中重度营养不良与患者术后不利临床结局有关，增加了感染性并发症的发病率，延长了住院时间及ICU时间，并且发现TSF与MAC与术后感染性并发症存在相关性。Frazier报道在首批52例心脏移植患者中，营养不良患者的死亡率明显增高，严重营养不良患者的死亡率高达50%，轻度营养不良患者的死亡率为23%，而营养状态正常的患者其死亡率仅为21%。在另外68例接受肝移植的患者中，按照SGA评价方法的中度至重度营养不良患者常导致机械通气时间延长、气管切开率增加、重症监护时间和住院时间延长，死亡率增加。Becker等发现在232例胰肾联合移植的患者中，人血清蛋白低于35g/L的患者巨细胞病毒感染率、移植肾衰竭(RR=2.4)和移植胰腺功能衰竭(RR=3.66)的相对危险度明显增加，且患者的生存率有下降趋势。Hasse评价了500例肝移植患者，发现严重营养不良可延长ICU时间和住院时间。更多研究还表明，严重营养不良器官移植患者滞留 ICU 时间和住院时间明显延长，气管切开率高，依赖呼吸机支持通气时间长，且需要应用更多的血液制品，住院费用增高。

严重营养不良的受者与轻度营养不良、营养正常受者相比，滞留 ICU 时间和住院时间明显延长，气管切开率较高，术后需要更多的血液制品。肝移植后 1 年、3 年的受者和移植物存活率，严重营养不良的受者明显低于营养正常的受者。营养支持对小儿肝移植受者营养支持更为重要，可加快脱离呼吸机、减少感染和促进切口愈合等。

与营养不良相比，肥胖也是影响移植手术并发症和移植器官存活的重要因素。由于技术上的困难和潜在并发症升高的可能，医师常不愿意为极度肥胖的患者进行移植手术。有人认为心脏移植患者如体重大于理想体重的 120%，其并发症的发病率就会增加。Holley 比较了 46 例肥胖和 50 例非肥胖肾移植患者的并发症的发病率、死亡率和移植器官的存活状态，结果显示非肥胖组 636 患者其生存率、移植器官存活率及其早期功能均优于肥胖组。此外，肥胖患者的切口感染率明显升高，ICU 时间延长、气管插管次数增加、糖尿病的发病率增加。Merion 报道了 263 例肾移植肥胖患者切口感染率增加，移植 1 年后体重增加。另一项类似的研究发现，在 584 例肾移植患者中，肥胖患者泌尿系统和切口感染率明显高于非肥胖患者，且移植器官功能恢复更慢，移植器官的排斥反应更多。一项研究回顾性地分析了 390 例肝移植患者，在感染率、移植器官受排斥率、机械通气时间和住院时间方面，肥胖患者与非肥胖患者之间无显著差异，但严重肥胖患者 ICU 时间明显延长。上述这些研究表明，肥胖患者进行器官移植后的风险较大。因此，肥胖患者进行器官移植前应尽可能降低体重。

术前营养治疗，对于移植患者的生存极为重要，对其术后的恢复也十分重要。等待移植脏器的时间越来越长，在这一期间，营养状态会恶化。移植时伴有营养不良，术后并发症会增加。可以设想，在等待移植期营养状态改善或能阻止营养状态恶化，应能减少移植术后并发症。

尚未见报道证实术前营养治疗能提高成人移植术后的结果。但有一报道证实 10 名等待肝脏移植的患儿接受了鼻饲肠内营养，营养状态得到了改善而无临床或生化不良反应。部分研究表明，伴有脏器衰竭而未移植的患者经营养治疗后症状改善。31 例酒精性肝病的患者随机接受下列两种饮食方案：一组是常规饮食加鼻饲酪蛋白为基础的肠内营养；另一组仅接受单纯饮食。与单纯饮食组相比，第一组接受鼻饲的患者肝性脑病症状缓解，血胆红素水平降低，肝嘌呤半衰期缩短。正如所预想的那样，鼻饲组接受的热量是对照组的 2 倍；在另一组类似的研究中，35 例肝硬化伴有严重营养不良的患者，随机分为低钠饮食组和管饲组低钠饮食组较鼻饲组摄入的热量低，生存率亦低。此外，仅在管饲组可见清蛋白和 Child 评分改善。

五、器官移植术前的营养支持

1. 器官移植术前营养支持的目的　术前营养支持对于器官移植患者的生存和术后的恢复极为重要。在患者等待器官移植的过程中其生理和营养状况可能呈现下降趋势，等待时间越长，其营养状况恶化越严重。另外，移植时伴有营养不良者术后并发症的概率会增加。可以设想在等待移植期改善或维持营养状况，或能阻止营养状况恶化，应该能减少移植术后并发症。因此，除非能证明术前营养治疗不能改善患者的最终治疗效果，一般情况下移植患者术前均应进行合理的营养治疗。

移植患者术前营养支持的目的是尽可能地维持或改善营养状况，但最重要的是尽快进行器官移植，不能因为考虑营养治疗而耽搁。营养支持还可用于治疗终末期器官衰竭的某些症状，如补充蛋白质和能量，可以减少肌肉和脂肪的消耗；限制钠盐摄入，可以减轻水钠潴留；支链氨基酸增加有利于减轻肝性脑病症状；适当补充铁、叶酸和 B 族维生素可以预防和治疗贫血；补充钙和维生素 D 可预防和治疗骨质疏松及肾性骨营养不良；对有脂肪泻或长链脂肪酸吸收不良的患者给予外源性中链三酰甘油是十分必要的。

尽管目前有关移植术前营养支持对改善患者移植术后的结果研究较少，但近年来陆续有报道发现，移植术前合理的营养支持可改善患者的营养状况，而无临床或生化不良作用。等待肝移植的患者经营养支持后症状改善、肝性脑病症状缓解、血胆红素水平降低、肝嘌呤半衰期缩短、清蛋白浓度和 Child 评分改善。

2. 器官移植术前营养支持的途径　营养治疗的途径有口服、肠内营养和肠外营养，但往往有多种因素可影响移植患者营养支持的实施。一般来说，对于能够经口进食、准备接受器官移植的患者，营养支持的途径应首先考虑经口进食，应告知患者少量多餐、进食营养价值高的食品，可同时进食一些维生素和微量元素片剂以补充所进食物的不足。对于长期厌食患者更应鼓励其经常口服营养制剂。如果患者不能经口摄入足够的热量和蛋白质及其他微量营养素，应首先考虑管饲方式的肠内营养。即使患者有食管静脉曲张也可插入小孔径的鼻饲管提供肠内营养。有些患者可能仅需要间歇管饲肠内营养以补充经口进食的不足。对于需短期营养支持或合并有腹腔积液的患者可通过鼻胃肠管补给，而对于需要长期营养支持且没有腹腔积液的患者可考虑应用胃造瘘管或空肠造瘘管。全肠外营养是维持需小肠移植患者术前生命的唯一手段，但在其他器官移植患者仅在肠道无功能、患者不能耐受肠内营养或肠内营养不能提供足够营养物质时才选择全肠外营养，如存在肠梗阻、胰腺炎、乳糜性腹腔积液等患者。值得注意的是，不适当的肠外营养可能加重相应的器官功能衰竭，不利于患者营养状况的改善。

目前，国内已有多种肠内肠外营养制剂可根据患者的不同疾病进行相应的选择。具体肠内营养和肠外营养配方的选择应根据患者的具体情况而定，如患者的营养状况、体重、年龄、代谢状态、器官衰竭的类型和程度、有无感染、吸收不良或额外丢失、穿刺或透析、有无并发症、出血、肝性脑病等，以及营养治疗所要达到的目的等。

3. 器官移植术前营养物质需要量　术前营养支持的目的是维持或改善移植患者的营养状况，使移植患者术前营养状态达到最佳。术前营养支持的原则是增加热量和蛋白质的摄入，抑制脂肪和肌肉丢失，限制钠的摄入，减少水钠潴留。对于营养状态良好的患者，这意味着维持患者的营养状态，等待移植。对于营养不良患者，能够纠正营养不良状态最为理想，但对器官功能衰竭的患者也只能达到防止营养状态恶化的目的。对于肥胖患者应降低体重，但又维持蛋白质储存。迄今，文献中尚无移植患者维生素和微量元素的推荐需要量的确切报道。

事实上，营养物质的需要量和成分的选择取决于患者的营养状况、体质、年龄、性别、代谢状态、是否存在感染、吸收不良或额外丢失等。一般认为应根据不同器官衰竭和各种并发症引起的维生素与微量元素代谢异常来调整用量。

第二节　移植术后早期营养治疗

器官移植术后早期患者处于分解代谢状态，合理的营养治疗对于患者的恢复至关重要。患者面临排斥感染等各种手术并发症的可能。因此，这一时期营养支持的主要目的是为患者提供足够的营养物质，以满足机体分解代谢的需要，促进伤口愈合，监测和纠正水、电解质紊乱以及控制血糖。另外，还可补充已丢失的营养储备和调节免疫反应。近年来的研究发现，移植术后早期合理的营养支持对于患者的恢复至关重要。术后早期营养支持还能减轻组织损伤，促进移植器官功能的恢复。移植术后长期营养支持的目标包括维持健康范围的体重和防止其他营养相关并发症的发生。

一、器官移植术后的代谢改变

器官移植术后机体的代谢变化由两个因素决定：一是患者原有的终末期疾病状态；二是移植术后机体处于严重应激状态和移植器官的功能尚未完全恢复的影响。移植术后早期机体处于严重应激状态，各种促分解激素分泌增加，致使机体对糖、蛋白质及脂肪代谢受到明显影响，主要表现在：糖代谢紊乱、肝糖原储存减少、糖耐量下降、糖异生明显增强、机体蛋白质分解增强而合成减少、机体瘦组织群明显消耗、负氮平衡。一般来说，器官移植术后机体代谢率增高，蛋白质和糖类作为能量来源被优先利用。高血糖是移植术后急性期的常见表现，由于手术应激感染和皮质激素的应用改变了激素和细胞因子介导的代谢反应，造成血糖升高。另外，抗排斥药物，如环孢素、FK506 及激素等，均可抑制胰岛细胞功能和胰岛素释放，从而导致胰岛素抵抗。由于移植器官功能尚未恢复，也可影响机体代谢，如肝移植术后，早期由于移植肝受热缺血、冷缺血和灌洗保存的影响使肝代谢功能受到严重损害，尤其是术后的前 6 小时移植肝的肝细胞内线粒体功能未恢复，利用葡萄糖的能力受限，优先利用脂肪酸的氧化物生成 ATP。随着移植肝的功能恢复机体开始由利用脂肪转换到利用葡萄糖，肝的三酰甘油合成增加。在肝移植进入代谢合成期后，各种分解激素水平减低，胰岛素抵抗现象被清除，移植肝的功能开始全面恢复，机体对葡萄糖、脂肪乳剂的利用增加。Plevak 等发现肝移植术后患者早期即使蛋白质摄入量达到 1.2g/kg，机体仍将处于负氮平衡状态。皮质激素会促进蛋白质的分解代谢，在肾移植患者中，蛋白质分解率与皮质激素的用量呈正相关，患者需摄入高蛋白饮食方可获得正氮平衡。尽管随着新型免疫抑制药，如 FK506 的应用，减少了皮质激素的需要量，但当发生排斥反应时大剂量激素治疗仍会加速蛋白质的分解代谢。在胰腺移植患者中，移植器官缺血或被排斥也是潜在的引起高血糖的原因。

二、影响移植术后早期营养物质摄取的因素

肾脏移植的患者多可在术后第一天即可经口进食，而心脏、肺脏、胰腺和肝脏移植的患者通常需在术后 2 ~ 3 天后才能经口进食。在移植后早期几天，影响营养物质摄取的

因素有以下几个方面：术后并发症，如排异、感染、肾功能不全、胃肠道并发症、腹腔出血、血管并发症胰腺炎、代谢紊乱，均可影响营养物质的摄取与吸收。脏器功能恢复缓慢、机械通气时间过长、心理状态改变、出血或其他技术问题可更加延迟经口进食的时间。免疫抑制药物的不良反应也可影响营养状态。

三、免疫抑制药物

使用免疫抑制药物的目的是防止移植脏器被排斥。如免疫系统未被抑制，机体可识别出异体的移植器官从而引起免疫排异反应。免疫抑制药物的使用是一门学问也是一门艺术，运用免疫抑制药物的目的是期望在预防排异与感染之间取得平衡。免疫抑制药物像其他药物一样会与食物和营养素之间发生作用。

四、术后早期营养治疗途径

当移植术后患者开始进食时，胃口的改变、厌食、腹泻、便秘和早期饱胀感均会限制患者进入足量的营养物质。口服营养制剂可帮助患者获得足够的营养，在患者的恢复过程中，监测营养物质的摄取非常重要。

当经口进食延缓或不足时则需要营养治疗，通常是鼻饲。由三份研究报告证实移植术后早期营养是可行的，甚至可以改善患者的临床结果。Wrcks 将 24 例肝脏移植患者随机分为肠内和肠外营养组。14 例患者在术后 18 小时经鼻空肠管接受肠内营养。7 例患者在移植术后 24 小时内开始全肠外营养，另外 3 例则是在术后 60 小时开始全肠外营养。二组患者开始经口进食的日数几乎相同。两组患者在躯体测量、肠道吸收能力和感染力方面无显著差别。

Hasse 将 31 例肝脏移植患者分为两组，一组为术后早期管饲肠内营养，另一组接受单纯静脉输液和经口进食。14 例患者在肝脏移植术后 12 小时开始经鼻肠管接受肠内营养，无任何并发症。所有患者在术后第 3 天开始进食。正如所料，在移植术后 5 ~ 6 天，管饲组摄入的营养物质明显优于对照组，在术后第 4 天氮平衡也优于对照组。尽管两组患者的排异率无显著差别，但管饲组的病毒感染率明显减少，细菌感染率和总的感染数也较对照明显减少。

肠内营养制品的选择取决于患者的营养状态、肠道吸收功能和体液负荷能力。移植患者一般均可接受等渗全蛋白质模式的肠内营养配方。如果需要限制体液，可使用浓缩配方。小肠移植患者开始可能需要多肽配方的肠内营养。

无肠道功能的患者才使用 TPN。接受 TPN 的患者较之于管饲的患者感染率要高，而感染通常会显著地增加免疫抑制患者的病死率。有研究评估了 TPN 在肝脏移植患者中的作用。28 例患者随机分为三组，即使用标准氨基酸的 TPN 组、使用支链氨基酸的 TPN 组和无营养治疗组。两个 TPN 组的患者在术后 7 天接受的热量均为 146. 3kJ[35kcal/(kg·d)]，蛋白质为 1. 5g/(kg·d)。结果表明两种配方的 TPN 均可改善氮平衡，缩短重症监护的时间。

另外需要全肠外营养的患者还包括术后肠麻痹和胰腺炎。肠外营养液的成分取决于代谢和临床的需要。对于需要限制体液负荷的患者，TPN 应缓慢开始。当开始经口进食时，应尽可能快地过渡到固体食物。为帮助患者获得充足的营养物质，可加用高蛋白质的口服制品和快餐食品，及时检测营养物质的摄取以决定是否需要额外的营养治疗。

五、小肠移植患者的营养治疗

小肠移植的患者需要特别的营养治疗。所有的小肠移植患者在术后早期(一般是1～2周)均需全肠外营养治疗。在排斥反应和感染发生时，肠道通透性增加，消化吸收功能消失时亦需要全肠外营养。在肠道功能恢复时，经肠造口会有肠液排出。肠道功能一旦恢复即可考虑开始肠内营养治疗。管饲的途径选择包括鼻胃管、鼻十二指肠管、三腔胃十二指肠管和空肠造口管。文献分别报道了在肠移植患者应用要素、半要素和多肽配方的肠内营养的研究。研究表明含有谷氨酰胺、中链三酰甘油和短肽配方的肠内营养吸收效果最好。

当胃和小肠功能完全恢复时可开始经口饮食。但在经口饮食的初期，患者需要克服许多进食的困难。选择经口饮食时，低脂饮食较之于高脂和含乳糖的全流质饮食要好得多。由于在移植时用于吸收脂肪的乳糜管和淋巴管均被离断，在移植术后早期脂肪吸收不良十分常见。在移植早期，一些消化糖类的酶也会发生缺乏。低乳糖和低脂肪的饮食或肠内营养液在肠内营养开始时可耐受良好并能降低肠造口的流出量。

小肠移植的患者还有一些其他特殊的营养问题。食物通过肠道的时间可为30分钟至5小时，因此吸收的程度也不一样。肠造口的流出量可迅速增加至4L/d，因此需要额外的静脉输液以补充体液丢失。可能会发生代谢性酸中毒，这时需要给予碳酸氢钠。锌和其他电解质也会经肠造口丢失，应及时监测和补充。

六、移植术后营养物质的需要量

1. 热量需要量　在移植早期，营养物质的需要量增加以满足维持脏器功能和恢复体内营养物质储存的目的。在移植初期，能量的需要量约为146.3kJ(35kcal)/(kg·d)，或为1.3BEE至1.5BEE，BEE为基础能量消耗，可由Harris－Benedict公式计算。有研究建议能量供给可为1.75BEE，但一些学者使用间接测热法测量了移植术后患者的能量消耗，发现患者的能量消耗并不能达到这么高，因此反对给予过高的能量。过高的能量供给会导致脂肪在体内的沉积、肝功能损害和肺功能的不全。

2. 蛋白质需要量　由于手术应激和皮质激素促进分解代谢的作用，移植术后氮的排泄增加。氮的丢失量与术后并发症(如感染、出血、经切口的氮丢失)和皮质激素的量有关。新型免疫抑制方案使用更有效的药物如FK506，减少了皮质激素的需要量，因此减少了氮的丢失。对于急性细胞型排斥反应，传统的方法是使用额外剂量的皮质激素。在排斥反应的治疗过程中，蛋白质的需要量增加。蛋白质的分解代谢可导致伤口愈合困难、胃肠道溃疡、肌病、皮肤脆性增加和感染增加。

多个研究表明在肾脏移植患者蛋白质分解率(PCR)与皮质激素的用量正相关。Seagraves在9例接受皮质激素的肾脏移植患者证实了这一结论。Hoy测量了每天接受60mg泼尼松的肾脏移植患者的蛋白质分解率，在移植术后3～4天PCR增加，以后即恢复正常。增加皮质激素治疗排斥反应可进一步增加PCR。增加或限制蛋白质摄入均不会影响PCR。同一组研究人员还观察了20例肾脏移植后患者不断入院时的PCR，其中一半患者接受1mg/(kg·d)的泼尼松，另一半患者接受3～5mg/(kg·d)的泼尼松并在出院时减为 1mg/(kg·d)，PCH 增加 3～4 天，以后即稳定下来，但高泼尼松组的 PCR 明显升高、大多数患者表现为负氮平衡，蛋白质缺乏在高泼尼松组表现明显。这一研究表明皮质激素引起的 PCR 升高与蛋白质的摄入水平 1.4～1.7g/(kg·d)无关，但增加蛋白质的摄入量可获得蛋白质的摄入与排出平衡。

Whitter 等验证了前述的结论,即肾移植患者摄入高蛋白质饮食可获正氮平衡。6 例患者随机进食标准饮食[蛋白质为 1g/(kg·d)],另 6 例患者随机摄入高蛋白质[3g/(kg·d)]低热量饮食,所有高蛋白质饮食组患者均获正氮平衡标准饮食组仅 1 例患者获正氮平衡,蛋白质饮食组患者库欣综合征的症状也较少。这一饮食方案的缺点是只能持续一段时间，但由此实验可得出一合理的长期饮食方案即中等度的蛋白质摄入，大量多种糖类和低脂肪饮食。此外，如前所述，该研究由于使用了新型的免疫抑制药，激素的用量减少了。对肾脏移植术后早期的蛋白质摄入的建议是：1.2g/(kg·d)至 2.0g/(kg·d)。

Van Buren 认为无 RNA 的饮食可延长移植患者的存活。在一项有关大鼠的实验研究中发现，无 RNA 的饮食与环孢素一起可抑制细胞介导的免疫反应，由此延长心脏移植受体的存活。但这一类型的饮食尚未在人体实验中获得证实。

3. 对其他营养物质的需要　在移植术后患者恢复的短暂时期(移植术后 2 个月)，营养治疗的目的是提供合理的营养物质以促进愈合。在移植术后住院期间对脂肪和糖的摄取较少。糖类应能提供 50%～70% 的非蛋白质热量。由于皮质激素、外科应激和脏器功能的变化可能改变糖的代谢，应监测可能升高的血糖。如患者并有糖尿病，应限制单糖的摄取。

第三节　移植术后长期营养治疗

移植术后早期营养支持的重点是纠正丧失的营养储存，而在移植术后的长期过程中，如果移植器官功能正常，营养摄取同于正常人，饮食质量和数量不必特殊要求，营养支持的目标包括维持健康范围的体重和防止其他营养相关并发症的发生。常见的术后营养障碍包括肥胖、高脂血症、高血压、糖尿病和骨质疏松症。此时则应调整饮食结构，并给予针对性治疗。研究表明这些并发症常见于接受以环孢素为基础的免疫抑制疗法的患者。

热量供给应合理以满足患者的日常活动需要，每天为 20～25kcal/(kg·d)或 1.0～1.2 倍 BEE，蛋白质为 0.8～1.2g/(kg·d)。对于慢性肾功能不全的患者曾建议采取低蛋白饮食，但这一方案是否有利于肾移植患者的长期营养受到质疑。有研究观察了低蛋白饮食 0.6g/(kg·d)对肾移植术后(38±7)个月患者的影响，研究表明低蛋白质饮食可维持氮平衡，但它限制了合理的热量和营养素的摄取，不利于机体营养状况的维持。

对于长期接受营养支持的器官移植患者，大多数移植中心鼓励限制其单糖的摄取。为预防高血脂这些患者应进食低脂饮食。移植术后电解质与矿物质均会发生改变，为减少水潴留和高血压建议限钠，即每天24g。磷和镁极易耗竭应及时补充。如血钾水平超过6mmol/L时应限钾。钙供给为11.5g/d，如食物中的钙不足可给予钙添加剂。

开展健康的营养教育，应向患者强调怎样选择低热量的健康饮食，帮助患者克服激素引起的食欲亢进和其他原因引起的进食欲望，教育患者进行适当的锻炼。

一、移植术后长期营养治疗的常见问题

移植早期营养治疗的重点是纠正丧失的营养储存，而长期营养治疗的目的是维持健康的体重和营养障碍的预防。

1. 肥胖　器官移植术后最常见的营养并发症。肥胖可导致或加重高血压，引起高脂血症、糖尿病等。术后肥胖还可导致患者出现其他并发症，如器官功能不全。导致术后肥胖的因素有多种，移植前或患病前的体重是决定术后是否肥胖的主要因素之一。有肥胖病史的患者移植术后易发生肥胖，其他导致移植术后体重过度增加的因素有类固醇激素所引起的饥饿、长久静坐的生活方式、移植前饮食限制的去除、健康恢复的感觉及随心所欲的进食方式。防止术后肥胖的关键在于一个基本的原则，即少吃多锻炼。

导致术后肥胖有多种因素。决定术后是否肥胖的主要因素之一是移植前或患病前的体重。有肥胖病史的患者，移植术后很易发生肥胖。有一研究比较了223例非肥胖的肾脏移植患者与40例肥胖患者体重变化情况。结果发现，有肥胖病史的患者在移植手术后6～12个月，体重增加了(14.2±2.2)kg，而非肥胖患者的体重增加仅为(8.9±0.6)kg。其他导致移植术后体重过度增加的因素有固醇类激素所引起的饥饿，长久静坐的生活方式，移植前饮食限制的去除，健康恢复的感觉以及随心所欲的进食方式。

有些学者建议隔日使用激素以减少术后体重的增加，但验证这一建议的研究表明并不能减缓体重的增加。防止术后肥胖的关键在于一个基本的原则，即少吃、多锻炼。有关健康的营养教育应向患者强调怎样选择低热量的健康饮食。行为教育应帮助患者克服激素引起的食欲亢进和其他原因引起的进食欲望。应教育患者进行适当的锻炼，生活方式也应尽量包含运动。有些医生建议在这类患者使用适当的兴奋抑制药。

2. 高脂血症　是移植患者长期并发症的主要原因之一。在肝脏、肾脏、心脏和胰腺移植患者中血三酰甘油、胆固醇、高密度脂蛋白(HDL)胆固醇、低密度脂蛋白(LDL)胆固醇和Apo脂蛋白浓度均有改变。血胆固醇和三酰甘油升高的心脏移植患者的冠状动脉腔明显狭窄。降低心脏移植患者的血脂水平对于减少移植物的动脉硬化尤为重要。

Mathe在86例肝脏移植的患者中发现16%的患者血胆固醇水平高于250mg/L；另一组研究人员发现肝脏移植患者血胆固醇升高率达43%。但在一些术前即有高血脂的患者，移植术反而可以降低血脂水平。有人比较了37例胰腺和肾脏联合移植的患者术前与术后的血糖和血脂水平。结果发现，移植术后3个月，除2例患者外其余患者血胆固醇和血糖水平均较术前下降。此外，未使用类固醇类药物的患者胆固醇水平下降尤为明显。在一项8例胰腺肾脏联合移植患者的研究中发现，术后LDL、Apo脂蛋白C－Ⅱ、Apo A和Apo B的水平升高，在极低密度脂蛋白(VLDL)和LDL中胆固醇脂和三酰甘油的比例下降。但在65例术后持续使用环孢素、泼尼松和硫唑嘌呤的心脏移植患者，术后6个月平均胆固醇水平由移植前的4.68mmol/L升高至6.8mmol/L。同样三酰甘油的水平由1.5mmol/L升高至2.42mmol/L。

移植术后高血脂的机制可能与下列因素有关：①移植术前的血脂水平；②胰岛素基础水平较高；③饮食；④肾脏功能；⑤蛋白尿；⑥β阻滞剂与利尿药的使用。免疫抑制药也与高血脂有关。皮质激素刺激肝脏脂蛋白的产生和脂肪细胞激素敏感脂酶的产生。储存的三酰甘油释放出游离的脂肪酸用于肝脏脂蛋白的进一步合成。类固醇激素同样也可增加脂蛋白酯酶的活性并通过增加胰岛素潜在活性影响LDL胆固醇受体的功能。环孢素在血中转运与脂蛋白紧密相关。在环孢素存在时LDL受体和其配基之间会发生异常作用。环孢素通过抑制胆酸的产生降低游离胆固醇的分泌。

有临床试验通过调整免疫抑制方案以达预防高血脂的目的。为了评价停用皮质激素对血浆脂蛋白的影响，有研究比较了43例肾脏移植和9例胰腺肾脏移植患者术前和术后至少6个月的血浆脂蛋白水平。停用皮质激素导致血浆胆固醇水平17%的下降；然而HDL也同时下降，这使得胆固－HDL的比率并无明显下降。Apo脂蛋白A1和Apo B及A1/B的比例也有类似的下降。因此，尚难确定停用激素会减少移植术后心血管疾病。

还有研究比较了使用环孢素的肾脏患者与使用硫唑嘌呤和泼尼松患者血脂的变化。67例肾脏移植患者在移植后接受3个月的环孢素和泼尼松后随机切换至单用环孢素组和硫唑嘌呤组。开始时两组血脂和脂蛋白指标无显著差异。两组患者HDL和胆固醇均下降，以环孢素组为甚。在环孢素组三酰甘油水平升高。

将281例使用泼尼松的肾脏移植患者分硫唑嘌呤组、环孢素组和硫唑嘌呤加环孢素组，三组血浆胆固醇和三酰甘油的水平同时升高。这一研究提示环孢素加皮质激素并不会进一步加重高血脂。另一组研究人员比较了因糖尿病行肾脏移植的患者和肾脏胰腺移植患者的血脂水平。他们发现仅糖耐量长期正常的患者血浆胆固醇有显著的改善。

移植术后高血脂的预防包括低脂饮食。有研究比较了32例接受硫唑嘌呤和泼尼松的肾脏移植患者进食低脂饮食（脂肪占热量<30%，饱和脂肪<19%）和低胆固醇饮食的结果，经过3个月的饮食治疗，10例患者中8例胆固醇和三酰甘油恢复正常，12例患者HDL有所改善。有人在对17例伴有高血脂肾脏移植患者进行饮食治疗时发现，患者的血浆总胆固醇水平显著下降，但是HDL或LDL的浓度无显著改变，50%以上的患者LDL浓度极高。另有研究观察了7例肾脏胰腺联合移植和4例肾脏移植患者，经过8个月的饮食治疗，胰腺肾脏移植患者的胆固醇水平显著下降。

对于有些移植患者的高血脂有时需要药物治疗。洛伐他汀对11例服用硫唑嘌呤和泼尼松的肾脏移植患者进行药物治疗后发现，总胆固醇下降21%，LDL下降27%，三酰甘油、HDL和Apo脂蛋白水平无改变。在另一项研究中，移植术后3个月以上并有Ⅱa型高胆固醇血症的20例肾脏移植患者接受普伐他汀的治疗后，LDL和Apo B脂蛋白均有显著下降而无明显的不良反应。

但在肾脏移植患者广泛使用降脂药也是一个令人焦虑的问题。有些药物甚至会导致肝酶谱的升高，洛伐他汀还会导致使用环孢素的心脏移植患者的严重的横纹肌溶解。

3. 高血压　使用环孢素进行免疫抑制的移植患者高血压的发生率为60%～80%，导致移植术后高血压的因素包括皮质激素、环孢素、肾动脉狭窄、病变的肾脏、排斥反应和原始肾病的复发。控制移植术后高血压的措施包括中度限钠饮食（2～4g/d）和抗高血压药物。

4. 糖尿病　脏器移植患者术后可能发生糖尿病。发生糖尿病的原因包括遗传因素、肾功能不全和药物因素，如皮质激素、利尿药、抗 T 细胞球蛋白和 FK506 的使用。接受胰腺移植患者可能会发生继发性糖尿病，移植术后继发性糖尿病的治疗包括糖尿病饮食和口服降糖药，或使用胰岛素。

5. 骨质疏松症　接受脏器移植的患者发生骨质疏松的风险增加。在移植术后骨的矿物质丢失增加 15 ~ 30 倍。有些移植患者在移植术前即有骨质疏松的风险，如术前已有骨营养不良和肝脏疾患的患者。肝脏胆汁淤积患者的一半在移植前其骨矿物质的密度低于骨折阈值。在移植后，皮质激素加速骨小梁的丢失。类固醇激素会改变性激素的分泌，影响钙的吸收，维生素 D 系统，肾脏钙和磷的分泌及骨的形成与再吸收。环孢素可引起高转化的骨质减少。

一组德国医生研究了 150 例肝脏移植患者移植术后骨质疏松与治疗，其中 60 例患者为无治疗对照，90 例患者随意接受以下 5 种治疗方案之一，即两种剂量的骨化三醇单独或与钙联合使用，或是骨化三醇与钙和氟化物合用。男女性骨矿物质无显著差别，在未治疗组 30% 骨矿物质密度恢复正常；在治疗组，最后一组患者取得了最好的治疗结果，即每天接受 0.5μg 骨化三醇，1000mg 钙和 25mg 氟化钠的患者。研究者认为骨化三醇、钙和氟化钠这一联合用药方案对严重骨质疏松患者最为有利。

对骨质疏松患者的一般方案包括合适的维生素 D 用量和每天必需的钙(每天 1000 ~ 1500mg)，避免抽烟，减少体重的锻炼以及有些妇女的雌激素替代治疗。

二、使用 FK506 进行免疫抑制引起的长期营养治疗问题

因为移植术后许多的长期营养并发症是由免疫抑制药物引起，新型药物的开发与免疫抑制方案的调整将可能最大限度地降低这些并发症。1994 年在日本东京举行的第 15 届世界移植大会的年会上有几组学者报道的结果表明，在接受 FK506 为主的免疫抑制方案的患者，其长期并发症明显少于传统的以环孢素为主的免疫抑制方案。美国多中心肝脏移植组报道了使用 FK506 的结果。

三、移植术后长期营养治疗建议

移植术后长期营养治疗的目标包括维持健康体重和防止其他营养相关并发症的发生。热量供给应合理以满足患者的日常活动需要[为 161.5 ~ 125.4kJ(25 ~ 30kcal/kg)，或 1.2 ~ 1.3 倍的基础能量消耗]，蛋白质为 0.8 ~ 1.2g/(kg · d)。对于慢性肾脏功能不全的患者曾建议低蛋白质饮食，这一方案是否有利于肾脏移植患者长期营养问题受到了质疑。有研究观察了低蛋白质饮食[0.6g/(kg · d)]对肾脏移植术后(38 ±7)个月患者的影响。研究表明低蛋白质饮食可维持氮平衡，但它限制了合理的热量摄取，应小心使用这一方案。

大多数移植中心鼓励患者限制单糖的摄取。为预防高血脂可进食低脂饮食(脂肪占热量 <30%，饱和脂肪 <20%)。在一组采用环孢素为主的免疫抑制方案的肾脏患者，Van der Heide 观察了添加鱼油对肾功能和排斥反应的影响。在他的三项研究中患者每天接受 6g 鱼油或 6g 椰子油。他们发现添加鱼油不能改变移植患者的生存，但使用 1 年后确可减少排异反应并改善平均动脉压。但这一方案在其他移植患者和使用不同免疫抑制

方案的患者未能重复。使用这一方案的长期并发症尚无报道。

移植后，电解质与矿物质均会发生改变。为减少水潴留和高血压，建议限钠即每天为2～4g。磷和镁极易耗竭，应及时补充。如血钾水平超过6mg/L，应限钾。钙供给应在1000～1500mg/d，如食物中的钙不足，可给予钙添加剂。

应教育移植患者注意烹调方法，肉类食品宜煮熟，水果和蔬菜应认真清洗，食物储存在合适温度以防变质。但移植患者也不必进食严格的低细菌饮食。

第十一章　肿瘤患者的营养支持

第一节　肿瘤患者营养不良的原因

肿瘤患者营养不良的发病率相当高，国际权威机构的调查资料显示，恶性肿瘤患者营养不良的发病率为15% ~80%，并与肿瘤类型、位置、病变范围及抗癌治疗等多种因素的影响有关。肿瘤患者营养不良的主要症状表现为不同程度的体重减轻和虚弱无力，部分患者出现癌性恶病质征象，不仅影响肿瘤治疗的临床决策，还会增加并发症的发病率和死亡率，从而影响患者的临床结局。

肿瘤患者出现营养不良的原因和机制颇为复杂，有肿瘤本身的原因和肿瘤治疗的影响，许多情况下营养不良的发生与肿瘤负荷、疾病进程、细胞类型之间并无恒定关系。当今的研究认为，恶性肿瘤营养不良的发生机制很复杂，没有一个单一理论可以满意地解释其发生原因及机制，许多因素可能同时或相继作用从而导致营养不良的发生。目前认为，恶性肿瘤营养不良主要与宿主厌食、机体代谢异常、肿瘤因子的作用、肿瘤治疗影响等有关。

一、厌食

厌食是一种复杂的进食障碍，是引起肿瘤患者营养不良的主要因素之一。食欲丧失是恶性肿瘤患者的常见症状，临床上主要表现为饱胀感、味觉改变、恶心、呕吐、吞咽困难、抑郁情绪等症状。厌食的原因很多，主要是脑进食调节中枢功能障碍所致。正常情况下，进食取决于下丘脑进食中枢与饱食中枢之间的平衡。动物实验发现，在肿瘤生长过程中，中枢和外周因素参与厌食的发生。血糖水平、脂肪酸水平、体内乳酸水平、外界温度、渗透压、血浆氨基酸浓度等变化均被认为是影响进食行为的外周因素，其中血浆氨基酸浓度变化对饮食的影响尤其引起人们的注意。目前认为，有两大类神经介质系统（即儿茶酚胺和色氨酸系统）在进食行为中起重要作用，尤其是后者。动物实验表明，脑中5 - 羟色胺浓度与厌食有关。肿瘤生长增加了血浆色氨酸浓度，脑中色氨酸浓度增加可导致下丘脑5 - 羟色胺合成增加，而脑中5 - 羟色胺浓度增加与厌食明显相关。此外，下丘脑中的两组神经元——黑皮质素系统和神经肽 Y 系统参与食欲的调节。神经肽 Y 通过自身及其释放出的一类促进食欲的蛋白质而产生增进食欲的作用。产生 α - 黑素细胞刺激素（α - MSH）的神经元通过黑皮质素受体 3 和黑皮质素受体 4（MC3R 和 MC4R）

而发挥削弱摄食行为、提高基础代谢率、减少机体瘦组织群的作用，小儿 MC4R 基因突变可导致难治性肥胖。刺鼠相关蛋白（AgRP）也是由神经元分泌的一类蛋白质，能与 MC4R 相拮抗而发挥促进食欲的作用。上述这些“食欲神经元”都在食欲调节中发挥复杂的相互作用。

食欲下降和能量摄入的减少会导致癌性恶病质相关的体重丢失，这一点是毫无疑问的。但厌食是一个独立的过程，还是系统性炎症造成的结果，目前尚无定论。由于常规的营养支持往往无法纠正恶病质患者的体重丢失，目前尚无法确定厌食是恶病质的原因，还是恶病质导致了厌食的发生。研究显示，食欲下降继发于肿瘤因子的产生或机体针对肿瘤的免疫反应，细胞因子可能通过抑制神经肽 Y 途径或模仿下丘脑的负反馈作用而引发厌食。

食欲缺乏或食欲低下可以是肿瘤的早期症状，也可在肿瘤生长或扩散时出现。肿瘤生长时患者吸收功能降低，低血糖、氨基酸不平衡和丘脑下部（调节食欲及饱足感）生理功能受干扰，从而影响其营养状况。丘脑下部的低分子肽也影响脑功能，所以肽、核苷酸及其他低分子代谢物可能对肿瘤患者的食欲缺乏起一定作用。这些物质也可作用于中枢神经系统的感觉及反应细胞而发生厌食。

此外，引起厌食的因素还有：①肿瘤本身局部作用，是导致进食减少的重要因素，尤其消化道肿瘤（如口腔、咽、食管肿瘤）患者由于吞咽困难、进食障碍使摄入减少。胃肿瘤造成梗阻，出现腹胀、恶心、呕吐等，导致进食减少和厌食；②对甜、酸、咸的阈值下降，以及某些微量元素（如锌）的缺乏，肿瘤患者往往有味觉异常；③对乳酸的清除率下降，特别是肝功能障碍的患者，由于不能清除无氧糖酵解而产生的乳酸，更易产生恶心和厌食；④化疗药物，既可作用于中枢的化学受体激发区，又可局部作用于胃肠道，导致恶心、呕吐和厌食；⑤心理因素、压抑、焦虑等，也可影响食欲及进食习惯。

二、机体代谢改变

肿瘤患者营养不良的另一重要原因是营养物质代谢异常。机体能量消耗改变，糖类代谢异常，蛋白质转变率增加、骨骼肌及内脏蛋白消耗、血浆氨基酸谱异常，脂肪动员增加、机体体脂储存下降，水、电解质紊乱等，均是恶性肿瘤患者营养物质代谢的特征，也是导致营养不良和恶病质的主要原因。

1. 糖类代谢变化　肿瘤患者糖类代谢障碍主要表现在葡萄糖转化增加和外周组织利用葡萄糖障碍。葡萄糖是肿瘤细胞合适的能源物质，肿瘤组织主要是通过糖酵解通路，从而产生大量乳酸到肝再转化为葡萄糖，这样进一步增加了宿主的能量消耗。80 多年前，Warburg 作为研究肿瘤线粒体呼吸链缺陷的先锋，首次发现肿瘤高度依赖糖酵解途径。虽然一些高速增生的肿瘤细胞没有明显的有氧代谢缺陷，但是为了满足细胞快速生长增生的需要，许多肿瘤细胞中 50% 以上的 ATP 来自糖酵解。肿瘤组织 FDG－PET 扫描显示，肿瘤中葡萄糖代谢发生了较大的改变，葡萄糖摄入量增多无疑可以作为癌症发生的标志。

糖酵解增加似乎有利于肿瘤细胞的生存和增生，除产生 ATP 外，糖酵解还为生物合成大分子及减少 ROS 生成提供重要的中间产物；一些糖酵解相关酶还具有抗凋亡功能。可以推测，肿瘤细胞从线粒体有氧代谢转变或重组为糖酵解涉及很多机制，如糖酵解相关酶的上调、线粒体突变抑制自身功能、电子传递复合物多个位点缺陷影响呼吸链功能、线粒体丙酮酸的利用率降低、TCA 循环受损、原癌基因激活、肿瘤抑制因子突变或缺失、对肿瘤缺氧微环境的适应等。线粒体功能障碍可能引起有利于细胞存活的信号通路改变，如 Akt 途径激活、线粒体介导的凋亡程序减弱，进而提高肿瘤细胞的存活能力和耐药性。大量证据表明，与非肿瘤细胞相比，肿瘤细胞中糖酵解相关酶的基因转录增加或酶活性增强，如己糖激酶(HK)、磷酸果糖激酶(PFK)、丙酮酸激酶 M2(PKM2)、乳酸脱氢酶(LDH)和葡萄糖转运体(GLUT)等，而这些酶还具有抗凋亡的功能。

葡萄糖经过线粒体内的氧化磷酸化生成 ATP，细胞代谢中绝大多数 O_2 被线粒体消耗。线粒体的一个特点是具有自己的遗传物质——线粒体 DNA(mtDNA)。mtDNA 缺少组蛋白保护，DNA 修复能力有限，并且与产生 ROS 的电子传递链在空间上很接近，因此更容易受到损伤而发生突变；同时由于 mtDNA 没有内含子，任何突变都很可能显著影响其功能。据报道，mtDNA 突变率是核 DNA 的 10～20 倍，且各种肿瘤细胞中均有 mtDNA 突变增加的现象。传统的化疗药物对 mtDNA 突变患者的治疗效果很差；ROS 引起的 mtDNA 突变在肿瘤的发生与发展中起关键作用；mtDNA 突变可以直接导致线粒体呼吸缺陷，进而改变细胞能量代谢，引起肿瘤大规模的糖酵解增加。上述研究结果提示，肿瘤糖酵解增加的机制也许与线粒体功能障碍有关。

此外，与非肿瘤患者相比，肿瘤患者静息能量消耗增加，这可能是由于肿瘤患者 mtDNA 基因表达发生改变，线粒体膜非耦联蛋白表达增高，使得 ATP 无效氧化而产热，导致过多的能量消耗。

大量证据显示，肿瘤细胞的能量代谢发生了很大的转变，有氧糖酵解增强是最主要的变化。线粒体功能失调、癌基因信号激活、肿瘤抑制因子功能缺失、特定调控分子和酶异常表达等多种因素都与肿瘤细胞高糖酵解特性有关。虽然对于糖酵解增加是肿瘤恶性转化的原因抑或“症状”还存在争议，但肿瘤细胞中能量代谢的显著转变具有重要的治疗意义。尤其肿瘤细胞依赖于糖酵解提供能量及细胞增生所需代谢中间产物的特点，为靶向糖酵解途径抑制肿瘤生长提供了生物学基础。最近的研究表明，使用一些小分子化合物或 siRNA 抑制，如 HK 和 LDH 等关键酶，可以终止糖酵解途径的关键步骤，选择性杀死肿瘤细胞。

乳酸和成糖氨基酸的糖异生作用增加是肿瘤患者葡萄糖转化增加的最主要特征，此过程需消耗大量能量，从而增加患者的基础能量消耗，导致恶病质产生。与宿主细胞不同，肿瘤组织的葡萄糖利用率增高。事实上，有研究发现，Cori 循环增加与机体体重丧失之间存在明显关系。此外，恶病质患者中丙氨酸、甘油转化成葡萄糖增加，恶病质患者其肝葡萄糖产生较对照组增加 40%，而饥饿时肝葡萄糖产生减少。正常情况下，Cori 循环葡萄糖转化占 20%，而在恶病质的肿瘤患者中则增至 50%，可处理产生的 60% 的乳酸。

尽管肿瘤患者葡萄糖更新加速，但机体对葡萄糖的耐受力却较差，这可能是周围组织对胰岛素抵抗所致。由于部分肿瘤患者表现为血浆胰岛素水平低下，故又推测其是周围组织敏感性和胰岛素释放量双重下降的结果。若周围组织对葡萄糖利用障碍，这些大量生成的葡萄糖就有可能被肿瘤摄取，经无氧酵解而被大量消耗，随之释放的大量乳酸成为葡萄糖再生成的前体之一。由于 1mol 葡萄糖酵解仅产生 2mol ATP，而自乳酸再合成葡萄糖需耗费6mol ATP，这种周而复始、消耗ATP的恶性循环成为荷瘤状态下的葡萄糖代谢特点。即Cori循环虽增强，却为无效代谢，成为引起癌性恶病质的原因之一。此外，对于肿瘤患者对葡萄糖耐量差和对胰岛素产生抵抗的另一解释是肿瘤患者存在高胰高血糖素血症，而且即使输注葡萄糖也不能抑制胰高血糖素的分泌。由于胰高血糖素的作用，进展期肿瘤患者的葡萄糖更新率更趋加速。

2. 蛋白质代谢变化　骨骼肌蛋白消耗增加是恶性肿瘤患者蛋白质代谢的特征之一，也是导致恶病质的主要原因之一。恶性肿瘤患者蛋白质代谢改变主要表现为骨骼肌萎缩、低蛋白血症、瘦组织群下降、内脏蛋白消耗、蛋白质合成减少和分解增加、蛋白质转化率升高、血浆氨基酸谱异常及机体呈现负氮平衡。骨骼肌是肿瘤患者内源性氮丢失的主要场所，由于骨骼肌约占正常成人体重的40%，是瘦组织群的主要成分，因此骨骼肌蛋白消耗增加是导致恶性肿瘤患者恶病质的主要原因。研究发现，组织类型恶性程度高的肿瘤或当肿瘤发生转移时机体蛋白质丢失速度快，而蛋白质丢失的程度与患者生存时间密切相关。恶性肿瘤患者的蛋白质消耗与单纯性饥饿所致的氮丢失不同，宿主蛋白的分解为肿瘤代谢提供底物，因为肿瘤患者肝合成肿瘤相关蛋白和急性相反应蛋白增加。事实上，恶性肿瘤患者肝急性相反应蛋白合成增加可能是对炎症的一种代偿反应，临床实践发现，胰腺癌、肺癌、肾癌、食管癌患者中急性期反应蛋白合成增加明显，且与患者的体重下降和生存期缩短显著相关。

单纯饥饿、感染性疾病和癌性恶病质营养不良三者相比，后两者所引起的代谢方式的改变更具有相似性。恶病质患者体重丢失主要是由于骨骼肌降解和脂肪组织减少，而单纯饥饿引发的体重丢失的主要原因是脂肪组织的减少。在恶病质情况下，骨骼肌蛋白的分解代谢明显增强，从而使骨骼肌总量降低。

目前认为，肿瘤患者蛋白质降解增加至少有三条独立的机制：①溶酶体蛋白酶途径；②钙依赖的蛋白酶途径；③ATP－泛素－蛋白酶体途径。其中ATP－泛素依赖的蛋白质水解途径是恶病质骨骼肌蛋白水解的最主要方式。这种加剧的细胞内蛋白质水解使患者表现出明显的体重丢失，即使在没有明显体重丢失的恶性肿瘤患者，这种形式的蛋白质水解也同样存在。因为在肿瘤生长早期，蛋白质水解就已经被激活并将一直存在，当患者出现体重丢失时，这种作用已经存在了相当长的一段时间，而蛋白质合成的速率可能略微增加或保持不变。此外，细胞因子TNF－α、IL－1、IL－6、IFN－γ及蛋白质降解诱导因子等在恶性肿瘤患者蛋白质代谢中起着十分重要的作用。

近年来的动物实验和临床实践发现，肿瘤蛋白质代谢改变可导致血浆氨基酸谱变化，其中血浆色氨酸浓度增高在进行性营养物质消耗中起着关键性的作用。色氨酸是脑中5－羟色胺前体物质，而5－羟色胺可刺激下丘脑饱食中枢，引起厌食。脑中的游离色氨酸是由血浆中游离色氨酸量及游离色氨酸与中性氨基酸比值来调节的，因为游离色氨酸和中性氨基酸在脑中通过共同的载体转运。所以，此比值增高可使得脑中游离色氨酸和5－羟色胺浓度增高，从而引起厌食和恶病质。因此，提高血浆中性氨基酸浓度，降低色氨酸浓度可改善肿瘤患者的饮食状况，改善恶病质状况。

3. 脂肪代谢变化　肿瘤患者的脂肪代谢改变主要表现为内源性脂肪水解和脂肪酸氧化增强，三酰甘油转化率增加，外源性三酰甘油水解减弱，血浆游离脂肪酸浓度升高。

脂肪分解和脂肪酸氧化增加导致机体体脂储存下降，体重丢失，脂肪消耗成为肿瘤恶病质的重要特征之一。研究发现，肿瘤患者的脂肪代谢变化在肿瘤发生的早期已存在，肿瘤患者在体重丧失前就已存在游离脂肪酸活动增加现象，即使给予外源性营养支持，也不能抑制体内脂肪的持续分解和氧化。事实上，脂肪酸是荷瘤状态下宿主利用的主要能源物质，宿主和肿瘤对脂类的利用均增加。脂肪分解增加时，部分由脂肪分解而来的脂肪酸再酯化为三酰甘油，表现为三酰甘油和脂肪酸循环增强，该循环过程需要消耗能量，导致机体的能量消耗增加，也可能是间接导致机体组织消耗的诱因。

有研究发现，恶性肿瘤患者血浆游离脂肪酸浓度增加，与内源性脂肪水解增强、氧化率增加有关。脂肪是个高热量物质，是宿主代谢过程中的主要供能物质。此外，有些多不饱和脂肪酸（如亚油酸和花生四烯酸）是肿瘤生长所必需的，所以恶病质时脂类的摄入对宿主和肿瘤均有益处。一些临床研究发现，肿瘤患者在体重丧失前就已经存在游离脂肪酸活动增加现象，这与某些细胞因子和肿瘤代谢因子的作用有关。

肿瘤患者存在脂肪代谢障碍的原因和机制尚未完全阐明，可能机制包括：①摄入减少和营养不良；②肾上腺髓质受刺激致血儿茶酚胺水平升高和胰岛素抵抗；③肿瘤本身或髓样组织产生并释放脂肪分解因子。目前认为可能是由于机体脂肪动员激素水平升高和胰岛素抵抗、肿瘤本身或髓样组织产生并释放的瘦素（leptin）、脂联素（adiponectin）、TNF-α、IL-6、IL-8 和脂裂因子 LMF 等细胞因子及肿瘤代谢因子所致。此外，激素敏感性酯酶（HSL）的激活是导致肿瘤恶病质脂肪分解增强的关键机制，但对于引起 HSL 活化的原因仍不清楚。研究表明肿瘤恶病质患者脂肪分解激素的浓度没有显著改变，提示脂肪分解调控通路中处在膜受体或受体后水平的信号传导机制改变可能是引起 HSL 表达和活性增强的重要机制。研究发现，肿瘤恶病质患者脂肪细胞膜上的脂肪分解通路受体 ADRB1 表达增加，通过抑制三酰甘油合成、刺激三酰甘油分解、抑制脂肪细胞分化，从而参与肿瘤恶病质脂肪消耗过程。

肿瘤患者三大宏量营养物质代谢异常见表 11-1。

表 11-1　肿瘤患者糖类、脂肪和蛋白质代谢变化

糖类	脂肪	蛋白质
葡萄糖不耐受 胰岛素抵抗 胰岛素分泌异常 葡萄糖清除延迟 葡萄糖生成增加 葡萄糖更新增加 Cori 循环增强	体脂丢失 脂肪分解增强 游离脂肪酸和三酰甘油更新增强 脂肪合成减少 高脂血症 外源性葡萄糖不能抑制脂肪酸氧化 胰岛素水平正常，但血清 LPL 活性下降	总体蛋白质更新率增高 肝内蛋白质合成率增加 肌肉蛋白质合成率下降 肌肉蛋白质持续性分解

4. 水、电解质变化　浸润性肿瘤患者中常发生水和电解质紊乱，如低钠血症、低蛋白血症及高钙血症等。严重水电解质紊乱的患者可出现恶心、呕吐、腹泻等不适，其又可加重紊乱的程度。高钙血症可能是肿瘤患者最常见的内分泌方面的并发症，过度骨吸收是高钙血症的重要原因，约 10% 的晚期肿瘤患者可发生此并发症，肺癌、乳腺癌、多

发性骨髓瘤并发此症者多见。病情轻者症状不明显，仅在血液生化检查时发现，病情严重者可有厌食、恶心、呕吐、便秘、腹胀、口渴、多尿、心律失常，甚至嗜睡、昏迷，也可有抑郁与其他精神症状。对本症患者如不采取有效药物治疗可导致患者死亡，需用降钙素皮下注射或肌内注射，肾上腺皮质激素与二磷酸盐亦有效。

三、机体能量消耗改变

恶性肿瘤患者能量代谢改变也是导致营养不良的可能原因。早期的一些研究发现，恶性肿瘤患者机体的静息能量消耗明显高于正常人群，因此认为由于能量消耗的增加，导致患者进行性热量缺乏，从而引起机体各组织群不断消耗，产生恶病质。有研究发现，急性白血病患者的基础能量消耗呈不同程度的增高趋势，其增高程度与白细胞数和疾病严重程度相一致，当治疗有效时，机体代谢率降至正常。随后的大多数研究发现，恶性肿瘤患者并非均处于高代谢状态，进展期广泛转移的患者，其能量消耗也可处于正常范围。

事实上，肿瘤患者能量消耗增加和能量利用无效是营养不良发生的重要原因之一。肿瘤患者能量消耗增加有两个原因：一是肿瘤本身在细胞迅速分裂、肿瘤生长的过程中需要大量的能量；二是肿瘤在生长过程中产生一些物质影响宿主的代谢，使能量消耗增加。肿瘤患者机体 Cori 循环增加、葡萄糖转化为脂肪增加、蛋白质转化增加、糖原合成增加等均是机体能量消耗增高的原因。

早年的研究也发现，肿瘤患者处于不同的代谢水平，并非所有的肿瘤患者都处于高代谢状态。但是，进一步的研究发现，早年有关恶性肿瘤患者能量消耗测定的研究存在一些科研设计上的缺陷，影响了对结果的解释。我们采用间接测热法测定机体恶性肿瘤患者的静息能量消耗、机体物质氧化率和呼吸商，同时应用生物电阻抗方法检测机体的各组成成分，通过大样本的对照研究后发现，恶性肿瘤患者实际测定的静息能量消耗值确实与非肿瘤的对照组无统计学差异。但是，机体能量消耗的产生组织是机体细胞总体（BCM）或机体瘦组织群（LBM）而非整个机体体重，而恶性肿瘤组患者机体的 BCM 和 LBM 显著低于对照组，用 BCM 和 LBM 校正后结果发现单位重量 BCM 和 LBM 产生的能量消耗明显高于良性对照组。用 Harris – Benedict 公式校正后发现，约 60% 的恶性肿瘤患者处于高代谢状态。能量代谢的增高伴随糖类及脂肪氧化率的增加，机体组成测定也发现，恶性肿瘤患者机体的 LBM 及体脂含量明显低于对照组，与物质氧化的改变高度一致。因此，我们的研究结果显示，恶性肿瘤患者总体上处于高代谢状态，机体细胞内水减少、细胞外水含量增高、体脂及瘦组织群含量明显下降。能量消耗增高明显的肿瘤患者，其体重下降的发生率、下降程度及机体组成的改变也较其他恶性肿瘤患者明显，而且更容易发生恶病质。事实上，恶性肿瘤患者葡萄糖和蛋白质转化增加、脂解作用增强、糖原合成加速等耗能过程是恶性肿瘤患者机体代谢率增高的病理基础，从能量平衡的角度来说，恶性肿瘤患者的营养不良更大的可能是由于能量消耗增高所致。此外，研究还发现，机体能量消耗影响肿瘤患者能量消耗的主要因素是荷瘤时间、疾病进展程度，不同类型肿瘤之间机体能量消耗变化存在差异。一般来说，荷瘤时间长、晚期恶性肿瘤患者往往处于高代谢状况，其营养不良的发病率也较高。

由此可见，恶性肿瘤患者的物质代谢改变，伴随能量消耗的增加，是导致机体营养不良及组织消耗的原因之一。

四、肿瘤因子作用

肿瘤细胞主要产生促炎因子和促分解代谢因子，从而导致宿主的炎症反应。肿瘤产生的促分解代谢因子主要包括蛋白水解诱导因子(PIF)和脂肪动员因子。在存在体重丢失的胰腺癌、结肠癌、肺癌、卵巢癌、乳腺癌及肝癌的患者尿液中均证实了 PIF 的存在。在动物研究中发现，PIF 信号能激活 NF－κβ 和 STAT3 通路，在骨骼肌细胞中，这些通路能引起泛素依赖的蛋白质水解，而在肝细胞中则能刺激产生大量 IL－6、IL－8 和 C 反应蛋白(CRP)。此外，甲状旁腺激素相关肽(PTHrP)是另一类与肿瘤营养不良和恶病质发生与发展相关的肿瘤因子，目前认为其与溶解性肿瘤坏死因子受体水平升高和清蛋白、转铁蛋白水平降低有关。

脂肪动员因子在体重丢失的肿瘤患者体内高表达，而在体重稳定的患者体内处于正常的表达范围。目前认为 LMF 通过增加外周 AMP 的产生而使得脂肪细胞对于脂解信号更敏感，从而加速脂肪水解。

恶性肿瘤状态下，大量的神经内分泌因子被降解，从而导致胰岛素抵抗、合成代谢速率下降及皮质醇水平升高。神经内分泌因子的降解可能是肿瘤和炎症反应共同作用的结果。肿瘤或宿主对肿瘤的应答可能通过合成代谢的内源性产物而介导癌性恶病质的发生与发展：炎症因子如 TNF－α 和 IL－6 参与胰岛素抵抗的发生；睾酮及其衍生物能增加蛋白质的合成速率，促进骨骼肌群的增加，其被大量降解可能与恶病质的发生与发展相关；恶病质状态下胰岛素样生长因子－1 表达降低。

五、宿主－肿瘤相互作用

肿瘤细胞生长而产生的肿瘤微环境能诱导炎性细胞因子的产生，从而加速营养不良和恶病质的进程。小鼠肿瘤模型证实，系统炎性细胞因子的产生与体重丢失的程度成正比。在癌性恶病质的哺乳动物模型中针对系统炎症的研究发现，在肿瘤微环境中 IL－1β 和 IL－6 相互作用而双双扩增。在 Lewis 肺癌小鼠模型中应用单克隆抗体降低 IFN－γ 水平能逆转恶病质的进程。

促炎性细胞因子主要包括 TNF－α、IL－1 和 IL－6。目前尚不清楚这些细胞因子是来源于肿瘤还是宿主炎症细胞，但在恶性肿瘤或恶病质中，无论是肿瘤细胞产生的促炎因子，还是宿主炎症细胞对于肿瘤细胞做出的应答，都会导致急性期蛋白反应。胃食管癌患者肿瘤内 TNF－α、IL－1β 和 IL－6 水平显著增高，IL－1β 浓度与血清 CRP 水平相关($r=0.31$，$P=0.05$；线性回归)，且肿瘤组织中炎症细胞浸润的程度也与血清 CRP 升高密切相关。胰腺癌患者外周血单核细胞产生的 IL－6 也能导致急性期蛋白反应，并且血清中 IL－6 水平升高还能进一步刺激单核细胞产生更多的 IL－6。

TNF－α 和 PIF 是恶病质患者骨骼肌萎缩的主要参与者。两者都能通过泛素－蛋白酶解系统降解骨骼肌，并通过促进真核起始因子－2α 的磷酸化而抑制蛋白质合成。研究发现，PIF 水平与恶病质程度呈正相关，而对于血清 TNF－α 水平与体重丢失的关系目前尚有争论。综上所有研究可以发现，肿瘤因子可能是所有影响因素中最重要的。

急性期蛋白反应(APPR)是机体针对炎症反应系统应答的结果。上皮来源的恶性肿瘤患者中，约 50% 出现 APPR 增高。APPR 与代谢亢进相关，比如在胰腺癌患者中，AP-

PR 就与静息能耗增加及能量摄入减少相关。另有纵向研究发现，预后不良的相关因素中，除了体重丢失以外，APPR 也是一项重要指标。CRP 是表示系统炎症反应强度最常用的指标。改良 Glasgow 预后评分(mGPS)通过联合 CRP 与清蛋白浓度提供一个简单的评分系统，用于预测恶病质患者的治疗效果及生存时间。

入院时 CRP 增高意味着死亡风险的增加，高 CRP 水平(>80mg/L)的肿瘤患者死亡率比 CRP 正常范围患者高出 22.8 倍。CRP 增高其实在肿瘤患者中广泛存在，80% 的非小细胞肺癌患者出现 CRP 增高，其中 40% 的患者体重丢失超过 5%；而对于那些没有明显体重丢失的患者，系统性炎症反应则更多表现为疲乏、虚弱。胃癌、食管癌患者的 CRP 水平与体重丢失的程度呈正相关。对于胰腺癌、肺癌、黑色素瘤、骨髓瘤、淋巴瘤、卵巢癌、肾癌和胃肠道恶性肿瘤患者而言，若在疾病诊断初期即发现 CRP 水平升高，则预示着该患者预后不良。

目前尚未有精确的理论能将营养不良、恶病质、APPR 和不良预后联系起来，最可能的解释是蛋白质代谢的系统性改变导致骨骼肌的大量降解，从而为 APPR 提供原料，而 APPR 需要的氨基酸量是相当庞大的：2.6g 骨骼肌蛋白降解后只能合成 1g 纤维蛋白原(凝血因子Ⅰ)。

六、肿瘤治疗的影响

对肿瘤患者采用手术、化疗、放疗或生物治疗等多种综合治疗方法，可有较好疗效，但每一种疗法都会不同程度地对患者的饮食和营养产生不利影响。手术治疗的术前准备(如术前禁食)、术后较长一段时间内无法正常进食均可影响营养物质的摄入。手术创伤造成应激反应，加重患者已存在的氮丢失和机体组织消耗。手术切除肿瘤部位的脏器造成一系列功能障碍，也直接影响营养素的摄入和吸收。如口咽部肿瘤根治性切除术致咀嚼、吞咽障碍，进行鼻饲会引起患者不适。食管切除吻合术切断迷走神经引起胃潴留、胃酸减少、腹泻或脂肪痢。胃切除致倾倒综合征、吸收紊乱及胃酸和内因子缺乏。全胃切除的患者逐渐发生维生素 A、维生素 B_{12} 及维生素 D 缺乏。空肠切除致营养素吸收障碍。回肠切除致维生素 B_{12}、胆盐、水电解质等吸收障碍和腹泻。盲襻综合征可造成细菌过度繁殖及毒素吸收。大部分小肠切除致短肠综合征使消化、吸收严重障碍。胰腺切除致内分泌不足，造成吸收不良及糖尿病。肝切除致营养代谢障碍等。

化疗可在很大程度上改变机体的营养状态，这种影响可以是直接的(通过干扰机体细胞代谢和 DNA 合成和细胞复制)，也可以是间接的(通过产生恶心、呕吐、味觉改变及习惯性厌食)。许多抗肿瘤药物可刺激化学感受器的触发区，导致患者恶心和呕吐。消化道黏膜细胞增生更新快，对化疗极敏感，易发生炎症、溃疡及吸收能力下降，这些结果均可导致营养物质的摄取及吸收减少。由于化疗可使患者免疫损伤进一步加重，营养消耗进一步恶化，营养不良的肿瘤患者常不能耐受化疗。

放疗可通过作用于胃肠道影响患者的营养状态。放疗损伤的严重程度与放射剂量及组织被照射量有关。骨髓是另一个增生更新快的器官，化疗和放疗对其的不良反应表现为贫血、白细胞和血小板减少，导致患者的免疫功能损害及对感染的易患性(又称易感性)增加。有营养不良的肿瘤患者对放、化疗药物的降解和排泄功能常有障碍，更易发生伤口愈合不良、感染率增加，术后肠功能恢复延迟及住院时间延长等不良反应结果。表

11－2总结了放疗、外科手术及药物治疗所造成的营养问题。

表11－2　治疗所造成的营养问题

治疗问题	有关营养问题
放射治疗：	
口、咽部放疗	味觉受破坏、口干、吞咽疼痛、牙齿脱落
颈部下段和纵隔放疗	吞咽困难、食管炎、食管纤维化变、狭窄
腹部和盆腔放疗	急慢性肠炎、吸收不良、腹泻、肠腔狭窄、梗阻、瘘
手术治疗：	
口、咽部癌根治术	咀嚼和吞咽困难
食管癌根治术	继发于迷走神经切断术后的胃潴留、胃酸过少、脂肪泻或腹泻，早期饱食感、反流
胃癌切除术（胃次全切除或全切除）	倾倒综合征、消化吸收不良、胃酸、内因子和R蛋白缺乏、低血糖、早期饱食感
肠癌切除术：	
空肠切除	多种营养物质吸收率下降
回肠切除	维生素B_{12}缺乏、脂溶性维生素吸收不良、胆盐丢失、脂肪吸收不良，伴腹泻或脂肪泻、高草酸盐尿和肾结石、钙和镁缺乏
广泛肠切除	威胁生命的营养物质吸收不良、营养不良、代谢性酸中毒、脱水
回肠造口术和结肠造口术	水、电解质紊乱
盲襻综合征	维生素B_{12}吸收不良
胰腺切除	吸收不良、糖尿病
药物治疗	
糖皮质激素	液体和电解质问题、氯和钙的丢失、高血糖
性激素类似物	液体潴留、恶心
细胞毒性化学药物	恶心、呕吐、腹泻、骨髓抑制
免疫治疗	
肿瘤坏死因子	液体潴留、低血压、恶心、呕吐、腹泻
白细胞介素－2	低血压、液体潴留、氮质血症
干扰素	厌食、恶心、呕吐、腹泻、氮质血症

第二节　癌性恶病质及其发生机制

一、定义

癌性恶病质是一种由多种因素共同导致的临床综合征。其主要特征为持续性骨骼肌减少（伴或不伴有脂肪组织丢失），常规营养支持治疗无法完全逆转，从而导致进行性的功能损伤。从病理生理学角度来看，癌性恶病质呈现蛋白质和能量呈负平衡，这种负平衡状态是由食物摄入量下降和代谢异常等综合因素造成的。肿瘤患者中有50%～80%存在恶病质，同时癌性恶病质影响肿瘤患者的生活质量、治疗效果、药物抵抗、预后等情况，直接导致20%的患者死亡。

癌性恶病质是一个连续的疾病过程，根据临床表现分为三期，即恶病质前期、恶病质期和恶病质难治期。恶病质前期表现为厌食、代谢异常，体重下降<5%。肿瘤的类型与分期、系统性炎症、低食物摄入量以及对抗癌治疗低反应等因素决定癌性恶病质的进展风险。恶病质期是指非单纯饥饿因素所致的6个月体重下降>5%，或BMI<20伴有持续体重丢失2%以上，或四肢骨骼肌指数符合少肌症诊断标准(男性<7.26，女性<5.45)伴有持续体重丢失2%以上，且尚未进入恶病质难治期者。恶病质难治期则是指肿瘤持续进展，患者出现治疗抵抗，分解代谢旺盛，难以纠正体重的持续下降，WHO体力评分3分或4分，预计生存期不足3个月，营养支持治疗潜在益处已不足以抵消患者负氮和风险，此时治疗主要是为了缓解症状、减轻患者痛苦。并非所有的肿瘤患者都经历这三个阶段。对肿瘤患者来说，及早发现恶病质的发生，并使用干预措施减少和延缓恶病质的发生非常重要。

癌性恶病质患者机体消耗的严重程度可提示病情的轻重。机体消耗严重程度即体重丢失的速度以及能量或蛋白质储备消耗的速度(以及初始储备)。如在BMI减少值相同的情况下，初始BMI低的恶病质患者较初始BMI高的患者机体消耗速度更快，后果更严重，因此病情更严重。此外，BMI和体重丢失程度，少肌症患者较肌肉群正常的患者风险更大。对癌性恶病质患者的评估要依据以下特征：摄入量(厌食情况)，导致分解代谢的因素，肌肉量和力量等对患者的影响。对于癌性恶病质来说，预防胜于治疗。一旦发生，个体化的治疗可依据患者以上特征以及针对导致体重丢失最可能逆转的因素进行。

二、恶病质的发病机制

癌性恶病质的原因和发生机制十分复杂，既有肿瘤的因素、机体对肿瘤的反应因素，也有抗肿瘤治疗的相关因素。虽然经过了多年的临床和实验研究，人类对癌性恶病质的发病机制仍未完全了解。目前普遍认为癌性恶病质是由肿瘤因素、机体因素及肿瘤和机体的相互作用而导致的机体糖类、蛋白质与脂肪代谢紊乱引起的代谢综合征。

1. 蛋白质和氨基酸代谢　肿瘤患者的蛋白质和氨基酸代谢总体表现为负氮平衡，包括骨骼肌蛋白分解增加和合成减少、蛋白转换率升高、低蛋白血症、急性期反应蛋白(APP)升高等。大多数恶性肿瘤患者可能在恶病质临床症状出现前即存在蛋白质分解增加，并随着病情发展进行性加重，而蛋白质合成不变甚至增加，蛋白转换率增加。Costelli等报道，机体体质量下降30%时，75%的骨骼肌蛋白储存丢失，而结构蛋白和内脏蛋白相对保持稳定。据报道，肿瘤组织可以产生促蛋白质分解因子(PIF)，PIF可能通过NF-κβ和STAT3途径主要激活ATP-泛素-蛋白酶体途径，导致蛋白质分解。此外，促炎症因子IL-1、IL-6、TNF-α也和蛋白质分解有关，这些促炎症因子还可以促使机体产生系统炎症，进一步推动恶病质的病程。但这些细胞因子主要来源于肿瘤组织还是机体对肿瘤组织的炎性反应，目前尚存在争议。

在感染、炎症、组织损伤等应激原作用于机体后的短时间内，即可出现血清成分的某些变化，称为急性期蛋白反应（APPR）。C反应蛋白（CRP）是最常用的评估系统炎症反应的指标。APPR的产生可能与肿瘤患者血浆促炎症因子（IL－1、IL－6、TNF－α）的升高有关，而肿瘤组织IL－1浓度与血浆CRP浓度成正相关。IL－6是由外周单核巨噬细胞（PBMCs）产生的，它可以诱导机体产生CRP。肿瘤组织可以增加PBMCs的敏感性，从而导致IL－6的过度表达。有研究发现，血浆CRP浓度与肿瘤患者的预后成正相关，而且不受肿瘤分期和治疗的影响。APPR导致恶病质的准确机制目前尚未明确，APPR可能使癌症患者的基础代谢率增高，增加基础能量消耗。此外，CRP的合成消耗大量的必需氨基酸，然而在膳食蛋白摄入不足的情况下，就导致了骨骼肌蛋白的大量消耗，而骨骼肌蛋白与CRP氨基酸组成的差异进一步加剧了骨骼肌蛋白储备的消耗。恶病质患者肝合成蛋白增加，使机体总的蛋白转换率和净分解率增加。

2. 脂类代谢　肿瘤患者脂类代谢改变主要是脂肪动员增加，脂肪合成减少，脂肪转换率增加、高三酰甘油血症。脂肪酸是荷瘤状态下机体的主要能源物质，即使给予外源性葡萄糖补充也不能阻止脂肪动员。机体脂肪代谢的相关酶类主要有激素敏感三酰甘油酶（HSL）和脂蛋白脂肪酶（LPL）。肿瘤患者脂类代谢的改变可能与某些肿瘤代谢因子和细胞因子（IL－1、IL－6、TNF－α）的作用有关。LMF由肿瘤组织产生，它可以通过促进cAMP的合成增加脂肪细胞对脂解激素的敏感性，从而使机体脂肪动员增强。高三酰甘油血症通常认为是LPL抑制的结果，这可能与炎症因子（如IL－1、IL－6、TNF－α）有关。

3. 糖类代谢　肿瘤患者糖代谢改变主要是糖酵解增强，葡萄糖氧化和利用降低，糖异生增强，胰岛素抵抗。Warburg效应表明肿瘤细胞主要依靠糖酵解获得能量，这可能与肿瘤细胞线粒体功能障碍和糖代谢相关酶类改变有关。肿瘤细胞糖酵解产生的大量乳酸，大都进入乳酸循环，在肝内重新合成葡萄糖，再被肿瘤细胞摄取进行糖酵解供能，这一无效循环导致了机体大量的能量消耗。有研究发现，肿瘤患者血乳酸水平与肿瘤的转移和复发率成正相关，与患者的生存率成负相关。此外，肿瘤患者早期即存在胰岛素抵抗，而且与肿瘤的类型、分期无关，其可能与机体的全身炎症反应有关。

肿瘤恶病质的治疗涉及手术、化疗、放疗、免疫和生物治疗等，这些治疗除作用于肿瘤外，亦可从不同方面影响患者的营养状况。如治疗前的各项检查、手术前后所需的消化管准备和处理，常限制了消化道的使用和功能。手术和麻醉应激导致分解代谢加快。化疗时，化学药物作用于中枢相关受体或局部区域（如胃肠），产生黏膜炎、舌炎、咽炎和恶心、呕吐等症状，最终影响食欲。咽喉部、胸部和腹部放疗导致的咽喉部和食管的黏膜炎及放射性肠炎影响食物的消化和吸收。此外，对肿瘤的恐惧、焦虑和无望感，以及癌性疼痛，均会使患者的食欲受到抑制。睡眠障碍也会影响患者的营养状况和免疫力。

病史询问和体格检查是最有效的诊断手段。体重下降、厌食和疲劳是晚期肿瘤患者的最常见症状。摄入量下降相关症状是关键的示警信号，包括食欲缺乏、早饱感、恶心呕吐和味嗅觉异常等。体重下降超过5%表明正在进展为恶病质，体重下降超过15%则确认已经进入恶病质状态。此时应测量体重指数（BMI），BMI＜18，提示明显营养不良，此时水肿和腹腔积液较为常见。同时应注意：液体潴留会掩盖体重丢失的严重程度。肿瘤恶病质患者血浆清蛋白一般低于正常，如果合并C反应蛋白或血沉升高，提示机体有炎症反应，会加速恶病质进展。

第三节 肿瘤患者营养状况对临床结局的影响

肿瘤患者同样需要通过合适的营养评价和营养风险筛查工具来确定其是否存在营养不良，继而通过营养评估来确定营养不良的严重程度。联合上述两个方法可以有效地对有营养不良发生风险的患者进行早期发现与早期治疗，而对于已经发生营养不良的患者，可以在体重丢失等严重症状出现之前，采取有效的措施防止营养不良的进一步恶化。

一、肿瘤患者营养状况评价

肿瘤患者的营养状况评价和营养风险筛查的方法与非肿瘤患者并无差别，营养筛查与评估应当满足简便、快速、低费用及无创的要求。目前关于营养评估的问卷及量表有很多，而一个完整的评估过程应当包括以下内容：①人口统计学资料，如性别、年龄、工作性质、居住环境；②原发肿瘤情况（类型、部位、分期）和治疗情况（已做过的治疗和正在进行的治疗）；③人体学指标测量，如当前体重、BMI、平常健康时体重、疾病或首发症状出现后体重变化的情况，过去1周、1个月及6个月体重变化的情况；④临床检查，如营养主观整体评估（subjective global assessment，SGA），Karnofsky 功能状况量表（Karnofsky performance index）；⑤生化指标，如人血清蛋白、前清蛋白、总淋巴细胞计数、胆固醇、CRP、拟胆碱酯酶（PChE）。

首先，应当对患者进行仔细的临床病史资料收集和细致的体格检查，这对于了解患者更多的疾病相关细节非常有帮助。随后应当详细了解患者在治疗期间（手术前后及放化疗期间）的饮食情况（菜谱和摄入量）和日常活动情况（工作能力、社会活动、个人卫生保健、卧床时间等）。只有全面而细致的了解，才能给出患者准确的营养状态评估结果。

其次，营养筛查与评估应当尽量早期进行，初次诊断或在开始抗癌治疗以前是比较合适的时间点，从而营养师可以根据患者的实际情况给出未来治疗期间的饮食建议。如果患者已经存在营养不良或属于高风险人群，则应立即开始营养支持治疗。对于恶性肿瘤患者来说，无论营养不良存在与否，都应当每2～3周进行1次营养状态随访。临床上，随着治疗的进行，许多患者的营养状况会随之发生变化，应及时进行监测。

由于不同的营养评价方法在营养评价中的作用和价值存在差异，那么，究竟什么样的营养指标最适用于肿瘤患者呢？临床研究发现，对于肿瘤患者来说，近期体重的丢失程度、食欲状况及近期进食量改变、主观营养评价方法（SGA）等均是肿瘤患者营养状况评价较好的指标，因为其与患者的预后有着良好的相关性。

BMI用于评估肿瘤患者的营养状态并不十分合适，因为对于那些有腹腔积液或水肿的患者，BMI 并不能反映真实情况。临床上，肿瘤患者近期内无意识的体重丢失能更好地反映营养不良的状态。人血清蛋白是应用最为广泛的临床营养指标，但由于其半衰期较长，并与疾病和应激等因素相关，使得其评价营养不良的特异性较低。例如，促炎性肿瘤因子可以通过 APPR 促进肝合成清蛋白，而其他一些急性期蛋白由于炎症或组织损伤等因素导致其在外周血中的波动范围较大。“阳性”急性期蛋白（如 CRP）可在炎症性疾病存在时升高，而“阴性”急性期蛋白（如清蛋白、前清蛋白、转铁蛋白）则在急性损伤及炎症时降低，而在恢复期回升至正常水平。

近期有研究发现，无论该患者的肝功能是否正常，PChE 血清水平在营养不良的肿瘤患者中明显降低，可以作为营养状态评价指标。这是由于 PChE 与厌食相关，在神经性厌食患者体内也明显降低，而恶性肿瘤患者常合并有厌食的发生。Bozzetti 等人研究发现，肿瘤患者营养支持治疗后，PChE、体重和氮平衡能得到同步纠正。

因此，要准确评估肿瘤患者的营养状态而排除炎症及肿瘤因素的干扰，单个的营养指标是远远不够的，应当联合多个指标进行综合评估，才能得出更加准确有效的结果。

NRS－2002 仍然是目前循证医学依据最充分、相对较好的营养风险筛查工具。ESPEN 推荐用于肿瘤患者的营养风险评估。但 NRS－2002 用于肿瘤患者的营养风险筛查存在不足之处，如当患者卧床无法测量体重，或有水肿、腹腔积液等影响体重测量，以及意识不清无法回答评估者的问题时，该工具的使用将受到限制。对于恶性肿瘤患者这个特殊群体，NRS－2002 评分对于恶性肿瘤患者的治疗与当今规范化的多学科的综合治疗理念存有较大差距，对于恶性肿瘤特殊临床结局的观察也欠精细；NRS－2002 中关于疾病严重程度的评价将肿瘤划分为“肿瘤”和“血液恶性肿瘤”也有待商榷，两者评分分别为 1 分和 2 分，而对于消化道肿瘤或头颈部癌等恶病质的发病率较高肿瘤与乳腺癌等相对营养状况较好的肿瘤并未进行区分，对于腹部大手术等名称的概念也尚待进一步规范。

二、肿瘤患者营养不良对预后的影响

恶性肿瘤患者发生营养不良而导致恶病质的原因可以归结为两个方面：一方面是由于肿瘤自身产生的细胞因子使得机体发生炎症反映；另一方面，宿主针对肿瘤做出的免疫应答导致机体处于分解代谢亢进状态，而这种分解状态往往比肿瘤本身引发的症状更容易导致患者死亡。因此，恶性肿瘤患者营养不良将会影响患者的生存率、生存质量和机体活力。

1. 营养不良对生存率的影响　体重丢失是恶性肿瘤患者重要的预后预测指标。DeWys 等人的一项著名研究强调了体重丢失与恶性肿瘤患者结局之间的关系。该中心研究回顾性分析了超过 3000 名不同肿瘤类型的患者，发现根据肿瘤类型的不同，30%～70% 的肿瘤患者表现出中度、重度体重丢失，体重丢失的量取决于肿瘤的位置、大小、类型和分期，年龄和治疗方法也是影响因素。实体瘤患者发生体重丢失的概率最高，如胃癌、胰腺癌、肺癌、结直肠癌和头颈部恶性肿瘤，体重丢失的程度通常超过 10%，乳腺癌和血液系统恶性肿瘤的患者发生体重丢失的概率较低。无论哪一种肿瘤类型，发生体重丢失的患者生存率要明显低于没有体重丢失的患者。体重丢失不仅意味着较短的生存时间，还预示着对化疗药物不敏感。

在其他的一些研究中同样也发现营养不良和生存时间缩短相关。2001 年 Buccheri 和 Ferrign。报道在 388 例非小细胞肺癌患者中，体重丢失是最敏感的预后预测因子。2007 年 Hess 等人研究卵巢癌发现，体重丢失每增加 5%，死亡风险提高 7%。2009 年 Deans 和 Wigmore 研究胃癌、食管癌发现，没有明显体重丢失的患者中位生存期为 30.2 个月，而明显体重丢失的患者仅为 7.5 个月。对于胰腺癌的研究也得出相似的结果。

目前认为体重丢失导致生存期缩短可能是手术及放化疗并发症的发病率增加所致。Andreyev 等人研究了 1555 例消化道肿瘤患者体重丢失与预后的关系发现，对于体重丢失的患者，化疗药物的耐受剂量越低，越易发生剂量依赖性毒副反应，平均化疗时间不到 1 个月（所有 $P<0.001$）；体重丢失与下列因素相关：脏器功能正常的生存时间缩短，总生存时间缩短，生存质量下降，机体状态下降（所有 $P<0.001$）。

2. 营养不良对生活质量的影响　癌性恶病质营养不良毫无疑问地增加了恶性肿瘤患者的死亡率。疲乏、虚弱、机体状态下降等症状与营养不良密切相关，最终导致患者生存质量的下降。一项分析生存质量下降原因的研究显示，体重丢失和营养物质摄入分别占 30% 和 20%，而肿瘤的位置、存在时间及分期分别占 30%、3% 和 1%。与体重稳定的患者相比，持续体重丢失的患者生存质量和表现评分都更低。

机体活力是描述患者身体状态的一个客观而敏感的指标，在大多数恶病质营养不良的患者中都明显降低。由于耗时长，费用昂贵，要使用到放射性核素标记、间接热量测定等手段，该方法一直没有被完全推广，但有相关的研究显示，虽然恶病质患者的静息能耗增加，但其总能耗是减少的，这是因为体重丢失导致患者机体活力降低，日常活动减少。研究发现，恶病质营养不良患者的机体活力几乎与脊髓损伤患者相当，而要远远低于正常人群。2007 年 Dahele 等人利用改良步行检测技术研究发现，与正常对照组相比，肿瘤患者站立和行走的时间更短，而更多的时间花费在静坐和卧床方面，其步行频率只有正常对照组的 43%。而长期卧床本身即会导致机体蛋白质合成速率下降，从而降低总骨骼肌量。因此，活动能力的下降必然导致表现评分降低，日常活动能力下降，社会活动减少，甚至机体外形的改变，综合表现为生存质量下降。对此，增加机体活力的干预行为对肿瘤患者大有益处。

3. 营养不良对临床结局的影响　体重丢失是癌性恶病质最主要的特征，因此在许多关于肿瘤患者营养不良的研究中，体重丢失、恶病质和营养不良三者之间是等价的，用于探索与其他临床变化之间的关系。根据肿瘤的位置与分期，体重丢失的发生率从 8% ~84%。部分恶性肿瘤恶病质的发病率如下：泌尿系统恶性肿瘤 9%、妇科系统恶性肿瘤 15%、结直肠癌 33%、肺癌 46%、头颈部恶性肿瘤 67%、食管及胃肠道恶性肿瘤 57% ~80%、胰腺癌 85%。

纵向研究表明，有明显体重丢失的恶性肿瘤患者预后比体重稳定的患者更差。虽然肿瘤分期和对抗癌症治疗的反应是肿瘤患者生存时间的预测因素，但有大量的研究表明，对于无法手术的恶性肿瘤患者，体重丢失的程度是残余生存时间的独立预测因子。无法手术或复发的食管癌患者，在植入金属支架以后，若仍表现为营养不良（低人血清蛋白水平），$BMI<18kg/m^2$，则预示着患者将在近期死亡。Gupta 和 Lis 的研究表明，人血清蛋白水平与患者生存率呈正相关。少肌症是转移性结直肠癌预后较差的独立预测因

子，腰大肌密度和体积减小则意味着肾上腺皮质癌患者的生存期缩短。Crumley 等人证明低人血清蛋白水平（<35mg/L）及高 CRP 水平（>10mg/L）预示着无法手术的胃癌患者生存期缩短。

营养不良的恶性肿瘤患者对化疗的反应也较差，大量数据表明营养不良的恶性肿瘤患者对于化疗毒性的耐受更差，体重丢失、低清蛋白血症与化疗毒性的增强密切相关。机体总氮量是乳腺癌患者化疗后发生中性粒细胞减少症的独立预测因子。假设机体瘦组织群代表细胞毒性化疗药物的分布空间，Prado 等人认为瘦组织群与体表面积的比值越小，化疗毒性越大，并发现应用 5 - FU 的女性结肠癌患者由于瘦组织群/体表面积的比值更小而更易发生剂量依赖性的毒性反应。同样，对于应用索拉非尼的转移性肾细胞癌患者，BMI <25kg/m^2 伴肌肉组织减少预示着发生毒性反应的可能性极大。

Lis 等人研究了营养状态与患者生存质量之间的关系，发现在超过 90% 的患者中，营养状态是患者生存质量的独立预测因子。营养不良的恶性肿瘤患者有较高的再入院概率、较长的住院时间、更多的不适症状主诉及更低的生存质量。Norman 等人认为，营养不良是恶性肿瘤患者肌肉力量减退和功能下降的独立危险因子。约 80% 的终末期恶性肿瘤患者因恶病质而影响生存质量，其中 30% 死于癌性恶病质。

第四节　肿瘤患者营养支持的作用

对于肿瘤患者来说，营养支持的理想目标是逆转恶病质和营养不良，进而防止与之相关的并发症和死亡。但是，这一目标只具有部分可行性，这是因为癌性恶病质与单纯性饥饿和营养不良不同，其发生机制相当复杂，是多种代谢紊乱的结果。因此，目前的观点是对于肿瘤患者，营养支持能够获得的最肯定的效果是防止机体营养状况进一步恶化。如果肿瘤进展并非十分迅速，且导致衰竭的主要原因是摄入不足，那么一定时间内的营养支持可以获得较好的远期效果，并使机体储备得到较好的恢复。但是，如果机体消耗程度严重，肿瘤已累及多个器官，那么营养支持只不过起到缓减自身消耗的作用。

但是，在我国临床肿瘤的治疗中，营养支持的重要性尚未被重视，众多肿瘤专科医院中还很少有专门的营养支持小组，很多肿瘤患者是在饥饿及营养不良的情况下，反复多次地进行化疗、放疗或手术治疗。由于营养不良，血浆蛋白水平降低，机体对化疗药物的吸收、分布、代谢及排泄均产生障碍，明显影响化疗药物的药动学，导致化疗药物的毒性作用增加，机体耐受性下降，抗肿瘤治疗效果也有明显影响。同样，营养不良也同样使放疗患者的耐受性下降。因此，对多数需手术治疗而又伴有营养不良的肿瘤患者而言，围术期营养支持显得尤为必要。而对于接受化疗和放疗并伴营养不良或不能正常摄食的肿瘤患者，营养支持同样必要。

临床上，评价营养支持是否有效主要涉及宿主营养状况、生活质量的改善和对预后的影响。

一、改善宿主营养状况

临床经验提示，若在抗肿瘤治疗合并营养支持后，凡体重增加者，预后均较理想。对于肿瘤患者而言，营养支持能否使体重增加并得以长期维持，结论不一。由于皮下脂肪的积聚和维持需较长一段时期才能明显表现，以致营养支持前后皮下脂肪厚度改变的差异常难以明确反映和测得。实验室指标主要包括蛋白质代谢和免疫系统功能的改变。曾有报道，对已存在营养不良的胃癌患者2周提供TPN，并测定TPN对骨骼肌肌肉中高能磷酸化合物、肌肉内水、电解质和游离氨基酸水平的影响。TPN前，这些患者的肌肉内总腺嘌呤核苷酸池、磷酸肌酸、肌酸和糖原减少；TPN支持后，除肌糖原恢复正常外，其余指标无明显变化。究其原因，可能是机体对能量或蛋白质亏空产生适应性变化引起的酶代谢异常所致；其次，可能是因为TPN时间太短。Bozzetti等的实验结果提示，即使应用长达20天的TPN，有些指标仍不能恢复正常，尤其血浆蛋白类。发现半衰期很短的胆碱酯酶(12小时)和总结合前清蛋白(48小时)的水平在TPN前均低于正常值或处于临界状态，在应用了远较它们半衰期长的TPN后，仍未见上升；因而推测，血浆蛋白质对营养支持的反应似乎不是单纯与蛋白质分子的半衰期有关，或不能简单地用其血浆中的水平高低来评价。从整体蛋白质代谢角度分析，TPN具有促进其更新的作用。有研究发现，进展期上消化道癌肿患者在TPN后，虽未达到净蛋白质合成状态，但至少可减少部分蛋白质的分解流失，甚至接近正氮平衡，这主要得益于机体蛋白质分解代谢减少和合成增加的综合作用。因此，到目前为止，对于短期营养支持有效改善人体测量指标的报道极少。

目前认为，营养支持对肿瘤患者效果的评价指标见表11－3，可作为临床研究中常用的作为治疗目的的指标。

表11－3　评估肿瘤患者营养支持效果的指标

临床指标	功能指标	生化指标
营养状态	表现评分(ECOG评分;Karnofsky功能状况量表)	血浆脂肪酸组成
饮食耐受度	生存质量评分	促炎性细胞因子
胃肠道症状	食欲	急性期蛋白
感染	疲乏感	
生存期	机体活力、肌肉强度	

二、改善机体免疫功能

中、晚期肿瘤患者除营养不良外，还同时伴有明显的免疫功能低下。例如，NK活性和Th细胞水平低下，而Ts水平高于正常人。这种免疫功能低下是由某些抑制因子引起的。对于肿瘤患者围术期或荷瘤状态下的营养支持对免疫功能的改善程度较难做出确切的评价。主要原因是与肿瘤有关的免疫抑制并非经营养支持就能轻易消除。其次，较大的手术创伤亦可下调机体的免疫功能，由于这些因素的影响和干扰，往往很难分清营养支持所起的作用。尽管如此，国内外还是有不少报道指出：术前或术后1周左右的TPN能增强自然杀伤细胞活性、提高Th和Th/Ts细胞比例，虽然未能达到正常值范围，部分细胞免疫功能已得到改善。但术后 Ts 细胞比例并未表现出下降趋势，说明 TPN 虽能提高 Th 细胞比例，却不能在短期内消除肿瘤或手术所致的免疫抑制作用。

由于 TPN 中缺乏免疫增强物质及 TPN 的潜在问题，如与深静脉导管有关的感染性并发症和与 TPN 有关的胃肠道黏膜屏障功能受损所致的肠源性感染等，促使临床医师考虑采用更符合生理的肠内营养支持。业已证实，术后早期肠内营养支持能维持胃肠道黏膜结构的完整性和屏障功能，调节肠道菌群，有助于防止肠道细菌移位和肠源性感染。近年来，更有人尝试在标准肠内营养的基础上，增加精氨酸、ω-3 脂肪酸和核糖核酸，以期改善癌性恶病质，增强肿瘤患者的免疫功能，提高抗侵袭性治疗的能力。这些优点已在部分术后早期接受肠内营养支持的胃肠道肿瘤患者的应用中得到证实。

三、降低并发症改善预后

针对肿瘤患者炎症状态的深刻理解，研究者们发现了癌性恶病质营养不良的治疗新途径。通过治疗恶病质的营养不良状态，可以改善肿瘤患者机体活力和生存质量，从而延长生存期。采取干预措施使肿瘤患者体重不再继续丢失，同时结合化疗，能够明显延长胃肠癌患者的中位生存时间（15.7 个月 vs 8.1 个月，$P=0.0004$）。

一项关于 388 例非小细胞肺癌的研究发现，体重丢失总量比体重丢失的速度更能反映患者的预后。然而体重丢失并不能完全反映营养不良对机体功能的影响，因为真正影响机体功能的是机体瘦组织群，脂肪组织则影响甚微。某些针对患者体重恢复对预后影响的研究并没有得出令人满意的结果，这是因为肿瘤患者恢复脂肪要比恢复瘦组织群容易得多，患者体重增加更多的是脂肪的原因而非瘦组织群。因此，想要改善恶病质营养不良患者的机体功能和生存质量，必须要想办法恢复患者丢失的瘦组织群。

由于恶病质营养不良对肿瘤患者的影响极大，因此在肿瘤自然病程的早期就应该开始考虑营养支持治疗。研究发现，在前恶病质期（体重丢失 <10%，CRP 未明显升高）营养干预的效果较好，患者更容易保持体重稳定，在此期间通过饮食指导，口服营养素补充即能使机体保持良好的营养状况。处理体重丢失患者的第一步应当是分析体重丢失的原因。34kcal/(kg·d) 的能量摄入是维持体重稳定的最低标准，然而 40% 以上的肿瘤患者每天的能量摄入根本不足。ESPEN 在 2006 年营养指南中指出，头颈部肿瘤患者接受放化疗时，应当进行营养咨询改善口服营养素结构，以预防治疗相关的体重丢失及治疗中断的风险（A 级证据）。而对于重度营养不良的肿瘤患者（体重丢失 >10%、系统性炎症、食欲极差），常规的肠内或肠外营养并不能增加患者的瘦组织群。关于肿瘤患者肠外营养的系统回顾发现，肠外营养不能改善患者的死亡率，反而增加并发症的发病率。这可能是因为肿瘤生长造成的炎症环境使得机体合成代谢速度降低，无法充分利用营养物质，而想要逆转这种状态，单靠补充热量和蛋白质是远远不够的。

对于癌性恶病质营养不良的患者，常规的营养支持治疗收效甚微。目前逐渐涌现出新型的营养制品，如免疫营养补充剂等，希望通过抑制炎症的手段改善代谢环境，最典型的代表是二十五碳五烯酸（eicosapentaenoic acid，EPA）。

第五节　肿瘤患者营养支持的实施

肿瘤患者营养支持的目的在于维持患者的营养和功能状况，耐受各种抗肿瘤治疗的打击，预防或延缓癌性恶病质的发生，而对于胃肠道功能严重受损的患者，它将是维持生命的唯一方法。肿瘤患者营养治疗原则上与其他非肿瘤疾病患者相同，能量与蛋白质的需求也相差不大。一般来说，20～25kcal/(kg·d)可满足大部分肿瘤患者的需求。在营养治疗途径选择上，只要患者胃肠道功能完整或具有部分胃肠道功能，首选的能源物质供给途径仍是经胃肠道。若因局部病变或治疗限制不能利用胃肠道时，或营养需要量较高并希望在短时间内改善患者营养状况时，则选用肠外营养或联合应用肠外营养。一旦肠道功能恢复或肠内营养治疗能满足患者能量及营养素需要量，即停止肠外营养治疗。

肿瘤患者营养制剂选择上推荐采用标准型制剂，含有特殊底物(如精氨酸、谷氨酰胺、ω-3脂肪酸、核苷酸等)的免疫增强型营养制剂对接受大型颈部手术和腹部手术的患者有益，可减少术后并发症并缩短住院时间。外源性胰岛素可减轻肿瘤患者存在的胰岛素抵抗，能促进肿瘤患者的合成代谢，对营养治疗可能有益。

一、营养物质需要量

肿瘤患者的营养需求应依据疾病发展的程度、肿瘤类型、肿瘤部位及患者全身情况逐一考虑。

1. 能量　静息能量消耗(REE)在大多数肿瘤患者中是升高的，但并非全部如此。在肿瘤活跃期的患者中，约25%的患者REE比正常值高出10%，而另有25%的患者比正常值低10%，这种能量消耗的差异在单个患者身上无法预测。体重丢失的肿瘤患者约有一半处于代谢亢进状态，并且这与机体活力、身体条件和年龄等因素相关。肿瘤类型的不同也会导致REE变化，如胃癌、结直肠癌患者REE可能正常，而胰腺癌或肺癌患者的REE则通常较高。

而当考察总能量消耗(TEE)时，情况又有所变化。营养不良的肿瘤患者，虽然REE可能增高，但是由于日常活动减少，其TEE是降低的。相关研究表明，体重稳定的白血病患者，TEE约在24kcal/(kg·d)，而长期卧床且体重丢失的胃肠道肿瘤患者，TEE反而增高，约在28kcal/(kg·d)。Fredrix等人对比正常人群、胃肠道肿瘤患者和非小细胞肺癌患者术前及术后1年PEE的变化发现，胃肠道肿瘤患者在术前REE基本正常，术后轻度上升；肺癌患者术前REE升高，术后则下降。同时，化疗也能降低患者的REE。

在临床实践时，如果无法进行个体测量，推荐的肿瘤患者TEE与健康人群相似，为25～30kcal/(kg·d)。

2. 蛋白质　目前关于肿瘤患者最佳的氮补充量并没有一致的意见，推荐意见中，蛋白质摄入的最小剂量为 1g/(kg · d)，目标剂量为 1.2 ~ 2g/(kg · d)。由于输注氨基酸的净利用率不到 100%，因此在计算热氮比时应该适当有所降低(<100%)。由于输注氨基酸入血可能引起高氨基酸血症，而后者会加强蛋白质的分解代谢，因此以正蛋白平衡为目的的氨基酸摄入量应当接近 2g/(kg · d)。Tayek 等人进行的前瞻性随机交叉研究发现，富含支链氨基酸的 TPN 与普通 TPN 相比，能促进机体蛋白质合成，提高清蛋白水平。关于谷氨酰胺的作用目前尚有争论，Kuhn 等人发现，在 24 例评估口服谷氨酰胺对化疗毒性作用的研究中，仅有 8 例报道获得临床益处，而 12 例肠外营养补充谷氨酰胺的研究中，仅有 6 例报道能减轻毒性反应。ESPEN 的指南中指出：绝大多数恶性肿瘤患者若只需要短期营养支持(手术患者或放化疗需要肠道休息的患者)，则常规的营养方案已足够，不需要添加额外的特殊营养素。

3. 脂肪　是人体重要的供能物质。1971 年，Waterhouse 和 Kemperman 就证明在肿瘤患者，脂肪能有效地被吸收、动员和利用，作为高效的能量来源，这也是脂肪乳剂应用的基本原理。大量研究表明，无论是体重稳定还是体重丢失的肿瘤患者，都能充分利用外源性脂肪；研究长链脂肪乳(LCT)和中链脂肪乳(MCT)发现，对于健康人群、体重稳定及体重丢失的肿瘤患者，分别应用 LCT 和混合 LCT/MCT 制剂，脂肪清除率分别达到 1.4g/(kg · d) vs 2.3g/(kg · d) vs 3.5g/(kg · d)和 1.2g/(kg · d) vs 1.6g/(kg · d) vs 2.1g/(kg · d)；体重丢失的肿瘤患者输注 LCT 或 LCT/MCT 制剂后，体内脂肪氧化率分别达到 1.3 ~ 1.6g/(kg · d)和 0.62g/(kg · d)。因此，静脉输注脂肪乳剂能被机体充分利用这一点是毫无疑问的。

然而长期输注脂肪乳剂可能带来毒副反应，有研究显示长期输注 LCT 剂量超过 2.6g/(kg · d)会导致脂肪毒性的并发症。目前的推荐意见认为，对于需要长期应用脂肪乳剂的患者，剂量不应当超过 1g/(kg · d)。Rubin 等人在一项随机双盲交叉研究中发现，应用 LCT/MCT 结构脂肪乳剂组 1 个月内肝功能均正常，而应用常规 20% 大豆油的 LCT 组则有 10% 的患者出现肝功能异常，这种异常在改用结构脂肪乳剂后恢复。Simoens 等人对比了两种脂肪乳剂，一种为 50% MCT/40% LCT/10% 鱼油的脂肪乳剂，另一种为常规的 LCT/MCT，发现前者能增强血清中三酰甘油的清除率，并能增高血清中 EPA 的含量。

脂肪摄入对机体蛋白质合成也有影响。Shaw 等人发现使用大豆油脂肪乳剂能显著降低下消化道肿瘤患者的蛋白质分解速率，而对上消化道肿瘤患者无影响。

关于 ω-6 多不饱和脂肪酸(PUFA)的免疫抑制作用和促炎作用已经被学术界所公认，因此更多新型的脂肪乳制剂被应用于临床。LCT/MCT 由于减少了 ω-6 PUFA 的含量而减弱了促炎作用；橄榄油脂肪乳剂则仅含 20% ω-6 PUFA，而富含油酸及维生素 E。由于放化疗会增加机体氧自由基的形成并削弱机体的抗氧化能力，橄榄油中的维生素 E 对于防止过度的脂质过氧化起到了至关重要的作用。

4. 葡萄糖　其供能完全可以由脂肪代替。由于输注高浓度的葡萄糖所引发的高血糖可能导致感染性疾病的发生，而对于肿瘤患者来说，无论是内源性还是外源性葡萄糖，利用率都不高，而且输注葡萄糖还会引起水、电解质紊乱，因此在条件允许的情况下，可以尽量减少葡萄糖的供给量，以血糖不超过 11.1mmol/L 为宜。

5. 水、电解质　恶病质营养不良患者每天水的摄入应当受到严格的限制。因为恶病质患者通常会有细胞外液体空间的增加，对于腹膜有肿瘤累及的患者，过度补充水、葡萄糖和钠可能导致腹腔积液形成。Gamble 等人首先证明了葡萄糖能降低肾的排钠功能，这一过程可能受胰岛素和抗利尿激素(ADH)的调节。已经有大量的研究证实，基于葡萄糖的肠外营养会引起水钠潴留。肿瘤患者由于往往存在恶心、呕吐或使用吗啡，其 ADH 水平会增高，而恶病质情况下，细胞内水和钠会转移至细胞外，从而刺激下丘脑渗透压感受器，刺激更多 ADH 释放，结果是造成自由水清除率下降，从而产生水钠潴留。

ESPEN 指南中指出，肿瘤患者总水摄入量应当控制低于 30ml/(kg・d)。然而临床医师在碰到患者各种情况时应当根据自己的判断做出调整，按"量出为入"和"按缺补入"两个原则，使每天尿量维持在 1000～1500ml，血清电解质维持在正常范围。老年人，有心、肺、肾等脏器功能障碍的患者特别注意防止液体过多。

二、营养支持的方式

临床上，肿瘤患者需要哪种方式的营养支持需要根据患者的具体情况而定。一般来说，营养支持的方式大致分为三种：①饮食建议咨询或口服补充；②通过管饲实施肠内营养(胃或空肠)；③通过静脉实施肠外营养。在临床实践时，三种方法可以单独使用，也可以联合使用。根据 SCRINIO 分级法则，可以初步判断患者的营养支持途径：1、2 级患者一般可以通过口服补充的方法，而 3、4 级患者则大多需要管饲或肠外营养支持，甚至肠外营养可能是唯一途径。

1. 口服营养补充　口服营养支持或口服营养补充(oral nutrition support or oral nutrition supplement, ONS)是肠内营养支持的一种方式，是指除正常饮食外，为了达到特定的医学营养治疗目的经口同时给予补充宏量营养素和微营养素的方法。临床上，ONS 最常用也最简便，对于吞咽功能正常、具有一定消化与吸收功能、无法摄入足够食物和水分以满足机体需要的患者，均为给予 ONS 的适应对象。此外，ONS 也可用于因抗癌治疗而可能出现恶心、呕吐、上消化道黏膜炎症的患者，但前提是患者的吞咽及消化道功能基本正常。

ONS 的形式多种多样，可通过饮食指导增加高热量/高蛋白营养物质；改变进食方式(如加餐方式)；加入"富含营养饮品"；以及使用专用的口服营养补充剂(工业化生产的包含完整营养素的口服液和维生素/矿物质片)。典型的 ONS 是由蛋白质、糖类、脂肪三种宏量营养素和微营养物质(维生素、矿物质和微量元素)组成的配方营养补充剂，可以是粉状半固体配方，也可为浓缩型液体配方，一般可提供 1.0～2.4kcal/ml 能量。临床上还有针对不同疾病状态的 ONS 配方，如针对糖尿病患者的 ONS 制剂等。

ONS 的目标是改善患者食物和液体的整体摄入状况，从而最终改善患者的临床结局。Philipson 回顾性分析了 120 万例配对 ONS 资料，结果显示 ONS 可缩短 LOS，降低住院费用和再入院风险。Meta 分析的结果同样提示，ONS 可增加患者体重、降低并发症的发生率、缩短住院时间。目前认为，对于存在营养不良或营养不良风险患者，如果吞咽功能正常应给予 ONS，手术患者应在术前或术后应用 ONS，必要时可联合应用管饲和肠外营养。择期手术患者，术前 2 小时进 400ml 糖类饮料，可降低术后胰岛素抵抗的程度、减轻蛋白质分解，并不增加麻醉和误吸风险。大多数术后患者，无须较长时间的禁食，早期可根据患者的耐受程度和胃肠道功能情况给予口服营养支持。

对于接受大手术后出院患者，在术后一段相当长的时间内存在着分解代谢状态，患者无法通过日常膳食满足机体代谢所需，从而影响机体组织、细胞和器官功能。ONS 对于加速伤口的愈合、恢复机体组成、减少术后并发症和再入院率、改善生活质量均有积极作用。最近有关于 ONS 的大型 Meta 分析指出：①仅饮食咨询而无 ONS，无法改善患者的生存质量；②营养不良的肿瘤患者接受饮食咨询及 ONS，与仅接受饮食咨询的患者相比，体重恢复更明显；③ONS 能改善患者的生存质量；④ONS 对死亡率没有影响。

ONS 的临床效果在很大程度上取决于患者的依从性。Hubbard 等人对于46 项研究的系统分析显示：①患者平均依从性为77%，且液态的 ONS 对于卧床、食欲缺乏及没有牙齿的患者依从性更好，因为液态 ONS 不容易引起厌腻，且比固态食物更容易进食；②高能量密度产品（>2kcal/ml）依从性更好，可能与进食量缩小有关；③ONS 对食欲及正常摄食的影响较小，因此结合日常饮食，相当于增加了患者摄入的能量和营养素的总量；④临床获益的能量摄入范围为 250～600kcal/d（平均 433kcal/d）。Wallengren 等人研究发现在晚期肿瘤患者中，饮食能量密度与机体能量平衡呈正相关，而后者与生存率及系统性炎症反应均呈负相关。

2. 肠内营养　当肿瘤患者摄食量不足以满足需要时，只要患者胃肠道功能基本正常并且能耐受肠内营养制剂，就可选择肠内营养。经肠途径应视患者消化和吸收功能情况按步进行。首先在有可能时鼓励患者口服，口服不足或不能时用管饲方式进行肠内营养。与 ONS 相比，更多的肿瘤患者需要进行肠内营养。管饲主要用于有营养不良但无法口服补充的患者，如上消化道肿瘤，严重的口、咽及食管黏膜炎症等。因为厌食或吞咽困难（肿瘤生长或黏膜炎症等）等原因导致其无法进食，肠内营养是最好的选择，尤其适合Ⅲ～Ⅳ期头颈部及胃食管恶性肿瘤患者。

在给予途径上，管饲可以通过鼻胃管或胃造瘘术实现，鼻饲简单易行，但存在一定的并发症，如误吸、鼻窦炎等。对于需长时间接受营养支持的患者，胃造口或空肠造口则较鼻饲优越，尤其是近来出现内镜下胃造口、空肠造口，避免了手术造口。

经鼻胃管途径应选择管径细、质地软但不易折曲、对黏膜刺激少的饲入管，尽可能使用带有导丝或管头带有钢珠等重力引导的特制营养管，使管端通过幽门进入十二指肠远端，甚至达到空肠近端，尽可能用输液泵匀速输入。

手术患者，预期术后需较长时间营养支持者，尽可能术中经空肠造瘘置入营养管，需进行较长时间营养支持如无腹部手术机会，则尽可能采用借助于经皮内镜胃造瘘术（PEG）置入营养管于十二指肠或空肠内，以利于实施肠内营养。

PEG 是晚期肿瘤常见实施肠内营养的方法，并证明是安全易耐受的。Silander 等人发现，预防性 PEG 能使肠内营养尽早开始并延长作用期，缩短患者营养不良的病程，改善生存质量。Salas 等人发现，对于无法根治的头颈部鳞状细胞癌（Ⅲ～Ⅳ期）合并营养不良的患者，PEG 能有效改善患者生存质量，结合放化疗还能帮助控制原发病灶的进一步恶化，降低死亡率。最近有比较鼻胃管和 PEG 的研究表明，6 周内 PEG 改善患者体重的效果要优于鼻胃管，但对于患者自评的身体状况及生活质量方面，两者无明显差别。Sobani 等人在一项回顾性分析中也得出与上述相似的结论。一项 RCT 研究表明，两者在总并发症发生率、胸腔感染率及生存质量等方面皆无显著差别，但两者的耐受时间有差异，PEG 中位耐受时间为 139 天，而鼻胃管为 66 天。

肠内营养能够有效地预防或改善患者营养不良的状态，并能增强机体对抗癌治疗的耐受而改善抗癌治疗效果，尤其适合头颈部恶性肿瘤的患者。一些回顾性和前瞻性研究也发现，肠内营养能减缓体重丢失的速率，提高机体对抗癌治疗的耐受力。Paccagnella 等人的研究显示，头颈部肿瘤患者早期接受肠内营养能提高抗癌治疗效果，并降低患者再入院率。还有研究表明，早期 PEG 实施肠内营养与 IL－6、IL－8 及黏膜炎的发生有密切联系。Jenkinson 等人对比了空肠造瘘实施肠内营养和没有接受肠内营养的上消化道肿瘤患者发现，术后 10 周肠内营养组体重恢复的程度要明显优于对照组(70% vs 35%)。

3. 肠外营养　是临床营养支持的重要组成部分，经过几十年的临床应用，肠外营养在理论、技术和制剂各方面均日趋成熟并得到很大发展，在临床治疗工作中发挥了重大作用，挽救了许多肠衰竭患者的生命。肿瘤患者的肠外营养支持在原则上与其他疾病相同。对于没有明显营养不良的肿瘤患者，肠外营养不仅没有益处，反而可能增加并发症的发病率。而对于营养不良的肿瘤患者，一些 RCT 发现肠外营养能改善体重，提高人血清蛋白和前清蛋白的水平。Sikora 等人研究了接受新辅助化疗的食管癌患者，这些患者因无法进食而接受 TPN 治疗，结果发现，TPN 能提高患者对化疗的耐受力，并且在术后恢复等方面与能自行进食的患者相似。Richter 等人运用生物电阻抗的方法，发现及时且热量充足的肠外营养能有效改善肿瘤患者的营养不良状态，缓解体重丢失。特别是对于晚期肿瘤患者，肠外营养能改善生存质量并提高抗癌治疗的效果。最近一项关于急性白血病患者化疗期间肠外营养补充谷氨酰胺(30g/d)的 RCT 显示，肠外营养能增强中性粒细胞的免疫功能，有效维持患者的营养状态，且费用相对较低。

ESPEN 和 ASPEN 指南中均指出：如果肿瘤患者存在营养不良或预期未来禁食时间超过 1 周，同时肠内营养实施有困难者，应当接受肠外营养治疗。而对于因放化疗产生消化道毒性的患者，指南中指出：短期肠外营养相对于肠内营养，更易耐受且效果更好，有利于肠道功能的恢复及预防营养不良的进一步发展。值得注意的是，没有一种途径适合所有患者，某个患者在整个治疗过程中其营养支持途径也不是一成不变的，应视患者具体情况采用最适合的途径投给。

三、恶性肿瘤患者营养治疗指南

恶性肿瘤患者的营养治疗已成为恶性肿瘤多学科综合治疗的重要组成部分。肿瘤患者营养支持的特殊规律一直受到关注，并对其进行了广泛的研究，近年来也有很大的进展，但有很多理论尚处于假设、动物试验和临床验证阶段，目前实际临床应用于肿瘤患者的特异营养支持措施、基质和调节因子尚不多。1993 年美国肠外和肠内营养协会(ASPEN)经过各方面专家长期讨论，制定了肿瘤患者营养支持原则，至目前仍是较合理的。

肿瘤患者营养支持指导原则为：①肿瘤患者若有严重营养不良或因胃肠道障碍和其他代谢、药物、放疗等毒性因素预期患者饮食不足 1 周者，应给予肠内或肠外营养支持，并尽可能进行抗癌治疗；②营养良好或仅有轻度营养不良，并预期自然饮食足够的肿瘤患者在手术、化疗或放疗时无须特殊营养支持；③完全肠外营养支持无益于对化疗或放疗无效的进展期肿瘤患者。目前，国际上许多营养学会基于循证医学证据，提出了肿瘤患者围术期、放化疗期间及姑息治疗时期的营养治疗指南，供临床参考。

1. 非终末期手术治疗肿瘤患者的营养治疗　其目标是提高患者对手术的耐受性，降低手术并发症的发病率和手术死亡率。大量临床研究表明，存在中、重度营养不足的大手术患者，术前 10 ~ 14 天的营养治疗能降低手术并发症的发病率。对无营养不良、轻度营养不良或术后 7 天内可获取足量肠内营养的患者，术前肠外营养治疗并无益处。

肠内营养符合肠道生理特点，有利于维持肠道黏膜细胞结构与功能完整性，并发症少且价格低廉，因此只要患者存在部分胃肠道消化与吸收功能，应尽可能首先考虑肠内营养。对于由于解剖或功能的原因无法承受肠道喂养，或肠内营养无法满足机体代谢需求患者，肠外营养是重要的营养治疗手段，一旦患者肠道功能恢复时，应尽早过渡到肠道喂养。

传统的术前 10 ~ 12 小时禁食准备措施可使患者过早进入分解代谢状态，不利于患者术后康复。因此，许多国家的麻醉学会已将择期手术患者术前禁食时间改为 6 小时，而术前禁水只需 2 小时。结直肠手术患者，术前口服低渗性糖类饮料，可减轻术后胰岛素抵抗及骨骼肌分解，有助于患者的快速康复。

2. 非终末期化疗、放疗肿瘤患者的营养治疗　化疗、放疗是治疗恶性肿瘤的主要手段，化疗、放疗常会引起明显的毒性反应，尤其是消化道反应如恶心、呕吐、腹痛、腹泻和消化道黏膜损伤等，使得营养物质摄入不足或吸收障碍，导致营养不良。另外，营养不良会降低患者对化疗、放疗的耐受程度，影响中性粒细胞的水平，致使患者无法完成或提前中止化疗、放疗计划，从而影响患者的抗肿瘤治疗效果。因此，非终末期肿瘤化疗、放疗患者的营养治疗目标是预防和治疗营养不良或恶病质；提高患者对化疗、放疗的耐受性和依从性；控制化疗、放疗的不良反应；改善生活质量。

就临床结局来看，营养治疗对于化疗、放疗患者临床结局及生存时间影响有限。因此，对于营养状况良好的患者，不推荐常规应用营养治疗。治疗开始前已经存在中度、重度营养不良患者，或在化疗、放疗过程中出现严重的不良反应，预计超过 1 周或以上不能进食患者，应及时进行营养治疗。肠内营养是化疗、放疗患者首选的营养治疗方式。对于消化道梗阻患者、出现胃肠道黏膜损伤、严重呕吐或有严重放射性肠炎不能耐受肠内营养者，推荐使用肠外营养。如果通过胃肠道每天摄入能量、蛋白质低于 60% 目标量超过 10 天时，应补充肠外营养。

临床研究显示，合理的营养治疗可改善化疗、放疗患者的营养状况，提高对治疗的耐受性和生活质量。目前尚没有证据显示营养治疗会促进肿瘤生长，因此在决定是否采用营养治疗时无须考虑这一因素。

3. 终末期肿瘤患者的营养治疗　终末期肿瘤患者是指已经失去常规抗肿瘤治疗，包括手术、放疗、化疗和分子靶向药物治疗等指征的患者，一般来说，预计生存期不足 3 个月。终末期恶性肿瘤患者往往伴随严重的恶病质，此时治疗原则是以保证生活质量及缓解症状为目的。

终末期肿瘤患者的营养治疗可提高终末期恶性肿瘤患者生活质量，而能否延长其生存期尚缺乏高标准的循证医学依据。事实上，终末期肿瘤患者的营养治疗不仅仅是一个医学问题，更多地涉及伦理、患者及家属的意愿，医师应以临床指征和社会伦理为依据，认真评估具体患者营养治疗的风险－效益比，在掌握营养治疗适应证和尊重患者权利的前提下，兼顾公平合理地使用有限的医疗资源的原则，决定是否实施营养治疗。一般来说，终末期肿瘤患者不推荐常规进行营养治疗；对有机会接受有效的抗肿瘤药物（如时效依赖性化疗、分子靶向治疗）的患者，营养治疗会为化疗、分子靶向治疗提供机会，使失去指征的患者再获得治疗机会，有益于生存质量提高和生存期延长。对于接近生命终点的患者，只需极少量的食物和水以减少饥渴感，防止因脱水而引起的精神错乱。此时，过度营养治疗反而会加重患者的代谢负担，影响其生活质量。生命体征不稳和多器官衰竭者，原则上不考虑系统性的营养治疗。

四、特殊营养素的作用

肿瘤患者的营养支持涉及诸多因素，既要防治或纠正营养不良，又要避免促进肿瘤生长。为了降低营养支持促进肿瘤生长的危险性，不少学者努力探索适合于肿瘤患者的营养支持方案。近年来，有些学者根据肿瘤细胞的代谢特点，提出通过添加某些特殊营养物质，利用其药理作用改变体内代谢障碍的环境，达到既有利于改善营养不良而又阻碍肿瘤细胞扩增的作用。目前研究较多的营养物质有谷氨酰胺、精氨酸、ω－3 脂肪酸和支链氨基酸等。

1. 谷氨酸胺（glutarnine，Gln）　是体内含量最丰富的氨基酸，是合成核酸、类脂和其他氨基酸的前体，是将氮从骨骼肌转运至内脏器官的主要载体，也是快速生长的肿瘤细胞的必需物质。尽管 Gln 属非必需氨基酸，但对快速增生的肿瘤细胞来说，则是“必需”氨基酸。实验研究表明，肿瘤进行性生长，干扰了器官内 Gln 循环，消耗大量 Gln，导致宿主细胞 Gln 和谷胱甘肽的缺失，引起恶病质。大量的在体实验证据提示，补充 Gln 并不导致肿瘤生长，事实上 Gln 可通过刺激机体免疫系统，减慢肿瘤生长。此外，Gln 能降低肿瘤细胞内的谷胱甘肽浓度，从而增强肿瘤细胞对放疗及化疗的敏感性，有效增强放疗及化疗的治疗效果。同时，补充外源性 Gln 能够使正常宿主细胞降低的谷胱甘肽水平恢复正常，从而改善宿主的整体情况，导致与肿瘤及其治疗相关的并发症的发病率及死亡率降低。

2. 精氨酸（arginine，Arg）　属半必需氨基酸，是生长激素、胰岛素和催乳素的促分泌素，所有这些激素对机体的免疫反应都具有正性作用。此外，Arg 对肿瘤生长也起一定调节作用。从细胞水平看，Arg 被用于所有组织的细胞质和核蛋白合成。经 Arg 酶的作用，Arg 可转化为鸟氨酸，后者对免疫系统有一定影响。大量的动物实验和临床研究结果表明，Arg 并不直接作用于肿瘤，而是通过其非特异性免疫调控作用达到改善宿主免疫力和抑制肿瘤生长的效果。

精氨酸的抗肿瘤机制为：①抑制肿瘤的多胺合成，肿瘤组织多胺代谢活跃，多胺与肿瘤的增生密切相关，精氨酸可抑制多胺的生物合成，进而抑制肿瘤的核酸和蛋白质的合成；②免疫作用，精氨酸可诱导胸腺和脾 T 细胞的产生，加强 LAK 和 NK 细胞活性，促进 IL－2 生成及受体表达，激活巨噬细胞的细胞毒作用；③精氨酸是一氧化氮前体，一氧化氮可直接抑制肿瘤细胞线粒体呼吸、三羧酸循环和核酸合成，减缓肿瘤细胞的增生速度，导致肿瘤细胞产生细胞内酸中毒而死亡。另有研究表明，精氨酸对免疫源性或肿瘤相关抗原阳性肿瘤具有抑制作用，而对弱免疫源性肿瘤具有刺激生长作用。大剂量精氨酸具有抑制肿瘤作用，小剂量具有刺激作用。最新的观点认为，精氨酸能增强特异性或非特异性抗肿瘤效应，延缓肿瘤生长，延长生存期。

除以上两种氨基酸外，人们还试图去除食物中的赖氨酸、苯丙氨酸、酪氨酸、亮氨酸、异亮氨酸等，认为可抑制肿瘤生长，但还需要进一步得到研究以证实。

3. ω－3 多不饱和脂肪酸（ω－3 PUFA）　对肿瘤生长的抑制作用是近年来研究的热点，现今已有的研究从肠外和肠内两种营养支持途径探索了 ω－3 PUFA 的这种特殊作用，均发现其有延缓或抑制肿瘤生长的作用。有关 ω－3 PUFA 对肿瘤生长的抑制作用的可能机制在于：①抑制促炎性、促增生物质的合成 ω－3 PUFA 可抑制促炎性因子的产生和花生四烯酸衍生物的促炎性作用和促进细胞增生作用，可通过抑制 NF－κβ 来减少 COX－2 的表达，还减少了由 NF－κβ 诱导产生的其他细胞因子对肿瘤细胞的促进作用；②调节癌基因的表达来抑制肿瘤细胞生长，ω－3 PUFA 可通过降低肿瘤转录因子 ras 和 AP1 的活性，影响基因表达和信号转导；③修复程序性细胞凋亡，ω－3 PUFA 促进肿瘤细胞凋亡的可能机制包括改变细胞生物膜的特性，启动脂质过氧化，影响信号传导途径和基因蛋白的改变，阻滞细胞周期等，最终导致肿瘤细胞的死亡。ω－3 PUFA 修复细胞功能性凋亡是通过下调 NF－κβ，然后依次下调 COX－2 的表达和 BCl－2 家族基因的表达；④抑制肿瘤血管生成，ω－3 PUFA 可通过改变前列腺素产物和抑制蛋白激酶 C 来实现对肿瘤新生血管形成的抑制作用；⑤介导肿瘤细胞分化，已有研究表明，ω－3 PUFA 能引起乳腺癌细胞的分化，二十碳五烯酸可以干扰 PIF 对 NF－κβ 的激活和蛋白质降解，从而逆转骨骼肌的消耗。临床研究证实，ω－3 PUFA 能增加胰腺患者的瘦组织群，改善生活质量。

与 ω－6 PUFA 相比，ω－3 PUFA 可代谢产生前列腺素－3（PEG－3）及白三烯－5 等物质（具有改善免疫功能、抑制炎症的作用），并降低前列腺素－2 及白三烯－4 等物质（具有免疫抑制、促进炎症的作用）的含量；除此以外，ω－3 PUFA 还能降低肿瘤恶病质患者血清中促炎细胞因子的水平。研究表明，富含 ω－3 PUFA 的口服营养补充剂（ω－3 ONS）能增强肝及消化道黏膜中 EPA 和 DHA 的作用。

在 5 项关于口服 ω－3 PUFA 的 Meta 分析中，有 3 项认为 ω－3 PUFA 在体重变化、生存质量及生存期等方面没有效果，然而仔细研究可以发现，这些 RCT 在设计和实施过程中有许多问题，比如患者的依从性差、治疗时间过短、虽服用 ω－3 PUFA 但总营养量不足等。针对此问题，研究人员对试验进行了改良并进行了大量的探索。Weed 等人在前瞻性研究中发现在头颈部恶性肿瘤导致体重丢失的患者中，含有 ω－3 PUFA 的蛋白－能量型营养补充剂可以增加围术期患者体重；Meij 等人的 RCT 发现，富含 ω－3 PUFA 的营养素补充剂能改善肺癌患者的生存质量。

最新的 ASPEN 指南认为，对于能正常进食但有体重下降的恶性肿瘤患者，ω－3 PUFA 营养补充剂能起到稳定体重的作用。此外，富含 ω－3 PUFA 的口服营养补充将是未来非常有前景的营养支持方式之一。

4. 支链氨基酸　近年来，支链氨基酸（BCAA）的使用越来越受到人们的重视，原因可能是：5－羟色胺水平增高会导致厌食的发生，而 BCAA 通过与 5－羟色胺的前体色氨酸竞争转运受体而减少其通过血脑屏障，从而降低5－羟色胺水平。大量数据表明BCAA的摄入对肿瘤患者有许多益处。Poon等人研究发现接受化疗栓塞的肝癌患者，1年内持续补充BCAA(11g/d)，与对照组相比能明显降低死亡率，提高人血清蛋白水平及生存质量；Ichikawa等人进行RCT研究发现，补充BCAA的肿瘤患者术后30个月的复发率明显低于对照组。BCAA(尤其是亮氨酸)本身能参与细胞代谢的调节，通过增加mRNA的转录水平来促进蛋白质合成。6个月内联合使用β－羟基－β－丁酸甲酯(3g/d)、精氨酸(14g/d)、谷氨酰胺(14g/d)能显著增加恶病质患者的体重和脂肪含量。富含鱼油及亮氨酸的口服营养补充剂在欧美已经逐渐被推广使用。

需要强调的是，特殊营养物质对肿瘤细胞的增生或抑制作用需以细胞间复杂配合的调节过程为前提。迄今，对有关营养物质影响肿瘤细胞增生的机制了解还较表浅。推测这种影响可能存在于G0期细胞的活动水平，某些营养物质通过改变肿瘤细胞合成新的蛋白质的能力，限制G1期细胞群的充实。同样，促使肿瘤细胞内蛋白质降解也可达到限制肿瘤细胞合成DNA的能力的目的。此外，特殊营养物质还可能通过影响信息或信号的传递，以改变肿瘤细胞内蛋白质的代谢过程，最终表现为抑制肿瘤细胞的增生。

第六节　癌性恶病质的治疗对策

一、营养支持治疗

癌性恶病质的营养支持治疗重在早期发现、早期干预，其最终目的是逆转肿瘤恶病质患者少肌症和体重丢失。对仍处于恶病质前期或恶病质期的患者，营养支持治疗必要且有效，它不仅能提高热量和各类营养素的摄入量，改善营养状况，而且还能参与调控并改善患者机体的代谢紊乱，提高肿瘤患者对各类抗肿瘤治疗的反应。但对恶病质难治期的肿瘤患者来说，营养支持治疗的主要目标是减轻症状，提高生活质量。

对于肿瘤恶病质患者，一般主张少量多次、易消化、高蛋白膳食，如鱼类、虾、乳制品、冰淇淋等。尽可能创造轻松愉快的就餐环境，同时讲究膳食的色香味，最大限度地增加患者的摄入量；不推荐辛辣、过咸膳食，同时应向营养师咨询正规的营养指导。摄入能量大于1.5kcal/ml的食物是有益的，但不应替代正常膳食。对于患者而言，规律的时间间隔、摄入固定的营养非常必要。患者每天摄入200～400ml的高能量食物，将获得300～600kcal能量。此膳食习惯势必会影响正常膳食时间的摄入量，但总体而言，患者每天将额外获得200～400kcal能量。

二、药物治疗

近年来，随着人们对癌性恶病质发病机制研究的不断深入，抗恶病质进程的药物也层出不穷。目前抗恶病质临床药物主要着重于刺激食欲、促进机体合成代谢、抑制和(或)拮抗炎症相关细胞因子、抗感染治疗等。

1. 食欲刺激药物　甲羟孕酮是目前应用最广泛的刺激食欲的药物，大量的临床试验已经证明它在短期内可刺激患者食欲，增加体重效果显著。甲羟孕酮可能通过刺激神经肽 Y 的分泌，刺激神经肽 Y 和调节下丘脑中部的钙离子通道并阻止细胞因子 TNF、IL－1、IL－6 的作用，抑制恶病质相关促炎症因子的合成和释放，从而增强食欲，改善患者的营养状态，其效应为剂量依赖性，但随着剂量加大其不良反应亦增加。Berernstein 等研究发现，甲羟孕酮虽可以短期内刺激患者食欲，增加患者体重，明显改善患者生活质量，但患者的瘦体重（LBM）并未有效增加，总的生活质量和总生存率并无明显改善，而且甲羟孕酮的合适治疗剂量和疗程仍未明确。目前，FDA 正在研究甲羟孕酮口服混悬剂，以期望提高药物的生物利用度和起效时间。

2. 抗炎药物　抑制细胞因子产生的制剂主要有：①皮质类固醇，其抑制 TNF 的释放；②甲基黄嘌呤，通过抑制 TNF 基因转录而抑制 TFN 产生；③大麻素，能抑制 IL－2 分泌，可明显改善患者食欲、情绪和恶心症状，增加体重；④ω－3 不饱和脂肪酸，抑制细胞因子的合成和活性，也能改善机体免疫状态和糖代谢过程。Gridelli 等研究发现非甾体抗炎药（包括选择性 COX－2 酶抑制药）能够缓解癌性恶病质患者的体重丢失，降低基础代谢率，并对维持患者功能状态有一定效果。目前，非甾体抗炎药的抗 CC 机制尚未明确，可能通过降低机体对肿瘤的全身炎症反应起作用。

3. 促合成药物　临床上应用的促合成药物主要是各种同化激素及其衍生物。①糖皮质激素：目前在临床上应用广泛，研究已证明应用糖皮质激素可以刺激食欲，可促进氮积累和维持体内蛋白质储存，改善患者生活质量。但长期应用，药物相关的不良反应（如蛋白质分解、胰岛素抵抗、水潴留、肾上腺抑制等）会明显增加。因此，糖皮质激素不适合长期应用，而且不建议应用于顽固性恶病质患者；②生长激素：能促进体内正氮平衡，增加机体瘦组织群，增加脂肪合成和脂肪酸氧化；③胰岛素样生长因子－1：可刺激氨基酸摄取和蛋白质的合成，同时抑制脂肪分解；④硫化肼：可抑制糖异生，从而改善体内代谢，降低成糖氨基酸量，保护体内瘦组织群；⑤支链氨基酸：可增强肿瘤患者的食欲，有利蛋白质合成而不刺激肿瘤生长。支链氨基酸可以促进机体蛋白质的合成，恢复消耗的瘦组织群。此外，支链氨基酸还可以提高胰岛素的敏感性，降低胰岛素抵抗；⑥谷氨酰胺：调节机体免疫功能，维持胃肠道黏膜完整性，促进机体蛋白质代谢；⑦精氨酸：提高荷瘤机体的特异及非特异免疫功能；⑧核苷酸：可提高机体的迟发性超敏反应能力，增强机体抗感染能力。Lundholm 等研究发现胰岛素治疗可以显著增加恶病质患者热量摄入，降低血浆游离脂肪酸浓度，增加脂肪储备，提高生存率。雄激素衍生物如诺龙、氧雄龙等目前还需要更多的临床试验加以验证。

4. 炎症相关因子抑制药　该药是一类可抑制细胞因子作用于靶器官的药物，主要有：①抗细胞因子单克隆抗体，抑制细胞因子作用靶器官；②细胞因子特殊受体拮抗剂，作用于细胞因子产生代谢异常的药物。沙利度胺是一种免疫调节剂，Gordon 等研究发现沙利度胺在抑制恶病质患者体重下降和瘦组织消耗方面有一定积极作用，它可能通过抑制相关 mRNA 合成来降低 TNF－α 的合成和释放起作用。

5. 其他　其他的癌性恶病质的治疗药物还有赛庚啶、沙利度胺（镇静剂）、退黑激素，β_2 受体拮抗剂、己酮可可碱和甲氧氯普胺（胃复安）。甲氧氯普胺能够刺激胃的运动以治疗慢性胃炎和过饱胀感，增加食欲，60～120mg/d，分4～6次口服给予，12小时控释片有更好的效果。

三、社会、心理治疗

癌症患者往往都有一定心理负担，常伴有焦虑、紧张、抑郁等心理变化，这些表现常会影响患者的免疫力，可能诱发神经性厌食，加速恶病质的进程。因此，给予患者一定的心理、社会治疗是非常必要的，而且心理指标也是患者生活质量的一个重要衡量指标。

肿瘤恶病质是由肿瘤诱发、多种综合因素共同参与、涉及机体多系统损害的代谢综合征，传统单一的营养支持治疗模式很难逆转肿瘤恶病质所致的代谢紊乱和体重丢失。对于肿瘤恶病质的营养治疗，重在早期发现，采取营养与多种治疗方式相结合的综合治疗手段早期干预，力争最大限度缓解恶病质的发生发展，并在此基础上改善肿瘤患者的生存质量和预后。

第七节　消化外科肿瘤患者的营养支持

一、食管癌

1. 概述　食管癌是指由食管鳞状上皮或腺上皮的异常增生所形成的恶性病变。其发展一般经过上皮不典型增生、原位癌、浸润癌等阶段。食管鳞状上皮不典型增生是食管癌的重要癌前病变，由不典型增生到癌变一般需要几年甚至十几年。食管癌的发生与以下因素有关：亚硝胺类致癌物质、真菌、营养和微量元素缺乏、长期吸烟和饮酒、食管慢性疾病和不良饮食习惯等。食管癌中绝大多数为鳞状细胞癌，小部分为腺癌，偶见鳞腺癌。肿瘤通过直接浸润、淋巴道转移和血运转移等方式扩散到肝脏、肺脏、骨、肾脏等器官，晚期表现为恶病质。

食管癌的症状分为早期症状和晚期症状。早期常无明显症状，在吞咽粗硬食物时可能有不同程度的不适感觉，包括哽噎感，胸骨后烧灼样、针刺样或牵拉摩擦样疼痛。食物通过缓慢，并有停滞感或异物感。可能是局部病灶刺激食管蠕动异常或痉挛，或局部炎症、糜烂、表浅溃疡等所致。上述症状时轻时重，哽噎、停滞感可通过饮水而缓解消失，进展缓慢。中晚期症状主要是进行性吞咽困难，先是难咽干硬食物，继而只能进半流质、流质食，最后滴水难进。进食困难使得患者长期处于饥饿状态，逐渐出现消瘦、贫血、无力及营养不良，体重明显下降。若有肝、脑等脏器转移，可出现黄疸、腹腔积液、昏迷。

2. 营养治疗　可通过肠内营养和肠外营养支持，维持水、电解质平衡。能够进食的患者鼓励进食高热量、高蛋白质、丰富维生素饮食，避免进食较硬的食物，宜进半流质食或水分多的饮食；若患者仅能进食流质和营养状况较差，可遵医嘱补充液体、电解质，或进行肠内、肠外营养。

（1）手术或放化疗前若有体重减轻及其他营养不良的表现，应根据情况采取相应措施予以纠正。进食困难者可用静脉营养进行补充。

（2）术后早期胃肠功能尚未恢复，采用肠外营养主要供给热量，以葡萄糖盐水为主，适当供给电解质、脂肪酸、蛋白质，肠蠕动逐渐恢复后，尽早进行管饲肠内营养，逐渐增加蛋白质的摄入量，营养液可选用新鲜牛奶、米汤、米粉、鱼汤、果汁、菜汁等，或者选用要素膳，直至完全肠内给予含蛋白质、维生素、无机盐、高热量营养丰富的营养制剂。

（3）术后能经口饮食的患者，应给予糖类、高蛋白质，适宜脂肪的饮食，多摄入新鲜蔬菜、水果及平衡膳食。少量多餐，选择细软、温度适中、易消化、易吞咽的食物。

3. 营养监测　身高、体重、BMI。水、电解质、酸碱平衡。血浆清蛋白、血尿素氮。血红蛋白及血细胞比容。氮平衡。

4. 健康教育

（1）疾病知识指导：向患者及家属讲解疾病发生的原因、临床表现及预防措施，告知营养治疗的重要性。

（2）饮食指导：指导患者进食高热量、高蛋白质、低纤维素、易消化的食物，宜少食多餐，以软食或半流质饮食为主。戒烟酒。

（3）日常生活指导：指导患者注意休息，养成良好的睡眠习惯。

二、胃癌

1. 概述　胃癌是指发生在胃黏膜上皮的恶性肿瘤，是最常见的恶性肿瘤之一。其发病率仅次于肺癌。男性胃癌的发病率和死亡率高于女性。发病年龄以中老年居多，35 岁以下发病率较低，55 ~ 70 岁为高发年龄段。我国是胃癌高发地区，且我国的胃癌发病率有明显的地域差异。北方地区的甘肃、宁夏、青海及东北等地高发，湖南、广东、广西以及云南等地发病率较低。

胃癌早期多无症状，或者仅有一些非特异性消化道症状如反酸、嗳气等。进展期胃癌最早出现的症状是上腹痛，常同时伴有食欲缺乏、厌食、体重减轻。腹痛可急可缓，开始仅为上腹饱胀不适，餐后明显，继之有隐痛不适，偶呈节律性溃疡样疼痛，但这种疼痛不能被进食或服用制酸剂缓解。患者常有早饱感及软弱无力。早饱感或呕吐是胃壁受累的表现，皮革胃或部分梗阻时这种症状尤为突出。进展期胃癌在上腹部可扪及肿块，有压痛。如肿瘤转移至肝脏可致肝脏肿大及出现黄疸，甚至出现腹腔积液。

2. 营养治疗　肠内营养与肠外营养相结合，优先选择肠内营养。对于尚能进食的患者，给予高蛋白质、高热量的饮食，同时应注意补充微量元素及水溶性和脂溶性维生素，要求食物稀、软、容易消化，可以每天进食 4 ~ 6 次。

（1）胃癌营养支持的指征：成人 BMI < 18.5kg/m^2；近 1 ~ 2 个月体重下降超过 5%；血浆清蛋白小于 30g/L；NRS - 2002 营养风险评分≥3 分；经消化道摄入营养不能满足需要达到 7 天或以上。

（2）治疗时机：ESPEN 建议对于有营养不良风险的胃癌患者，营养支持治疗从术前 7 ~ 10 天开始，至术后 10 天左右。

（3）营养支持的剂量：①总热量 104.6 ~ 125.6kJ/（kg · d）；②蛋白质 1.0 ~ 1.2g/

(kg · d)；③热氮比(100 ~ 150)∶1；④脂肪供给的热量占总热量的30% ~ 50%。

(4)营养支持方式的选择原则：肠内与肠外营养相结合，优先选择肠内营养。

(5)胃癌术后早期肠内营养：早期肠内营养的概念是指术后1天内给予肠内营养。肠内营养的原则：只要肠道有功能，就应首选肠内营养。依据：研究认为，小肠蠕动在术后2小时即可恢复，术后6 ~ 12小时小肠就能接受营养物质输入。

(6)肠内营养的输入途径：①口服：适用于意识清楚，咀嚼、吞咽功能正常的患者；②鼻饲：经鼻胃管、鼻肠管，可在内镜引导下放置，使其越过肿瘤造成的狭窄处；③胃造瘘、空肠造瘘：内镜下经皮胃造瘘术(PEG)。

3. 营养监测　身高、体重、BMI。水、电解质、酸碱平衡。血浆清蛋白、血尿素氮。血红蛋白及血细胞比容。氮平衡。

4. 健康教育

(1)胃癌的一级预防：根据流行病学调查，多吃新鲜蔬菜和水果，少吃腌腊制品，可以降低胃癌发病率。有幽门螺杆菌感染患者应积极进行根除病因的治疗，有胃癌癌前疾病和癌前病变者应积极治疗，定期复查。

(2)胃癌的二级预防：重点是早期诊断与治疗，定期进行内镜普查，尤其是胃癌高发地区及高危人群。

(3)日常生活指导：指导患者生活规律，保证充足的睡眠，根据病情和体力，适量活动，增强机体抵抗力。注意个人卫生，保持乐观的态度和良好的心理状态。

三、大肠癌

1. 概述　大肠癌即结直肠癌，包括结肠癌与直肠癌，是最常见的消化道肿瘤之一。大肠癌的发病率从高到低依次为直肠、乙状结肠、盲肠、升结肠、降结肠及横结肠，近年有向近端(右半结肠)发展的趋势。大肠癌的发生与高脂肪低纤维素饮食、大肠慢性炎症、大肠腺瘤、遗传因素和其他因素如血吸虫病、盆腔放射、环境因素(如土壤中缺钼)、吸烟等有关。WHO明确指出，高脂肪饮食、摄入过多动物蛋白质特别是红肉过多，是大肠癌致病的主要危险因素。目前大肠癌以手术治疗为主，辅以化疗和放疗。

早期大肠癌癌细胞局限于黏膜下层，患者多无症状，或症状不明显，仅感不适、消化不良、大便潜血等。进展期大肠癌以溃疡型多见，肿瘤向肠腔内生长呈肿块型，此外，肿瘤沿肠壁各层弥散浸润呈浸润型，患者可表现为大便习惯改变、腹痛、便血、腹部包块、肠梗阻等，伴或不伴有贫血、发热和消瘦等全身症状。

2. 营养治疗　大肠癌患者进食清淡饮食，切忌油腻，忌食辣椒、胡椒、咖啡、酒、高脂肪和含粗纤维素多的食物，注意增加维生素、矿物质、蛋白质的摄入。

(1)烹调用油以植物油为主，尽量少用或不用动物油，油量每日保证在10g以内。

(2)控制脂肪的摄入，保证充足的蛋白质，肉食类、动物肝脏、鸡蛋、全脂牛奶等要少食用。

(3)多食用一些含纤维素高的食物。

(4)食谱原则：多样化，尽量少重复。

(5)营养剂：手术患者每天基础热能消耗按30kcal/kg体重，蛋白质1.25g/kg体重，热氮比值为非蛋白质热能150kcal∶1g氮。肠内营养选用全营养型肠内营养剂。

3. 营养监测　身高、体重、BMI。水、电解质、酸碱平衡。血浆清蛋白。血红蛋白及血细胞比容。氮平衡。

4. 健康教育

(1)疾病知识指导：向患者及家属讲解大肠癌的相关知识，如大肠癌的病因、临床表现及治疗等。患者如有排便习惯改变，或出现大便带黏液、带血等性质异常，或出现便秘、腹泻或两者交替出现，超过3周者应到医院检查。

(2)饮食指导：应进食低脂肪高纤维素的食物，多吃新鲜蔬菜与水果。

(3)日常生活指导：生活起居有规律，注意保暖，保持乐观的情绪。

(4)人工肛门的护理：直肠肛门切除术后做了人工肛门患者，要经常保持造瘘口周围皮肤清洁、干燥，可涂金霉素软膏保护，不宜使用强烈的碱性肥皂或消毒药水。

四、原发性肝癌

1. 概述　原发性肝癌是指肝细胞或肝内胆管细胞发生的癌，是我国最常见的恶性肿瘤之一。原发性肝癌发病可能与多种因素有关，如病毒性肝炎、肝硬化、黄曲霉毒素、水源污染等，目前认为乙型、丙型肝炎病毒是促癌因素之一，多数为肝炎后肝硬化引起。本病可发生于任何年龄，以40～49岁多见，男女之比为(2～5)∶1。

原发性肝癌早期临床表现并不典型，晚期可有局部和全身症状。肝区疼痛是最常见和最主要的症状，半数以上患者以此为首发症状。多呈间歇性或持续性钝痛、胀痛或刺痛，夜间或劳累后加重。疼痛部位与病变位置有密切关系。消化道症状表现为食欲减退、腹胀、恶心、呕吐或腹泻等，易于忽视且早期不明显。全身症状有发热、消瘦、乏力，晚期呈恶病质，体重进行性下降，可伴有贫血、出血、腹腔积液和水肿等。部分患者可出现伴癌综合征，表现为低血糖、红细胞增多症、高胆固醇血症及高钙血症。原发性肝癌可发生多种并发症，临床上常见的有肝性脑病、上消化道出血、肿瘤破裂出血、肝肾综合征及继发性感染(肺炎、败血症、真菌感染)等。

2. 营养治疗　进食高热量、优质蛋白质、富含维生素和纤维素的食物。食物以清淡、易消化为宜。若出现腹腔积液、水肿，应控制水和食盐的摄入量。

(1)根据患者肝功能和进食恢复的情况调整营养治疗方案，住院期间提供总热量15～25kcal/(kg·d)，蛋白质1.0～1.5g/(kg·d)，逐渐增加。有肝性脑病倾向时，应减少蛋白质的摄入。

(2)营养支持的方式应以经口或肠内营养为主，前期经口或肠内摄入不足时，由肠外途径补充，使用的营养制剂应结合患者的具体情况进行选择。

3. 营养监测　身高、体重、BMI。水、电解质、酸碱平衡。血浆清蛋白、血尿素氮。血红蛋白及血细胞比容。氮平衡。

4. 健康教育

(1)疾病知识指导：讲解疾病病因及防治知识，告知患者要注意饮食和饮水卫生，做好粮食保管，防止霉变。告知患者接种乙肝疫苗和丙肝疫苗对预防肝病的重要性。

(2)饮食指导：指导患者进食高蛋白质、适量热量、高维生素、低脂肪饮食，避免刺激性食物。戒烟、酒，减轻对肝脏的损害。

(3)日常生活指导：生活要有规律，保持乐观的情绪，避免情绪波动和劳累。避免服用对肝脏有损害的药物。

五、胰腺癌

1. 概述　胰腺癌是恶性程度很高的一种消化道肿瘤，以发源于胰管上皮的管源性腺癌最多见，约占90%，10%为结缔组织源性。

胰腺癌临床表现取决于病程早晚、肿瘤部位、有无转移以及邻近器官受累的情况，其临床特点是病程短、病情发展快和迅速恶化。胰腺癌早期无特异性症状，仅有上腹不适、饱胀、食欲减退等消化不良症状，易被忽略而延误诊断；上腹痛是最早、最常见的症状，呈持续性发作，逐步加重的特点；胰头部位肿瘤患者病程中常常出现黄疸，因压迫浸润胆总管所致；还可伴有恶心、呕吐、腹泻等症状。晚期肿瘤浸润和压迫胃十二指肠，可出现上消化道梗阻或消化道出血。随着病程进展，患者逐渐出现消瘦乏力、贫血、低蛋白血症等恶病质表现。胰腺癌患者还可出现胰腺炎发作、糖尿病、脾功能亢进及血栓性静脉炎等。

2. 营养治疗　改善营养状态，监测相关营养指标。指导患者进食高热量、高蛋白质、高维生素、低脂肪饮食。营养不良者，可经肠内和(或)肠外营养途径改善患者营养状态。

(1)术前营养支持：①若梗阻性黄疸较重，则应首先进行经皮肝穿刺胆道引流减黄；②有时可将引流的胆汁再经鼻饲管滴入消化道，以恢复肠道消化功能，维持水和电解质平衡；③在减黄的基础上，可通过鼻胃肠管进行滴注低脂肪型肠道营养制剂，其浓度和滴入速度应逐步增加；④监测氮平衡以了解患者对肠道营养物质的利用率。

(2)术中营养支持：①早期行肠外营养(PN)支持；②术后4~7天开始肠道营养，以空肠造瘘滴注低脂肪型肠道营养制剂；③滴注的营养液浓度及速度应逐步增加；④及时追查患者肠道对营养液的吸收能力，预防空肠造瘘滴注营养液后小肠发生坏死；⑤若能耐受自然食物，每日可分6餐给予患者高糖类、低脂肪流食或少渣半流食。

(3)术后化疗和放疗时的营养支持：①以肠道营养为主；②适当加用止吐药以减少呕吐反应；③若出现严重的消化道反应，如严重腹泻、便血等，则应适当加用肠外营养。

3. 营养监测　身高、体重、BMI。水、电解质、酸碱平衡。血浆清蛋白、血糖。血红蛋白及血细胞比容。氮平衡。

4. 健康教育

(1)疾病知识指导：讲解疾病相关知识，告知疼痛的原因及缓解疼痛的有效措施。

(2)饮食指导：指导进食高维生素、适量蛋白质、低脂肪、易消化食物，宜少食多餐、细嚼慢咽，避免生、冷、硬、煎炸及辛辣刺激性食物，避免腌制及熏制食物。

(3)病情监测：定期复查肝功能、血常规等，定期复诊。

第十二章　手术、创伤和危重患者的营养支持

第一节　手术、创伤后的代谢改变

手术、创伤应激后机体的代谢变化，不同于单纯饥饿状态下的三大营养素的代谢改变，主要表现为静息能量消耗(REE)增高、高血糖、糖异生作用增强、蛋白质分解增强、脂肪动员加快、负氮平衡和机体细胞总体水平下降。此外，肝脏合成急性时相蛋白(C－反应蛋白、纤维蛋白原、淀粉样A蛋白、铜蓝蛋白等)增加。由于机体在创伤应激时会出现神经内分泌功能、炎症细胞因子产生和高代谢分解的改变，蛋白质的分解代谢高于合成代谢，导致机体无足够的能量和氮源及其他营养素等来修复组织。

一、能量代谢变化

手术、创伤应激情况下，机体处于高代谢状态，特别是机体静息能量消耗增高及蛋白质分解增强。静息能量消耗增高的幅度与创伤的严重程度有关，如择期手术后机体能量消耗增高5%～10%，创伤后能量消耗增高10%～30%，伴发感染时增高30%～50%。但存在较大的个体差异，相同的应激状态下，不同患者的能量消耗改变有所不同，同一患者在不同疾病阶段其能量消耗也不一致。一般在创伤复苏早期，机体能量消耗可下降，可能与此时组织氧供不足有关。伴有多器官功能衰竭、休克及脑死亡的创伤患者，其能量消耗也并不增加，相反常低于正常估算值。

二、蛋白质代谢

人体在较大的手术、创伤后，最明显的代谢反应是蛋白质分解增加，呈负氮平衡，即骨骼肌群进行性消耗，尿中3－甲基组氨酸和尿素氮排出量增加。氮的丢失量除与手术、创伤的程度相关外，也取决于原先的营养状况和患者年龄，与选择性手术后的变化不同，多发性创伤时的分解代谢更为显著，氮的更新加速，而合成率仅轻度增加，负氮平衡明显。

严重创伤后，肌肉分解出的氨基酸积极转移到内脏，即创伤后肌肉蛋白转移，也是创伤后体内蛋白质调动的主要形式。分解所释放的氨基酸在内脏循环中被积极摄取，首先是肝脏优先合成急性相蛋白，心、肺、脾等重要器官蛋白质合成也增加，而非必需组织的蛋白则合成减少，构成了创伤后体内蛋白质的重新动态分布。由于体内蛋白质存量与创伤后机体恢复关系密切，决定了患者创伤后应付蛋白质分解的能力。

手术、创伤后体内氨基酸发生一系列变化，骨骼肌释放氨基酸量增加，一般丙氨酸(Ala)和谷氨酰胺(Gln)占释放氨基酸量的50%～60%，而各自仅占肌肉蛋白质的6%左右；其次，支链氨基酸(BCAA)约占释放氨基酸量的6%；但其几乎占肌肉蛋白质量的15%。虽然自创伤部位释放的Gln和Ala量增加，但由于手术、创伤后肠黏膜及肾脏对Gln的消耗亦增加，故可表现为血浆Gln水平的下降，该过程受升高的糖皮质激素调节。Ala作为氮源和糖异生前体物质被肝脏用于合成葡萄糖和急性相蛋白质。因此，Gln和Ala是将氮自骨骼肌流向各内脏器官，并参与代谢的重要物质，其代谢途径有利于尿素和氨的生成且自体内排出。

三、糖代谢

手术、创伤后早期，肝脏糖原分解增强，空腹血糖升高，其水平与应激程度相平行，此时，胰岛素水平低下，葡萄糖生成基本正常或仅轻度增加。至分解代谢期，肝脏生成葡萄糖明显增加，虽然此时胰岛素水平正常或升高，但高血糖现象却继续存在，提示机体处理葡萄糖的能力受到影响及周围组织对胰岛素的敏感性减弱，肝脏和骨骼肌成为胰岛素阻抗组织。手术、创伤后的高血糖和胰岛素抵抗现象是否与儿茶酚胺抑制胰岛素受体和胰岛β细胞的分泌或肾脏清除胰岛素增加等因素有关目前尚不完全清楚。

手术、创伤后中枢神经系统对葡萄糖的消耗基本维持正常(约120g/d)，而肾脏对葡萄糖的消耗则增加，约为正常时的2倍。体内生成的葡萄糖，骨骼肌仅消耗小部分，大部分葡萄糖转化为乳酸，后者循环至肝脏，参与葡萄糖乳酸循环(Cori循环)。

四、脂肪代谢

脂肪组织是人体最大的能源库。手术、创伤时，由于儿茶酚胺的作用，胰岛素/胰高糖比例下降导致体内脂肪动用，表现为脂肪分解和氧化率均增强而合成减少，脂肪酸和三酰甘油成为机体代谢所需能量的主要来源。严重创伤后，机体所消耗的能量有75%～95%来自脂肪的氧化。此外，由于受TNF-α等细胞因子对脂酶的抑制作用，三酰甘油的合成也有所下降。由于交感神经系统受到持续刺激，此时，即使提供外源性脂肪，亦难于完全抑制内源性脂肪的分解，表现为血清脂肪酸和三酰甘油水平升高。

五、酸碱平衡紊乱

创伤后常见的酸碱平衡紊乱是代谢性酸中毒、呼吸性酸中毒。

1. 代谢性酸中毒　多见于严重创伤的早期。主要原因：①休克时低血容量、血管收缩、血液浓缩、细胞凝集和微血栓形成等原因，导致细胞缺氧，产生无氧酵解，使乳酸、丙酮酸、磷酸等酸性物质增多；②严重创伤后由于有效循环血容量不足，心排血量下降，血压降低，醛固酮增多排尿量减少，酸性代谢物不能迅速从肾脏排出，因而体内酸性代谢产物积聚；③早期输入过多的偏酸性溶液，碳酸氢钠补入不足；④严重感染，禁食，肝、肾功能不全及创伤早期引起的肺功能不全，导致缺氧而产生的酸性代谢产物积聚。

2. 呼吸性酸中毒　严重创伤往往因呼吸道梗阻和严重肺部并发症引起呼吸不畅，二氧化碳积聚引起呼吸性酸中毒。另外，因麻醉或其他药物也可引起呼吸抑制，并发脑水肿、感染等使呼吸减慢，均可引起呼吸性酸中毒。

第二节　烧伤患者的代谢变化

由热力引起的皮肤或其他组织的损伤统称烧伤，是一种常见的创伤。小于体表面积20%的轻度烧伤，伤后代谢反应轻，一般不发生营养问题，而大于体表面积20%的大面积或严重烧伤，则属于严重创伤，可引起机体明显的分解代谢。一般烧伤后的代谢反应分为一个短暂的、代谢低下的低潮期(休克或复苏期)及一个活动增强的高潮期。高潮期又分为急性分解代谢期及适应性合成代谢期。烧伤后的代谢反应主要指高潮期的分解代谢，包括安静状态下的代谢率增加，蛋白分解、氮排出增加，体重明显减轻，糖的不耐受增加，脂肪的动员增加。如不及时给予营养支持治疗，则随着机体组织的不断消耗，可致营养不良，使机体的防御能力降低，增加对感染性并发症的易感性，最终影响预后。

一、烧伤后患者营养素代谢改变

烧伤后患者的代谢和神经内分泌的变化类似手术、创伤后，但有不同之处，严重烧伤后的代谢反应主要表现在“高潮期”的超高代谢持续时间可自烧伤后2～3天开始直至数周甚或数月不等。

1. 能量代谢变化　烧伤患者的代谢率远远超出正常人或一般手术、创伤患者，故将烧伤后的高代谢称为超高代谢。烧伤后2～3天，患者的代谢率即显著增高，其静息能量代谢率可增加50%～100%，代谢率的增高与烧伤的严重程度呈正比。当烧伤总面积<40%～50%时，机体能量消耗以线性方式随烧伤面积增加而增加。当>50%时，患者的代谢率曲线趋于平坦，可高达正常人的2倍。代谢率随烧伤后时间的不同而变化，不同烧伤面积的代谢率高峰出现时间也有差异，一般烧伤患者的代谢率在伤后6～10天达到高峰。导致烧伤患者能量消耗增加的原因包括：烧伤创面的水分蒸发；高热，体温每上升1℃，能量消耗约增加13%；感染、儿茶酚胺分泌增加，其分泌量与代谢率呈直线相关；当环境温度偏低时，患者可因寒战而导致消耗增加。

研究结果表明，烧伤后的代谢调节与中枢神经系统有关，其中下丘脑起重要作用。将创面发出的信号传递至下丘脑的主要途径是外周神经和循环体液，下丘脑接到所传入的信号后，通过交感和运动神经调节体温、代谢率和神经内分泌系统。因此，循环系统中有许多介导创伤后反应的物质，其包括：①激素：儿茶酚胺、胰高血糖素、皮质醇等；②脂类介质：血小板活化因子，前列腺素E_2、血栓素TXB_2、白三烯B_4等；③细胞因子：白介素-1、白介素-6、肿瘤坏死因子、干扰素等。此外，内毒素、氧自由基等均可引发烧伤后的代谢反应。

2. 蛋白质代谢　烧伤后蛋白质的更新率、分解代谢及合成代谢率均增加。由于烧伤后胰高血糖素急骤增高，除促使糖原分解外，还刺激糖异生。胰高血糖素分泌增加的程度可超过胰岛素增加的程度。使胰岛素/胰高血糖素比值降低，即糖异生增强，机体分解代谢超过合成代谢。蛋白质分解代谢的速度大于合成代谢，其结果是患者出现严重的负氮平衡，并伴有钾、钙、磷、镁、锌的丢失。自烧伤后2～3天起，尿素氮排出量增加，持续数天至数周，一般在1～2周达到高峰。正常成人每天尿素氮排出量约10g，轻中度烧伤患者的尿素氮排出量为10～20g，重度烧伤时达20～30g。烧伤患者尿素氮的排出量受烧伤程度、手术、感染的严重程度及全身营养状况等因素的影响。除尿素氮排出外，从烧伤创面还可丢失相当数量的氮，粗略估计，面积达1/3深度的烧伤患者自创面丢失的氮量为总丢失量的10%～20%，而大面积深度烧伤患者自创面丢失的氮量为总丢失量的20%～30%。而烧伤患者的粪氮排出基本同正常人，为1.5～2g/d。烧伤后机体所丢失的氮来自全身的瘦组织群，主要来自骨骼肌。

影响蛋白质合成的因素有神经内分泌的变化和营养底物的补充是否合理及足够。

3. 糖代谢　严重烧伤后糖代谢变化的主要特征是糖原分解、糖异生和应激性血糖升高。由于烧伤后肾上腺素的分泌可诱发血糖迅速升高，故有半数大面积烧伤患者在伤后2小时出现高血糖症或糖耐量下降。伤后早期的血糖增高源自肝糖原的分解，但稍后期的血糖增高系因肝脏和周围组织对胰岛素的抵抗、胰岛素分泌量相对不足或葡萄糖利用发生障碍。患者因高代谢而大量消耗能量，由于肝内糖原储备有限，肝糖原只能提供12小时代谢所用，为了维持血糖浓度，使脑组织、骨髓、肾上腺髓质、红细胞、巨噬细胞等主要依靠葡萄糖代谢的组织细胞提供能量，故经骨骼肌分解的糖异生作用增强。

4. 脂肪代谢　烧伤后血浆游离脂肪酸（FFA）和甘油水平升高，主要是烧伤后体内脂肪动员增强。严重烧伤者每天脂肪分解、丢失量可达600g以上。另外血浆蛋白质水平的降低限制了脂肪酸运转进入胞质也是重要因素之一。

脂肪代谢受多种激素及交感神经活动的调节。儿茶酚胺、甲状腺素、胰高血糖素及皮质醇均可促进三酰甘油分解为甘油及脂肪酸的过程。胰岛素和前列腺素则可抑制脂解。烧伤后血浆酮体水平不高，说明脂肪的氧化未发生障碍。

5. 无机盐代谢　在烧伤早期，组织细胞的破坏可引起血清钾和其他无机盐含量的升高，而在分解代谢旺盛期，因创面丢失和尿中排出量增加，以致血清中含钠下降。钾、磷代谢常与氮代谢平行出现负平衡；钙仅能维持在正常值低限，但尿中排出量仍然较高；由于许多酶和蛋白质含锌，所以在丢失蛋白质的同时也丢失锌，创面渗出液中锌浓度是血浆的2～3倍，尿中锌的排出量增加可持续2个月，以致血清锌含量下降；镁的变化与锌相似；尿中铜排出量的增加也会持续较长时间。

6. 维生素代谢　烧伤后患者体内的水溶性维生素从尿液和创面丢失量很多，加之体内物质代谢旺盛对其需要量增加，故血浆及尿液中各种维生素含量都降低。

7. 酸碱平衡紊乱　烧伤很容易导致酸碱平衡紊乱，常见的有以下三种情况。

(1)代谢性酸中毒：大面积烧伤后、休克、感染等均可使三羧酸循环运行障碍，以致糖类、蛋白质和脂肪氧化不全，产生的乳酸、丙酮酸、酮体等酸性物质便在体内积聚，引起代谢性酸中毒。这种酸中毒常见于严重烧伤的早期，其发生的原因是：①烧伤引起的患者血容量降低、血管收缩、血液浓缩、细胞凝集、微血栓形成、肺功能障碍引起的呼吸不通畅等因素，导致细胞缺氧及无氧酵解加强，使物质代谢产生的酸性物质增多；②烧伤后患者有效血容量减少、心输出量下降、血压偏低、抗利尿激素分泌增加引起的尿量减少，都可使酸性代谢产物不能迅速经肾脏排出；③严重感染、饥饿、肝肾脏功能不全；④早期治疗中输入过多的偏酸性溶液，而碳酸氢钠补充不足。

(2)呼吸性酸中毒：严重烧伤时的呼吸道梗阻和肺部并发症，可引起呼吸不畅，使二氧化碳在体内过度积聚，从而发生呼吸性酸中毒。另外，烧伤后患者出现的脑水肿、感染、麻醉剂或其他药物引起的呼吸抑制，也都是导致呼吸性酸中毒的原因。

(3)急性缺钾性碱中毒：烧伤患者在出现负氮平衡的同时，细胞内钾离子渗出，而细胞外的钠离子和氢离子则进入细胞内，结果使细胞外液中的氢离子浓度降低，在 $pH > 7.5$ 时便出现碱中毒的临床表现。

二、烧伤后体重变化

烧伤后早期由于神经内分泌(醛固酮和抗利尿激素)的作用，体内水钠潴留，患者体重略见增加；但数天后，潴留的水、钠逐步排出体外，体重略见下降。随着分解代谢开始，体内脂肪和骨骼肌严重消耗，体重明显下降。当体重下降程度达原体重的 15% ~ 30% 时可出现营养不良而影响创面愈合；体重下降 >30% 时将危及生命。进入合成代谢期后，随着正氮平衡的开始，体重逐步增加。

三、烧伤对内脏功能的影响

1. 神经内分泌系统的变化　严重烧伤可引起中枢神经、自主神经、内分泌系统功能失调，这种内环境稳定性的破坏表现为儿茶酚胺、肾上腺皮质激素、抗利尿激素、生长激素的分泌量增加。

神经内分泌激素水平的变化会对机体产生一系列的影响，例如，儿茶酚胺对心血管有强烈的作用，过多时可造成内脏血管收缩，细胞因缺氧而产生人量乳酸等酸性物质，进而发生代谢性酸中毒；肾上腺糖皮质激素可使蛋白质分解亢进，增加氮的排出；肾上腺盐皮质激素醛固酮在烧伤后体液渗出期分泌增加，可促进钠潴留与钾排出；垂体后叶分泌的抗利尿激素的主要作用是增加肾小管对水的重吸收，它在烧伤后的分泌增加可使患者出现少尿或无尿，血容量下降也引起抗利尿激素的分泌；在烧伤后 8 ~ 10 天开始的康复期，垂体前叶分泌生长激素增加，从而使氮和钾潴留，促进蛋白质合成代谢。

2. 血液系统的变化　现在，人们对严重烧伤引起的周围血液和骨骼的变化已有了较为深入的了解。

(1)血浆蛋白：在大面积的严重烧伤时，血浆清蛋白明显减少，以致清蛋白/球蛋白(A/G)的比值倒置。这是因为通过创面渗出丢失了大量含蛋白质的液体(平均 40 ~ 60g/kg)，而且在渗出液中清蛋白多于球蛋白。

烧伤面积小于体表面积的 15% 时，血浆蛋白在一周左右便可恢复正常，而大面积烧伤患者的低蛋白血症会持续较长时间，严重者可出现水肿。北京积水潭医院对 20 例大面积烧伤患者的观察表明，烧伤后血浆蛋白均明显下降，其中烧伤面积 >71% 患者的 A/G 比值全部倒置，在伤后 4 个月开始恢复正常。同时观察到，血清免疫球蛋白 IgG、IgA 在烧伤后迅速下降，分别于伤后 1 周和 2 周左右恢复正常。对免疫球蛋白明显下降的严重烧伤患者，国内外采用由静脉补充非特异性免疫球蛋白的方法进行治疗，取得了较好的效果。

(2)血细胞：血液红细胞很容易在热力作用下破裂，于烧伤后第 1 天即表现为数量减少或形态改变，以后更加明显。患者因此出现血红蛋白血和血红蛋白尿有人采用^{51}Cr和^{32}P标记红细胞的方法，测定患者在烧伤48小时内红细胞丧失量的变化。证明了红细胞的破坏与烧伤面积大小呈正比。感染可使红细胞的丢失速率增快。严重烧伤患者的常见并发症贫血，与红细胞的大量破坏也有密切关系。

白细胞的变化与红细胞不同，往往在烧伤后30分钟到2小时内增加，于6~8小时达高峰，同时有中性粒细胞增多和淋巴细胞减少。烧伤后3天白细胞开始下降。烧伤早期的白细胞增加被认为是热力引起的全身反应之一，也可能与血液浓缩有关。在发生创面感染时，白细胞会再度增多，此系炎症反应所致。

在烧伤休克期，由于血液浓缩，可见血小板增高。一般于伤后7~14天，血小板随血液浓缩的消失而减少，在创面愈合的康复期恢复正常。但在烧伤后并发败血症时，血小板可降至1200/mm^3。血液中血小板减少被认为是受到破坏，或大量积聚在烧伤焦痂皮肤部位所致。

(3)凝血机制：严重烧伤后，凝血过程一般有不同程度的增强，血液较平时容易凝固，烧伤引起的微循环灌流量不足可使组织缺氧。血小板即有可能在微血管中凝固，微血管被堵塞又进一步降低局部血液灌流量及pH，促使细胞坏死。这既会加重休克过程、又可加重感染的后果，甚至引起多发性内脏坏死。大量凝血因子的消耗无疑会引起广泛的出血倾向。

3. 胃肠道功能的变化　在烧伤早期，胃肠道蠕动缓慢，胃酸、胃蛋白酶、胰蛋白酶分泌减少，消化功能因此而降低，严重时出现肠麻痹。烧伤后感染以及治疗过程中的麻醉、手术、抗菌药物使用，都可使胃肠道功能紊乱持续较长时间。患者除有食欲缺乏、恶心，呕吐、腹胀、腹泻等症状外，还会出现弥漫性的胃及十二指肠黏膜糜烂、溃疡、出血，有的患者甚至因大量失血而造成休克、死亡。

对死亡患者做病理解剖时，可见到胃肠水肿、充血、黏膜脱落、淋巴细胞浸润等改变。

4. 肝脏功能的变化　烧伤患者肝脏功能的改变主要表现为血清胆红素水平升高、谷丙转氨酶活力轻度或中度升高、低蛋白血症，有的患者于早期或晚期出现黄疸。肝脏功能异常可致病程延长、恢复缓慢。

在病理解剖中可见肝脏肿胀、肝细胞变性、坏死、中性粒细胞及淋巴细胞浸润、肝糖原减少、脂肪浸润。

临床观察表明，患者在烧伤后的整个临床过程，即休克期、感染期和康复期均有可能发生肝脏损害。早期的肝损害可能是由休克、血容量不足、肝脏缺血、缺氧引起的；感染期出现的细菌感染、负氮平衡以及治疗中的麻醉、手术可能是引起肝损害的原因；长期使用多种药物、大量输血可导致患者在康复期出现肝损害。

5. 肾脏功能的变化　烧伤造成的有效循环血容量降低、肾脏血流量减少，可导致肾小球滤过量减少，患者因此出现少尿、无尿、尿比重高、尿钠含量低，这些变化在经补液使血容量增加后，能逐渐恢复正常。

在严重烧伤患者可见有肾小管或肾小球的病理改变。当肾脏实质受到损害时，患者容易发生急性肾衰竭，可见于严重烧伤后的任何一个时期。早期发生的急性肾衰竭与烧伤后血浆大量丢失引起的急性血循环动力学改变有关，发生在晚期的急性肾衰竭多是某种并发症如败血症、肾脏感染引起的循环功能改变所致。对急性肾衰竭宜尽早进行腹膜透析，最好做血液透析。

第三节　手术、创伤和烧伤患者的营养支持

一、手术、创伤患者的营养支持

营养支持是手术、创伤患者治疗中的一个重要措施，尤其是对长时间处于高分解代谢状态的患者，合理的营养支持可减轻蛋白质的消耗和营养不良，维持基本的代谢和生理功能，促进体内合成代谢，包括瘦组织群和脂肪组织；通过机体组织的再建，恢复和维持人体的正常生理功能。因此，营养支持的目的首先是代谢支持，其次是提高机体对手术、创伤等的耐受力，促进组织修复和改善生命质量。

（一）营养支持的指征和途径

对于手术、创伤患者，营养支持是通过合理提供代谢所需的营养素达到代谢支持、维护脏器、组织细胞的功能和防治营养不良的目的，包括纠正术前营养不良，维持术后营养状况，预防手术、创伤后营养不良的发生，减少并发症的发生率和促进康复。临床可根据病情和适应证选择具体的营养支持途径。

1. 营养支持的指征

（1）适应证

1）预计患者在围术期、严重创伤后连续5～7天不能正常进食。

2）已存在营养不良。

3）存在营养风险：①6个月内体重下降大于体重的10%～15%；②BMI＜18.5；③人血清蛋白＜30g/L。

（2）禁忌证

1）休克和内环境紊乱。

2）肠梗阻、肠麻痹、肠缺血或血流动力学不稳定者，忌用肠内营养。

2. 主要支持途径

（1）经口摄食是首选途径。

（2）躯体和腹部严重钝器伤和穿透伤以及严重头部受伤而接受胃肠管营养治疗的患者，直接小肠通道是获得成功营养治疗的必要条件。因肠内营养（EN）更符合生理、安全和经济，因此，在有营养支持适应证的前提下，只要患者胃肠道有功能且可利用，应当首选肠内途径。大多数头部损伤患者由于胃轻瘫的关系，其胃内营养治疗可能最早要在伤后约3天或4天获得成功。这部分有小肠通道的患者能耐受小肠内营养治疗。如果早期肠道内营养治疗不可行或不能被耐受，则必须实行肠道外营养治疗。对于有腹部穿透伤和钝器伤及建立了小肠通道的患者，大多数患者在完成复苏并取得血流动力学稳定后

可以实行肠道内营养治疗。腹部创伤指数(ATI)评分较高的患者，特别是 ATI >40 分者，达到肠道内营养治疗目标比率的增加速度要减慢一些。在烧伤后内环境稳定后肠内营养即可开始，由于早期肠内营养有助于维护肠黏膜厚度、绒毛高度和肠道屏障功能；减少内毒素的吸收和细菌易位的发生，改善肠道应激能力，因而提倡早期实行，以预防或尽量减轻胃轻瘫，如果推迟胃内营养治疗时间，特别是如果推迟到 18 小时以后，则胃轻瘫的发生率可能升高。

(3)患者在受伤后不久，最好在获得血流动力学稳定和完成复苏后，实行全胃肠外营养。在严重受伤的患者中，如果在第 7 天不能成功进行肠道内营养治疗，则必须开始行肠外营养(PN)。在受伤后第 7 天不能耐受其肠道内营养治疗目标比率 50% 以上的患者，必须给予实行 TPN，但在患者能耐受 50% 以上肠道内营养治疗时，逐渐减量至完全停止使用。

(二)营养物质的需求和供给

手术、创伤后，由于发热、疼痛、恐惧和神经内分泌系统的变化等一系列因素的影响，食欲、味觉和消化系统功能都受到不同程度的抑制，患者的摄食欲望和功能常受影响。因此，对此类患者应根据其生理需要量及病情变化计算并提供营养物质；对伴有并发症，如肝性脑病或肾衰竭等的患者，则应根据其代谢特点提供合适的营养物质。

1. 总能量的计算　最经典的计算方法是按 Harris – Benedict(HB)公式计算基础能量消耗值(BEE)，又称基础代谢率(BMR)，以此估计患者的基本需要量。

$$\text{BEE(男)} = 66.47 + (13.75 \times BW) + (5 \times H) - (6.76 \times A)$$
$$\text{BEE(女)} = 65.51 + (9.56 \times BW) + (1.85 \times H) - (4.68 \times A)$$

式中：BW 为体重(kg)；H 为身高(cm)；A 为年龄(岁)。

按 HB 公式计算所得 BEE 是指人体处于安静状态，不受活动、环境温度、食物及精神等因素影响时的能量代谢率，不完全代表患者处于各种临床状态下的能量消耗。如在长期禁食状态下能量消耗将减少 10% ~15%，而当存在发热、应激、活动等各种因素时，能量消耗增加，称为实际能量消耗(AEE)，可根据下列公式计算：

$$AEE = BMR \times AF \times IF \times TF$$

式中：AF 为活动因素，完全卧床时为 1.1，卧床 + 活动为 1.2，正常活动为 1.3；IF 为创伤因素，根据手术、创伤程度不同，系数各异(表 12 – 1)；TF 为发热因素，在正常体温基础上，体温每升高 1℃，系数增加 0.1，如 38℃时为 1.1。

目前临床应用间接测热法所测得的能量消耗值更接近实际需要，即利用代谢率，由计算机控制代谢监测系统，通过测定机体在单位时间内所消耗的氧(VO_2)量和产生的二氧化碳(VCO_2)量，计算出呼吸商(RQ)和能量消耗，分析出三大营养物质分别占能量消耗的比例，可为合理的营养支持提供参考依据。

对于一般手术、创伤患者，可用简易计算供给总能量的方法，按 25 ~ 40kcal/(kg · d)的计算。

表 12－1　手术、创伤患者能量消耗增加的系数

手术、创伤因素	系数
中等以上手术后	1.1
骨折	1.2
败血症	1.3
腹膜炎	1.4
多发性创伤修复	1.5
多发性创伤＋败血症	1.6
烧伤30%～50%	1.7
烧伤50%～70%	1.8
烧伤70%～90%	1.9

2. 蛋白质　蛋白质的供给应占总能量消耗的12%～15%，但蛋白质的主要作用并非供能，而是作为氮源提供组织细胞更新、修复和一系列生物活动所需。正常成人蛋白质的需要量为1～1.5g/(kg·d)；在应激、较大的手术、创伤后机体对蛋白质的需要量增加，可达2g/(kg·d)的，甚至更高。尽管较大手术、创伤的患者在伤口和创面修复期需要较高的蛋白质量，但在伴有肝、肾功能严重受损时，人体对蛋白质的代谢和利用能力下降，蛋白质的供给量应适当减少，优质蛋白质应占70%以上。为使提供的蛋白质得到最大限度利用，必须同时提供足够的非蛋白质能量，构成合理的热氮比，才能达到预期的节氮效果。通常，较合适的热氮比为100～150kcal∶1g，可视病情适当调整。

另外，某些氨基酸具有特殊作用，也应适量补充。谷氨酰胺是应激状态下小肠黏膜的唯一能量来源，对于维持胃肠道黏膜完整性及其正常功能、预防肠源性感染具有重要作用。蛋氨酸可转变为半胱氨酸而具有解毒作用，可保护肝脏。蛋氨酸的甲基可用于合成胆碱，有抗脂肪肝作用。色氨酸、苏氨酸、脱氨酸和赖氨酸也都有抗脂肪肝作用。精氨酸代谢后在肠道内产生较多的氮气，可抑制肠道细菌的生长繁殖，预防患者发生肠源性感染。最近的研究认为，使用高浓度支链氨基酸溶液可改善能量供应不足，减轻分解代谢反应，促进蛋白质合成，恢复免疫功能。

3. 糖类　其供给占总能量消耗的50%～60%，占非蛋白质能量的50%～70%。可供给单糖、双糖和多糖。其机体对葡萄糖的最大氧化能力成人约为6g/(kg·d)，儿童为8～15g/(kg·d)。过量提供葡萄糖可导致脂肪肝。胰岛素分泌不足、应激或糖尿病患者在应用葡萄糖作为能量来源时，需加用外源性胰岛素，比例为每4～10g葡萄糖加入1U胰岛素，并根据血糖、尿糖监测结果调整比例。

4. 脂肪　占总能量消耗的25%～30%，占非蛋白质能量的30%～50%。脂肪的特点是能量密度高，不仅提供能量和碳原子，还提供必需脂肪酸。急性期脂肪应摄入或尽量少摄入。并发胃肠功能紊乱及肝脏损害时，需适当减少脂肪供给量。成人能耐受1～2g/(kg·d)的脂肪，当供量过多或脂肪代谢障碍时，可致高脂血症或脂肪超载综合征。婴幼儿的脂肪供给量可达3～4g/(kg·d)。

5. 水、电解质的需要量　水和电解质是维持人体代谢所必需的物质，水也是将营养素带入体内的载体。在不能进食、无额外丢失的情况下，一般手术、创伤患者的水和电解质的每天供给量可按正常需要量提供；但在某些临床状况下，需视病情和检测结果随时调整入水量(表 12－2)。

表 12－2　手术、创伤患者非显性丢失水的补充

状态	每天增加水量(L)
体温每升高1℃	0.1～0.3
中等出汗	0.5
显著出汗，高热	1.0～1.5
过度通气	0.5
干燥环境中过度通气	1.0～1.5
创面和体腔持续暴露5小时	0.5～3.0

当患者能进食且输液量减少后，每天食物含水量及饮水量应达 3500ml 左右，同时保证尿量。对有额外电解质和无机物质丢失的患者，应视病情调整补充量。

6. 维生素　在机体物质代谢和调节生理功能方面充当着重要角色，虽然每天的需要量很少，但因其很少能在体内合成，一旦长期禁食，将导致维生素缺乏。

水溶性维生素在体内无储备，长时间禁食的患者易缺乏，应常规补充；脂溶性维生素在体内有一定的储备，短期禁食者暂不提供，一般不会导致缺乏，但若长期、持续过量提供则可致蓄积中毒。在无明显维生素缺乏的状态下，补充量一般不超过中国居民膳食营养素参考摄入量。处于应激、手术、创伤状态的患者，水溶性维生素的消耗和需要量有所增加。

7. 微量元素　通常情况下，微量元素在食物或各种输液中以痕迹量带入体内；长期禁食者可能出现某些元素的缺乏，故对这些患者在未发生缺乏前就按中国居民膳食营养素参考摄入量补充微量元素。微量元素中的金属元素是金属蛋白和金属酶的组成成分，部分元素参与伤口愈合和抗体合成。锌是多种酶的组成部分，参与广泛的生物化学反应过程，锌缺乏将影响 DNA、蛋白质、胶质的合成及创面的愈合。创伤和烧伤后早期，由于锌自创面和尿中丢失较多，血锌水平下降，补充足量的锌可促进创面愈合，烧伤患者补锌量为 1.5～3μmol/(kg · d)。铁是血红蛋白和肌红蛋白的组成部分，较大的创伤和烧伤患者由于出血、红细胞破坏、多次手术等原因常发生贫血，铜缺乏也可使铁利用受阻，故需注意铜和铁的补充，严重烧伤患者需铁 1.8mol/(kg · d)。

8. 膳食纤维　现已明确膳食纤维并非是无用的物质，它在改善小肠功能、防止和减少腹泻、保护和维持肠壁结构以及屏障功能中起到明显的作用。但膳食纤维适用于胃肠功能基本完好的患者，因而仅添加于肠内营养中。由于不同量、质和种类的膳食纤维具有不同的效用，单一的膳食纤维成分不能对肠道发挥全部功效。就发展趋势而言，肠内营养配方中将需要添加不止一种膳食纤维，而且膳食纤维有可能作为肠内营养配方的成分之一，以利大多数接受肠内营养者从中获益。

对于膳食纤维的每天摄入推荐量尚未统一。建议膳食纤维的摄入推荐量为 20～30g/d。根据对儿童膳食纤维摄入量的回顾性研究结果提示，在 2～20 岁的人群中，年龄加 5～10g 作为膳食纤维日均摄入推荐量已被广泛接受。

9. 食物选择

(1)休克期以清热、利尿、消炎、解毒为主。补给多种维生素,不强调蛋白质和能量,应尽量保护食欲。可选择茶、米汤、绿豆汤、西瓜汁、鸭梨汁、藕汁、百合汤、橘子、酸奶,维生素饮料等,同时可补充部分要素膳食,以增加各种元素的摄入。根据患者消化吸收情况,以后逐渐增加牛奶、蒸嫩蛋、菜末、肉末、面片、面条、鱼米粥、水泡蛋等。一般6~8餐/天。

(2)感染期应继续利尿、消炎、解毒,给予高维生素膳食。可选择各种粥、面食、鱼、虾、肉类、禽类、肝、蛋、牛奶、巧克力、各种蔬菜。每天给250~500g的水果,夏天可给冰淇淋、冰块、西瓜等,主食400~600g,以软、易消化的食物为主。膳食中多增加不饱和脂肪酸如豆油、芝麻油、菜油等,每天可给予30~50g,使脂肪应占总能量的30%左右。选择含磷脂丰富的食物,如蛋黄、豆制品等预防脂肪肝,饱和脂肪酸不宜过多。一般5~6餐/天。

(3)康复期应给予高蛋白、高能量、高维生素，丰富而有全价营养的膳食。继续控制感染，提高免疫功能，增强抵抗力，促使迅速康复。可选择各种面食、米饭、肉类、禽类、鱼、虾、牛奶、蛋类、各种蔬菜、水果，一般4~6餐/天。

二、烧伤患者的营养治疗

(一)营养治疗的原则

一般将烧伤的临床过程分为三期，即休克期、感染期和康复期。但是，各期之间互相交错、重叠。有着紧密的联系，有时难以截然分开，所以各期的营养治疗原则也应当既要有所区别，又要有所交叉和延续，以符合实际需要。

1. 休克期　该期病程为2~3天,严重烧伤时甚至可在伤后0.5小时发生。轻度烧伤患者多数不发生休克。营养治疗以补充多种维生素为主,不强调热量和蛋白质,以尽量保护患者食欲。可让患者饮用或吸食米汁、牛奶、绿豆汤、梨汁、西瓜水、维生素饮料。

2. 感染期　一般在烧伤2天后即可发生创面细菌感染，也就是说感染有时发生在休克期内。烧伤1~3周内特别容易发生感染，尤其是深度烧伤创面，患者随时可出现菌血症。在机体抵抗力降低时，血液中细菌可大量繁殖以至并发败血症。细菌在创面产生的毒素和组织分解产生的毒素，都可被吸收进入血液循环而出现毒血症。治疗中的手术切痂、植皮也增加了感染的机会。

此期的营养治疗原则是给予高维生素饮食，逐渐增加蛋白质和热量以弥补机体消耗，纠正负氮平衡及低蛋白血症，强调供给优质蛋白质，应占补充总量的70%。这样可以达到保证供皮区再生，提高植皮成活率的目的。供应的膳食以半流质和软饭为主，包括各种粥、面条、鱼、虾、肉类、牛奶、鸡蛋、鲜嫩蔬菜、水果。

3. 康复期　患者平稳度过感染期后转入康复期，此时创面愈合良好，机体功能也开始恢复。康复期的长短主要取决于烧伤创面的深度和机体感染的程度。在此期一定要全面加强营养，增强机体抵抗力，继续控制感染，保证身体快速康复。所以应给予高蛋白、高热量、高维生素和多种矿物质的全价营养膳食，即各种面食、米饭、肉类、鱼、虾、牛奶、鸡蛋、新鲜蔬菜、水果。

(二)烧伤患者的营养需要

烧伤后的超高代谢反应提示,机体对热能和蛋白质等营养素的需要量较平时大大增加。应根据患者烧伤面积和深度、病程分期、机体氮平衡状态、体重变化、临床检验结果等因素，确定具体补充数量和给予的时间。对多数患者需在感染期和康复期全面加强营养。

1. 热能　烧伤后的超高代谢反应使机体产热和氧耗量增加，因此要在正常需要量基础上补充多余的消耗。

Curreri 提出，烧伤面积 > 50% 的患者每天热能需要量，可按以下公式计算：

成人：热能需要量 = 105kJ(25kcal) × 体重(kg) + 167kJ(40kcal) × 烧伤面积(%)。

8 岁以下儿童：热能需要量 = 168 − 251kJ(40 − 60kcal) × 体重(kg) + 146kJ(35kcal) × 烧伤面积(%)。

另外要注意热能和氮的比例，两者比例最好为：628 ~ 837kJ(150 ~ 200kcal)∶1g 氮。

2. 蛋白质　在烧伤后的不同病程时期，机体对蛋白质的需要量有很大差异。Soroff 对 11 例Ⅲ度烧伤面积达 15% 以上的严重烧伤患者进行氮平衡研究后提出，当每天摄入 14.7MJ 热能，其中 30% 由脂肪供给时，要在伤后不同时期达到氮平衡，各期蛋白质需要量(g/kg 体重)为：7 ~ 16 天时 3.20 ~ 3.94，30 ~ 39 天时 2.02 ~ 2.53，60 ~ 69 天时 1.44 ~ 0.51，90 ~ 99 天时 1.08 ~ 0.51。

可见在分解代谢旺盛期，患者对蛋白质的需要量很大，应供给充足，宜占总热能的 20% 左右。成年烧伤患者每天蛋白质摄入量最好达到 120 ~ 200g，优质蛋白质必须占 70% 左右，这对维持氮平衡极为重要。烧伤患者的蛋白质需要量计算公式如下：

成人蛋白质需要量(g) = 1.0 × 体重(kg) + 3.0 × 烧伤面积(%)

儿童蛋白质需要量(g) = 3.0 × 体重(kg) + 1.0 × 烧伤面积(%)

有些氨基酸对烧伤患者是特别重要的，如蛋氨酸可转变为半胱氨酸而具有解毒作用，可保护肝脏。蛋氨酸的甲基可用于合成胆碱，从而有抗脂肪肝作用。色氨酸、苏氨酸、胱氨酸和赖氨酸也都有抗脂肪肝作用。谷氨酰胺在防止肌肉代谢分解、增强机体免疫能力、维持肝脏和胃肠道黏膜正常功能方面，具有重要作用。精氨酸代谢后在肠道内产生较多的氮气，可抑制肠道细菌的生长繁殖，可预防患者的肠源性感染。所以，可在烧伤早期由静脉输入氨基酸制剂。

供给膳食蛋白质一定要观察患者是否并发肾功能不全、消化功能严重紊乱，以及血液中尿素氮是否异常升高，在患者有这些情况时，应根据病情适当减少蛋白质供给量。

3. 糖类　是热能最经济、丰富的来源，还具有保护肝、肾功能、预防代谢性酸中毒和减缓脱水的作用。包括由静脉输入的葡萄糖在内，每天需供给烧伤患者 400 ~ 600g。Stacey 等建议每天糖类供给量最好为 7.2g/kg 体重。静脉补充葡萄糖时，应与胰岛素、氯化钾同时输入，以保证葡萄糖充分转变为糖原，并维持体液中钾含量。还要供给患者一些淀粉类食物，但不宜让患者摄入过多，以免引起腹胀。

4. 脂肪　供给脂肪要选择含必需脂肪酸、磷脂丰富的食物，如大豆制品和鸡蛋等，以保证组织细胞再生的需要。膳食脂肪能提供脂溶性维生素，可预防维生素缺乏症。根据患者具体情况，每天供给量可占总热能的 20% ~ 30%。

当患者食欲缺乏，或并发胃肠功能紊乱及肝脏损害时，需适当减少脂肪供给量。

5. 维生素　在维持体内物质代谢、保证能量供应、促进创面愈合、刺激造血功能、增强免疫能力、减轻药物毒性、预防内脏损害等方面，具有十分广泛的作用。

6. 无机盐和微量元素　烧伤引起的无机盐代谢紊乱对创面愈合影响很大，与患者康复关系密切的元素主要有以下几种：

(1)钠：患者血清钠在烧伤后常出现波动，休克期内钠离子浓度下降，以后逐渐升高，于伤后10天左右达到平衡。但也有患者在并发高渗性脱水或败血症时，出现高钠血症。对于发生水肿和肾功能障碍者，需限制钠盐。

(2)钾:除了在烧伤早期有血钾升高外,由于患者在整个烧伤病程中从尿中和创面均丢失钾,故较多出现低钾血症,此与负氮平衡常同时存在。每1g蛋白质和糖类分解代谢时,可分别释放出0.5mg和0.36mg钾。因此,在供给大量蛋白质的同时需补充钾,这样可促进机体对氮的有效利用。每供给1g氮,最好同时给予195～234mg(5～6mmol)钾。

(3)磷：在体内能量代谢中，磷可使二磷酸腺苷(ADP)进一步磷酸化为三磷腺苷(ATP)，对烧伤患者非常重要。若发现患者血清磷降低，必须由静脉立即补充。

(4)锌：机体含锌总量大约20%分布在皮肤，锌多与蛋白质结合在一起。烧伤时皮肤损害不仅直接丢失锌，而且因蛋白质分解代谢，也从创面丢失锌。烧伤后尿锌排出量增加，甚至持续2个月之久。锌对创伤愈合具有明显的促进作用。

另外，还要注意补充镁、铁、铜、碘等容易缺乏的元素。对患者实施完全静脉营养时，各种微量元素供给量见表12－3。

表12－3　微量元素每天建议供给量(mg)

铁	男12，女15	1
锌	15	10
铜	2～3	2
锰	2.5～5	5
铬	0.05～0.2	0.2
碘	0.15	0.5
硒	0.05～0.2	0.12
钴	—	0.05

7. 水分　在烧伤早期，大量水分从创面丢失，是正常皮肤水分丢失量的4倍。长期发热进一步增加了水分丢失量。所以，对于严重烧伤患者，维持其体液平衡至为重要。每天通过饮食及补液应供给2500～3500ml水。为了预防发生高渗性脱水，在给予高浓度营养液时，更应让患者多饮水和饮料。

(三)烧伤后的营养补给方法

为了满足烧伤患者的营养需要，应当遵循营养治疗原则，根据病情、病程、烧伤部位、胃肠道功能及并发症，采用适宜的途径供给各种营养素，防止发生营养不良，促进患者康复，提高烧伤治愈率。

1. 补充营养的途径

(1)经口营养：口服饮食是经济、方便、营养素摄取齐全、可保护食欲和胃肠道消化吸收功能的首选补充营养的途径。只要患者未做气管切开，肠鸣音存在，食欲良好，就应当鼓励其自行口服食物。

经口饮食必须由少量试餐开始,逐渐增加数量,以免发生急性胃扩张和腹泻。烧伤面积>40%的深度烧伤患者,多有胃肠道功能减弱,故应禁食1~2天。待伤后2~3天,患者胃肠道蠕动恢复后,可给予少量流质试餐,如米汤或绿豆汤,每次50~100ml,每天3次。患者适应后再按病程、病情供应流质、半流质和软饭,坚持少量多餐,每天6~8次。面部深度烧伤结成焦痂、口唇周围烧伤瘢痕挛缩成的小口畸形、口周围植皮、口腔内牙齿固定等情况,都会妨碍进食,对于这些患者应让其口服不经咀嚼即可下咽的匀浆膳。

最新的研究认为,尽早让患者口服或给予管饲饮食,对于烧伤病的治疗十分有利,因为有食物通过胃肠道,肠道内细菌就难以形成菌落和产生细菌毒素,可预防肠源性感染,避免出现烧伤后菌血症和毒血症;及早进食还可刺激胃肠蠕动,保护胃肠黏膜,预防应激性溃疡的发生。

(2)管饲营养:实施管饲营养的前提条件是患者消化吸收功能正常。当口服饮食不能满足患者营养需要,或患者因有口面部严重烧伤而不能口服,或患者拒绝进食时,均应采用管饲营养。

最常用的方法是鼻饲,即把直径为0.15~0.25cm的鼻饲硅胶管经鼻腔、咽喉插入胃部,用此管输注混合奶、匀浆膳或要素膳。鼻饲膳食温度以37~38℃为好,过冷可使胃肠蠕动加快而引起腹泻,过热易烫伤胃黏膜。开始用鼻饲膳食的浓度要低,输入速度要慢,成人为40~50ml/h,7天后可增加到100~150ml/h。鼻饲膳食不宜太稠,要素膳浓度可为20%,并尽可能等渗,如果为高渗透压,则会引起恶心、呕吐,蛋白质过多时还可导致高渗性脱水。鼻饲膳食应现用现配,一般不超过24小时,可置冰箱内保存。

对上消化道烧伤,如强酸或强碱引起的食管烧伤,可行空肠造瘘,经瘘管给予食物。开始应先滴注米汤、果汁等,待患者适应后再给予脱脂奶、混合奶。滴注的管饲膳食必须经过加热消毒。滴注速度开始为40ml/h,以后增至120ml/h,温度要保持在40~42℃。

烧伤用混合奶食谱举例见表12-4。

表12-4 烧伤患者用混合奶食谱举例

食物	重量(g)	蛋白质(g)	脂肪(g)	糖类(g)	热能(MJ)
牛奶	1000	32.0	36.0	22.0	2.26
全脂奶粉	100	20.3	20.9	52.2	2.00
鸡蛋	120	15.5	12.6	2.6	0.78
巧克力	30	1.6	12.8	14.7	0.75
黄豆粉	30	11.4	5.1	9.2	0.51
富强粉	30	3.3	0.3	22.1	0.44
麦乳精	50	3.4	5.0	39.3	0.90
白糖	140	0.1	—	138.0	2.31
青菜汁	200	—	—	—	—
食盐	1	—	—	—	—
合计		88	93	300	9.95

(3)静脉营养:静脉营养支持疗法的广泛应用,使烧伤的救治水平大大提高。当经口营养和管饲营养仍不能满足患者对营养的需要时,可同时采用周围静脉营养。经周围静脉输注的应为等渗营养液,因为高渗溶液对周围静脉刺激大,易发生血栓性静脉炎。临床实践表明,采用将4%氨基酸溶液和4% ~6%葡萄糖溶液同时输注的方法,常取得最佳效果。

对于严重消耗及由于胃肠道功能紊乱和并发应激性溃疡、消化道大出血、败血症、肠梗阻、长时间腹泻而不能采用经口营养和管饲营养的烧伤患者，需实施完全胃肠外营养(TPN)，采用TPN可经中心静脉插管输入以高渗葡萄糖(25%)和高浓度氨基酸(4.25%)溶液为主的静脉营养液。在烧伤的分解代谢期，采用TPN可明显减少用血量，并使患者很快获得正氮平衡，因为通过中心静脉能供给12.55 ~20.92MJ(3000 ~5000kcal)的热能和100 ~200g蛋白质。

但是，在长期采用TPN时，一定要注意补充必需脂肪酸、多种维生素和无机盐，必要时加入ATP、辅酶A和胰岛素。在实施TPN过程中，需严格执行无菌操作，加强临床护理。并每天检查尿素氮、血尿素氮、血清电解质、血糖、尿糖和肝功能等检验项目。

2. 烧伤并发症的营养治疗　烧伤引起的并发症较多,在进行营养治疗时需综合考虑。

(1)应激性溃疡:这是大面积烧伤时常见的极严重并发症之一,发病率为12% ~25%,致命性出血率为5%,溃疡出血时间可持续15天,出血总量可达4500 ~14000ml。在发生应激性溃疡或出血性胃炎时,应让患者禁食。待出血停止后,可让患者饮无糖牛奶以中和胃酸,保护胃黏膜。开始饮用量为50ml,以后增至200ml,每天不要超过1500ml。随着病情好转,可在保持每天饮用250ml牛奶的同时,给予蒸鸡蛋和鸡蛋薄面糊等。

(2)腹泻：对由细菌引起的急性胃肠炎，宜给予少渣低脂流质饮食；若为真菌性肠炎，可给予咸米汤。病情好转后可供给藕粉、小米粥、胡萝卜泥、苹果泥等具有助消化及收敛作用的食物。同时注意纠正水和电解质紊乱。

(3)败血症：严重烧伤患者常并发败血症，对此应供给高蛋白、高热能、高维生素饮食。若患者有高热和极度厌食，需暂时以鼻饲饮食为主。

(4)急性肾衰竭：对并发急性肾衰竭的烧伤患者，应给予低盐、低蛋白、高热量、高维生素饮食，并根据病情调整钾和水的供给量。

(5)肝功能障碍：当患者有肝功能障碍时，要给予限制脂肪的清淡饮食，并让患者多吃新鲜蔬菜和水果。另外可供给具有解毒作用的绿豆汤和百合汤等。

第四节　危重患者的营养支持

一、概述

1. 危重患者营养支持目的　供给细胞代谢所需要的能量与营养底物，维持组织器官结构与功能；通过营养素的药理作用调理代谢紊乱；调节免疫功能，增强机体抗病能力，从而影响疾病的发展与转归，这是实现重症患者营养支持的总目标。应该指出，营养支持并不能完全阻止和逆转重症患者严重应激的分解代谢状态和人体组成改变。患者对补充蛋白质的保存能力很差。但合理的营养支持，可减少净蛋白分解及增加合成，改善潜在和已发生的营养不良状态，防治其并发症。

2. 危重患者营养支持原则　严重应激后机体代谢率明显增高，出现一系列代谢紊乱，体重丢失平均为0.5～1.0kg/d。机体营养状况迅速下降及发生营养不良（体重丢失≥10%）是重症患者普遍存在的现象，并成为独立因素影响危重症预后。临床研究表明，延迟的营养支持将导致重症患者迅速出现营养不良，并难以为后期的营养治疗所纠正。此外，营养摄入不足和蛋白质能量负平衡与发生营养不良及血源性感染相关，并直接影响重症监护室患者的预后。对危重症患者来说，维持机体水、电解质平衡为第一需要。在复苏早期、血流动力学尚未稳定或存在严重的代谢性酸中毒阶段，均不是开始营养支持的安全时机。此外还需考虑不同原发疾病、不同阶段的代谢改变与器官功能的特点。存在严重肝功能障碍、肝性脑病、严重氮质血症、严重高血糖未得到有效控制等情况下，营养支持很难有效实施。

应激性高糖血症是ICU患者普遍存在的问题。近年来，临床研究表明，任何形式的营养支持（EN、PN）均应配合使用胰岛素控制血糖。严格控制血糖水平（≤110～150mg/dl）可明显改善重症患者的预后，使机械通气时间、住ICU时间、多器官功能障碍综合征发生率及病死率明显下降。

综上所述，《外科患者胶体治疗临床应用专家指导意见》给出如下推荐意见：重症患者常合并代谢紊乱与营养不良，需要给予营养支持（C级）；重症患者的营养支持应尽早开始（B级）；重症患者的营养支持应充分考虑到受损器官的耐受能力（E级）。

对于入住ICU的危重症患者，应根据其各自的代谢特点给予个体化的营养支持。

二、危重症患者的营养代谢与应激特点

创伤、严重感染和大手术后等危重患者的代谢反应十分复杂，既存在摄入不足或禁食引起的部分或完全饥饿的代谢反应，也存在严重的应激反应。作为对各种致病因子的一种适应性和抵御性反应，危重症患者会发生一系列病理生理反应和代谢改变，可表现为体温升高、呼吸心率增快、心排量增加、氧输送与氧耗增加、血管通透性增加、外周血白细胞升高等；同时，机体代谢状态发生迅速变化，呈现高代谢特征，基础代谢率可增加50%～150%，即能量消耗迅速增加，胰岛素分泌减少或相对不足，糖异生增加，血糖升高，脂肪动员增加，蛋白质迅速分解，尿素氮排泄增加，导致净氮丢失增加及负氮平衡。

临床证据表明，危重患者营养不良的发生迅速而普遍，其程度与感染及创伤的严重程度密切相关。更值得关注的是，营养不良本身已成为预测危重症预后不良风险的重要因素，影响着危重症患者并发症的发生率与病死率。因此，对危重症患者实施及时、有效的营养干预十分重要。

人体的基本营养物质可分为：①供给能量的糖类和脂肪；②构成细胞物质基础的蛋白质；③其他成分如水、电解质、维生素和微量元素等。ICU重症患者所消耗的能量和营养物质均较高，需要通过临床营养来补充。现代临床营养已不再是单纯供给营养的疗法，而是治疗疾病的措施之一，合适的营养补充是ICU重症患者康复的有利保证。营养支持治疗被公认是ICU中的标准治疗措施之一，通过营养管理保障危重患者摄入营养的质和量，能够保障细胞和脏器的功能，促进伤口愈合，降低机体在损伤时的分解代谢反应，提高免疫功能，改善胃肠道功能，减少并发症的发生，改善患者临床预后。

应激反应是指机体对外界或内在的、躯体或精神或情绪上的任何有害刺激的生物学反应的总称，是危重病发生、发展过程中的重要阶段，常迅速引发代谢性营养不良。机体遭受创伤、烧伤、感染及大手术的打击后，会发生一系列病理生理反应及代谢改变，这种生理变化发生在两个显著不同的阶段，即代谢抑制期与代谢亢进期。在创伤后12～24小时，常常发生代谢抑制，主要与低氧耗、低体温、低心排血量、低灌注及乳酸酸中毒有关。随着病情的发展，发热、呼吸频率增快、心排血量增加、氧耗增加、外周血白细胞增加等出现，代谢抑制逐渐让位于代谢亢进。其生理与代谢变化的特点主要包括：①能量消耗迅速增加；②葡萄糖需要量增加，但氧化利用障碍，血糖升高；③蛋白质合成降低，分解加速；④脂肪动员与氧化加速；⑤净氮丢失增加及负氮平衡；⑥机体免疫功能下降；⑦胃肠功能损害等。应激反应的高峰发生在损伤数日后，而后随着机体康复逐渐消退。

（一）应激状态下营养代谢的特点

1. 体内激素水平的变化　在外伤、手术和感染等应激情况下，刺激机体中枢神经系统交感神经兴奋，产生适应性反应，引起一系列的神经内分泌反应。

（1）交感神经兴奋，肾上腺髓质儿茶酚胺大量释放，引起一系列心血管效应和内分泌改变。肾上腺素及去甲肾上腺素可促进肝脏和肌肉内的糖原分解，抑制胰腺分泌胰岛素，使脂肪酸释放转换成葡萄糖，加速糖原异生，肌肉内氨基酸释放转换成葡萄糖，导致患者出现高血糖。

（2）下丘脑－垂体轴的兴奋，使血液中的糖皮质激素、醛固酮以及胰高血糖素、甲状腺素等水平升高，机体分解代谢增加，体内糖原消耗，葡萄糖利用障碍，脂肪动员加强，蛋白质分解加速，合成减慢。尿素氮排出增加，血中支链氨基酸（BCAA）升高，尿液中3－甲基组氨酸排出明显增加，出现负氮平衡。肌肉和脂肪大量消耗，体重明显下降，此时机体对氮的需求相应增加。这种分解代谢程度，同应激强度和持续时限相平行，轻者数日，重者数周或更长。

（3）多种细胞因子如白介素－1、肿瘤细胞因子等的蛋白分解作用，参与激素与代谢的变化，使机体处于严重的应激和高分解状态。

2. 糖类的代谢改变　糖类的存在形式有多种，包括单糖、二糖、寡糖和多糖，其最基本的功能是为机体代谢提供能量。葡萄糖是细胞最常用的供能物质，也是脑和其他神经组织必需的供能物质，同时，糖类对于DNA、RNA、辅酶、糖蛋白、糖脂的合成也起到至关重要的作用。

创伤、脓毒症、烧伤、外科手术等常导致糖类代谢变化，在代谢抑制早期，葡萄糖生成略有增加，胰岛素水平下降；代谢亢进期，虽然胰岛素水平上升，葡萄糖水平仍然持续升高，常表现为高血糖症。葡萄糖升高的水平与疾病或损伤的严重程度密切相关。

3. 能量代谢障碍

（1）肝脏细胞有氧代谢障碍，导致葡萄糖的有氧氧化障碍，表现为血乳酸和丙酮酸同步升高，血乙酰乙酸/β-羟丁酸比率降低。

(2)由于胰岛素受体和胰岛β-细胞分泌受到抑制，胰高血糖素的释放增多，胰高血糖素/胰岛素的比率明显升高，出现“胰岛素抵抗”现象。

(3)机体得不到足够的外源性能量供给，肝糖原迅速分解消耗。

(4)糖异生明显增强。

4. 脂肪代谢紊乱

(1)在创伤感染急性期，脂肪动员加速，机体外周组织可直接摄取游离脂肪酸作为燃料。

(2)酮体生成相对受抑制，与饥饿时的酮症有着明显的区别。关于酮体生成受抑制的机制尚不完全清楚，可能部分与血中胰岛素水平升高，选择性抑制激素敏感性脂肪酶有关。

(3)在全身情况恶化的状态下，脂肪分解受抑，脂肪的净合成增加，表现为呼吸商升高，三酰甘油的清除率随之降低，自发性的脂质血症或高三酰甘油血症成为一个明显的特征。

5. 蛋白质分解

(1)出现明显的负氮平衡应激和高分解代谢状态下，由于机体出现葡萄糖不耐受现象，使得能量消耗依赖于肌肉蛋白以及细胞结构蛋白质的大量分解，机体每天分解蛋白质75~150g，导致300~600g肌肉群消耗，骨骼肌块迅速萎缩。

(2)总体净蛋白的合成降低随着外周和内脏蛋白质的分解增加，虽然肝脏的蛋白质主要是急性蛋白的合成在早期显著增加，但总体净蛋白的合成降低。

(3)BCAA/AAA的比值明显下降在肝脏功能损害严重时，糖异生出现抑制，肝脏合成蛋白质障碍，肌肉释放大量芳香族氨基酸(AAA)和含硫氨基酸，使其血浆浓度明显升高；支链氨基酸(BCAA)因为肌肉蛋白质分解释放增加，又不断被外周组织摄取利用而消耗，其血浆水平正常或降低，BCAA/AAA的比值明显下降。当组织释放和利用BCAA都出现抑制时，机体的能量代谢衰竭。

6. 微量元素的代谢改变　微量元素是机体的必需营养元素，在急性代谢性营养障碍中可发生变化，是机体应激反应程度的重要体现。微量元素是机体的必需营养元素，参与机体50%~70%酶的组成，与机体的多种生理和代谢功能密切相关，在机体急性应激反应时与蛋白和糖等物质一样也会发生变化。很多研究已发现，在创伤、感染、多器官功能障碍等情况下，微量元素Fe、Zn、Se可迅速下降。对于微量元素变化的原因现在认为，当机体处于应激反应时，由于神经内分泌以及一些细胞因子(如TNF、IL-1、IL-6)等作用可造成一系列急性相蛋白包括乳铁蛋白、铁蛋白、金属硫蛋白的合成增加。这些蛋白是微量元素Fe、Zn的主要载体，所以，在应激反应时，由于乳铁蛋白、金属硫蛋白在肝脏的增加可导致血清Fe、Zn的迅速降低。此时血清微量元素的降低主要是重新分布的结果而不是绝对缺乏。另有研究发现，血清Se的下降与感染患者的危重程度及预后密切相关。从某种意义上说，重症患者微量元素的变化可在一定程度上反映出病情的危重程度。

由上可知，对重症患者进行早期较为全面的营养支持，不仅对改善患者的营养状态有益，更重要的是可以改善应激反应，减轻患者的危重程度，并可减少并发症的发生，具有明显的临床意义。

（二）应激状态的临床分期

营养不良对机体的影响可以分为短期（应激状态初期）和后期（应激状态高潮期）。短期营养不良指1周以内的分解代谢，主要为心输出量下降和组织低灌注，营养基质的利用受限制，外源性营养利用不良，导致伤口愈合延迟，易形成压疮，免疫功能低下，并发症增加，所以应优先考虑维持循环、呼吸和恢复组织的灌注。24～48小时后进入应激高潮期，循环得以改善，心输出量增加，代谢亢进，如患者未能适当摄取必需的蛋白质和热量，内脏蛋白质下降，出现水肿、低蛋白质血症、中度贫血、腹泻、脱发等。

三、危重症患者营养支持途径与选择原则

营养不良严重削弱了机体重要器官的功能，延迟损伤组织的修复，并降低机体免疫力而易导致感染等不良后果的发生。临床上及时发现并预防营养不良的存在，正确诊断，并通过恰当途径，提供给危重患者有效的营养支持治疗，对帮助其度过危重期具有重要意义。当患者存在营养不良、严重创伤或重度感染等情况，为了维持细胞的代谢与器官的功能，防止进一步的营养耗损，原则上应在经过初期的治疗，血流动力学稳定，水、电解质与酸碱失衡得到初步纠正后，及早给予营养支持，一般在复苏与初期治疗后24～48小时即可开始。营养途径的选择取决于营养不良及高代谢的程度，当前营养支持有肠内营养和肠外营养两大类方法，其目的是纠正已经存在的营养不良，防止进一步出现蛋白质－热量营养不良，以改善危重患者的代谢状态，减少并发症的发生，促进病情好转。

（一）肠内营养

1. 肠内营养适应证　肠内营养的可行性主要由小肠是否具有吸收食物提供的各种营养素的功能来决定，当患者因原发疾病或治疗的需要而不能或不愿经口摄食，或摄食量不能满足机体需要，而胃肠道功能又可耐受时，应首先考虑采用管饲营养。

（1）意识障碍、昏迷和某些神经系统疾病患者，不能经口进食。

（2）口、咽、食管疾病导致吞咽困难和失去咀嚼能力的患者，但胃肠功能正常。

（3）胃肠道疾病影响正常消化吸收功能的患者，如短肠综合征、胃肠道瘘、炎性肠道疾病等。

（4）高代谢状态患者，如严重烧伤、创伤、感染等所致机体高代谢，出现负氮平衡者。

（5）围术期营养治疗，可增加机体抵抗力，减少手术并发症，促进伤口愈合。

（6）其他：心血管系统疾病、肝肾功能不全、肿瘤化疗和放疗患者及胰腺疾病等应采用特殊膳食者。

2. 肠内营养禁忌证

（1）年龄 <3 个月的婴儿。

（2）完全性机械性肠梗阻、胃肠道出血、严重腹腔感染。

（3）严重应激状态、休克状态、持续麻痹性肠梗阻。

(4)空肠瘘的患者。

(5)胃大部切除术后、小肠广泛切除术后。

(6)严重吸收不良综合征及极度衰弱的患者进行肠内营养前应给予一段时间的肠外营养。

(二)肠外营养

需要维持或加强营养支持而不能经胃肠道摄入或摄入不足的，须经肠外供给营养，通过周围静脉或中心静脉置管输入各种营养素。如患者所需的全部营养物质完全由肠外供给，则称为全肠外营养(TPN)。

1. 肠外营养适应证　凡是营养不良或有营养不良可能，需要维持或加强营养支持而因某种原因不能从胃肠道摄入或摄入不足的患者都有胃肠外营养的指征。临床上根据患者的疾病病理基础和营养状态的评价，来决定是否需要进行营养支持。以下情况适合进行胃肠外营养。

(1)胃肠道梗阻，如贲门癌、幽门梗阻、高位肠梗阻、新生儿胃肠道闭锁等。

(2)胃肠道吸收功能障碍，如短肠综合征、消化道瘘、炎性肠道疾病、重症急性胰腺炎和严重腹泻、顽固呕吐等消化道疾病者。

(3)多发性内脏损伤、严重创伤和烧伤等高代谢状态的患者。

(4)肿瘤患者大剂量放疗、化疗或接受骨髓移植的患者。

(5)围术期者，尤其是术后5~7日不能经口或鼻胃管进食的患者。

2. 肠外营养禁忌证

(1)患者的消化功能正常，并可以利用。

(2)严重的水、电解质，酸碱平衡紊乱或并发休克，血流动力学不稳定者。

(3)严重肝衰竭、肝性脑病。

(4)急性肾衰竭存在严重氮质血症。

(5)严重高血糖尚未控制；严重脂肪代谢障碍者。

(6)重度败血症患者。

(三)肠内营养与肠外营养的优点比较

1. 肠内营养　是一种简便、安全、有效的营养补给方法，具有更符合生理、更能够全面提供营养物的特点，尤其在支持、维护肠道屏障功能，增加肠道与门脉血流，促进肠道运动、分泌、消化功能与释放胃肠激素，防止细菌和毒素的易位等方面，其特殊作用使肠外营养望尘莫及。此外，肠内营养还具有价格低廉、实施相对简单、相关并发症少等优点，但营养效果易受胃肠功能的影响。基于上述认识，近年来，肠内营养支持在重症患者的应用得到了极大地重视和发展，主要的营养供给方式已由肠外营养转变为肠内营养。

2. 肠外营养　可以提供充足的热量、蛋白质和微量元素，使用时易于计算和控制输入量，利于计算氮平衡，但是长期应用会引起肠萎缩和免疫抑制。在胃肠功能障碍，不能有效吸收营养素的情况下，需进行肠外营养，使胃肠道功能得到休息，但肠外营养并发症较多，容易发生菌群易位，且价格较高。

目前认为，肠内营养和肠外营养的关系不是相互竞争，而是相互补充。因此，确定营养途径的原则是：在胃肠道功能有效的情况下，一般首选肠内营养；在胃肠道功能无效的情况下，多先选用肠外营养，经过一段时间后，再根据患者的情况逐渐过渡到肠内营养。

（四）营养支持的原则

1. 尽早开始　营养不足可使并发症发生率增高，伤口愈合延迟，故危重患者进行营养支持的时候，应重视其应用的时间、用量和方法，首先应进行患者临床营养评价，了解病史。多数危重患者因创伤、严重感染及大手术后处于高分解代谢状态，而且不可能在 1 周内恢复正常饮食，如情况允许，应在潜在营养不良时期就给予营养支持。

2. 精确计算　给予的营养量应进行计算，营养过多或过少都会加重机体的代谢紊乱，营养支持包括水、电解质、维生素、能量及微量元素等的补充，以维持机体的生理代谢需求，并根据病情补充额外的需求量。另外，要遵循缺乏营养素优选补充原则。

3. 途径选择　营养支持的途径选择取决于患者营养不良及高代谢的程度，只要情况允许，尽可能首选经胃肠内营养；对于胃肠功能受损或血容量不稳定的患者，应限制肠内营养量，当胃肠功能紊乱或进食量不足时，应及早应用肠外营养，当胃肠功能恢复后，再过渡到肠内营养。肠外营养时周围静脉营养优选，中心静脉营养次之。

4. 严密监测　危重患者应用营养支持时应进行严密的监测，根据病情及时调整补充营养的质与量，以达到最有效的治疗效果。

5. 代谢支持与代谢调理　危重患者需要合理的营养支持，对于急性期的危重患者，营养不良可能影响机体的修复；营养过渡亦可导致代谢紊乱，后者对患者造成的损害甚至更为严重。代谢支持是营养支持在代谢亢进患者中的具体应用和发展，通过代谢支持改变代谢底物的构成，防止因底物不足而影响机体器官的功能与代谢，重点在于保护与支持器官的结构与功能，避免因过量的营养供给加重器官的功能及结构损害。代谢调理是应用药物及生物制剂等抑制体内分解因素及细胞因子的生成，以降低分解代谢，提高营养支持的效果。肠外营养液中可加入谷氨酰胺、精氨酸，以调节肠道功能，增强肠道免疫功能，促进生长激素分泌和伤口愈合，改善机体免疫能力。

四、危重症患者的营养治疗特点

1. 营养代谢特点

（1）危重症者至少存在着一个脏器系统的功能障碍，需要给予脏器功能支持。相当一部分患者存在着脓毒症和全身性炎症反应综合征。

（2）炎症因子、神经介质与内分泌物质（激素）构成了体内复杂的网络系统，调节着生理与病理状态下的代谢活动。

（3）应激状态下，机体的代谢改变是全身炎症反应的一部分。能量消耗与需求增加是代谢改变的特点。能量消耗与代谢紊乱的程度、持续时间及危重症程度密切相关。代谢改变包括高分解代谢、伴有胰岛素抵抗的高糖血症、脂肪分解加速和净蛋白分解。

（4）由于持续的分解代谢和营养摄入减少，导致体内蛋白质的迅速消耗。营养支持不能完全阻止和逆转危重患者的分解代谢状态和人体组成的改变。患者对于补充的蛋白质的保存能力很差，适当的营养支持，可减少净蛋白的分解代谢，使蛋白质的合成增加。实际上，体内蛋白质的分解代谢仍难以得到控制，现有的营养学与药理学的治疗仍无法使其逆转。

(5)由于疾病及肠道内营养物质的缺乏，可导致肠黏膜萎缩，后者可增加细菌易位或细菌代谢产物进入血循环的危险。肠内营养则具有对肠黏膜的保护作用。

(6)危重患者常有水肿及血浆蛋白的非特异性改变，增加了营养状态评定的难度。患病前的营养状态，疾病的严重程度和临床上对疾病发展的预测将有助于判断这些患者营养不良的危险程度。

2. 营养支持原则

(1)估计5~7日不能恢复口服饮食的患者，在血流动力学稳定及水、电解质、酸碱失衡纠正后即应予营养支持。合理的营养支持将有助于改善合并营养不良的危重患者的预后。

(2)避免过度喂养，以免加重代谢紊乱，特别要避免葡萄糖补充过多。

(3)营养支持中密切监测体内代谢状态及脏器功能。

(4)肠外与肠内营养液中添加具有免疫增强和抗氧化作用的特殊营养素，可改善重症患者的营养支持效果。

3. 营养支持实施要点

(1)能量供给25~30kcal/(kg·d)；糖脂比例为1∶1，供氮量0.2~0.3g/(kg·d)，热氮比可降至100kcal∶1g。

(2)补充中-长链脂肪乳剂可改善感染、应激状态下的脂肪酸利用。

(3)经肠内途径补充谷氨酰胺的效果较差，且较难从肠内给予高剂量的谷氨酰胺，可经肠外途径补充谷氨酰胺双肽。精氨酸的静脉补充量可达复方氨基酸含量的2%，15~20g/(kg·d)，注意监测酸碱平衡状态。支链氨基酸有助于改善肝功能障碍时的氨基酸代谢和血清氨基酸谱。应用含ω-3脂肪酸的脂肪乳剂，可通过影响脂质介质的机制达到免疫调节作用。

(4)补充矿物质和微量营养素并根据病情和检测调整补充量。

(5)危重患者血清抗氧化剂含量降低，肠外和肠内营养时可添加维生素E、维生素C和β-胡萝卜素等抗氧化物质。应用含维生素E的脂肪乳剂亦有助于防止脂质过氧化的产生。

(6)放置鼻肠管和空肠造口管给予肠内营养将有助于减少误吸的并发症，对于合并严重颅脑损伤和肠动力障碍等患者尤为重要。

(7)营养支持中应注意对水、电解质、酸碱平衡，血糖与肝肾等脏器功能的监测。对于糖代谢障碍的患者应补充足够的外源性胰岛素，控制血糖于正常水平。

五、危重症患者的营养治疗

1. 重症患者营养支持的目标　是供给细胞代谢所需要的能量与营养底物，维持组织器官结构与功能；通过营养素的药理作用调理代谢紊乱，调节免疫功能，增强机体抗病能力，从而影响疾病的发展与转归。应该指出，营养支持并不能完全阻止和逆转重症患者严重应激的分解代谢状态和人体组成改变。患者对于补充的蛋白质的保存能力很差，但是合理的营养支持，可减少净蛋白的分解并增加合成，改善潜在的和已发生的营养不良状态，防治其并发症。

2. 重患者营养支持原则

(1)营养支持时机：临床研究表明，营养支持延迟将导致重症患者迅速出现营养不良，且后期的营养治疗难以纠正。此外，营养、摄入不足和蛋白质能量负平衡与发生营养不良及血源性感染相关，并直接影响ICU患者的预后。早期营养支持能降低高代谢反应，但过早的增加营养不但不能被充分利用，而且会增加代谢负担，甚至产生影响免疫功能等不利作用。因此在复苏早期、血流动力学尚未稳定或存在严重的代谢性酸中毒阶段，均不是开始营养支持的安全时机。此外还需考虑不同原发疾病、不同阶段的代谢改变与器官功能的特点。存在严重肝功能障碍，肝性脑病，严重氮质血症，严重高血糖未得到有效控制等情况下，营养支持很难有效实施。当机体的有效循环容量及水、酸碱与电解质平衡得到初步纠正后，即应开始营养支持，一般在治疗开始后24～48小时进行。

(2)营养支持途径：根据营养素补充途径，临床营养支持分为肠外营养支持(PN，通过外周或中心静脉途径)与肠内营养支持(EN，通过喂养管经胃肠道途径)两种方法。

随着临床营养支持的发展，营养支持方式已由PN为主要的营养供给方式，转变为通过鼻胃/鼻空肠导管或胃/肠造口途径为主的肠内营养支持(EN)。经胃肠道途径供给营养应是重症患者首先考虑的营养支持途径。因为它可获得与肠外营养相似的营养支持效果，并且在全身性感染等并发症发生及费用方面较全肠外营养更具有优势。对于合并肠功能障碍的重症患者，肠外营养支持是其综合治疗的重要组成部分。

总之，肠外营养与肠内营养两者间优先选择肠内营养，肠内营养不足时，可通过肠外营养加强，肠功能障碍时选肠外营养。

(3)营养支持能量补充：合理的热量供给是实现重症患者有效的营养支持的保障。有关应激后能量消耗测定的临床研究表明：合并全身感染患者，能量消耗(REE/MEE)第一周为25kcal/(kg·d)，第二周可增加至40kcal/(kg·d)。创伤患者第一周为30kcal/(kg·d)，某些患者第二周可高达55kcal/(kg·d)。大手术后能量消耗为基础能量需要(BMR)的1.25～1.46倍。

不同疾病状态、时期以及不同个体，其能量需求亦是不同的。应激早期，合并有全身炎症反应的急性重症患者，能量供给在20～25kcal/(kg·d)，被认为是大多数重症患者能够接受并可实现的能量供给目标。即所谓“允许性”低热卡喂养。其目的在于：避免营养支持相关的并发症，如高血糖、高碳酸血症、淤胆与脂肪沉积等。

营养供给时应考虑到危重机体的器官功能、代谢状态及其对补充营养底物的代谢、利用能力。在肝肾功能受损情况下，营养底物的代谢与排泄均受到限制，供给量超过机体代谢负荷，将加重代谢紊乱与脏器功能损害。肥胖的重症患者应根据其理想体重计算所需能量。

对于病程较长、合并感染和创伤的重症患者，病情稳定后的能量补充需要适当的增加，目标喂养可达30～35kcal/(kg·d)，否则将难以纠正患者的低蛋白血症。

(4)重症患者的血糖控制与强化胰岛素治疗：应激性高血糖是ICU中普遍存在的一种临床现象，并成为一独立因素直接影响各类重症患者的预后。近年来临床研究表明，任何形式的营养支持（EN、PN），应配合应用胰岛素控制血糖。严格控制血糖水平（≤6.1～8.3mmol/L）可明显改善重症患者的预后，使机械通气时间、住ICU时间、MODS发生率及病死率明显下降。

多项临床研究结果表明，目标血糖控制在≤6.1～8.3mmol/L，可获得较好的改善危重症预后的效果，同时可降低低血糖的发生率。在强化胰岛素治疗中应当注意：①在实施强化胰岛素治疗期间，应当密切监测血糖，及时调整胰岛素用量，防止低血糖发生；②一般情况下，葡萄糖的输入量应当控制在约200g/d；③营养液的输入应当注意持续、匀速输注，避免血糖波动。

第五节　胃大部分切除患者的营养支持

一、术前营养诊断与原则

胃大部切除术患者的术前营养治疗目的是逆转营养不良、减少恶病质的发生、纠正负氮平衡、使之能够适应手术的创伤、顺利度过围术期。对于存在严重营养不良、频繁恶心、呕吐及厌食者、手术前后辅助化疗的轻中度营养不良者，可在术前7～14天行营养治疗。首选肠内营养治疗，可以采用经口或鼻肠管饲营养；若存在梗阻或肠内营养供给不足，可考虑肠外营养治疗，采用外周静脉输注或者中心静脉输注。原则上给予高能量、高糖类、高蛋白质、高维生素的营养治疗。

二、术后营养诊断与原则

1. 少量多餐　每天5～6餐。每次进流质100ml左右，不宜过饱，开始1～2天给予清流质，以后逐渐改为稠流质。随病情逐渐好转，改为少渣半流质，每餐主食50～100g，每天5～6餐，以后可逐渐加量。定时定量进餐，有利于消化吸收，并可预防倾倒综合征和低血糖症。

2. 能量　总能量摄入量是决定胃切除术后能否顺利恢复的关键，通常完全卧床患者所需能量约为基础代谢的1.2倍，起床活动者加25%以上，体温每升高1℃代谢率增加13%。胃切除术后早期能量摄入不足，体内脂肪及蛋白质分解以供给能量，尿素氮增加，有负氮平衡及体重下降。所以胃切除术后早期应静脉补充葡萄糖、氨基酸、脂肪乳剂及维生素等。随着肠功能恢复，逐步过渡到口服饮食为主。

3. 糖类　易消化吸收，是能量的主要来源，经消化吸收后产生能量及合成糖原储存于肝脏和肌肉组织，剩余的转变为脂肪储存。禁食时肝内糖原迅速变为葡萄糖供应能量。由于贮存量少，机体很快将储备糖原耗尽，主要动员脂肪分解以满足机体需要，蛋白质分解供能仅占13%，饮食糖类应适当控制，过多易引起高渗性倾倒综合征，供给以300g/d左右为宜。

4. 脂肪　视病情而定，如无腹泻可供给1～2g/(kg·d)，且应供给易消化吸收的脂肪，如植物油、奶油、蛋黄等，蛋黄中脂肪易消化吸收，吸收率可达93%以上，通常不易引起腹泻。有少数患者胃切除术后，由于胆汁和胰液的分泌减少及食物混合不好，使脂肪的消化吸收发生障碍，可发生脂肪痢，此时应减少饮食脂肪供给量。

5. 蛋白质　胃切除术后由于胃酸及胰液分泌相对减少，造成胰蛋白酶的缺乏，加之肠蠕动加速，部分蛋白质不能被吸收，易引起血容量及血浆蛋白质下降，患者耐受性差，伤口愈合能力减弱，甚至发生手术切口裂开，吻合口水肿感染，严重的可发生吻合口瘘。因此，胃切除患者应补充高蛋白饮食，每天供给1~2g/(kg·d)，选择易消化、必需氨基酸含量高且种类齐全、生物效价高的食物，如鸡蛋、鱼、虾、瘦肉、豆制品等。

6. 维生素和矿物质　胃切除术后可发生不同程度消化吸收功能障碍，尤其是维生素A、维生素C及B族维生素和铁等微量元素，故饮食均应注意补充，以预防贫血及各种维生素的缺乏。

7. 选择合适膳食　选择黏稠的排空较慢及少渣易消化的食物，可延长食物通过小肠的时间，促进食物的消化吸收。如进食汤类或饮料，应注意干稀分开，并尽量在餐前或餐后30~45分钟进汤类，以防止食物过快排出影响消化吸收。另外，进食时可采取平卧位，或进餐后侧卧位休息以延长食物的排空时间，使其完全消化吸收。

第十三章　减肥手术后患者的营养管理

第一节　肥胖的发生及诊断

一、概述

随着物质生活水平的改善，体力消耗减少，饮食量增加，尤其是脂肪与糖的增加，导致摄入的能量远远超过机体的消耗量，长期营养过剩会使机体逐渐蓄积脂肪，体型随之改变而出现肥胖。肥胖症正以惊人的速度在全球蔓延。肥胖不仅仅是外表的改变，而且是整个机体的代谢、内分泌、器官功能、循环、呼吸、神经及运动系统都发生了改变，出现病态。此外，随着肥胖人群的增加，糖尿病、高血压、哮喘、关节炎、血管硬化等代谢性疾病的发病率明显增高。近些年来，肥胖在我国和其他发展中国家也迅速流行，肥胖已成为 21 世纪人类社会最重要的医学和公共卫生学问题之一。

二、肥胖发生的原因

人类肥胖的病因迄今尚未阐明，可能与遗传、饮食生活习惯、代谢紊乱及内分泌功能等有关，特别是能量供需失调，以及内分泌调节功能失常等。具体发病机制是一致的，即摄入能量多于机体消耗量，形成热量过剩，过剩的能量以脂肪形式储存于机体，脂肪组织增多，形成肥胖。

1. 遗传因素　肥胖常与遗传有关。据统计，双亲体重正常其子女肥胖发生率为 10%；双亲中一人肥胖，子女肥胖发病率为 50%；双亲均肥胖，子女肥胖发病率高达 70%。同卵孪生儿在同一环境成长，其体重近似；即使在不同环境成长，其体重差别也小于异卵孪生子之间的差别。目前，科学家已克隆出了 5 个与人的食欲及体重调节有关的基因，即 Ob 基因、LEPR 基因、PCI 基因、POMC 基因和 MC4R 基因。肥胖患者不但肥胖具有遗传性，而且脂肪分布的部位及骨骼状态也有遗传性。肥胖的遗传倾向还表现在脂肪细胞数目和(或)细胞体积增大。

2. 饮食、生活习惯及社会环境因素　在发达国家，人群中 40% 体重超标，20% 属肥胖；在一些国家的成年人中甚至 75% 的人口患有肥胖症。在基因背景没有改变的前提下，发达国家肥胖人群数量激增的重要原因是进食过多而运动过少所致。食物热量摄入过多，长期超过机体的消耗量，那么多余的能量就会以脂肪的形式储存起来，当人体内的脂肪储存量明显超过正常人一般平均量，体重增加，并引起机体代谢、生理、生化的异常变化时，此即为肥胖症。从生理学角度看，肥胖的发生机制主要是人体内的脂肪细胞数量增多、体积增大而引起，即肥胖取决于体内脂肪细胞的数目和脂肪细胞内脂质（包括中性脂肪、磷脂、胆固醇等）含量的多少（等于脂肪组织总的数量）。小儿期开始肥胖，成年后仍然肥胖的人，主要是体内脂肪细胞数目明显增多造成。成年后开始肥胖的人，主要是脂肪细胞的肥大造成的。短时间出现肥胖的人，其原因多为脂肪细胞的肥大，而缓慢长期性肥胖的人，其原因是脂肪细胞既肥大且数目又增多。

体力活动过少尤其是人到中年以后，体力劳动量逐渐下降，脂肪常常堆积在腹部与臀部。大部分人停止有规律的运动以后即发展成肥胖。此外肥胖者之能量消耗与正常人有明显差别，休息及轻微活动时动用能量较正常人少；同样饮食情况下合成代谢较正常人亢进；基础代谢率相对较低，造成能量消耗较少，引起肥胖。

人体脂肪组织可分为白色脂肪组织和褐色脂肪组织，前者主要分布于皮下及内脏周围，后者仅分布于肩胛间、颈背部、腋窝部、纵隔及肾周围。白色脂肪组织是一种储能形式，机体将过剩的能量以中性脂肪形式储藏于间，机体需能时，脂肪细胞内中性脂肪水解动用。白色脂肪细胞体积随释能和储能变化较大。褐色脂肪组织在功能上是一种产热器官，即当机体摄食或受寒冷刺激时，褐色脂肪细胞内脂肪燃烧，从而决定机体的能量代谢水平。由此可见，褐色脂肪组织这一产热组织直接参与体内热量的总调节，将体内多余热量向体外散发，使机体能量代谢趋于平衡。

3. 神经、内分泌因素　饱食中枢位于下丘脑腹内侧核，摄食中枢位于下丘脑腹外侧核，它们之间由神经纤维联系，在功能上相互调节、相互制约。动物实验证明，这两个中枢受机体内糖、脂肪及氨基酸的影响。所以当下丘脑病变或体内某些代谢改变时，可影响食欲中枢发生多食，产生肥胖。

大脑皮层高级神经活动，通过神经递质影响下丘脑食欲中枢，在调节饥饿感和饱食方面发挥一定作用。精神因素常影响食欲，食欲中枢的功能受制于精神状态。当精神过度紧张而肾上腺素能神经受刺激伴交感神经兴奋时，食欲受抑制；当迷走神经兴奋而胰岛素分泌增多时，食欲亢进。已知刺激下丘脑腹内侧核促进胰岛素分泌，故食欲亢进；刺激腹中核则抑制胰岛素分泌而加强胰高血糖素分泌，故食欲减退。表明高级神经活动是通过自主神经影响下丘脑食欲中枢及胰岛素分泌，进而产生多食肥胖或厌食消瘦的。

除下丘脑因素外，体内其他内分泌激素紊乱也可引起肥胖。其中胰岛素变化被公认为肥胖发病机制中最关键的一环，其次为肾上腺皮质激素的变化。

（1）胰岛素：可促进肝细胞糖原合成，抑制糖异生，促进脂肪细胞摄取葡萄糖合成脂肪，抑制脂肪分解。肥胖症者胰岛素分泌特点为：①空腹基础值高于正常或正常高水平；②口服葡萄糖耐量试验过程中，随血糖升高，血浆胰岛素进一步升高；③血浆胰岛素高峰往往迟于血糖高峰，故在餐后3～4小时可出现低血糖反应。近年还发现肥胖患者胰岛素受体数量及亲和力均降低，存在胰岛素不敏感性和抵抗性。由于存在胰岛素不敏感和抵抗，为满足糖代谢需要，胰岛素必须维持在高水平，而高胰岛素血症对脂肪细胞和脂肪代谢来说，会使脂肪合成增加、分解减少，使肥胖进一步发展。肥胖症者体重减轻至正常后，血浆胰岛素水平及胰岛素受体可恢复正常，表明这种改变是继发性的。

（2）肾上腺糖皮质激素：其是肾上腺皮质束状带分泌的激素，在人体中主要为皮质醇。单纯性肥胖者可有一定程度的肾上腺皮质功能亢进，血浆皮质醇正常或升高；而在继发性肥胖中，库欣综合征血浆皮质醇明显增高。由于血浆皮质醇增高，血糖升高，引起胰岛素升高，后者导致脂肪合成过多，形成肥胖。由于躯干及四肢脂肪组织对胰岛素和皮质醇的反应性不同，故呈向心性肥胖。

(3)生长激素：其是腺垂体分泌的一种蛋白质激素，具有促进蛋白质合成、动员储存脂肪及抗胰岛素作用。生长激素与胰岛素在糖代谢的调节中存在着相互拮抗的作用。如果生长激素降低，胰岛素作用相对占优势，可使脂肪合成增多，造成肥胖。现已证实肥胖患者生长激素基础水平降低及精氨酸、低血糖、饥饿和体育活动等刺激条件下分泌反应也是低水平的，结果在饥饿和体育活动时大量能量就不能来自脂肪分解。

(4)甲状腺激素：其与肥胖症的关系尚不明确。肥胖者一般不存在甲状腺功能异常，即使肥胖者的基础代谢率可能比正常人稍低，也不代表甲状腺功能低下。偶见两者合并存在。

(5)性腺激素：男性激素主要为睾丸，90%以上由睾丸合成和分泌。对女性而言可由卵巢、肾上腺皮质合成和分泌少许。雌激素和孕激素，主要由卵巢合成和分泌。性激素本身并不直接作用于脂肪代谢。

女性机体脂肪量多于男性，女性机体脂肪所占百分率明显高于男性，皮下脂肪除个别部位外，一般比男性相应部位的厚度增加一倍。在妇女妊娠期、绝经期、男性或雄性家畜去势后均可出现肥胖。但其机制尚不清楚。有认为绝经期肥胖与垂体促性腺激素分泌过多有关。动物去势后胰岛增生肥大，胰岛素分泌增多，促进脂肪合成。除少数性腺功能低下性肥胖外，一般肥胖者不存在性激素分泌紊乱。

(6)胰高血糖素：由胰岛 α 细胞分泌，其作用和胰岛素相反，抑制脂肪合成。肥胖患者胰高血糖素是否有紊乱，有待研究。

(7)儿茶酚胺：其是由脑、交感神经末梢、嗜铬组织主要是肾上腺髓质生成的，能促进脂肪分解，大脑皮层通过儿茶酚胺及5－羟色胺调节下丘脑功能，交感神经通过儿茶酚胺调节胰岛素分泌。肥胖患者脂肪组织对儿茶酚胺类激素作用不敏感，但体重减轻后可恢复正常。

总之，肥胖的病因是多方面的，如遗传倾向、饮食习惯、体力活动减少及精神因素等都是重要原因。

三、肥胖的定义和分类

肥胖就是指人体内的脂肪量超出正常范围，并可能引起人体生理功能出现异常或潜伏着诱发其他疾病的一种状态。肥胖可分为单纯性肥胖和继发性肥胖。

1. 单纯性肥胖　无内分泌疾病或找不出引起肥胖的特殊病因的肥胖症为单纯性肥胖。单纯性肥胖者占肥胖症总人数的95%以上。肥胖儿童中99%以上属于单纯性肥胖，其病因目前普遍认为是能量摄入和消耗之间的不平衡。此外，父母肥胖等遗传因素也是单纯性肥胖发生的一个重要方面，还有部分学者认为肥胖者情绪紧张、忧郁等心理因素可能也与其病因密切相关。单纯性肥胖可发生于个体发育的不同阶段，婴幼儿时期的肥胖已被认为是成年期肥胖的危险因素，由于成年期间肥胖可带来糖尿病、高血压、脑血管意外等多种并发症，从而加强成年期疾病在儿童时期的预防已成为共识。某些特殊情况下由于人体自身的需要，也可使个体处于脂肪积聚过多的状态，这种状态在某种意义上有利于机体，如妊娠期及哺乳期的肥胖。

2. 继发性肥胖　主要指临床上继发于神经－内分泌－代谢紊乱基础上的肥胖症或遗传性疾病所致的肥胖。

(1)下丘脑病变：各种原因引起的下丘脑综合征，包括遗传性代谢缺陷、炎症、创伤、出血、肿瘤等均有可能引起肥胖症。

(2)垂体病变：腺垂体功能减退症、垂体瘤等。

(3)甲状腺功能减退症：原发或继发于丘脑－垂体－甲状腺病变者均可引起肥胖，主要是由于代谢率低下，脂肪动员相对较少，且常伴有黏液性水肿。

(4)皮质醇增多症：多种原因引起体内皮质醇过多所致。由于体内各部位脂肪组织对皮质激素的敏感性不同，故出现面部、颈部、躯干部脂肪沉积增多，而四肢脂肪组织分布相对减少，形成典型的向心性肥胖。

(5)胰岛病变：胰岛素瘤、功能性自发性低血糖症及反复发作的低血糖，迫使患者通过增加进食来缓解症状。食欲亢进加之高胰岛素血症使合成代谢增加，导致患者肥胖，脂肪分布呈普遍性，皮下脂肪丰满。胰岛素瘤患者约40%伴有肥胖。

(6)性腺功能减退症及其他：女性更年期综合征及少数多囊卵巢综合征、男性无睾或类无睾综合征，以及一些与遗传相关的综合征均可引起肥胖。

(7)某些遗传性疾病：如 Laurence－Moon－Bardet－Biedl 综合征、Alstrom 综合征、Prader－Willi 综合征及 Down(唐氏)综合征等。

肥胖症患者的一般特点为体内脂肪细胞的体积和数量增加，体脂占体重的百分比(体脂%)异常增高，并在局部过多沉积。如果脂肪主要在腹壁和腹腔内积聚过多(被称为“中心型”或“向心性”肥胖)，则对代谢影响很大。中心型肥胖是多种慢性病的重要危险因素之一。

四、肥胖的诊断

肥胖是机体能量摄入超过能量消耗，导致体内脂肪积聚过多及分布异常所致的一种常见的代谢性疾病。肥胖人群的特征是体内脂肪细胞体积和数量的增加，导致体重增加和机体总的体脂含量及占体重的百分比异常增高，并在某些局部过多沉积脂肪。正常情况下，18 岁以上的男性体内脂肪量占体重的15%～18%，女性为20%～25%，根据体内脂肪量可以准确诊断肥胖症。

在当前的医学技术条件下，临床上可以快速、准确地测定人体内的脂肪量的方法主要有计算机体层摄影术和磁共振成像术等。尽管上述技术和方法可以较精确地测定体脂的百分含量，但由于这些仪器设备比较昂贵，且有辐射之虞，故仅限于科学研究使用。另外，对于肥胖人群，传统的营养评价方法价值有限，临床上需要采用其他合适的营养评价方法来判断肥胖的程度和类型。目前公认的适合肥胖患者营养评价和诊断的方法主要有标准体重法、机体体质指数和腰围测定、生物电阻抗测定等，各种方法各有利弊。

1. 机体体质指数　BMI 被公认为肥胖症的可靠指标，计算公式如下：BMI＝体重(kg)/身高^2(m^2)。WHO，NIH 及 ASPEN 等制定的肥胖诊断标准为：BMI＝25.0～

29.9kg/m² 属超重；BMI≥30.0kg/m² 为肥胖。同时进一步将肥胖分为：BMI = 30.0 ~ 34.9kg/m² 为轻度肥胖；BMI = 35.0 ~ 39.9kg/m² 为中度肥胖；BMI≥40.0kg/m² 为重度肥胖。我国诊断标准为：BMI = 18.5 ~ 23.9kg/m² 属正常体重；BMI = 24.0 ~ 27.9kg/m² 属超重；BMI≥28.0kg/m² 为肥胖。采用 BMI 用于肥胖诊断的优点是其可以对不同性别、年龄人群进行比较，可以消除不同身高对体重的影响，以便于人群或个体间的比较。因此，BMI 作为判断肥胖的工具已经被广泛采用，而且可以作为预测期望寿命和大部分肥胖并发症的指标。大多数个体的体重指数与体脂肪的百分含量有明显的相关性，能较好地反映肥胖程度。但在具体应用时还应考虑到其局限性，如对于肌肉发达的运动员或有水肿的患者，体重指数可能过高估计其肥胖程度。老年人的肌肉组织与其脂肪组织相比，肌肉组织的减少较多，计算出的体重指数可能过低估计其肥胖程度。相等 BMI 值的女性的体脂百分含量一般大于男性。如有适当仪器条件时，同时测定体脂百分含量会有助于判断肥胖程度。此外，单独采用 BMI 评判肥胖及其程度不能反映年龄、性别、种族、疾病等差异造成的体脂含量及分布的不同。

国际生命科学学会中国办事处中国肥胖问题工作组根据对我国 13 项大规模流行病学调查，总计约24 万成人的数据汇总分析了体重指数与相关疾病患病率的关系，提出对中国成人判断超重和肥胖程度的界限值，以及结合腰围来判断相关疾病的危险度。腰围指腰部周径的长度，目前被公认是衡量脂肪在腹部积聚程度的最简单、实用的指标。对于 BMI 并不太高者，腹部脂肪增加似乎是独立的危险性预测因素，同时使用腰围和体重指数可以更好地估计与多种相关慢性疾病的关系。

2. 理想体重法　体重是临床上最常用的体格检查指标，也是营养评价中最简单、直接而又可靠的方法。由于体重的个体差异较大，因而临床上通常采用实际体重占标准体重的百分比来表示。计算公式是：

$$理想体重(kg) = 身高(cm) - 105（适合于成年男性）$$

$$理想体重(kg) = [身高(cm) - 100] \times 0.85（适合于成年女性）$$

$$理想体重(kg) = 身高(cm) - 100（适合于身高不足 150cm 者）$$

$$理想体重(kg) = 身高^3(m^3) \times 13.2（适合于中、小学生）$$

婴幼儿的理想体重可参考 WHO 公布的数据。

$$理想体重指数(\%) = (实际体重 - 理想体重) \div 理想体重 \times 100\%$$

按照标准体重：实际体重超过标准体重的 20% 属超重；实际体重超过标准体重的 20% ~30% 属轻度肥胖；实际体重超过标准体重的 30% ~50% 属中度肥胖；实际体重超过标准体重的 50% 属重度肥胖。但是，体重是机体脂肪组织、瘦组织群、水和矿物质的总和，体重的改变很难确定是否是脂肪组织增高所致。

3. 按照腰围计算　腰围是指腰部周径的长度，腰围的大小对肥胖评判的重要性在某种程度上要超过 BMI 的价值，这是因为脂肪在身体内的分布，尤其是腹部脂肪堆积的程度与肥胖相关性疾病有着高度的相关性。WHO 制定的诊断标准：男性 >94cm、女性 >80cm 为肥胖。NIH 及 ASPEN 的标准则为：男性 >102cm、女性 >88cm 为肥胖。中国肥胖问题工作组建议中国成人男性腰围 >85cm、女性腰围 >80cm 为腹部脂肪聚集的界限，即可认为肥胖。目前认为，腰围是衡量脂肪在腹部蓄积程度最简单和实用的指标，腰围的大小是独立危险因子。我国人群的肥胖有别于西方国家的肥胖，主要表现为腹型肥胖（也称向心性肥胖），而西方人则是整个身体的肥胖。腹部脂肪堆积可导致心血管疾病的风险增高。研究表明，中心性肥胖与代谢综合征及胰岛素抵抗密切相关。

腰臀比及腰围与臀围的比值，白种人男性腰臀比正常值为1.0以内，女性应<0.85。亚洲人的脂肪不仅易积累于腹部，更容易进驻内脏，所以亚洲正常男性的腰臀比应<0.90，正常女性应<0.85，超过该指标可考虑为腹型肥胖。腰臀比能较好地反映出内脏脂肪分布的严重程度，能更直观地显示肥胖对身体造成危害的危险程度。

4. 其他方法　对肥胖患者进行营养评定的目的并不是单纯判定肥胖的程度和类型，更重要的是该评价方法是否能准确判断肥胖程度及类型与代谢综合征之间的关系。机体组成测定则是评定肥胖人群肥胖程度和类型较理想的方法，其中磁共振成像、多频生物电阻抗分析及双能X线吸收法的价值更明显。生物电阻抗分析通过测定机体的阻抗值，可直接检测出机体总体水（TBW）、细胞外水（ECF）、细胞内水（ICF）及非脂群（FFM）。体脂（FM）含量、体脂所占比例可通过公式：$FM = Wt - FFM$ 与 $FM\% = FM/Wt \cdot 100$ 计算得出。

双能X线吸收法（DEXA）可直接测定机体总体脂含量及占体重的百分比。尽管如此，生物电阻抗分析法及双能X线吸收法均只能测定机体总的体脂含量，却无法准确地反映机体脂肪的分布或真正的内脏脂肪含量，而腹内脏器脂肪沉积才真正反映脂肪代谢紊乱、脂毒性诱导的代谢综合征及胰岛素抵抗的主要原因。因此，准确测量内脏器官内脂肪异位沉积情况将有助于判断患者的临床结局。

第二节　肥胖对机体代谢及器官功能的影响

持续能量摄入过量引起三酰甘油积蓄，进而导致脂肪细胞肥大。机体对三酰甘油的储存需求超过了机体脂肪组织的储存能力，结果三酰甘油和其他脂类代谢物溢出到非脂组织，如肌肉、肝脏、胰腺，这种现象称为“脂肪异位储存”。在肌肉和肝脏中，脂肪异位储存可通过干扰胰岛素信号通路来引起胰岛素抵抗。在胰腺中，脂肪异位储存通过增加胰岛β细胞凋亡来损害胰岛素分泌。此外，慢性营养过剩还会导致机体代谢、内分泌及各器官功能改变，引发各种慢性并发症甚至缩短寿命。

一、肥胖对机体物质代谢的影响

摄入过多的热量会促进三酰甘油的合成和分解代谢，肥胖症的脂代谢表现得更加活跃，相对糖代谢受到抑制，这种代谢改变参与胰岛素抵抗的形成。肥胖症脂代谢活跃的同时多伴有代谢的紊乱，会出现高三酰甘油血症、高胆固醇血症以及低、高密度脂蛋白胆固醇血症等。糖代谢紊乱表现为糖耐量的异常甚至出现临床糖尿病。体重超过正常范围20%者，糖尿病的发生率增加1倍以上。当 BMI > 35kg/m² 时，死亡率比正常体重者几乎增至8倍。中心型肥胖显著增加代谢综合征（metabolic syndrome，MS），2型糖尿病（T_2DM）、脂代谢紊乱及心脑血管疾病等慢性疾病的危险度。

1. 能量代谢的变化　虽然大多数肥胖者与非肥胖者的基础代谢率没有显著差异，少数可略降低，但无论坐、立或行走时肥胖者消耗的能量均较少，相对储存的能量增多，这可能与遗传因素有关。在寒冷情况下，肥胖者一般并不显著增加代谢率——暴露在同样寒冷的环境中，瘦者代谢率常增加33%，而肥胖者仅增加11%。肥胖者的食物生热效应仅为正常人的一半，而且体内可能还存在较高的能量利用机制，即使处在同一环境进食相同食物，肥胖个体的体重增加也明显高于正常。

体温是机体能量代谢的一个侧面，动物实验发现如用同样食物饲养，出生后低体温的大鼠将出现肥胖，而体温正常的对照大鼠则不肥胖，提示体温表现异常可能不仅是肥胖的后果，可能也是肥胖的原因。此外，肥胖者一般运动减少还会导致"肥胖→少运动→肥胖→更少运动"的恶性循环。也有研究指出，肥胖者即使在运动时其生长激素的分泌增加也不如瘦者多，因此动用的脂肪也较少。

2. 糖代谢的变化　部分中、重度肥胖者会有空腹血浆胰岛素水平升高及餐后高胰岛素血症，而血糖正常，这可能是对糖过量摄取的代偿反应。但随着病情发展而不能有效代偿时，便逐渐出现糖耐量下降、高胰岛素血症和高血糖，从而导致糖尿病的发生。目前认为，肥胖患者从糖代谢正常逐步发展到糖耐量下降、最后形成糖尿病的过程中，外周胰岛素抵抗是关键。肥胖患者即使口服糖耐量试验正常，可能也已存在明显的高胰岛素血症、高胰岛素分泌率、低胰岛素清除率及显著的胰岛素抵抗。

胰高血糖素升高是肥胖者的常见现象。胰岛 α 细胞所分泌的胰高血糖素的作用和胰岛素相反，具有抑制体内脂肪合成的作用。肥胖者一般均具有较高的胰高血糖素水平，且肥胖程度越高则胰高血糖素水平越高，可能是对葡萄糖耐受性障碍和高胰岛素血症的反应。

糖代谢的生物节律改变是肥胖群体的另一特征。正常人机体内从清晨至夜间对胰岛素敏感性及糖耐量具有一定的生物变化节律，严重肥胖患者的这种节律变化不明显，原因可能与睡眠相关的生长激素及肾上腺皮质激素的分泌节律失常相关。

3. 蛋白质代谢的变化　蛋白质也能在人体内转化成脂肪储存起来，但其生成的脂肪量很少，对肥胖发生的作用甚微。肥胖患者的蛋白质代谢基本正常，研究结果表明肥胖者血浆总蛋白、清蛋白、球蛋白通常在正常范围，某些氨基酸可能增加，如精氨酸、亮氨酸、异亮氨酸、酪氨酸、苯丙氨酸等。嘌呤代谢异常，血浆尿酸增加，对成人痛风、高血压、冠心病的发病率会有影响。与正常体重的人相比，在进食低能量膳食治疗肥胖病时，不易出现负氮平衡，即蛋白质分解代谢率较低，这可能与肥胖患者机体脂肪库有关。

4. 脂类代谢的变化　肥胖患者体内均存在不同程度的脂肪代谢紊乱，表现为脂肪合成过多、血清三酰甘油及胆固醇含量升高、对脂类的代谢能力减弱等。当给予标准膳食时，肥胖患者倾向于通过氧化膳食脂肪来高效提供能量，从而导致过剩的糖在体内转化成脂肪储存起来。

肥胖者血液中往往具有较高水平的乳糜微粒和极低密度脂蛋白含量，而具有保护意义的高密度脂蛋白则明显降低。有资料表明，男性超重时高密度脂蛋白水平即有下降；女性若 BMI $<40kg/m^2$ 则下降不明显，而当 BMI $>40kg/m^2$ 时，则显著降低。

肥胖者体内多种参与脂代谢调节的激素或酶发生变化，如较低的生长激素水平、高胰岛素血症、低血浆脂蛋白酯酶活性等，共同加重了体内脂代谢紊乱，并出现血浆非酯化脂肪酸浓度过高、胆汁代谢异常，易于发生胆石症、高血压、动脉硬化和冠心病等。

5. 脂肪组织的变化　脂肪组织主要由脂肪细胞构成。正常人全身脂肪细胞数为$(25\sim50)\times10^9$个，皮下脂肪细胞平均直径为 67～98μm，每个脂肪细胞含脂肪量约 0.6μg，脂肪细胞的大小随着年龄增长而增大。单纯性肥胖在病理上分为三种类型：①肥大型：肥胖时只出现脂肪细胞的肥大，每个细胞直径可达 100～150μm；②增生型：脂肪细胞大小和细胞内脂肪含量在正常范围内，脂肪细胞数明显增加，常为$(50\sim150)\times10^9$个，一般始于幼儿期，发病最初 2 年增加迅速，约占单纯性肥胖病的 10%；③混合型：脂肪数常超过 100×10^9 个，细胞直径超过 100μm，胞内脂肪含量超过 1.0μg。在临床上很难区分，因为每个患者的脂肪细胞数目、细胞大小、胞内脂肪含量均有差异，即使在同一患者身上的不同部位其脂肪构成也不相同。一般认为脂肪细胞数目的逐渐增多与年龄增长及脂肪堆积程度有关，很多儿童时期开始肥胖的人，成年后体内脂肪细胞的数目就会明显增多；而缓慢持续的肥胖则既有脂肪细胞的肥大，又有脂肪细胞数量的增多，一个肥胖者的全身脂肪细胞可比正常人体内脂肪细胞增加 3 倍以上。

6. 水、电解质代谢的变化　肥胖患者机体组织中，脂肪所占比重较大。正常男性一般脂肪总量占体重的 15%，女性为 22%；肥胖者则往往达到 25%～35%。由于脂肪组织含水量远远少于其他组织，因此，肥胖者全身含水量低于正常体重者，正常体重者含水量约为 50% 以上（细胞内水分占 30%，细胞外水分占 20%），而肥胖者仅为 30% 以下。然而，临床上也有少数肥胖者在短期内体重增加很快，用摄入多余能量的原因不能解释，患者自觉颜面、手、足明显水肿，这显然与水电解质潴留有关，而这样的肥胖病患者在采用低能量饮食治疗时，最初几日就表现出体重迅速下降，这可能是利尿消肿的结果。

二、肥胖对机体内分泌的影响

慢性营养过剩和肥胖通过代谢、激素、体液及生活方式等诸多因素影响机体内分泌功能。

1. 对胰岛功能的影响　研究发现，内脏脂肪组织在胰岛素抵抗（insulin resistance，IR）的发生中扮演了重要角色。中心性肥胖（腹型肥胖）患者存在基础和餐后高胰岛素血症，通过负反馈机制下调胰岛素受体基因，抑制胰岛素信号的转导。腹型肥胖患者的肥大内脏脂肪细胞对胰岛素的抗脂肪分解和合成作用不敏感，引发非酯化脂肪酸增多。大量的非酯化脂肪酸进入肝脏和外周组织，导致肝脏糖利用和糖原异生障碍，并导致血糖升高。高非酯化脂肪酸与高糖作用相似，均可抑制 β 细胞胰岛素的分泌，同时抑制胰岛素刺激肌细胞的葡萄糖转运、氧化磷酸化和糖原合成。

肥胖者血循环中 TNF-α、IL-6、IL-18 水平显著增高，研究发现，这些细胞因子可间接或直接作用于 β 细胞，对 β 细胞产生细胞毒作用，诱导 β 细胞凋亡。TNF-α 加强胰岛素抵抗的机制包括：加速脂肪分解，导致 FFA 水平升高；肥胖者的脂肪细胞产生的 TNF－α 可抑制肌肉组织胰岛素受体而降低胰岛素的作用；TNF－α 抑制葡萄糖转运蛋白4（GLUT4）表达而抑制胰岛素刺激的葡萄糖转运。过氧化物酶体激活型增生体（PPARγ2）：PPARγ2 参与调节脂肪组织分化和能量储存，严重肥胖者 PPARγ2 活性降低，参与胰岛素抵抗形成。腹型肥胖患者，胰腺组织呈现不同程度的脂肪堆积，不同程度地阻塞胰腺的组织通道，内脏肥胖又引起腰部运动减少，影响胰腺的微循环和淋巴回流，新分泌的胰岛素被迫进入肝门静脉血流，经肝脏时被大量破坏和灭活。因此，高胰岛素血症的 IR 现象，除了胰岛素靶细胞受体不敏感外，体内还可能存在大量灭活的胰岛素。这也能解释为什么各型糖尿病患者均对外源性胰岛素绝对有效。肥胖患者中有糖尿病遗传易感性的个体，早期出现 IR 时，胰岛 β 细胞代偿性分泌增多，引发高胰岛素血症；当 β 细胞分泌胰岛素不能完全代偿 IR 时，出现餐后血糖水平升高，进入糖耐量异常期；当 IR 进一步加重时，高葡萄糖的毒性作用可抑制 β 细胞分泌胰岛素，而 β 细胞因长期过度代偿也发生了功能衰竭，糖代谢进一步恶化，发展为 2 型糖尿病。

2. 对下丘脑－垂体－甲状腺轴的影响　研究发现，肥胖患者血清甲状腺素（T_3、T_4），游离甲状腺素（FT_4）和促甲状腺素（TSH）显著升高。其发生机制是脂肪酸抑制了细胞摄取甲状腺激素和（或）抑制甲状腺激素与垂体甲状腺激素受体结合，导致甲状腺激素抵抗。外周血 T_3 受体减少，T_3、T_4 对 TSH 负反馈减少，引起 TSH 和外周血甲状腺激素水平增高。在非糖尿病成人的研究中发现，随着血清 TSH 水平和 IR 的增加，血脂异常发生率相应增加。在糖尿病人群的研究中也发现，血清 TSH 水平与高密度脂蛋白胆固醇（HDL－C）水平呈负相关，与其他血脂水平呈正相关。在胰岛素敏感指数低的患者中，TSH 与血脂的上述关系更为密切。研究表明，IR 可影响甲状腺功能和血清胆固醇的关系。

3. 对下丘脑－垂体－肾上腺（HPA）轴的影响　在肥胖发病原因中已经阐述，HPA 轴的最终产物——皮质醇可以拮抗胰岛素、生长激素和性激素作用，促进腹部脂肪的堆积。如库欣综合征患者分泌皮质醇增多，导致中心性肥胖。反之，肥胖患者也可引起皮质醇分泌和 HPA 轴功能的异常。目前的研究结果显示，肥胖者皮质醇的分泌呈现两种模式：①正常 HPA 轴调节：受应激反应较少者表现清晨皮质醇水平高，之后迅速下降，夜间达最低值，对生理刺激及地塞米松抑制的反应正常；受应激反应相对较多者，清晨皮质醇水平低于前者，下降缓慢，对生理刺激反应增强，导致全天皮质醇的分泌增加。这种调节模式与正常的 BMI、腰臀比、总胆固醇、低密度脂蛋白胆固醇、血压等相关；②病态 HPA 轴调节：表现出皮质醇水平清晨低及白天变异率低，对生理刺激及地塞米松抑制的反应迟钝。这种模式与冠状动脉粥样硬化性心脏病、2 型糖尿病的其他危险因子有显著的相关性。一般认为，内脏脂肪组织中糖皮质激素受体（GR）比其他部位脂肪组织的密度高，皮质醇－受体复合物通过与脂蛋白酯酶基因结合激活其活性，促进三酰甘油储存在脂肪细胞内。

研究显示，腹型肥胖者 GR 功能可能有缺陷，HPA 轴功能的异常会加重过量皮质醇给机体带来的不利影响。腹型肥胖者脂肪组织内瘦素 mRNA 的表达增加，外周血循环中瘦素水平增高，提示有瘦素受体的缺陷，这些人具有特殊人体测量和代谢指标，如 IGF－1 水平降低，而胰岛素、血糖、三酰甘油、低密度脂蛋白胆固醇升高，HDL－C 降低，血压升高，心率增快。腹型肥胖是心脑血管疾病和2型糖尿病的危险因素。

4. 对下丘脑－垂体－性腺(HPG)轴的影响　与肥胖发生密切相关的摄食行为、能量平衡与性腺轴共同接受许多相同的神经内分泌因子调控。脂肪细胞分泌的细胞因子可通过HPG轴影响性腺功能。在下丘脑来源的分泌GnRH的$GT_{1\sim7}$细胞株中发现有脂联素受体表达，脂联素可增加$GT_{1\sim7}$细胞分泌GnRH，推测脂联素可作用于下丘脑的GnRH细胞，增加GnRH释放频率，使产生促性腺激素的垂体细胞在长时间高频GnRH刺激下产生耐受抑制，与GnRHa作用类似。研究发现，成年肥胖男性血清睾酮(T)水平降低，雌二醇(E_2)水平升高，T/E_2比值降低，睾酮与BMI呈负相关。男性肥胖者乳房发育的发生率及发育程度均高于正常体质量者，与其体内较高的E_2水平相关。肥胖女童性发育多数提前，月经初潮年龄较正常体质量者提前。排除多囊卵巢综合征后的重度肥胖少年女性多数月经也滞后或不规则，表现持续高E_2水平，T增高，使黄体生成素和卵泡刺激素分泌受抑，成年后导致不孕。

综上所述，肥胖可引起诸多内分泌改变，其机制还有待进一步明确。长期的内分泌紊乱反过来可加重肥胖的发生，是发生MS、2型糖尿病和心脑血管疾病的危险因素。

三、肥胖对心血管系统的影响

体重越重则心脏的负荷就越大，肥胖症患者并发冠心病、高血压的概率明显高于非肥胖者，其发生率一般5～10倍于非肥胖者，尤其是腰与臀比值高的中心型肥胖患者。当脂肪沉淀于心肌中或心膜下时会形成脂肪心而使心功能紊乱。肥胖可致心脏肥大，后壁和室间隔增厚，心脏肥厚同时伴血容量、细胞内和细胞间液增加，心室舒张末压、肺动脉压和肺毛细血管楔压均增高，部分肥胖者存在左室功能受损和肥胖性心肌病变。肥胖患者猝死发生率明显升高，可能与心肌的肥厚、心脏传导系统的脂肪浸润造成的心律失常及心脏缺血的发生有关。高血压在肥胖患者中非常常见，也是加重心、肾病变的主要危险因素，体重减轻后血压会有所恢复。肥胖者血清总胆固醇、三酰甘油、低密度脂蛋白胆固醇常升高，高密度脂蛋白胆固醇降低，过多的脂肪堆积于动脉壁上会使血管腔变小，易导致动脉粥样硬化，影响血流甚至造成血管破裂，进而导致冠心病者有心绞痛发作，甚至中风或心脏病突发。

四、肥胖对呼吸功能的影响

肥胖患者肺活量降低且肺的顺应性下降，可导致多种肺功能异常，如肥胖性低换气综合征，临床以嗜睡、肥胖、肺泡性低换气症为特征，常伴有阻塞性睡眠呼吸困难；严重者可致肺心综合征(Pickwickian's syndrome)。由于腹腔和胸壁脂肪组织堆积增厚，膈肌升高而降低肺活量，肺通气不良，引起活动后呼吸困难，严重者可导致低氧、发绀、高碳酸血症，甚至出现肺动脉高压导致心力衰竭，此种心力衰竭往往对强心剂、利尿药反应差。此外，重度肥胖者尚可引起睡眠窒息，偶见猝死的报道。

五、肥胖对机体免疫功能的影响

长期能量过剩诱发的肥大脂肪细胞容易发生凋亡，这导致肥胖患者免疫活性细胞如巨噬细胞对脂肪细胞的浸润更多，随后免疫活性细胞制造的促炎症反应细胞因子进一步吸引和活化脂肪组织中免疫活性细胞。这些促炎症反应细胞因子也被释放进入全身循环系统，导致机体处于亚炎症状态。

六、肥胖对肌肉骨骼的影响

最常见的是骨关节炎，由长期负重造成，使关节软骨面结构发生改变，以膝关节的病变最多见。肥胖者嘌呤代谢异常，血浆尿酸增加，使痛风的发病率明显高于正常人。肥胖婴儿容易发生扁平足，髋关节内翻畸形及“O”形或“H”形腿等畸形。

第三节　肥胖症的手术治疗

目前认为，减重手术是使重度肥胖症患者获得长期、稳定减重效果的唯一方法，也是治疗肥胖相关2型糖尿病、原发性高血压、脂血症和阻塞性呼吸睡眠暂停等代谢紊乱性疾病的最有效方法。近年来，随着腹腔镜技术临床应用的成熟与发展，腹腔镜手术治疗肥胖症已成为成熟的治疗模式，应用日趋广泛。

一、减肥手术的适应证

目前减肥的方式主要是生活方式干预、药物治疗及手术治疗。但是生活方式干预患者不易长期坚持，容易体重反弹；大多数减肥药物长期服用容易导致精神方面的不良反应。减肥手术由于可以使重度肥胖症患者获得长期、稳定的减重效果而受到青睐。近年来，随着腹腔镜技术的普及及麻醉技术的提高，手术死亡率及并发症明显降低，手术治疗肥胖症逐渐成为减肥的主要选择。

目前国际上通行的肥胖症患者手术治疗的标准是 BMI > $30kg/m^2$，非手术治疗无效。伴有肥胖的相关疾病，就应该考虑手术治疗。2007 年 10 月，中华医学会外科学分会内分泌外科学组根据国人的身体特征和发病特点，发布了我国肥胖患者手术适应证：①确认出现与肥胖相关的代谢紊乱综合征且预测减重可有效治疗，如2 型糖尿病、心血管疾病、脂肪肝、脂代谢紊乱、睡眠呼吸暂停综合征等；②腰围：男性≥90cm，女性≥80cm。血脂紊乱：TG（三酰甘油）≥1.70mmol/L；和（或）空腹血 HDL - ch（高密度脂蛋白胆固醇）：男性 <0.9mmol/L，女性 <1.0mmol/L；③连续 5 年以上稳定或稳定增加体重，BMI≥$32kg/m^2$；④16 ~65 岁；⑤经非手术治疗一个疗程以上疗效不佳或不能耐受保守治疗；⑥无酒精或药物依赖性及严重的精神、智力障碍；⑦患者了解减重手术的术式，理解和接受手术潜在的并发症风险；理解术后生活方式、饮食习惯改变对术后恢复的重要性，并有承受能力，能积极配合术后随访。有以上① ~ ③之一者，同时具备④ ~ ⑦情况者，可考虑外科手术治疗。

二、减肥手术方式

目前临床常用的减重手术方式依据减重原理可分为三类：①限制摄入性手术：包括腹腔镜可调节胃束带术（laparoscopic adjustable gastric banding，LAGB）、腹腔镜垂直束带胃成形术（laparoscopic vertical gastric banding，LVGB）、腹腔镜袖状胃切除术（laparoscopic sleeve gastrectomy，LSG）等；②兼顾限制摄入及减少吸收的胃转流手术：腹腔镜 Roux－en－Y 胃旁路术（laparoscopic Roux－en－Y gastric bypass，LRGB）；③减少吸收手术：腹腔镜胆胰旷置术与十二指肠转位术（laparoscopic biliopancreatic diversion with duodenal switch，LBPDDS）。

1. 腹腔镜可调节胃束带术（LAGB）　腹腔镜可调节胃束带减肥手术是指通过腹腔镜手术束缚在胃上部，可以通过注水调节松紧的硅胶制束缚带。它是欧洲和澳大利亚的标准减重手术方式，是目前美国和欧洲使用率最高的疗法，也是目前最安全的减重手术。手术技巧是胃小囊要尽量小，限制在 15ml 左右，而且主要位于胃前壁。胃前壁缝合固定胃绑带时要牢固确切，将绑带的前侧段完全包埋，且包埋不可太紧。连接注水泵后要将其牢固固定在腹直肌前鞘上。经过注水泵来调节是这一手术治疗中的重要一环，影响着治疗的效果。

LAGB 手术简单、安全、可靠，是所有手术中创伤最小的手术。这种手术不损伤胃肠道的完整性，而且不改变胃肠道固有的生理状态，且患者可完全复原。对于手术后效果不佳的病例，可改做任何其他形式的手术，因而成为当今治疗肥胖症的最佳手术疗法之一，特别适合年轻患者，可在生长发育和特定生理时期进行安全有效的调节。需要注意的是，该手术对血糖的控制效果与患者的多余体重减少情况直接相关，对于减重效果不好的病例，糖尿病治疗效果亦不佳。

2. 腹腔镜袖状胃切除术（LSG）　袖状胃切除术在减肥外科医学界是相当热门的话题，而且其受欢迎的程度有明显的增加。缩胃手术的原理是利用腹腔镜把胃的大弯垂直切割出来，即顺着胃大弯的走行方向保留 4～8cm 幽门以上胃窦，切除胃的大部，使残留的胃呈“香蕉状”约胃镜直径的通道，容积为 100～150ml 的小胃囊。它的好处是不需要在体内置入外来物，而且手术的减肥成效显著。由于手术切除了大部分胃体积，除了会降低食量外，还会减少刺激食欲的激素 ghrelin 分泌量，因此食欲也会降低。该手术相对安全，容易在腹腔镜下操作完成，再加上由于该术式不改变胃肠道的生理状态，不会产生营养物质缺乏，因此成为目前临床上治疗重度肥胖首选的第一阶段的初步手术治疗方式，此后根据患者术后的情况及实际治疗的效果决定是否需要二期手术，二期手术通常在一期手术后 6～18 个月进行。此外，对于合并极重度肥胖的 2 型糖尿病患者，以及合并其他严重并发症的高危患者，通常应先行此手术作为相对安全的一期手术，及时消除相关高危因素，达到初步满意的治疗效果，因为此类患者如施行复杂减重手术会有较高的风险。在术后 6～18 个月根据减重和疾病控制的情况决定是否行第 2 阶段手术，如胃转流术、胆胰旷置术或十二指肠转位术等，若治疗效果满意，可不实行第二阶段手术。

3. 腹腔镜胃转流术　胃转流术又称胃旁路手术，是指一系列类似的、用于治疗肥胖症的外科手术，其共同特征为：手术首先将胃部分为上、下两个部分，即较小的上部和较大的下部，然后截断小肠，重新排列小肠的位置，改变食物经过消化道的途径，减缓胃排空速度，缩短小肠，降低吸收。该手术的关键是胃小囊的容量要尽量小，根据文献报道，限制在 12～25ml 为最佳。胃小囊要与远侧的胃完全分开，或至少要用有四排钉子的直行切割吻合器分隔。旷置全部的十二指肠及至少 40cm 以上的近端空肠。目前常用的胃转流术是 LRGB。胃小囊与空肠 Roux 臂的吻合可以是结肠前的，也可以是结肠后的。吻合口的直径在0.75～1.25cm。Roux臂的长度一般限制在75～150cm，可根据患者的体重情况调整。

1994年，Wittgrove等最早实施LRGB，LRGB在美国被视为减肥手术的金标准，约占美国减重手术的70%。LRGB减重效果较好，但与LAGB相比，其操作复杂、学习曲线长、创伤大、并发症发生率高、术后需要相关营养物质监测与补充、围术期死亡率较高。当不具备相当条件时，通常可选择效果相当但风险更小的改良简易型胃肠短路术。

4. 胆胰旷置术和十二指肠转位术　两种手术第一步都要做胃部分切除使胃容积变小，保留100～150ml容量的胃囊，从而使摄食量下降，达到使体重下降之目的。第二是将肠襻和胆胰襻汇合形成的共同通道在回盲瓣近侧50～150cm。由此可见，一长约50cm的食物通道作为Roux－en－Y襻的长臂，可使机体形成一个明显的吸收不良状态而保持长期的体重下降。具体手术技巧：①胆胰旷置术需要先做一个水平的胃切除，然后在距回盲瓣上方250cm处切断空肠，取其远端与残胃吻合，其近端在距回盲瓣上方50cm处再与低位的回肠吻合；②十二指肠转流术需要先做一个管状胃切除，保留幽门并在十二指肠处横断，十二指肠近端与距回盲瓣上方250cm切断的小肠远端吻合，十二指肠远端用吻合器闭合，距回盲瓣上方250cm处切断的小肠近端再与距回盲瓣上方100cm处的回肠吻合。

该两种术式虽然效果极好，但手术操作极复杂，并发症和死亡率均较其他术式高。远期并发症可能有腹泻，维生素、矿物质、营养物质的缺乏，特别是蛋白质的缺乏，故每天需要补充75～80g的蛋白质，以及维生素B、钙和铁。胆胰旷置术的患者可能还会产生倾倒综合征，因而目前临床应用较少。

第四节　减肥手术的营养管理

目前临床常用的减重手术方式有可调节胃束带术、腹腔镜袖状胃切除术及胃转流手术，其中我们最常采用的是腹腔镜袖状胃切除术，该手术相对安全，容易在腹腔镜下操作完成，再加上由于该术式不改变胃肠道的生理状态，不会产生营养物质缺乏。无论实施哪种减重手术，均离不开术后合理的饮食控制和营养治疗，这不仅关乎减重手术的疗效，而且关系到患者的营养及健康状况的维持。

一、减肥手术后阶段性营养治疗

减重手术后患者的营养管理需要接受一个专业团队的随访、支持，其中包括外科、内分泌科、营养支持小组、消化科、康复科、心理医学科等专业力量，术后定期规律复诊随访，监测体重、腰围、生化指标及各器官的功能状况，有条件的单位应定期监测患者的机体组成，指导和帮助患者遵循规律的生活和饮食，进行运动锻炼，预防和治疗并发症，以获得理想的治疗效果。

减重手术后的营养治疗一般分为三个阶段：①手术后第一周是饮食过渡阶段，由于目前大多数减重手术均采用腹腔镜手术方式，一般无须长时间禁食，在术后24小时即可以开始尝试少量饮水，同时判断胃肠道活动恢复情况，如果胃排空正常即可以开始流质饮食，进食饮水均应保持缓慢持续，容量一般应＜2000ml/d，能量摄入量控制在500kcal/d左右，可选用经过工业化生产的含完整营养素的营养补充剂，以保证宏量营养素和维生素、矿物质和微量元素等微营养物质的供给。经过1～2天的适应过程，即可摄取自然的流质饮食（可选择白米粥、蛋羹、蛋汤等），同时可补充一定量的肠内营养制剂和蛋白质组件，以保证每天摄入的蛋白质在50～75g，热量在600～800kcal/d，同时应保证足量的维生素及微量元素的摄入。此阶段一般维持一周，通常发生在术后的住院期间；②第二阶段是限制期，主要是在术后2～4周，此阶段通常进食半流质饮食，能量供给量为600～800kcal/d，蛋白质为50～75g，脂肪＜30g/d。每天安排4～5餐，恢复进食规律性。此阶段根据患者的进食状况、饥饿感的程度等逐渐过渡到进食固态食物，并恢复一日三餐，关键是要控制每天摄入的总能量；③第三阶段维持期：此阶段主要根据患者体重减轻的程度及时调整其饮食状况。目前大多数的机构推荐减重术后机体体重减轻的速度为0.5～1kg/周，减重手术后18个月至3年实现机体超重部分减重比例达到75%，减重速度过快或过慢均应及时进行评估，寻找原因并予以解除。

二、减肥手术后营养管理的主要问题

减肥手术已被广泛应用于重度肥胖患者，不仅可以显著减轻体重，而且还对肥胖相关的内分泌代谢紊乱（特别是2型糖尿病）产生有利影响。然而，由于胃肠道解剖及生理功能发生了明显变化，部分患者可能会出现较严重的并发症，包括体重反弹，围术期及长期的营养代谢相关并发症，宏量及微量营养素摄入不足或不均衡等。因此，所有患者术后应该接受精心的医学随访，以指导患者安全度过减肥手术后生活的转变期，避免代谢并发症的发生和营养素失衡，最终获得良好的临床结局。

减肥手术患者的术后管理开始于手术前即建立合适的团队，应该由一个包括从事减肥手术的外科医师、内分泌科医师或消化科医师、营养师、保健医师、心理医师、药剂师及护理人员组成的多学科团队，提供医疗、营养和生活方式管理、术前和术后护理，以便在减肥手术后平稳度过生活的转变期，保证手术效果。

（一）防治体重反弹

体重反弹在减肥手术患者中较常见，据报道其发生率为7%～50%，也有学者认为手术患者后期的失访可能低估了体重反弹的真实发生率。另有研究发现，20%～25%所减的体重将在10年期间重新获得，体重的反弹常伴随着出现一系列代谢性并发症。手术改善的肥胖并发症随体重反弹逆转或加重，包括常见的可能导致生活质量降低的健康状况和心理社会功能，这种体重反弹对并发症的影响取决于个体风险因素。

1. 体重反弹的原因　虽然遗传因素、生理反应的差异和偶然的外科失败可能是体重反弹的原因，但大多数减肥手术后患者的体重反弹通常与饮食和生活方式指导的顺应性差密切相关。一般情况下，减肥手术后近期热量摄入减少，与术前相比体力活动增加，血中胃促生长素（ghrelin）水平降低，胰高糖素样肽1（GLP－1）和YY肽水平升高，提示

Ghrelin、GLP－1 和 YY 肽等胃肠道激素可能也参与术后体重稳态的调节。但术后 1～2 年热量摄入增加伴随体重反弹的发生，血清瘦蛋白和胰岛素水平的降低也可能起作用。有研究显示，在垂直遮断胃成形术、胃束带手术、袖状胃切除术和 RYGB 中的束带滑动或小囊和吻合口膨胀等机械问题可能潜在损害传导饱足感至中枢神经系统的胃神经信号，导致摄食增加和体重反弹。最近一个含 14 项研究的 meta 分析发现 RYGB 术后 1 年体重过度降低为76%，腹腔镜可调节的束带术后为50%。单纯限制性手术比其他吸收不良型手术更易导致体重反弹和减重失败。心理因素和饮食性疾病也可促进体重反弹，尤其是在手术后期更易发生。虽然对手术的反应存在个体差异，但除人格障碍外，发现术后坚持定期随访和顺应性在重度肥胖患者中也可预测限制性减肥手术的结果。

2. 体重反弹的防治　体重反弹的预防对于长期保持减肥手术的疗效至关重要，关键因素是术前现实的预期、对定期随访的坚持、对营养推荐的顺应性、每周至少保持 150 分钟的常规体育锻炼和对饮食或其他精神疾病防治的定期评估。总之，减肥手术对心理状态有益，虽然有些改善随时间推移消失。从营养的角度来看，低糖负荷，中、高度蛋白饮食，结合体力活动计划显示短期能有效地治疗体重反弹。通过收集饮食记录和仔细地监测体重，有助于促进其遵循所推荐的饮食和生活方式。

因此，术后体重反弹的治疗应该包括饮食指导、增加活动、行为矫正和药物治疗。建议重度或术后体重持续增加的患者应检查胃肠道的外科操作解剖学上是否保持完整；若非完整无缺，多学科团队应该考虑首先采用饮食指导、增加活动、行为矫正等治疗措施，当体重反弹严重且持续时，应该考虑修正性减肥手术。

(二)手术后的营养管理

减少过量的能量摄入是减肥手术的主要目的，术后体重的下降就是能量摄入减少的明显证据。但是在伴随着能量摄入减少的同时，人体的必需营养物质及微量元素可能也存在相对缺乏，限制性和吸收不良性机制的减肥手术容易造成蛋白质吸收不良和微量营养素缺乏。因此，减肥手术后患者应进行适当的营养管理，应定期对微量和宏量营养素缺乏进行临床和生化监测，防止蛋白质营养不良及其后果。应该考虑在所有进行减肥手术的患者中长期补充维生素和矿物质，对于行吸收不良型手术的患者需要给予其更全面的替代治疗以阻止营养缺乏。

1. 蛋白质的供给　一方面，食物中的蛋白质主要在空肠的中段被吸收，大部分的减肥手术都通过旁路绕过这一段，因此容易造成蛋白质吸收不良；另一方面，减肥手术后对富含蛋白质的食物不耐受导致经肠道丢失的蛋白增加也是术后蛋白营养不良的原因之一。限制性术式发生蛋白营养不良的情况较吸收不良术式较少。有资料显示，在单纯的限制性术式中蛋白营养不良发生率为0～2%，而吸收不良术式为14%～18%，并且其中6%的患者因严重营养不良而需要行纠正手术。RYGB 手术是目前施行最多、兼顾限制性和吸收不良性机制的减肥手术。蛋白质营养不良在 RYGB 手术后 1～4 年的发生率为0～13%，其中只有一小部分需要住院治疗。蛋白质营养不良的发生率与手术旁路支的长度显著相关。旁路支越长，则手术后蛋白质营养不良的发生率就越高，最高可达 13%。相反，在标准 RYGB 手术或旁路支＜150cm 的 RYGB 手术中，术后 1～2 年蛋白营养不良发生率仅为0～0.4%。

蛋白质营养不良通常在减肥术后 3 ~6 个月被发现，主要归因于对富含蛋白质的食物不能耐受。RYGB 后通常食用蛋白质缺乏饮食，如单纯限制性手术[可调节的胃束带术(AGB)和袖状胃切除]可诱导消化症状、食物不耐受，或由于术前、术后饮食性疾病进食行为适应障碍。预防蛋白质营养不良要求常规评估蛋白摄入、咨询有关从富含蛋白质食物和模块化的蛋白质补充料中的蛋白摄取。成人的蛋白质需要量与体重相关，饮食的蛋白质需求通常以能量摄入的百分比表示，饮食的参考摄入量以总能量的 10% ~35% 表示蛋白质可接受的范围。然而蛋白质需要量在所有能量摄入中是不变的，因此，在低能量摄入时，在总热量中需要更高比例的蛋白质；而在高能量摄入时，在总热量中的蛋白质比例可降低。总之，在任何食物中应首先确定与体重成比例的饮食蛋白量，然后再根据能量的需要增加糖类和脂肪。在每一餐中蛋白质是不可或缺的营养。维生素和矿物质能够每天一次满足营养的需要。但对于蛋白质，机体不能储存每天的供应量。成人为保持肌肉和骨骼的功能，每餐至少需摄入 30g 蛋白质。早餐中的食物蛋白非常重要，因为机体经过隔夜空腹后处于分解代谢状态，而且早餐蛋白对于调节食欲和每天食物摄入也是关键的。推荐的膳食供应量代表了健康成人每天的最低摄入量。对于许多成人，以蛋白质代替膳食中的糖类将有助于保持机体组分和灵活性，改善血脂和脂蛋白，以及控制食物摄入。

正常情况下，减肥手术后患者对蛋白的最低需求量是 1. 2g/(kg · d)，低于这个水平就会出现蛋白质营养不良。为避免术后发生蛋白营养不良，术后应常规给予监测清蛋白状况，保证每天蛋白摄入量 60 ~120g/d。大部分患者经过增加蛋白摄入量均可以使蛋白营养不良的状况得到纠正。清蛋白浓度是一种方便可行的评估减肥手术患者营养状况的指标，蛋白质营养不良主要表现为低蛋白血症(清蛋白 <35g/L)、水肿、脱发等。蛋白质严重缺乏的患者需要住院进行肠外营养支持，但目前还没有可接受的指南或临床研究来指导减重手术后的营养治疗。

2. 微量营养素的缺乏及防治　减肥手术临床最常见的营养素缺乏包括铁、钙、维生素 D 及维生素 B_{12}，有资料显示，接近 30% 的减肥手术后患者存在营养素缺乏相关的并发症，如宏量营养素缺乏、微量营养素缺乏或两者兼有。特异营养素相关的并发症包括：贫血(铁、叶酸、维生素 B_{12}/维生素 A/维生素 E、铜、锌)，代谢性骨病(钙、维生素 D)，蛋白 - 能量不足性营养不良，脂肪泻，韦尼克脑病(维生素 B_1)，多发性神经病及肌病(维生素 B_{12}/维生素 E、铜)，视觉障碍(维生素 A/维生素 E/维生素 B_1)，皮疹(锌、必需脂肪酸、维生素 A)及其他无临床症状的微量营养素缺乏。

减肥手术后营养素缺乏通常是多因素导致的，包括进食减少、进食习惯改变、吸收不良等。营养素缺乏的种类及程度取决于手术方式、患者的饮食习惯，以及其他手术相关的胃肠道症状如恶心、呕吐、腹泻。虽然少数营养素缺乏可以很快表现出症状，但大多数营养素缺乏并不表现出显著的临床症状，隐匿时间较长。因此，所有的减肥手术患者应当终生补充维生素和矿物质，并定期监测。推荐的监测指标包括：全血计数、血生化、铁、维生素 B_{12}、叶酸、凝血功能、维生素 D、甲状旁腺激素等。术后 3 年内每 6 个月监测一次，若情况稳定，则以后每年一次，其他特殊营养素监测根据临床实际需求而定。

(1)铁：由于缺铁而导致的贫血可能影响到 2/3 的减肥手术患者，RYGB 的缺铁发生率为20%～49%。在肥胖患者中，贫血发生率为35%～74%，而术后缺铁的发生率达到52%。导致术后患者铁缺乏最主要的原因有：胃酸分泌的减少使食物中的Fe^{3+}转变成可吸收Fe^{2+}减少；手术使食物绕过铁吸收的主要部位（十二指肠）；术后患者摄食量明显减少使得铁来源减少。除此之外术前患者就存在铁缺乏的情况也不能完全除外。有研究称有26%～33%寻求减肥手术的患者存在营养性缺铁，6%～16%存在铁蛋白减少。另一项调查研究也发现术前大约有20%的患者存在营养性缺铁。目前对肥胖患者术前营养性缺铁的原因不清楚，但是这不容忽视，因为术前就存在营养性缺铁的患者术后发生营养性缺铁加重的可能性更大。

对于减肥手术的患者，术后日常铁元素的补充量应达到40～100mg/d。目前的推荐剂量为40～65mg/d的铁元素（相当于200～400mg含铁硫酸盐），对哺乳期女性的推荐剂量为100mg/d的铁元素（相当于400～800mg含铁硫酸盐）。因此，减肥手术患者术后应当常规监测贫血的临床指标和实验室指标。

对于已经发现缺铁的患者，治疗剂量应达到300mg/d的铁元素，通常可以为3～4片含铁量为50～65mg的口服药片。当治疗失败或严重贫血时，可以考虑静脉注射铁－氢氧化蔗糖复合物的制剂（20mg铁/ml）。铁的补充最好与维生素C及寡糖共同进行，可防止便秘，促进肠道蠕动，并能促进其他矿物质的吸收。此外还应考虑到铁与其他元素的相互作用，如钙、植酸盐等，并应当在饥饿状态下单独口服使用，以利于铁的吸收。

（2）钙与维生素D：与营养性缺铁一样，钙和维生素D缺乏在减肥手术后也很常见。人体中钙离子主要吸收部位在十二指肠及空肠上段，并且维生素D吸收部位也主要是在空肠和回肠。减肥手术改变胃肠道的结构，理论上会影响到钙的吸收。事实情况也是如此，减肥手术后缺钙的发生率明显升高。减肥术后维生素D缺乏的发生率为50%～80%。除手术因素外，肥胖患者的饮食习惯也是原因之一，在手术前就有可能因偏食而存在钙缺乏。研究报道大约25%肥胖患者术前存在亚临床性缺钙（PTH升高，血钙水平正常），21%存在维生素D缺乏，并且与BMI呈正相关。术后这些肥胖患者发生维生素D缺乏的风险更高。有研究发现，减肥术后每天服用维生素D 400～800U的患者中约有50%仍表现为维生素D缺乏。另有研究显示，术后补充碳酸钙1200mg/d和维生素D 400～800U仍然不足以预防PTH升高及骨重吸收。因此，约50%的RYGB患者术后虽然补充钙与维生素D，但仍表现为钙缺乏，当补充量达到钙1700mg/d及维生素D 400U时才可见骨丢失减速。

绝大多数接受减重治疗的患者都应当推荐补充钙和维生素D，目的是预防骨吸收而导致的骨质疏松。关于钙剂的使用方法一直有争议，减肥手术使胃缩小而导致酸性环境减弱，也使得碳酸钙的吸收受到很大程度的影响。有Meta分析指出，柠檬酸钙的生物利用率要优于碳酸钙，达到22%～27%。对于接受RYGB的患者，与相同剂量的碳酸钙相比，柠檬酸钙（500mg/d相当于125U维生素D_3）能更有效地提高血清钙水平，并降低甲状旁腺激素（PTH）。PTH是钙稳态的主要调节因子，并参与1，25－(OH)2D的代谢，高钙水平抑制PTH的释放，而低钙水平则促进甲状旁腺释放PTH。此外，肠道对于钙的吸收有赖于维生素D的参与。

对于术前就有维生素D缺乏的患者，建议的补充方法是口服5000U，每周1次，连续8周。相同的剂量在术后则不足以治疗维生素D缺乏。目前关于术后维生素D的补充剂量没有定论，术后血钙和维生素D补充的主要目标是实现PTH和骨碱性磷酸酶(BAP)及24小时尿钙排泄率正常，而实际的维生素D水平不是那么重要。减肥手术后给予补充钙1200～2000mg/d、维生素D 400～800U/d可预防出现缺钙或维生素D缺乏。更为有效的维生素D添加方案是大剂量的维生素D_3或者维生素D_2每周1次，然后根据血1，25-$(OH)_2D_3$、BAP、PTH调整剂量。骨化三醇一般不推荐，容易导致高钙和高磷酸血症。

(3)维生素B_1：又称硫胺素，其缺乏可能继发于任何类型的减肥手术方式，患者可能有较长时间的呕吐或厌食，可能导致不可逆的严重神经系统病变。维生素B_1缺乏的相关危险因素有：体重丢失、持续的胃肠道症状(恶心、呕吐)、营养跟踪失访、血浆清蛋白和转铁蛋白降低、空回肠旁路术、酒精依赖等。

纠正的方法通常为与其他B族维生素及镁共同补充，以使其吸收最大化。口服维生素B_1 20～30mg/d通常可以有效地改善因其缺乏而导致的神经系统症状，若患者持续呕吐或神经系统症状加重，则采取50～100mg/d静脉或肌注，能满足机体需求。对于表现有Wernicke脑病的患者，补充量应当为100mg/d以上。

(4)维生素B_{12}：人体维生素B_{12}来源于食物，尤其是红色肉类。胃酸的存在促进食物中维生素B_{12}的释放，游离的维生素B_{12}在胃内与R蛋白结合，进入十二指肠后解离，再与内因子(IF)结合。B_{12}-IF复合物在胃肠道中随食物行进，最后在回肠被吸收。有研究发现，RYGB术后的患者中约有53%出现IF浓度降低，这将大大影响维生素B_{12}的吸收。维生素B_{12}缺乏在RYGB后最为常见，发生率为12%～75%。一般在术后6个月可出现维生素B_{12}缺乏的症状，但更多患者在术后1年甚至更久的时候出现症状，原因是肝脏中的维生素B_{12}储备耗竭。此外，也有研究发现术后10年也是维生素B_{12}缺乏高发的时间窗。由于维生素B_{12}缺乏常常缺乏特异性表现，并且可能造成不可逆的不良结局，因此在考量是否需要补充维生素B_{12}及预防性补充的问题上应当慎重。目前市面上的多数复合维生素制剂或营养制剂中均含有维生素B_{12}，品种繁多。维生素B_{12}缺乏的定义为低于200pg/ml，但有约50%的患者即使维生素B_{12}水平在正常范围内，也会表现出相关症状。350mg/d口服补充维生素B_{12}可以有效预防维生素B_{12}缺乏的发生，而对于已经出现症状的维生素B_{12}缺乏患者，治疗剂量一般为500～1000mg/d。目前已有喷雾型制剂通过舌下吸收用于维生素B_{12}缺乏的治疗，这种毫微颗粒有利于提高其吸收率和生物利用度。虽然维生素B_{12}缺乏常见于术后6个月左右，但最新的观点认为应当在术前就开始对患者补充维生素B_{12} 1000mg/d。

(5)叶酸：叶酸缺乏常见于RYGB术后，临床上表现为大红细胞性贫血、白细胞减少、血小板减少、舌炎等。大多数情况下，叶酸缺乏是由于术后进食减少而非吸收不良。

叶酸缺乏的发生率要低于维生素B_{12}，但在RYGB术后的发生率也达到6%～65%，通常可以通过单纯口服补充来纠正。其吸收主要在十二指肠，但在术后通过代偿整个小肠也都可以发挥吸收叶酸的作用。叶酸从无活性的甲基-四氢叶酸转化为具有活性的四氢叶酸这一过程需要维生素B_{12}的参与，因此维生素B_{12}的缺乏是导致叶酸缺乏的重要原因。

一般而言，叶酸缺乏的治疗剂量为1000mg/d，治疗时间为1～2个月。常规口服预防叶酸缺乏的剂量可以为800mg/d，并能有益于术后意外怀孕情况下胎儿的发育。叶酸的补充量不宜过高，超过1000mg/d的补充量可能掩盖维生素B_{12}缺乏的症状而导致误诊，因此监测血液维生素含量非常重要。

(6)维生素A与维生素E：有研究报道称即使每天补充复合维生素也仍然存在维生素缺乏，维生素A缺乏发生率为5%～69%，维生素E 4%～5%，RYGB术后4年维生素A缺乏发生率为10%，而行BPD－DS手术后4年维生素A缺乏增加到69%，但无明显临床症状。另外也有其他研究发现维生素A缺乏发生率不如前面那么高，BPD术后8年只有12%，BPD－DS术后4年为5%。由于术后维生素A、维生素E缺乏临床症状表现不明显，减肥手术后每6～12个月对脂溶性维生素进行评估是有必要的。

在绝大多数情况下，维生素A缺乏较轻的患者的推荐治疗剂量为每2周使用50 000U，临床实践时应当根据患者的实际情况而有所修正。若无角膜改变，补充剂量为10 000～25 000U/d直到临床症状改善，通常为1～2周；若存在角膜改变，则剂量为50 000～100 000U/d(肌注)连续治疗2周。治疗同时应当注意纠正可能并存的铁与铜缺乏。维生素E目前没有统一的治疗指南推荐方案，一般认为100～400U/d的补充剂量足以发挥其在机体中的抗氧化作用。

(7)微量元素：锌在十二指肠及空肠上段吸收，主要通过粪便排出，少量通过泌尿系统排出体外。改变肠道结构通常会影响锌的吸收。缺锌在临床上的表现主要是影响免疫功能，改变味觉，延迟伤口愈合，导致肠病性肢端皮炎。脱发在减肥手术后很常见，但是目前对此研究很少，推测这可能与蛋白摄入不足及锌缺乏相关。大约50%接受BPD－DS的患者锌水平下降，11%患者即使在每天补充复合维生素的情况下依然出现锌缺乏。锌离子吸收很大程度上依赖于脂肪的吸收。因此吸收不良术式后出现锌缺乏较常见。据报道BPD术后50%的患者出现锌缺乏，但是也有研究报道只有10.8%。锌缺乏常引起脱发。但是减肥术后脱发也可能是体重下降或是蛋白营养不良所导致。

对减肥手术后血镁变化的临床研究较少，而且现有研究发现血镁缺乏的发生率也较低。Marceau等报道BPD术后4～10年无一例出现镁缺乏。Dolan等报道BPD术后2年镁缺乏发生率仅5%。但是也有研究报道减肥手术后血镁是增加的。所有目前已知的报道中，均无因镁缺乏导致明显临床症状的报道。减肥手术后硒缺乏发生率在14.5%～22%，没有发现明显与之相关的临床并发症。仅有个别临床案例报道认为减肥手术后硒缺乏导致扩张性心肌病，建议减少手术后对硒进行监测。对于减肥手术后微量元素含量的变化，不同的研究得出的结论差异较大。这与某些矿物质或微量元素常与清蛋白结合，当出现低蛋白血症时，可能会出现代谢异常相关。因此，血浆中微量元素(锌、硒等)、矿物质(钙、镁等)可能并不能反映组织或器官存储状况，依赖血浆中的浓度不足以评价这些物质的缺乏。目前为止，减肥手术后导致锌、硒、镁缺乏引起的临床症状报道很少，所以对于术后补充这些微量元素，目前缺少明确的证据。

总而言之，减肥手术能够有效治疗肥胖，缓解糖尿病、高血压、血脂紊乱等慢性疾病，但是手术内分泌代谢并发症也会给患者带来极大风险。如何减少这些风险并最大化患者手术获益这是我们未来需要关注的焦点。现有的研究结果对于预测不同类型的减肥手术后会导致何种营养不良，以及如何有效处理这些并发症，仍没有太多证据达成共识，需要进一步研究。蛋白质、铁、钙、维生素 D 及维生素 B_{12} 缺乏是减肥手术后最常见的营养不良类型，但可能减肥手术后导致营养物质的改变并不仅限于此。尽可能早期发现并给予针对性的干预措施可能是目前最有效的临床治疗手段。因此，对接受减肥手术的患者需要进行定期、密切的随访和监测，包括内分泌科医师、营养师、心理医师等相关人员早期参与到患者减肥手术治疗的过程中，可能会更有效地减少术后营养不良的发生。

第二篇 典型病例

病例1 贲门梗阻

一、病史摘要

患者：柴某，男性，59岁

主诉：进食哽噎感1个月余。

现病史：患者缘于1个月余前出现进食哽咽感，固体食物为著，偶伴烧心、反酸，无恶心、呕吐，无腹痛，无呕血、黑便。就诊于当地医院行胃镜（某医院2015年9月17日）示：贲门可见新生肿物阻塞管腔，直径约0.2cm，镜身不能通过，上界至齿线，下界未能观察。诊断：贲门病变（癌?）。病理诊断：（贲门）腺癌。CT（某医院2015年9月19日）：①贲门胃体癌，未见明确转移征象，请结合临床及相关检查；②肝囊肿。未行相关治疗，患者为求进一步治疗就诊于我院，我院以“胃癌并贲门不全梗阻”收入院。

自发病以来，精神、睡眠可，进流食，体重近1个月下降约5kg，二便正常。

既往史：否认“高血压”“糖尿病”“冠心病”等病史。无肝炎、结核等传染病病史。无外伤史、药物过敏史等。

个人史：吸烟40余年，40支左右/天，未戒烟。其他无特殊。

入院查体：全身一般情况尚可；无贫血貌；全身浅表淋巴结未触及肿大；腹部平坦，未见肠型及蠕动波；腹软，无压痛及反跳痛，全腹未触及包块；腹部叩鼓音，未闻及振水音，移动性浊音阴性；肠鸣音正常。双下肢未见明显水肿。

入院后辅助检查：

胃镜（2015年10月9日）示：贲门全周可见溃疡状新生物，管腔狭窄，镜身通过困难。诊断：贲门癌。病理诊断：黏膜内可见少许低分化癌浸润，考虑低分化腺癌。

CT（2015年10月10日）（病例1图1）示：贲门胃体壁增厚，符合癌表现，胃小弯多发淋巴结增大，影像分期$T_{4a}N_3M_0$；肝囊肿。

上消化道造影（2015年10月13日）（病例1图2）示：贲门癌侵及食管下段、胃底及高位胃体小弯侧。

双侧锁骨上淋巴结彩超（2015年10月13日）示：双侧锁骨上未见明显肿大淋巴结。

肿瘤标志物(2015 年 10 月 9 日)：癌胚抗原：2. 16ng/ml，糖类抗原 19 －9：44. 27U/ml，糖类抗原 72 －4：2. 12U/ml，糖类抗原 50：11. 41U/ml。

生化(2015 年 10 月 9 日)：前白蛋白：95. 20mg/L，白蛋白：22. 35g/L，钾：2. 66mmol/L，钠：125mmol/L，氯：77mmol/L，尿素氮：2. 8mmol/L，血糖：3. 81mmol/L。

血常规、凝血功能、尿、便常规等检验未见异常。

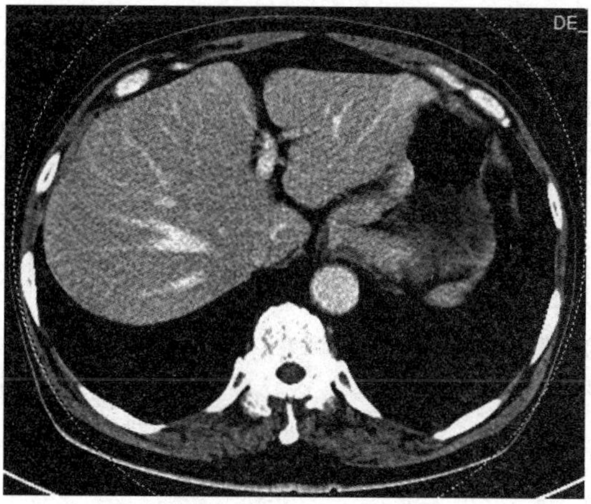

病例 1 图 1　腹部 CT

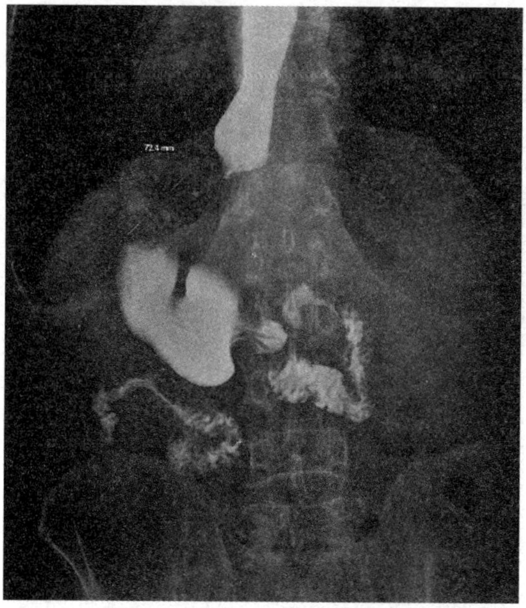

病例 1 图 2　上消化道造影

二、初步诊断

胃癌并贲门不全梗阻。

三、营养筛查与评估

身高：172cm；体重：50kg；BMI：16.90kg/m^2，营养不良。

前白蛋白：113.64g/l，为重度缺乏；白蛋白：25.2g/l，为重度缺乏。

PG－SGA 总分：12 分，C 级，为重度营养不良。

NRS2002 总分：4 分。存在营养风险，需要营养支持。

四、诊疗经过

患者入院(2015 年 10 月 8 日)后给予营养筛查与评估，结果为重度营养不良，需要营养支持。患者为贲门梗阻，只能进少量流食，且入院后行胃镜检查时胃内食物残渣较多，影响观察，给予患者禁食水，置胃管保留。考虑患者存在水电解质失衡、重度营养不良，且给予患者禁食水，遂给予患者行颈内静脉穿刺置管，行完全肠外营养[初始能量为10kcal/(kg·d)，4～7 天缓慢增加到目标需要量 30kcal/(kg·d)，以避免再喂养综合征的发生]，并补充电解质，纠正水电解质失衡。

营养干预方案：第一阶段：E：500kcal/天[10kcal/(kg·d)]，aa：75g(蛋白需要量1.5g/kg)。糖 50g、脂肪 35g(糖脂比：4∶6)。第二阶段：E：1500kcal/天[30kcal/(kg·d)]，aa：60g(热氮比＝150∶1)。糖 150g、脂肪 100g(糖脂比：4∶6)。同时给予谷胺酰胺、维生素、微量元素等。

患者完善相关检查共 6 天，复查生化(2015 年 10 月 14 日)：前白蛋白：123.30g/L，白蛋白：28.5g/L，钾：4.05mmol/L，钠：139mmol/L，氯：101mmol/L。考虑患者临床分期较晚，且营养状态较差，给予患者先行介入下鼻饲管置入术，营养支持的同时给予患者单药替吉奥 60mg，2 次/天(D1～14)化疗。营养支持的能量目标量为 1500kcal/d≈肠内营养乳剂(TPF－T)500ml×2 瓶＋流食，蛋白目标量为 1.5g/(kg·d)。

介入下行鼻饲管置入术如病例 1 图 3 所示。

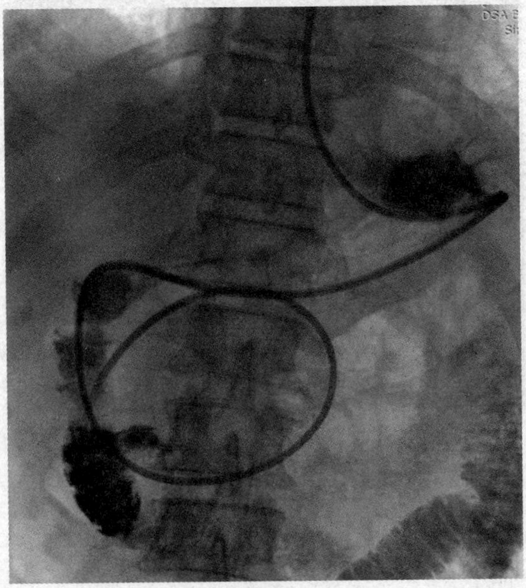

病例 1 图 3　介入下行鼻饲管置入术

患者21天后第二次入院，患者诉进食哽噎感较前明显减轻，经口进流食量明显增加，可进少量半流食(鸡蛋羹)。给予患者复查生化(2015年11月3日)：前白蛋白：196.0g/l，白蛋白：39.6g/L，钾：3.79mmol/L，钠：142mmol/L，氯：106mmol/L。再次行营养评估：身高：172cm；体重：55kg；BMI：18.59kg/m^2。前白蛋白：196.0g/L，轻度缺乏；白蛋白：39.6g/L，轻度缺乏；PG-SGA总分：4分，B级，为中度营养不良。NRS2002总分：1分，没有营养风险。

营养干预：给予患者营养支持[营养支持的能量目标量为1650kcal/d≈肠内营养乳剂(TPF-T)500ml×2瓶+流食，蛋白目标量为1.5g/(kg·d)]+给予患者单药替吉奥60mg，2次/天(D1~14)化疗1周期。

第二周期化疗停药2周后复查CT(2015年12月2日)(病例1图4)示：胃癌化疗后，病变较上次缩小；胃小弯多发肿大淋巴结影，影像分期$T_4N_1M_0$；肝囊肿。胃镜(2015年12月4日)示：贲门小弯侧可见溃疡状新生物，边缘隆起，侵及2/3周，病变上界至齿线上1cm，下界约为胃体上部，病变长约7cm。诊断：贲门癌化疗后侵及食管。复查生化(我院2015年12月2日)：白蛋白：230.0g/L，白蛋白：45.3g/L，钾：4.11mmol/L，钠：139.4mmol/L，氯：104.9mmol/L，尿素氮：5.0mmo/L，葡萄糖：6.21mmol/L。再次行营养评估：身高：172cm；体重：58kg；BMI：19.61kg/m^2。前白蛋白：230.0g/L，正常；白蛋白：45.3g/L，正常；PG-SGA总分：3分，B级，为可疑营养不良。NRS2002总分：1分，没有营养风险。未见明显手术禁忌，于2015年12月11日在全麻下行根治性全胃切除术+食管空肠Roux-en-Y吻合，手术过程顺利，术后给予抗感染、补液、补充电解质、营养支持(逐渐由全肠外营养过渡至鼻饲肠内营养+流食，最终到半流食)等治疗。术后分期：$ypT_4N_0M_0$[ⅡB期(肿瘤退缩分级2级)]。

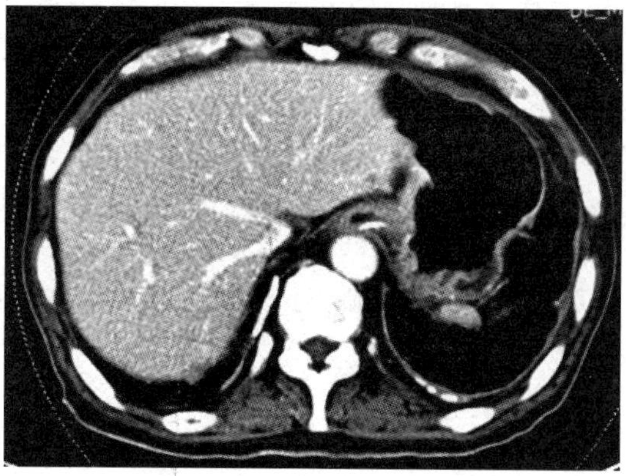

病例1图4　化疗2周期后

围手术期营养支持方案：

第一阶段(2015年12月12日至2015年12月13日)肠外营养(PN)+鼻饲糖水：E：1750kcal/天[30kcal/(kg·d)]，aa：60g(热氮比=180:1)。糖220g、脂肪95g，同时给予谷胺酰胺、维生素、微量元素等。鼻饲5%葡萄糖注射液250ml，逐渐增至500ml。

第二阶段(2015年12月14日至2013年8月16日)肠外营养(PN)+肠内营养

(EN)。鼻饲肠内营养制剂：短肽型，且肠内营养量逐渐增加由125g/d逐渐增加至375g/d。肠外营养补充肠内营养不足的部分。患者已排气排便，适当进流食。

第三阶段(2015年8月17日至2013年8月18日)全肠内营养(TEN)。肠内营养制剂：整蛋白型。由鼻饲肠内营养混悬液TPF－T(1000ml/天)＋口服TPF－T(500ml)＋米粥等流食过渡至鼻饲TPF－T(500ml)＋口服TPF－T(1000ml)＋口服米粥、鸡蛋羹等半流食。

病例2　肠梗阻

一、病史摘要

患者：李某，男性，59岁

主诉：恶心、呕吐2天余。

现病史：患者缘于2天余前进食后出现恶心、剧烈呕吐，呕吐物为暗褐色消化液，伴腹胀、左下腹间断绞痛，伴停止排气、排便，无呕血，无发热、寒战，就诊于我院急诊，给予患者禁食水、胃肠减压持续、解痉、补液、补充电解质、完全肠外营养，患者症状未见明显缓解。急诊以“肠梗阻”收入我科。

发病以来，患者神志清楚，精神尚可，禁食水，睡眠正常，乏力，小便较前减少，色黄。

既往史：既往10年前因“阑尾炎”于当地医院行“阑尾切除术”；1个月余前因“胃癌”于我院行“根治性全胃切除＋食管空肠Roux－en－Y术”，术后病理为$T_4aN_0M_0$(ⅡB期)。否认“高血压、糖尿病、冠心病”等病史。否认“结核”等传染病病史。无外伤史、药物过敏史等。

个人史：吸烟40余年，20支左右/天，未戒烟；饮酒35余年，200ml左右/天，未戒酒。

入院查体：急性面容，全身浅表淋巴结未触及肿大；腹部平坦，上腹正中可见一长约20cm的陈旧性瘢痕，右下腹可见一长约5cm的陈旧性手术瘢痕，未见肠型及蠕动波；腹韧，全腹压痛，左下腹压痛为著，无反跳痛，全腹未触及包块；腹部叩鼓音，未闻及振水音，移动性浊音阴性；肠鸣音未闻及。

入院后辅助检查：

CT(2016年11月22日)(病例2图1)示：胃癌术后改变，左上腹部分肠管壁增厚，肠腔扩张，符合肠梗阻表现，肠扭转？腹内疝？左侧胸腔积液，腹腔及盆腔积液。

血常规及凝血七项(2016年11月22日)：白细胞计数：18.36×10^9/L，中性粒细胞计数：15.98×10^9/L，红细胞计数：3.28×10^{12}/L，血红蛋白：120.6g/L，血小板计数254×10^9/L，D－二聚体：6.15mg/L。

生化(2016年11月22日)：前白蛋白：78.10mg/L，白蛋白：26.9g/L，钾：4.40mmol/L，钠：144.0mmol/L，氯：110.0mmol/L，尿素氮：6.1mmol/L，血糖：7.43mmol/L。

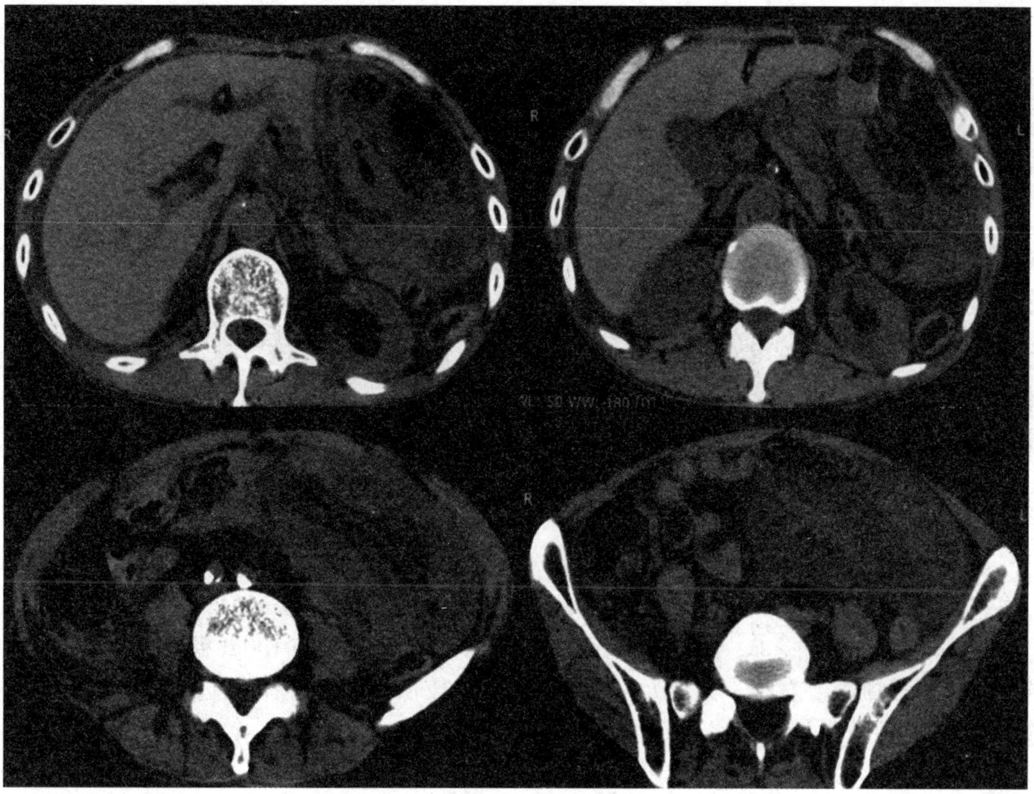

病例 2 图 1　CT

二、初步诊断

1. 肠梗阻。

2. 胃癌术后。

三、营养筛查与评估

身高：175cm；体重：60kg；BMI：19.59kg/m^2。

前白蛋白：78.10mg/L，重度缺乏；白蛋白：26.9g/L，重度缺乏。

PG－SGA 总分：10 分，C 级，为重度营养不良。

四、诊疗经过

患者入院（2016 年 11 月 22 日）后给予营养筛查与评估，结果为重度营养不良，需要营养支持。患者为肠梗阻，血常规示白细胞及中性粒细胞较高，入院后急查 CT 示腹腔及盆腔积液，给予患者行 B 超引导下穿刺，抽出浑浊淡血性腹水，考虑患者存在绞窄性肠梗阻，遂行急诊剖腹探查术，术中探查（病例 2 图 2）：腹腔内粘连广泛，原侧侧吻合口下方处约 20cm 小肠与左侧腹壁粘连，远端小肠约 60cm 自粘连下方向上形成内疝伴坏死，肠壁颜色发黑，无蠕动。腹腔内淡血性腹水约 1000ml。遂行粘连松解，坏死段小肠切除，小肠、小肠侧侧吻合＋腹壁减张缝合术。术中置肠梗阻导管，将导管远端置于小肠吻合口远端约 60cm 处。手术过程顺利，术后给予抗感染、补液、补充电解质、输注白蛋白、营养支持等治疗，患者恢复顺利。

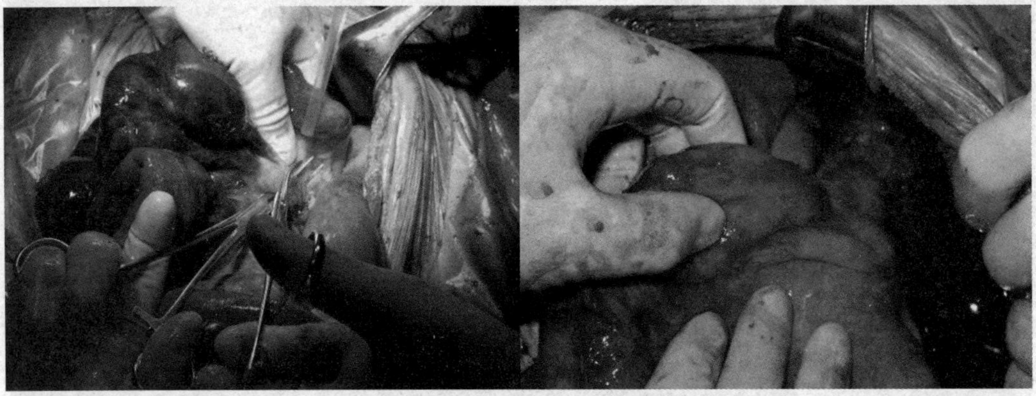

病例 2 图 2　术中探查

围术期营养支持方案：

第一阶段（2016 年 11 月 23 日至 2016 年 11 月 27 日）肠外营养（PN）：E：1800kcal/天[30kcal/（kg·d）]，aa：75g（热氮比 = 150∶1）。糖 225g、脂肪 100g（糖脂比：1∶1），同时给予谷胺酰胺、维生素、微量元素等。患者蛋白较低，给予患者输注人血清蛋白 20g/d。患者肠梗阻术后，肠管水肿较重，肠道功能恢复慢，患者腹胀诉较明显。遂未给予患者经肠梗阻导管鼻饲糖盐水及肠内营养。

第二阶段（2016 年 11 月 28 日至 2016 年 12 月 2 日）肠外营养（PN）+ 由鼻饲糖盐水逐渐过渡至肠内营养（EN）。患者排气、排便，给予患者鼻饲糖盐水逐渐过渡至肠内营养，鼻饲肠内营养制剂：短肽型，且肠内营养量逐渐增加由 125g/d 逐渐增加至 375g/d。肠外营养补充肠内营养不足的部分。患者已排气、排便，逐渐经口饮水过渡至进流食。

第三阶段（2016 年 12 月 3 日至 2016 年 12 月 6 日）全肠内营养（TEN）。肠内营养制剂：短肽型肠内营养及整蛋白型。由鼻饲肠内营养混悬液 TPF－T（500ml/天）+ 口服短肽型肠内营养（由 125g/d 过渡至 375ml）+ 米粥等流食过渡至鼻饲 TPF－T（500ml）+ 口服 TPF－T（由 500ml 过渡至 1000ml）+ 口服米粥、鸡蛋羹等半流食。

病例 3　肝　癌

一、病史摘要

患者：李某，男性，62 岁。

主诉：体检发现肝脏肿物 2 天。

现病史：患者缘于 2 天前于当地医院体检发现肝脏肿物，偶有腹胀，无腹痛、腹泻，无恶心、呕吐，无寒战、高热等特殊不适。腹部 CT（某县医院 2017 年 2 月 7 日）示：肝左右叶小血管瘤；肝右叶占位性病变；右肾小囊肿。未行相关治疗，为求进一步治疗就诊于我院，门诊以“肝脏肿物”收入院。

发病以来，患者神志清楚，精神尚可，饮食正常，睡眠正常，体力正常，二便正常。

既往史：否认“高血压、糖尿病”“冠心病”等病史。否认“肝炎”“结核”等传染病病史。无外伤史、药物过敏史等。

个人史：吸烟30余年，20支左右/天，未戒烟；饮酒10余年，100ml左右/天，未戒酒。

入院查体：全身一般情况尚可，全身浅表淋巴结未触及肿大；腹部平坦，未见肠型及蠕动波；腹软，无压痛及反跳痛，全腹未触及包块；腹部叩鼓音，未闻及振水音，移动性浊音阴性；肠鸣音正常。

入院后辅助检查：

上腹部MRI(2017年2月10日)示(病例3图1)：肝右后叶占位，考虑肝癌；肝硬化；肝脏血管瘤(两处)。

胸部CT(2017年2月10日)示：左肺上叶钙化点，肺气肿，肝多发占位。

肿瘤标志物(2017年2月9日)：甲胎蛋白：1000.0ng/ml，糖类抗原CEA：2.52ng/ml，糖类抗原19-9：150.30U/ml，铁蛋白：493.70U/ml。

生化、电解质(2017年2月9日)：前白蛋白：92.00mg/L，白蛋白：41.7g/L，钾：4.49mmol/L，钠：137.0mmol/L，氯：99.0mmol/L，谷丙转氨酶：128.0U/L，谷草转氨酶：112U/L，总胆红素：12.9μmol/L，直接胆红素：5.6μmol/L，间接胆红素：7.35μmol/L，尿素氮6.4mmol/L，血糖5.21mmol/L。

乙肝五项：乙肝病毒表面抗原、e抗原、核心抗体均阳性。

血常规、凝血功能、尿、便常规等检验未见异常。

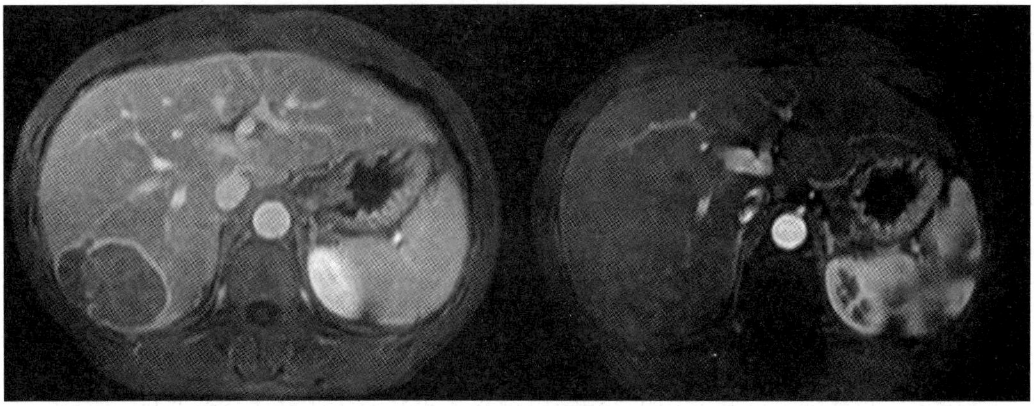

病例3图1　上腹部MRI

二、初步诊断

1. 肝癌。
2. 肝血管瘤。

三、营养筛查与评估

身高：170cm；体重：53kg；BMI：18.34kg/m^2。

前白蛋白：92.00mg/L，重度缺乏；白蛋白：41.7g/L，正常。

PG－SGA 总分：4 分，B 级，为中度营养不良。

NRS2002 总分：4 分。存在营养风险。

四、诊疗经过

患者入院后给予营养筛查与评估，结果为中度营养不良。患者可经口进食，遂在日常饮食的基础上给予患者肠内营养（TPF－T 650kcal/瓶）2 瓶/天；考虑患者既往抽烟史较长，给予患者雾化治疗，嘱患者戒烟，吹气球，床上锻炼咳嗽、咳痰。

积极完善术前检查及准备，未见明显手术禁忌，于 2017 年 2 月 17 日在全麻下行肝右叶肝癌切除术。手术过程顺利，术后给予抗感染、保肝、补液、补充电解质、营养支持（逐渐由全肠外营养过渡至口服肠内营养＋流食，最终到半流食）等治疗。

围术期营养支持方案：

第一阶段（2017 年 2 月 18 日至 2017 年 2 月 19 日）肠外营养（PN）：E：1600kcal/天[30kcal/（kg·d）]，aa：60g（热氮比＝167∶1）。糖 200g、脂肪 100g（糖脂比＝8∶9），同时给予谷胺酰胺、维生素、微量元素等。术后第二天开始少量饮水。

第二阶段（2017 年 2 月 20 日至 2017 年 2 月 22 日）肠外营养（PN）＋肠内营养（EN）。口服肠内营养制剂：短肽型，且肠内营养量逐渐增加由 125g/d 逐渐增加至 500g/d。肠外营养补充肠内营养不足的部分。患者已排气排便，适当进流食。

第三阶段（2017 年 2 月 23 日至 2017 年 2 月 26 日）全肠内营养（TEN）。肠内营养制剂:整蛋白型。由口服肠内营养混悬液 TPF－T（500ml/d）＋米粥等流食过渡至口服 TPF－T（1000ml）＋口服米粥、鸡蛋羹等半流食。

病例 4　梗阻性黄疸

一、病史摘要

患者：刘某，男性，63 岁。

主诉：皮肤、巩膜黄染 1 周。

现病史：患者缘于 1 周前无明显诱因出现全身皮肤及巩膜黄染，无发热、寒战，无恶心、呕吐，无腹痛、腹胀等不适，未引起重视，未予治疗，后黄染症状加重，1 天前就诊于某中医院，查上腹部 CT 平扫示：肝左叶低密度影，考虑囊肿，肝内外胆管及胆总管扩张，胰头增大，结合病史考虑梗阻性黄疸，建议进一步检查，胆囊结石，胆囊炎，脾脏增大。未行治疗，现为求进一步诊治就诊于我院，门诊以“梗阻性黄疸”收入院。

发病以来，患者神志清楚，精神尚可，没有食欲，饮食较前减少，睡眠正常，体力正常，体重近3个月下降5kg，大便发白，小便发黄，呈“浓茶色”。

既往史：患“脑梗死”5年，无后遗症；否认“高血压”“糖尿病”“冠心病”等病史。无肝炎、结核等传染病病史。无外伤史、药物过敏史等。

个人史：吸烟40余年，20支左右/天，未戒烟；饮酒20余年，100ml左右/天，戒酒2年。

入院查体：T：37.8℃。一般情况尚可；全身皮肤、黏膜黄染，无贫血貌；全身浅表淋巴结未触及肿大；腹部平坦，未见胃肠型及蠕动波；腹软，右上腹轻压痛，无反跳痛及肌紧张；腹部叩鼓音，未闻及振水音，移动性浊音阴性；肠鸣音正常。双下肢未见明显水肿。

入院后辅助检查：

上腹部核磁+MPCP（2017年2月22日）示（病例4图1）：胆总管胰腺段管壁增厚伴异常强化，考虑肿瘤性病变可能性大，肝内外胆管扩张；胰管轻度扩张；肝内多发囊肿。

血常规及凝血七项（2017年2月21日）：白细胞计数：15.47 $\times 10^9$/L，中性粒细胞计数：12.97 $\times 10^9$/L，红细胞计数：4.43 $\times 10^{12}$/L，血红蛋白：144.8g/L，血小板计数255 $\times 10^9$/L，D－二聚体：0.10mg/L。

生化（2017年2月21日）：前白蛋白：69.50mg/L，白蛋白：32.6g/L，钾：3.80mmol/L，钠：136.0mmol/L，氯：103.0mmol/L，谷丙转氨酶：49.0U/L，谷草转氨酶：65.2U/L，总胆红素：558.0μmol/L，直接胆红素：474.5μmol/L，间接胆红素：83.5μmol/L，尿素氮6.8mmol/L，血糖5.68mmol/L。

尿常规（2017年2月21日）：胆红素：3+，尿胆原：Normal。

肿瘤标志物（2017年2月21日）：癌胚抗原：2.17ng/ml，糖类抗原19－9：225.80U/ml，甲胎蛋白：3.05μg/ml，铁蛋白844.8ng/ml。

凝血功能：凝血酶原时间：17.0，凝血酶原活动度53.0%，INR：1.53。

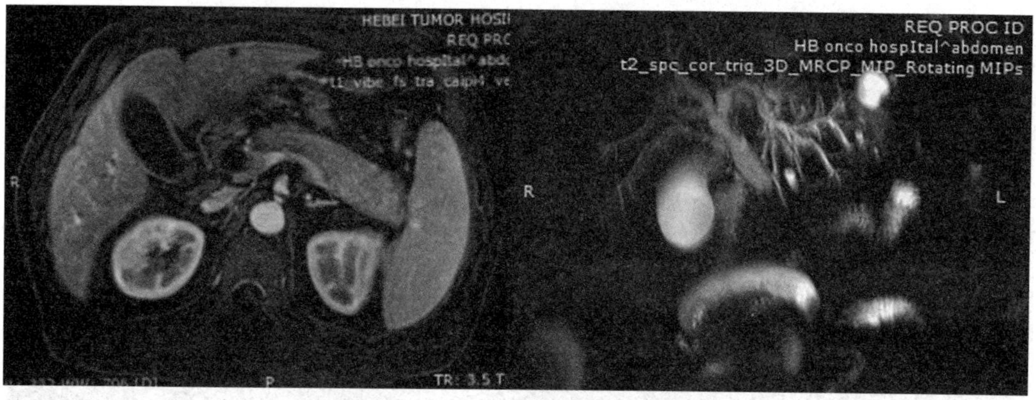

病例4图1　上腹部核磁+MPCP

二、初步诊断

1. 梗阻性黄疸。
2. 陈旧性脑梗。

三、营养筛查与评估

身高：173cm；体重：54kg；BMI：18.04kg/m^2，营养不良。

前白蛋白：69.50mg/L，为重度缺乏；白蛋白：32.6g/L，为中度缺乏。

PG-SGA 总分：14 分，C 级，为重度营养不良。

NRS2002 总分：4 分。当前有营养风险。

四、诊疗经过

患者入院(2017 年 2 月 21 日)后给予营养筛查与评估，结果为重度营养不良，需要营养支持。患者为梗阻性黄疸，为重度营养不良，且目前体温、白细胞及胆红素均较高，考虑存在胆系感染，给予患者抗感染、补液、营养支持[口服短肽型肠内营养，初始能量为10kcal/(kg·d)，约 125g/d，4~7 天缓慢增加到目标需要量 30kcal/(kg·d)，约 375g/d，以避免再喂养综合征的发生]。患者体温逐渐下降至 37.3℃，白细胞逐渐将至 10.98×10^9/L，中性粒细胞计数：7.06×10^9/L，考虑患者胆红素较高，为重度黄疸，先行 PTCD 治疗同时给予营养支持，待胆红素下降后再行手术治疗。遂于 2017 年 2 月 25 日在介入下行经皮肝穿刺胆管造影术，术中示：肝内胆管及胆总管中上段扩张，下段狭窄梗阻，可见少量造影剂进入十二指肠。遂行胆管外引流置入术。术后给予患者抗感染、保肝、降黄、输蛋白、补液、补充电解质、营养支持等治疗，复查血常规(2017 年 3 月 13 日)：7.67×10^9/L，中性粒细胞计数：5.54×10^9/L。肝肾功能、电解质(2017 年 3 月 13 日)：前白蛋白：199.40mg/L，白蛋白：42.6g/L，钾：4.20mmol/L，钠：139.0mmol/L，氯：103.0mmol/L，谷丙转氨酶：245.2U/L，谷草转氨酶：250.2U/L，总胆红素：285.2μmol/L，直接胆红素：252.3μmol/L，间接胆红素：32.9μmol/L，尿素氮 4.4mmol/L，血糖 4.45mmol/L。患者恢复顺利，出院后继续口服降转氨酶药物及短肽型肠内营养，1 周后再次入院。

介入下行经皮肝穿刺胆管造影术如图病例 4 图 2 所示。

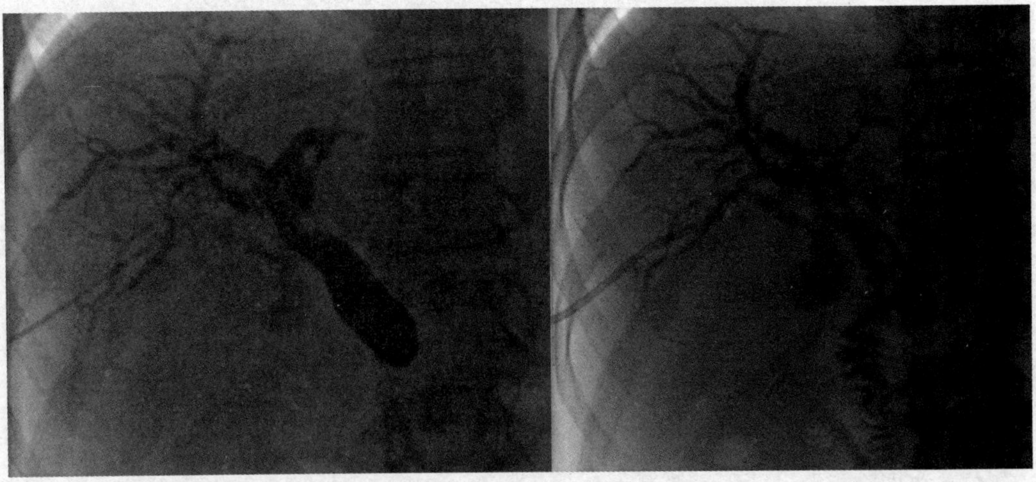

病例 4 图 2　介入下行经皮肝穿刺胆管造影术

患者 8 天后第二次入院，患者体温正常，诉进食量较前改善，小便颜色较前明显好转，大便仍发白，体重较第一次入院时增加 2kg。给予患者复查血常规(2017 年 3 月 20 日)：6.89 × 10^9/L，中性粒细胞计数：4.94 × 10^9/L。肝肾功能、电解质(2017 年 3 月 20 日)：前白蛋白：204.0mg/L，白蛋白：40.6g/L，钾：3.68mmol/L，钠：137.0mmol/L，氯：104.0mmol/L，谷丙转氨酶：153.0U/L，谷草转氨酶：148.0U/L，总胆红素：159.2μmol/L，直接胆红素：145.3μmol/L，间接胆红素：13.84μmol/L，尿素氮 4.1mmol/L，血糖 4.12mmol/L。前白蛋白：204.0mg/L，正常；白蛋白：40.6g/L，正常；体重：56kg；BMI：18.71kg/m^2；PG－SGA 总分：5 分，B 级，为中度营养不良。NRS2002 总分：1 分，没有营养风险。复查上腹部核磁(2017 年 3 月 21 日)示(病例 4 图 3)：肝内外胆管轻度扩张；胆囊萎缩，考虑慢性胆囊炎；肝内多发囊肿；脾大。患者胆红素水平较前明显减低，复查腹部 MRI 未见远处转移及周围重要血管包裹性受侵，各项检查未见绝对手术禁忌，于 2017 年 3 月 25 日在全麻下行胰十二指肠切除 + 胆囊切除术，手术过程顺利，术后给予抗感染、抑酸、抑制腺体分泌、保肝、降黄、补液、补充电解质、营养支持(逐渐由全肠外营养过渡至鼻饲肠内营养 + 流食，最终到半流食)等治疗(考虑患者肝功能较差，氨基酸给予患者输注支链氨基酸，脂肪乳为中链脂肪乳，肠内营养初始为短肽型，肝功能好转后过渡至整蛋白型)。

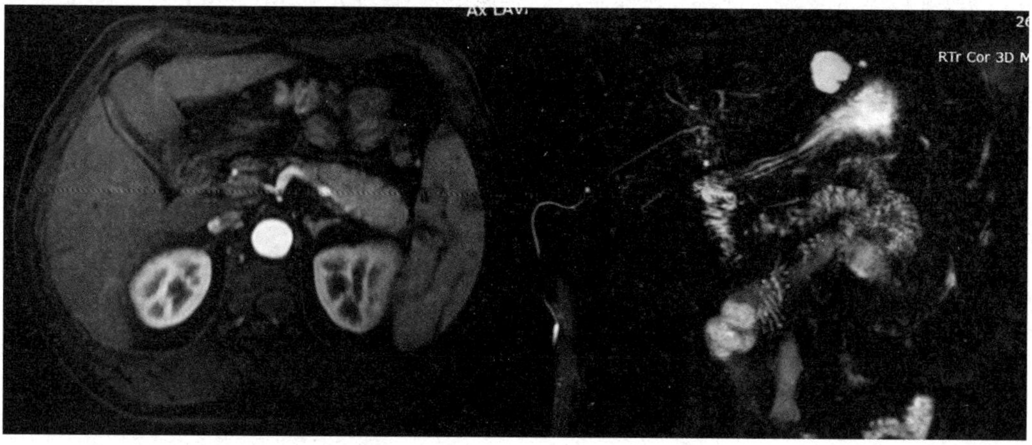

病例 4 图 3　复查上腹部核磁(2017－3－21)

围术期营养支持方案：

第一阶段(2017 年 3 月 26 日至 2017 年 3 月 29 日)肠外营养(PN) + 鼻饲糖水：E：1680kcal/天[30kcal/(kg · d)]，aa：70g(热氮比 = 150∶1)。糖 210g、脂肪 95g，同时给予谷胺酰胺、维生素、微量元素等。鼻饲 5% 葡萄糖注射液 250ml，逐渐增至 500ml。

第二阶段(2017 年 3 月 30 日至 2017 年 4 月 7 日)肠外营养(PN) + 肠内营养(EN)。鼻饲肠内营养制剂：短肽型，且肠内营养量逐渐增加由 125g/d 逐渐增加至 375g/d。肠外营养补充肠内营养不足的部分。患者已排气排便，适当进流食。

第三阶段(2017 年 4 月 8 日至 2017 年 4 月 11 日)全肠内营养(TEN)。肠内营养制剂：整蛋白型。由鼻饲肠内营养混悬液 TPF－T(500ml/d) + 口服 TPF－T 500ml + 米粥等流食过渡至口服 TPF－T(1000ml) + 口服米粥、鸡蛋羹等半流食。

病例5 胃 癌

一、病史摘要

患者：张某，男性，61岁。

主诉：上腹部饥饿痛半个月余。

现病史：患者缘于半个月余前出现上腹部饥饿痛，无腹胀，无烧心、反酸，无恶心、呕吐，无呕血、黑便。就诊于当地医院，行胃镜（某医院2018年2月1日）示：胃角窦侧面可见溃疡性病变，约1cm×1.2cm，周边充血水肿，红斑。胃窦大弯侧可见溃疡性病变，约0.5cm×0.6cm，周边充血水肿。诊断：胃角溃疡性病变。病理示：（胃角）黏膜内癌。病理（天津某肿瘤医院2018年2月5日）示：（胃角）腺上皮内瘤变，黏膜表层局灶性癌变。未行相关治疗，为求进一步治疗遂来我院。门诊以"胃癌"收入我科。

发病以来，患者神志清楚，精神尚可，饮食正常，睡眠正常，体力正常，二便正常。

既往史：既往患"腰椎间盘突出症"5余年，行保守治疗，目前活动可。否认"高血压、糖尿病、冠心病"等病史。患"戊肝"10余年，自诉已治愈，否认"结核"等传染病病史。无外伤史、药物过敏史等。

个人史：吸烟40余年，20支左右/天，未戒烟；饮酒40余年，300ml左右/天，戒酒20余天。

入院查体：全身一般情况尚可，无贫血貌，全身浅表淋巴结未触及肿大；腹部平坦，未见肠型及蠕动波；腹软，无压痛及反跳痛，全腹未触及包块；腹部叩鼓音，未闻及振水音，移动性浊音阴性；肠鸣音正常。

入院后辅助检查：

CT（2018年2月7日）示（病例5图1）：胃窦壁稍厚，符合胃癌表现，影像分期为T_1NXM_0?；肝左叶囊肿；两肾多发囊肿，前列腺钙化灶。

胃镜（2018年2月8日）示（病例5图2）：胃窦变形，小弯挛缩，可见一不规则溃疡，表覆白苔，周围黏膜充血，水肿，不平，近至胃角，远至近幽门，长约1cm。诊断：胃窦癌。病理诊断：腺癌。

超声胃镜（2018年2月9日）示：胃窦小弯侧可见一溃疡型病灶，约1cm。超声微探头：20MHZ小探头探查病变处第1至第3层低回声改变，第4至第5层连续。诊断：胃窦病变侵及黏膜下层。

双下肢深静脉彩超（2018年2月9日）：双下肢静脉血流未见明显异常。

双侧锁骨上淋巴结彩超（2018年2月9日）示：双侧锁骨上未见明显肿大淋巴结。

肿瘤标志物（2018年2月7日）：甲胎蛋白：2.68ng/ml，糖类抗原CEA：3.71ng/ml，糖类抗原19－9：4.04U/ml，糖类抗原72－4：0.85U/ml。

生化（2018年2月7日）：前白蛋白：315.40mg/L，白蛋白：41.1g/L，钾：

4. 13mmol/L，钠：143. 3mmol/L，氯：104. 7mmol/L。

戊型肝炎抗体：IgG 阳性。

血常规、凝血功能、尿、便常规等检验未见异常。

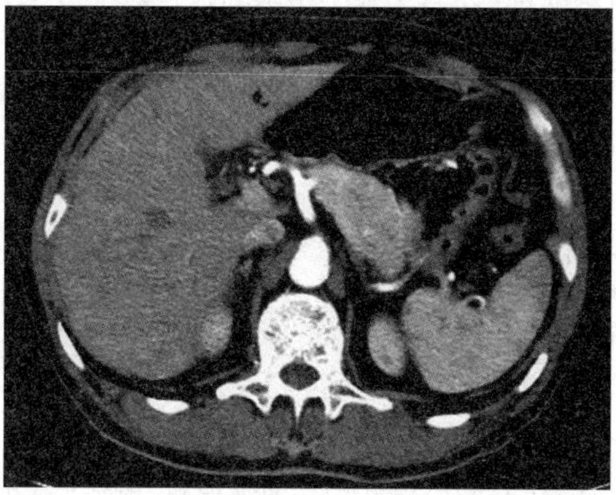

病例 5 图 1　CT

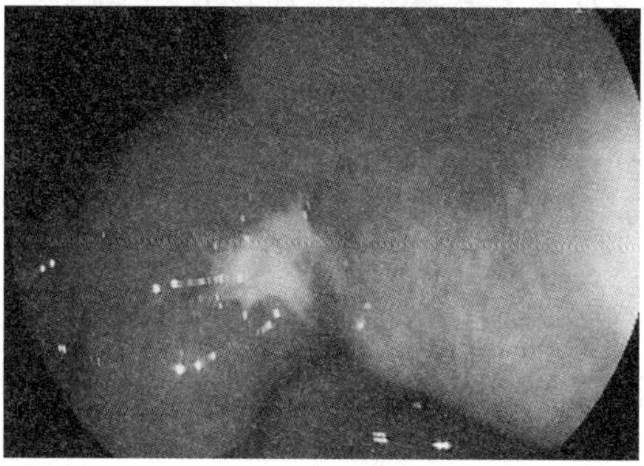

病例 5 图 2　胃镜

二、初步诊断

1. 胃癌。
2. 腰椎间盘突出症。
3. 戊肝。

三、营养筛查与评估

身高：171cm；体重：71kg；BMI：24. 28kg/m^2，超重（24. 0≤BMI<28. 0）。

前白蛋白：315. 40mg/l，白蛋白：41. 1g/L，均正常。

PG－SGA 总分：1 分，A 级，为营养良好。

NRS2002 总分：1 分。不存在营养风险。

四、诊疗经过

患者入院后给予营养筛查与评估，结果为营养良好。考虑患者既往抽烟史较长，给予患者雾化治疗，嘱患者戒烟，吹气球，床上锻炼咳嗽、咳痰。患者一般情况较好，营养状态良好，综合 CT 及胃镜等其他辅助检查结果，患者临床分期较早，拟行腹腔镜腹部探查术。

积极完善术前检查及准备，未见明显手术禁忌，于 2018 年 2 月 10 日在全麻下行全腔镜根治性远端胃大部切除 + 毕Ⅰ式吻合。手术过程顺利，术后给予抗感染、补液、补充电解质、营养支持（逐渐由全肠外营养过渡至鼻饲肠内营养 + 流食，最终到半流食）等治疗。术后分期：$T_1bN_0M_0$（ⅠA 期）。

围术期营养支持方案：

第一阶段（2018 年 2 月 11 日至 2018 年 2 月 12 日）肠外营养（PN）+ 鼻饲糖水：E：1650kcal/天［25kcal/（kg · d），按理想体重 = 身高 − 105cm］，aa：70g（热氮比 = 147∶1）。糖 200g、脂肪 100g（糖脂比：1∶1），同时给予谷胺酰胺、维生素、微量元素等。鼻饲 5% 葡萄糖注射液 250ml，逐渐增至 500ml。

第二阶段（2018 年 2 月 13 日至 2018 年 2 月 15 日）肠外营养（PN）+ 肠内营养（EN）。鼻饲肠内营养制剂：短肽型，且肠内营养量逐渐增加由 125g/d 逐渐增加至 375g/d。肠外营养补充肠内营养不足的部分。患者已排气排便，适当进流食。

第三阶段（2018 年 2 月 16 日至 2018 年 2 月 19 日）全肠内营养（TEN）。肠内营养制剂：整蛋白型。由鼻饲肠内营养混悬液 TPF − T（1000ml/天）+ 口服 TPF − T 500ml + 米粥等流食过渡至鼻饲 TPF − T（500ml）+ 口服 TPF − T（1000ml）+ 口服米粥、鸡蛋羹等半流食。

病例 6　胰腺炎

一、病史摘要

患者：王某，男性，73 岁。

主诉：饮酒后间断性上腹部痛 11 小时，加重 5 小时。

现病史：患者缘于 11 小时前饮酒后出现上腹部疼痛，呈间断性，并向腰背部反射，伴恶心、呕吐，呕吐物为胃内容物，无发热、寒战，无呕血、黑便，无反酸、烧心，自诉口服“斯达舒”后疼痛好转。5 小时前疼痛加剧，遂就诊于我院急诊科，查上腹部平扫 CT（我院 2016 年 4 月 2 日）示：胰腺炎，左肾周及盆腔积液；腹部部分肠管扩张伴积气、积液；脂肪肝；左侧胸腔少量积液伴左肺下叶膨胀不全；两侧胸膜局限性增厚。给予患者“禁食水、抑酶、补液”等治疗，腹痛症状未见明显好转，遂以“急性胰腺炎”收入我科。

发病以来，患者神志清楚，精神欠佳，未进食，睡眠差，乏力，小便正常，排气、排便较前减少。

既往史：既往 30 余年前于我院行“颈部肿物切除术（自诉病理为良性）”。否认“高血压、糖尿病”“冠心病”等病史。否认“肝炎”“结核”等传染病病史。无外伤史、药物过敏史等。

个人史：吸烟10余年，20支左右/天，戒烟10余年；饮酒10余年，300ml左右/天，未戒酒。

入院查体：全身一般情况尚可，无贫血貌，全身浅表淋巴结未触及肿大；腹部膨隆，未见肠型及蠕动波；腹软，上腹正中压痛，无反跳痛，全腹未触及包块；腹部叩鼓音，未闻及振水音，移动性浊音阴性；肠鸣音弱。

入院后辅助检查：

上腹部平扫CT(2016年4月2日)示(病例6图1)：胰腺炎，左肾周及盆腔积液；腹部部分肠管扩张伴积气、积液；脂肪肝；左侧胸腔少量积液伴左肺下叶膨胀不全；两侧胸膜局限性增厚。

立位腹平片(2016月4月2日)示(病例6图2)：腹部肠腔积气扩张，可见多发宽窄不等气液平面。诊断：肠梗阻。

血常规(2016月4月2日)：白细胞计数：18.12 $\times 10^9$/L，中性粒细胞计数：16.06 $\times 10^9$/L，红细胞计数：5.05 $\times 10^{12}$/L，血红蛋白：162.0g/L，血小板计数192 $\times 10^9$/L，D-二聚体：2.32mg/L。

生化(2016月4月2日)：前白蛋白：451.60mg/L，白蛋白：36.7g/L，钾：4.30mmol/L，钠：135.0mmol/L，氯：101.0mmol/L，钙：2.05mmol/L，肌酐：86.0μmol/L，尿素氮：10.8mmol/L，葡萄糖：9.14mmol/L。

血脂(2016月4月2日)示：三酰甘油3.0mmol/L。

血气分析(2016月4月2日)：酸碱度：7.383，二氧化碳分压：33.2mmHg，氧分压：68.8mmHg，碱剩余：-4.8mmol/L，乳酸：3.90mmol/L。

血淀粉酶：94U/L，尿淀粉酶：2850U/L，CRP：298mg/L。

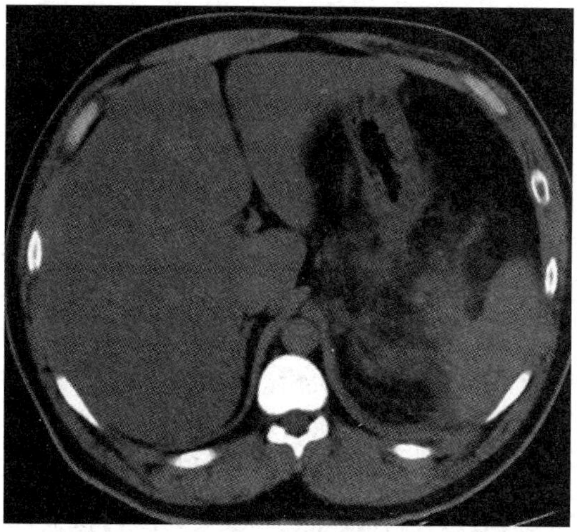

病例6图1 上腹部平扫CT

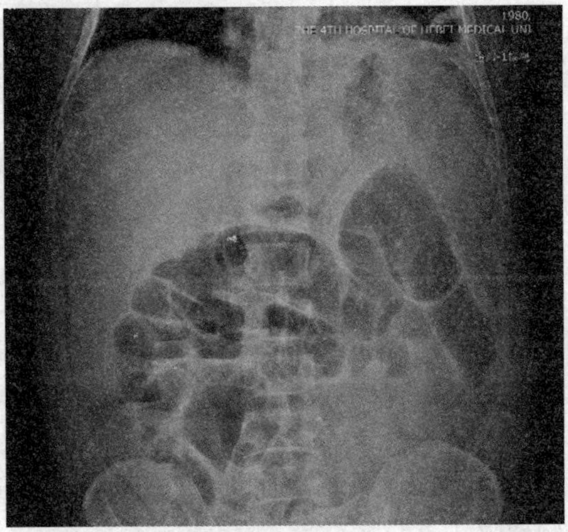

病例 6 图 2　立位腹平片

二、初步诊断

1. 急性胰腺炎。
2. 肠梗阻。
3. 脂肪肝。
4. 颈部肿物切除术后。

三、营养筛查与评估

身高：178cm；体重：86kg；BMI：27.14kg/m^2，超重（$24.0 \leqslant BMI < 28.0$）。

前白蛋白：451.60mg/L，白蛋白：36.7g/L。

四、诊疗经过

患者主因饮酒后间断性上腹部痛 11 小时，加重 5 小时入我院急诊。查上腹部 CT 示：胰腺炎，左肾周及盆腔积液；腹部部分肠管扩张伴积气、积液；脂肪肝；左侧胸腔少量积液伴左肺下叶膨胀不全；两侧胸膜局限性增厚。给予患者"禁食水、抑酶、补液"等治疗，腹痛症状未见明显好转，遂以"急性胰腺炎"收入我科。入科后给予患者多参数生命体征监测，T：36.0℃，P：134 次/分，R：22 次/分，BP：140/89mmHg。查体：心律齐，双下肺呼吸音低，未闻及明显干湿啰音。腹部膨隆，未见肠型及蠕动波；腹软，上腹正中压痛，无反跳痛，全腹未触及包块；腹部叩鼓音，无振水音，移动性浊音阴性；肠鸣音弱。给予患者急查立位腹平片，示：腹部肠腔积气扩张，可见多发宽窄不等气液平面。诊断：肠梗阻。急查血常规 + 凝血七项、血尿淀粉酶、肝肾功能 + 电解质。结合患者诊疗经过、查体及辅助检查，考虑患者存在胰腺炎合并肠梗阻，给予患者禁食水、胃肠减压、抑酸、抑酶、完全肠外营养等治疗，患者腹痛逐渐缓解，排气、排便逐渐恢复至正常，逐渐由饮水过渡至进流食及肠内营养。

第一阶段（2016 年 4 月 2 日至 2016 年 4 月 4 日）禁食水 + 完全肠外营养。考虑患者存在胰腺炎合并肠梗阻，给予患者：①禁食水，置胃管保留，胃肠减压持续；②置颈内静脉保留，给予患者抗感染、生长抑素经微量泵泵入、抑酸、补液、补充电解质、完全肠外营养(E：1400kcal/天[20kcal/(kg·d)，体重按理想体重＝身高(cm)－105计算]，aa：60g(热氮比＝145:1)。糖230g、脂肪乳50g，同时给予谷胺酰胺、维生素、微量元素等。(患者血脂为3.0mmol/L，给予患者少量中长链脂肪乳)；③给予患者针灸，液体石蜡及西甲硅油胃管注入，甘油灌肠剂及中药灌肠。

第二阶段(2016年4月5日至2016年4月8日)肠外营养(PN)＋肠内营养(EN)。患者腹痛、腹胀较前明显减轻,听诊肠鸣音较前活跃。患者白细胞逐渐降至 11.11×10^9/L,中性粒细胞计数:8.97×10^9/L,CRP逐渐降至212.7mg/L,尿淀粉酶降至310U/L(已达正常)。给予患者复查立位腹平片(2016年4月5日)(病例6图3):左下腹部分肠管充气,未见明显液、气平面形成。诊断:肠管积气。考虑患者肠道功能明显好转,给予患者少量饮水。

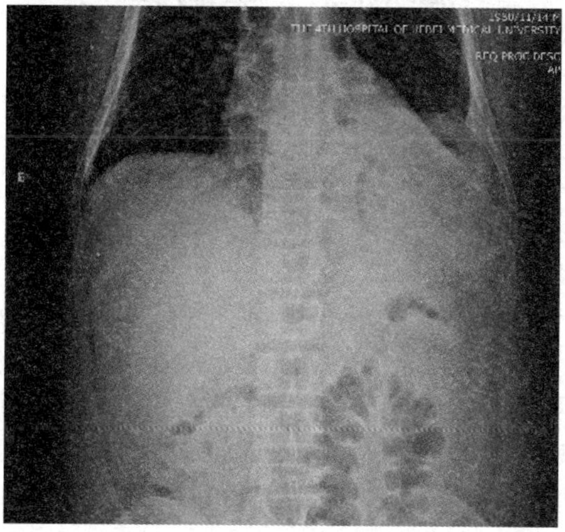

病例6图3　复查立位腹平片

影像检查如病例6图4所示：

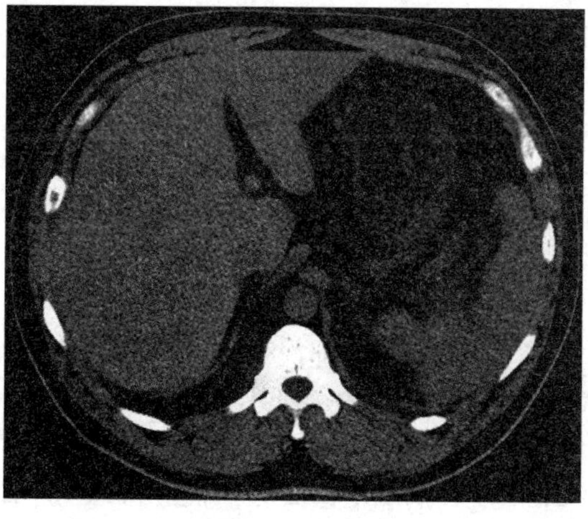

病例6图4　影像检查

逐渐口服肠内短肽型营养制剂，且肠内营养量逐渐增加由125g/d逐渐增加至375g/d。肠外营养补充肠内营养不足的部分。患者于2016年4月6日排气、排便，嘱患者进少量流食。

第三阶段（2016年4月9日至2016年4月13日）全肠内营养（TEN）。患者排气、排便正常，未诉不适。血常规逐渐降至$8.9\times10^9/L$，中性粒细胞计数：$5.16\times10^9/L$，尿淀粉酶降至67U/L，CRP逐渐降至24.2mg/L。肠内营养制剂：整蛋白型。由口服肠内营养混悬液TPF（500ml/d）+米粥等流食过渡至口服TPF（1000ml）+口服米粥、蛋白粉等半流食。

病例7　直肠癌

一、病史摘要

患者：李某，男性，68岁。

主诉：大便带血1年余。

现病史：患者1年余前无明显诱因出现大便带血，呈少量，为混杂性，伴肛门下坠感，伴里急后重，伴大便次数增多，约6次/天，无腹痛、腹胀，就诊于当地医院，行肠镜（2018年1月26日）示：距肛门10～15cm直肠见结节样肿物，表面污秽，质脆易出血，周边黏膜充血水肿，其余大肠黏膜光滑，色泽正常，血管纹理清晰。诊断：直肠病变性质待查。病理示：腺癌。行保守治疗，自觉症状稍好转，为求进一步治疗诊疗与我院，门诊以“直肠癌”收入我科。

发病以来，患者神志清楚，精神尚可，饮食正常，睡眠正常，体力正常，小便正常。

既往史：否认“高血压”“糖尿病”“冠心病”等病史。无肝炎、结核等传染病病史。无外伤史、药物过敏史等。

个人史：吸烟50余年，20支左右/天，戒烟4年；饮酒50余年，200ml左右/天，戒酒1年。

入院查体：全身一般情况尚可；无贫血貌；全身浅表淋巴结未触及肿大；腹部平坦，未见胃肠型及蠕动波；腹软，右上腹轻压痛，无反跳痛及肌紧张；腹部叩鼓音，未闻及振水音，移动性浊音阴性；肠鸣音正常。双下肢未见明显水肿。直肠指诊：进指顺利，未触及肿物，退指指套无染血。

入院后辅助检查：

腹部核磁（2018年2月24日）示（病例7图1）：直肠壁肿物，符合直肠癌表现，影像学分期$T_3N_1M_0$，伴肠周多发小淋巴结；肝左叶小血管瘤；肝脏多发囊肿；双肾多发囊肿，前列腺增生。

肠镜（2018年2月24日）示（病例7图2）：直肠距肛缘10～20cm可见溃疡型新生物，侵及1/2周，肠腔狭窄，通过有阻力，余肠段未见明显异常。病理诊断：腺癌。

双下肢深静脉彩超(2018 年 2 月 25 日)示：双下肢深静脉血流未见明显异常。

肿瘤标志物(2018 年 2 月 22 日)：癌胚抗原：3.85ng/ml，糖类抗原 19－9：16.52U/ml，β2－微球蛋白：2.30μg/ml，铁蛋白 173.60ng/ml，AFP：2.40ng/ml。

血常规及凝血七项(2018 年 2 月 22 日)：红细胞计数：4.82 $\times 10^{12}$/L，血红蛋白：145.0g/L，血小板计数 246 $\times 10^{9}$/L，D－二聚体：0.52mg/L。

生化(2018 年 2 月 22 日)：前白蛋白：267.00mg/L，白蛋白：44.1g/L，钾：4.39mmol/L，钠：137.2mmol/L，氯：101.1mmol/L，尿素氮 5.4mmol/L，血糖 4.55mmol/L。

便常规：隐血阳性。

尿常规未见异常。

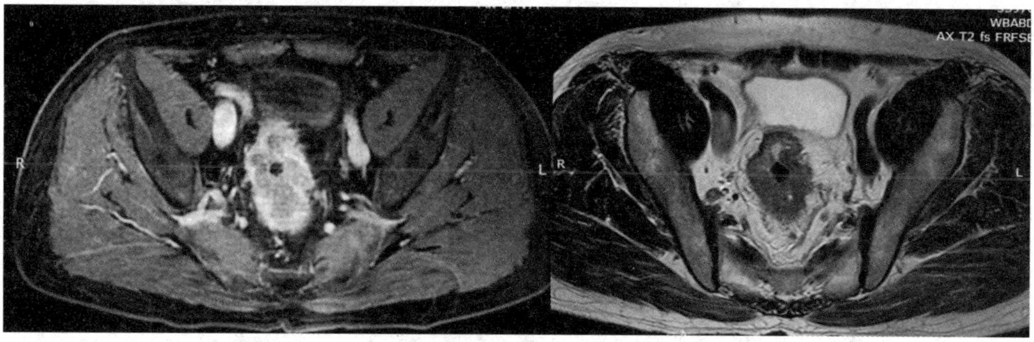

病例 7 图 1　腹部核磁

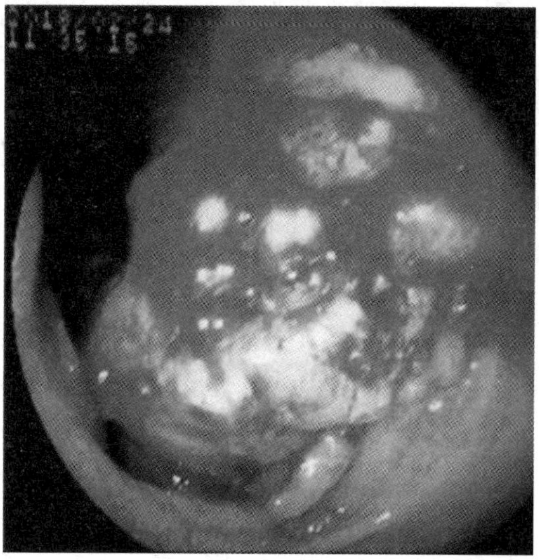

病例 7 图 2　肠镜

二、初步诊断

直肠癌并不全肠梗阻。

三、营养筛查与评估

身高：169cm；体重：87kg；BMI：30.46kg/m^2（肥胖）。

前白蛋白：267.00mg/L，白蛋白：44.1g/L，均正常。

PG－SGA 总分：1 分，A 级，为营养良好

NRS2002 总分：1 分。当前无营养风险。

四、诊疗经过

患者入院（2018 年 2 月 22 日）后给予营养筛查与评估，结果为营养良好，尚不需要营养支持。考虑患者既往长期抽烟史，给予患者吹气球、行雾化等改善肺功能。积极行术前准备，未见明显手术禁忌，于 2018 年 2 月 27 日在全麻下行腹腔镜辅助下根治性直肠癌切除＋骶前吻合术，手术过程顺利，术后给予抗感染、补液、补充电解质、营养支持（逐渐由全肠外营养过渡至口服肠内营养＋流食，最终到半流食）等治疗。术后分期：$pT_{4a}N_0M_0$（ⅡB 期）。

围术期营养支持方案：

第一阶段（2018 年 2 月 27 日至 2018 年 2 月 28 日）肠外营养（PN）＋逐渐由饮水过渡至口服肠内营养（EN）：E：1600kcal/天［25kcal/（kg · d），体重按理想体重＝身高－105cm］，aa：67g（热氮比＝150∶1）。糖 200g、脂肪 90g（糖脂比：1∶1），同时给予谷胺酰胺、维生素、微量元素等。考虑患者为直肠癌患者，术后第一天可间断饮水，下午进少量米汤，患者术后第二天早晨诉排气、排便，给予患者口服少量短肽型肠内营养。

第二阶段（2018 年 3 月 1 日至 2018 年 3 月 2 日）肠外营养（PN）＋肠内营养（EN）。口服肠内营养制剂：短肽型，且肠内营养量逐渐增加由 125g/d 逐渐增加至 375g/d。肠外营养补充肠内营养不足的部分。另外进流食及少量半流食（如鸡蛋羹）。

第三阶段（2018 年 3 月 3 日至 2018 年 3 月 4 日）全肠内营养（TEN）。肠内营养制剂：整蛋白型。逐渐由口服 TPF－T 500ml＋鸡蛋羹等半流食过渡至口服 TPF－T（1000ml）＋口服米粥、鸡蛋羹等半流食。

附录1　胃癌患者营养治疗指南(2015)

一、背景

1. 2015年2月3日WHO发布World Cancer Report 2014(《全球肿瘤报告2014》)：2012年全球肿瘤患者及死亡病例分别为1400万、820万，其中胃癌死亡72.3万，在所有肿瘤死亡中占第三位，仅次于肺癌、肝癌；预计未来20年，新发肿瘤病例会增加70%，有近一半出现在亚洲，其中大部分在中国，中国新增肿瘤病例高居全球第一位。在肝癌、食管癌、胃癌和肺癌的4种肿瘤中，中国新增病例和死亡人数均居世界首位。

2008年WHO报道：在全世界范围内，胃癌的发病率在下降，由1975年的世界第一位肿瘤下降为2008年的世界第四位肿瘤。但是，在中国，胃癌的发病率仍然在上升，它是我国的第二位肿瘤。2008年WHO全球胃癌新发病例数989 600例，我国新发病例数463 000例，占其中的46.8%，我国胃癌的发病数与病死数均接近全球胃癌患者数的一半。中国肿瘤登记中心的2013年肿瘤登记年报显示，胃癌是我国高发肿瘤，居男性肿瘤发生率第二位，女性第四位，农村高于城市，男性高于女性。男性胃癌调整死亡率农村33.7/10万、城市21.1/10万，均为女性的两倍。我国胃癌患病率和死亡率均超过世界平均水平的两倍。中国住院胃癌病例中超过九成是中晚期患者，五年生存率不到五分之一。

2. 胃癌相关性营养不良　所有的肿瘤都会在不同程度上干扰营养素的摄入和(或)利用，从而造成营养不良。不同肿瘤营养不良的发生率不同，大体上说消化系统肿瘤高于非消化系统肿瘤，上消化道肿瘤高于下消化道肿瘤。1980年美国东部肿瘤协作组(the Eastern Cooperative Oncology Group) Dewys WD等报道，胃癌患者中营养不良的比例占87%，恶病质的发病率高达65%～85%，超过了其他所有肿瘤，营养不良及恶病质发病率均占所有肿瘤的第一位。

胃癌是所有肿瘤中对营养影响最为严重的肿瘤。胃癌患者营养不良的原因主要有：①疾病本身导致的厌食、抑郁相关性厌食使食物摄入减少。在所有肿瘤中，胃癌引起的厌食、早饱感发生率最高；②机械性因素造成的摄入困难；③化疗药物毒性引起的吸收和消化障碍；④合并有分解代谢增加的因素，比如感染或手术治疗。同期放化疗具有吸烟饮酒嗜好的胃癌患者，在粒细胞下降时容易发生局部感染；⑤胃手术特有的影响：在所有胃肠道手术中，以胃手术的并发症最多、对营养与代谢的影响最大、持续时间最长，胃手术后患者鲜见肥胖及糖尿病就是一个最好的证明。其中胃肠道切除及改道引起的代谢改变及吸收障碍原来没有引起人们应有的重视，如铁、钙、维生素 A、维生素 B_{12}、维生素 D 吸收障碍与缺乏，如胃液丢失引起的脂肪、蛋白质及碳水化合物消化吸收障碍。上述五个因素使胃癌手术后营养不良变得严重、频发、持久而复杂，所以对大多数胃癌手术患者，营养支持的时间应该延长。术前免疫营养支持 5 ~ 7 天被推荐用于营养不良和非营养不良的食管癌或胃癌患者，对营养不良的患者手术后至少继续使用 7 天的营养支持。肠内营养和(或)肠外营养是法国的 A 级推荐。与所有营养不良一样，胃癌相关性营养不良带来的负面影响也体现在机体及功能两个层面。它削弱了放化疗的疗效，提高了药物不良反应风险，降低了骨骼肌质量和功能，增加了术后并发症及院内感染的机会，延长了住院时间，升高了并发症发生率和病死率，恶化了患者的生活质量，增加了医疗费用。营养不良还限制了胃癌患者治疗方案的选择，使得他们不得不选择一些非最优或者不恰当的治疗方案。总之，营养不良与预后不良密切相关。

二、证据

(一)适应证

摄入不足、体重丢失、抗肿瘤治疗(包括手术、放疗、化疗)是选择营养干预适应证的考虑因素，具体如下：

1. 手术患者　2006 年 ESPEN 外科手术(包括器官移植)EN 指南指出：如果预计患者围术期将有 7 天以上不能摄食时，即使在没有明显营养不足的情况下，也应该使用 EN；实际摄入量不足推荐摄入量 60% 超过 10 天，应该使用 EN；至少具备下列情况下之一者，应该推迟手术而进行手术前 EN：①6 个月内体重丢失 > 10% ~ 15%；②BMI < 18.5kg/m²；③SGA 评估 C 级；④无肝肾功能障碍情况下，血浆清蛋白 < 30g/L。这些推荐意见同样适用于胃癌患者。2012 年 Mariette C 等对围术期胃癌患者推荐如下：

(1)术前营养支持推荐：用于严重营养不良(体重丢失 > 20%)且能从手术获益的患者。(A 级)中度营养不良患者(体重丢失 10% ~ 19%)也可能获益于营养支持。(B 级)

(2)术后营养支持推荐：用于所有受益手术前营养支持的患者、所有营养不良的患者、术后无法经口摄食的患者或术后 1 周经口摄食 < 60% 能量需求的患者。(A 级)

(3)免疫营养：手术前：持续 7 天的肠内免疫营养推荐用于所有将受益于胃癌手术的患者。(A 级)手术后：所有营养不良的患者即使没有并发症也推荐继续使用 7 天免疫营养，或者直到患者可以经口摄食至少 60% 的能量需求为止。(A 级)

2. 放化疗患者

(1)没有证据显示营养支持会影响肿瘤生长，因此营养支持不必考虑这个理论问题。(C 级)

(2)营养支持不常规推荐于所有放疗患者或化疗患者，因为它对治疗反应或不良反应没有影响。(C 级)

(3)因摄入不足导致体重丢失的患者，肠内营养(经口或管饲)可改善和维持营养状态。(B 级)

(4)接受放疗和(或)化疗的患者，可经鼻置管或造瘘建立喂养管道，经皮造瘘术似乎更合适。(C 级)

(5)肠内营养使用标准配方。富含 ω-3 脂肪酸配方对恶病质有积极作用，但能否改善营养状况或者一般状况仍有争议，它对于生存率没有明确改善。(C级)

(二)能量需求

2012年 Mariette C 等建议胃癌围术期患者的每日总能量消耗(total daily energy expenditure, TDEE)为：卧床患者30kcal/(kg·d)，非卧床患者为35kcal/(kg·d)；如果摄入量少于需要量的60%，则需要人工营养[EN 和(或)PN]。能量中50%~70%来源于糖类，30%~50%由脂类提供；蛋白质需要量从术前1.0~1.2g/(kg·d)(0.15~0.2g氮)增加到术后1.2~1.8g/(kg·d)(0.2~0.3g氮)；糖类通常需要通过摄入3~4g/(kg·d)来满足需求，不低于2g/(kg·d)，总量以不少于100g为宜；脂类为1.5~2g/(kg·d)，但不超过2g/(kg·d)；同时确保每日摄入适量的矿物质(电解质及微量元素)、维生素。如果采用全静脉途径营养，作者认为应该下调能量供给为：卧床患者25kcal/(kg·d)，非卧床患者为30kcal/(kg·d)。

Ceolin Alves AL 等用代谢车间接测量了食管癌、胃癌、结直肠癌患者的静息能量消耗(resting energy expenditure, REE)，发现肿瘤患者的REE与正常人无差异。拇指法则[30kcal/(kg·d)]与代谢车测定值非常接近，他们认为：30kcal/(kg·d)适用于估计上述非手术肿瘤(包括胃癌)患者的TDRR。

(三)营养治疗途径

胃癌患者营养治疗的途径同样包括肠内营养(口服、管饲)及肠外营养(静脉)。口服是生理的途径，是第一选择。

胃癌患者围术期、围放疗期、围化疗期等治疗期间乃至家居期间营养治疗首选口服营养补充(oral nutritional supplements, ONS)，必要时辅以静脉途径补充口服(日常饮食+ONS)摄入的不足部分，如部分肠外营养(partial parenteral nutrition, PPN)或补充性肠外营养(supplemental parenteral nutrition, SPN)。

对胃癌手术患者，特别推荐手术中常规实施穿刺导管空肠造瘘(needle catheter jejunostomy, NCJ)，此举对实施手术后早期肠内营养、防治手术后并发症(包括吻合口瘘)、节省医疗费用、缩短住院时间至关重要；对后期放、化疗也大有裨益，可以增加营养供给、提高放化疗耐受力、减少放化疗不良反应。营养支持可以考虑静脉、管饲或口服途径。

中心静脉途径笔者特别推荐输液港(port)，可以长期留置，以备后用，不影响患者的形象，不妨碍患者的日常生活如洗浴、社交，从而提高患者的生活质量。

终末期胃癌患者常常合并消化道梗阻如贲门、幽门、小肠、结肠梗阻，如果这些梗阻部位无法手术治疗，自动扩张支架为恢复消化道通畅提供了一种现实的可能。Gray RT 等报道了一组预计生存时间<3个月的食管癌患者，置入支架后患者的吞咽困难评分显著下降，2.90 vs 1.54，$P<0.001$。Pellen MG 等报道，即便是可以手术切除的食管癌病变，在手术前新辅助化疗之前，通过支架恢复消化道通畅，进而实施肠内营养，也有助于治疗营养不良，提高手术的安全性，而支架本身相关性并发症既少又小，而且可以处理。Siddiqui AA 等有类似的报道，而且他们的病例数量更多。但是他们都没有报道长期

结果。

围术期胃癌患者，如果口服途径不足以提供需要量的50%超过连续5天时，或有中度、重度营养不良时，应该采用管饲。患者需要使用EN、但是EN禁忌(胃肠道没有功能)或无法实施时，EN不能满足患者需要量时，有指征使用PN。PN不能降低手术后病死率，但是可以减少手术后感染性并发症。对营养良好的患者，手术前实施PN可以增加手术后感染。

对于胃癌以及其他所有肿瘤患者围治疗期(放疗、化疗、手术)以及家居康复期营养支持途径的选择，中国抗癌协会肿瘤营养与支持治疗专业委员会推荐饮食、肠内营养、肠外营养的联合应用，即部分饮食+部分肠内营养+部分肠外营养。对胃癌患者来说，这种联合尤为重要。饮食、肠内营养的优势与重要性世人皆知，也是围治疗期营养支持的首要选择。但是，胃癌患者单纯依靠饮食、肠内营养往往不能满足患者的需要，不能达到目标需要量，因为：①胃癌引起的食欲下降非常常见，食欲下降使患者摄入量减少，限制了饮食、肠内营养的应用；②肿瘤相关性肠病及胃病使肿瘤患者对食物的消化吸收能力下降，也限制了饮食、肠内营养的应用；③肿瘤治疗(放疗、化疗及手术)本身可以干扰消化道功能，又限制了肠内营养的应用；④肿瘤患者出现营养不良本身说明口服途径不能满足患者的营养需求。通过肠外营养补充肠内营养的不足部分显得尤为重要。

(四)制剂与配方

胃癌患者营养治疗的制剂与配方总体上与其他肿瘤没有区别。但是，胃手术创伤较大，导致免疫力下降，增加术后病死率及感染率风险，增强免疫功能可以降低这些并发症，因此，免疫营养是胃癌手术患者一个优先选择。最常用的免疫营养物包含精氨酸、谷氨酰胺、ω-3多不饱和脂肪酸、核酸和具有抗氧化作用微量营养素(维生素E、维生素C、β-胡萝卜素、锌和硒)。总的来说，在围术期间，免疫营养比标准饮食更加有效果。具体推荐意见如下：

1. 不管患者营养状态如何，免疫营养可以缩短住院时间及降低医疗费用。(A级)

2. 对营养不良的患者体重丢失>10%，仅术前使用免疫营养没有围术期使用免疫营养有效果，但均比标准营养有效。(A级)

3. 术前免疫营养降低了术后感染率，缩短住院日。(A级)但是对术后病死率无明显影响。(A级)

4. 对营养良好的患者体重丢失<10%，术前5~7天的免疫营养可以降低术后感染性并发症，缩短住院日。(A级)

免疫营养强调联合应用，推荐精氨酸、谷氨酰胺、ω-3多不饱和脂肪酸、核酸四种联合：任何一种免疫营养素单独使用、两种甚至三种免疫营养素的联合使用，结果有待验证。鱼油单独使用在胃癌中的作用没有得到一致性证实。

Sultan J等比较了ω-3脂肪酸(ω-3 fatty acids，ω-3 FAs)免疫增强配方及标准配方肠内营养在食管癌、胃癌围术期中的应用效果，将患者随机分为ω-3 FAs配方组、标准配方组及对照组，手术前后连续7天使用ω-3 FAs配方或标准配方，三组患者的基线数据匹配。发现：ω-3 FAs配方组患者血浆ω-3 FAs浓度显著升高，ω-3 FAs配方组、标准配方组及对照组三组ω-6 FAs：ω-3 FAs比值分别为1.9:1、4.1:1及4.8:1，但是三组间患者并发症发生率、病死率及住院时间无显著差异,单核细胞及激活T淋巴细胞HLA－DR表达也没有显著差别。作者认为尽管ω－3FAs配方升高了血浆ω－3FAs浓度,但是没有改善食管癌、胃癌患者的总体HLA－DR表达及临床结局。Makay O等也有相同的报道,他们给胃癌手术患者连续使用5天。ω－6/ω－3FA或ω－6FA,发现含ω－3FA的脂肪乳剂治疗患者其血浆乳酸水平及并发症发生率均没有明显降低,与单纯ω－6FA脂肪乳剂治疗患者相比没有显著差异。提示ω－3 FA没有显著改善胃癌手术后的细胞低灌注及乳酸廓清。但是,Wei Z等的研究则有不同的发现,48例胃癌手术后患者,随机分为鱼油脂肪乳剂或大豆油脂肪乳剂治疗组,两组的能量与氮量相同,手术后第6天两组患者营养状况、肝功能、肾功能相似,无显著差异,但是鱼油脂肪乳剂组患者血浆炎症因子水平及并发症显著低于大豆油脂肪乳剂组患者。结论认为鱼油减轻了炎症反应,因而降低了胃癌手术后炎症性并发症发生率。de Miranda Torrinhas RS等人的研究得出了一个比较折中的结果,63例胃肠肿瘤患者随机分为两组,手术前连续3天经外周静脉分别给予鱼油脂肪乳剂或MCT/LCT,作者发现鱼油组患者手术后第3天IL－10水平显著升高,手术后第6天IL－6、IL－10水平显著下降,白细胞氧化暴发下降,单核细胞HLA－DR及CD32表达正常,中性粒细胞CD32表达升高。但是,两组间手术后感染性并发症、ICU时间、住院时间均无显著差异。

(五)实施

对胃癌营养不良患者实施营养干预时,应该遵循五阶梯治疗模式:第1阶梯,饮+营养教育;第2阶梯,饮食+ONS;第3阶梯,完全肠内营养[口服和(或)管饲];第4阶梯,部分肠内营养+部分肠外营养;第5阶梯,完全肠外营养。首选营养教育,次选肠内、肠外营养;首选肠内营养,后选肠外营养;首选口服,后选管饲;首先选择营养教育,然后依次向上晋级选择ONS、完全肠内营养、部分肠外营养、完全肠外营养。当下一阶梯不能满足60%目标能量需求3~5天时,应该选择上一阶梯。

三、推荐意见

1. 手术患者

(1)围术期TDEE　卧床患者30kcal/(kg·d),非卧床患者为35kcal/(kg·d)。(B级)

(2)手术中常规实施穿刺导管空肠造瘘(NCJ)。(D级)

(3)术前营养支持推荐用于严重营养不良(体重丢失>20%)且能从手术获益的患者。(A级)中度营养不良患者(体重丢失10%~19%)也可能获益于营养支持。(B级)

(4)术后营养支持推荐用于所有受益手术前营养支持的患者、所有营养不良的患者、术后1周经口摄食<60%能量需求的患者。(A级)

(5)免疫营养　手术前:持续7天的肠内免疫营养推荐用于所有将受益于胃癌手术的患者。(A级)手术后:所有营养不良的患者即使没有并发症也推荐继续7天免疫营养,或者直到患者可以经口摄食至少60%的能量需求。(A级)

2. 放化疗患者

(1)没有证据显示营养支持会影响肿瘤生长,因此营养支持不必考虑这个理论问题。

(C级)

(2)营养支持不常规推荐于所有放疗患者或化疗患者，因为它对治疗反应或不良反应没有影响。(A级)

(3)因摄入不足导致体重丢失的患者，肠内营养(经口或管饲)可改善和维持营养状态。(B级)

(4)接受放疗和(或)化疗的患者，可经鼻置管或造瘘建立喂养管道，经皮造瘘术似乎更合适。(C级)

(5)肠内营养使用标准配方。(C级)

(6)富含 ω-3 脂肪酸配方对恶病质有积极作用，但能否改善营养状况或者一般状况仍有争议，它对于生存率没有明确改善。(C级)

3. 家居患者

(1)遵循肿瘤营养治疗通则里面的饮食指导及家庭康复指导原则。(D级)

(2)胃癌患者要特别重视医院门诊营养咨询，至少每3个月一次。(D级)

(3)养成 ONS 习惯。(D级)

(4)每两周称量并记录体重一次。(D级)

附录 2　成人围术期营养支持指南(2016)

自 2006 年中华医学会肠外肠内营养学分会制定《临床诊疗指南：肠外肠内营养学分册》至今已有 10 年，为了更好地规范我国的临床营养实践，我们按照当今国际上指南制定的标准流程，根据发表的文献，参考各国和国际性营养学会的相关指南，综合专家意见和临床经验进行回顾和分析，并广泛征求意见，多次组织讨论和修改，最终形成本指南。

一、指南制定方法学

本指南主要采用德国医学科学委员会、苏格兰学院指南协作网及牛津大学循证医学中心所提供的分级系统，并根据 GRADE 系统对证据质量和推荐强度做出评定。证据级别主要由研究的数量和类型决定，用来评判相关证据的质量和效果的确定性，等级从“高”到“极低”，最高证据质量来源于多项随机对照试验(randomized controlled trial, RCT)所产生的一致结果和 Meta 分析结果(附录 2 表 1)。

附录 2 表 1　《成人围术期营养支持指南》采用的证据分级

证据级别	定义	研究类型
高	我们非常确信真实的效应值接近效应估计	无限制、一致性好、精确、可直接应用、无发表偏倚的 RCT；效应量很大的观察性研究
中	对效应估计值我们有中等程度信心：真实值有可能接近估计值，但仍存在两者大不相同的可能性	有严重限制、结果严重不一致、精确度严重不足、部分不能直接应用、可能存在发表偏倚的 RCT；有剂量反应、效应量大的观察性研究
低	我们对效应估计值的确信程度有限：真实值可能与估计值大不相同	有极其严重限制、结果极其严重不一致、精确度极其严重不足、大部分不能直接应用、很可能存在发表偏倚的 RCT；观察性研究
极低	我们对效应估计值几乎没有信心：真实值很可能与估计值大不相同	有非常严重限制、结果非常严重不一致的 RCT；结果不一致的观察性研究；非系统的观察性研究(病例系列研究、病例报告)

注：RCT 为随机对照试验

根据PICO系统构建合适的临床问题，通过相应的关键词进行系统文献检索，文献搜索资源中，一级文献数据库包括MEDLINE、PubMed、EmBase、中国生物医学文献数据库，二级文献数据库包括Cochrane Database of Systemic Reviews、the National Guideline Clearinghouse，再利用Google学术搜索进行搜索(含电子出版物)，搜索时间截至2016年3月29日。所有文献由2~3名工作人员采用提取数据形式的方法进行数据验证和研究方法质量评估，每篇文献生成一个共识评估。采用Review Manager 5.2软件对数据进行处理，采用GRADE Pro软件对分析后的数据就干预措施和其结果的证据主体质量进行评估并生成森林图。如就某个问题，观察性研究是唯一可用的证据时，采用GRADE系统进行证据质量评估；如无RCT或观察性研究能直接回答相关问题时，由相关专家对最佳临床实践意见进行协商，推荐意见归为"专家协商意见"。

确定推荐强度时，通过评价推荐意见的效益比、回顾支持性证据等方法进行综合协商，最终采用Delphi法进行群体决定和投票后达成一致；每个特定推荐需获得75%的参与专家同意方可成立。强烈推荐指确定针对特定群体或患者的临床决策或干预措施获益大于不良影响，或者无不良影响；有条件推荐指不能确定临床决策或干预措施的获益是否大于不良影响。

经过中华医学会肠外肠内营养学分会所有委员的严格审核，并广泛征求有可能使用本指南的各学科、组织机构同行专家的意见后形成终稿。

二、相关名词定义

围术期：从患者决定需要手术治疗开始至康复出院的全过程，包括术前、术中和术后三个阶段。

营养支持：经口、肠道或肠外途径提供较全面的营养素，具有代谢调理作用的称为营养治疗。

肠外营养(PN)：经静脉途径为无法经消化道摄取或摄取营养物不能满足自身代谢需要的患者提供包括氨基酸、脂肪、糖类、维生素及矿物质在内的营养素，以促进合成代谢、抑制分解代谢，维持机体组织、器官的结构和功能。

肠内营养(EN)：经消化道提供营养素。EN制剂按氮源分为整蛋白型、氨基酸型和短肽型。根据给予方式的不同，分为口服和管饲。

口服营养补充(ONS)：除普通饮食外还因特定医疗目的补充规定食品。ONS剂型包括液体、粉剂、甜点类或块状。

免疫调节制剂：包含能调节(提高或减轻)免疫功能底物的制剂。

营养不良：能量、蛋白质或其他营养素缺乏或过度，对机体功能乃至临床结局产生不良影响。定义标准：①体重指数 $<18.5kg/m^2$；②无意识体重丢失(必备项，无时间限定情况下体重丢失 >10%或3个月内丢失 >5%)情况下，出现体重指数降低(<70岁者 $<20kg/m^2$ 或≥70岁者 $<22kg/m^2$)或去脂肪体重指数降低(女性 $<15kg/m^2$，男性 $<17kg/m^2$)的任意一项。

营养不足：由于能量或蛋白质等营养物质摄入不足或吸收障碍，造成特异性营养素缺乏或失衡；或由于疾病、创伤、感染等应激反应，导致营养物质消耗增加，从而产生的营养素缺乏。

重度营养风险：因疾病或手术造成的急性或潜在的营养代谢受损。

营养筛查：医务人员利用快速、简便的方法了解患者营养状况，决定是否需要制订营养计划。

营养评定：营养专业人员对患者的营养、代谢状况及机体功能等进行全面检查和评估，考虑适应证和可能的不良反应，以制订营养支持计划。

三、围术期营养不良及其后果，以及营养支持的作用

外科手术患者营养不良患病率为20%～80%，这与不同人群及所采用的营养评定方法和标准有关，其中年龄>65岁、恶性肿瘤、胃肠道疾病、重症及病理性肥胖患者营养不良风险更高。外科手术患者营养不良的原因主要是各类急、慢性疾病所致的进食不足，手术创伤应激，胃肠功能不全及各种治疗的不良反应等，这些因素均可引起机体分解代谢增加、自身组织消耗，从而产生营养不良。

食物摄入不足是外科住院患者营养不良最常见的原因。疾病造成无法正常进食或进食不足，手术前准备如术前禁食、术后较长时间无法正常进食均可影响营养物质的摄入，从而造成体重丢失、术后并发症发生率升高、器官功能降低、病死率增加。

手术创伤可引起机体的应激反应，激素、血液、代谢及免疫系统随之发生变化以维持机体内稳态。手术应激反应的病理生理主要是内分泌和炎症反应，应激反应程度与组织损伤情况有关。一方面，损伤会刺激下丘脑－垂体－肾上腺轴，导致皮质激素、肾上腺素、胰高血糖素、生长激素、醛固酮、抗利尿激素分泌增加；另一方面，炎症反应介导大量细胞因子分泌，导致免疫系统激活并刺激下丘脑－垂体－肾上腺轴，产生炎症和内分泌反应的相互作用。这种反应被认为是一种固有生存机制，以维持血容量、增加心输出量和氧耗、调节代谢过程、动员能源储备物质（糖原、脂肪、骨骼肌）来为代谢过程、组织修复、免疫反应蛋白合成提供能量。此外，手术应激使肠壁通透性增高、肠道上皮绒毛萎缩，发生消化、吸收不良和肠屏障功能受损，通常术后第5天才可恢复正常。如果患者一直处于重度应激状态，会出现不良临床表现，包括高血糖、分解代谢、高血压、心动过速、免疫抑制和负氮平衡。因此，从代谢角度来说，围术期处理应尽量减轻机体的分解代谢状态，同时提供适量营养支持以促进合成代谢，增强机体免疫功能、加速康复。

营养不良不仅损害机体组织、器官的生理功能，而且可增加手术风险、提高手术后并发症发生率及病死率。大量临床研究结果显示，营养不良患者术后并发症（包括感染、吻合口瘘等）发生率、病死率升高，ICU停留时间及住院时间延长，医疗费用增加，从而影响患者的临床结局及生活质量。

营养支持是围术期处理的重要组成部分，目前的证据表明，围术期合理的营养支持能减轻患者分解状态和瘦组织丢失，有助于患者早期下床活动并尽快恢复，明显降低术后并发症发生率，缩短住院时间和ICU停留时间，改善临床结局。最近一项Meta分析纳入15项RCT共3831例手术患者，结果显示围术期营养支持能改善营养不良患者的临床结局，包括降低并发症发生率和缩短住院时间。此外，许多研究结果也表明术前7～10天营养支持对重度营养不良患者临床结局的改善尤为明显，说明营养不良高风险患者能从围术期营养支持中明显获益，也预示着对于有高度营养不良风险的患者，立即手术并非最佳选择。

本指南旨在从循证医学的角度对围术期营养支持相关的热点问题做出推荐。

四、推荐意见

1. 营养风险筛查及营养评定

问题：外科住院患者如何进行营养风险筛查及营养评定?

推荐1：外科大手术或重症疾病患者应进行营养风险筛查，对有营养风险患者进行营养评定，并对存在营养风险或营养不良的患者制订营养支持计划(证据级别：中；强烈推荐)。

证据及评价：住院患者的营养风险和营养状态是临床结局的一项独立预后因素，进行营养风险筛查和营养评定也是制订营养干预方案的首要条件。营养风险指现存或潜在的与营养因素相关的导致患者出现不良临床结局的风险，其与生存率、病死率、并发症发生率、住院时间、住院费用、成本－效益比及生活质量等临床结局密切相关。营养评定是通过临床检查、人体测量、生化检查、人体组成测定等多项主观或客观的手段或指标，判定机体营养状况，确定营养不良的类型和程度，监测营养支持的疗效。营养不良住院患者较营养状况正常患者具有更高的并发症发生率，住院时间长，病死率高。对有营养风险或营养不良的患者进行营养支持能改善患者的临床结局。因此，应采用适当的营养风险筛查方法和营养评定工具，鉴别患者是否存在营养风险，判定机体营养状况，预测营养状况对临床结局的影响，为制订合理的营养支持计划提供根据。

推荐2：营养风险筛查2002(nutritional risk screening 2002，NRS－2002)可作为营养风险筛查工具。营养评定方法包括体重丢失量、体重指数、去脂肪体重指数、主观综合评价法(subjective global assessment，SGA)、患者提供的SGA、通用工具(malnutrition universal screening tool，MUST)、简易营养评定(mini nutritional assessment，MNA)，营养风险指数(nutritional risk index，NRI)等，血生化指标(如清蛋白)可作为辅助的评价指标(证据级别：中；有条件推荐)。

证据及评价：理想的营养风险筛查工具和营养评定方法应当能够准确判定机体营养状况，预测营养不良患者并发症发生率和病死率是否会增加，预测营养相关性并发症的发生，从而提示预后。

由于NRS－2002建立在较强的循证证据基础上，因此被多个国家或国际营养学会推荐为住院患者营养风险筛查首选工具，其具有相对简单、易用的特点，目前在国际上已广泛应用。NRS－2002评分，3表示存在营养风险，<3则无营养风险。NRS－2002的效力首先在128项旨在研究营养支持是否改善临床结局的RCT中进行了验证。丹麦的2项研究结果显示，分别有93.5%和99%的住院患者使用NRS－2002评分系统。一项Meta分析纳入11项RCT共3527例腹部大手术患者，结果显示术前NRS－2002筛查出的有营养风险患者其并发症发生率、病死率和住院时间均增加。另有学者在住院人群中比较了NRS－2002和其他营养评价工具预测营养不良相关临床预后的效能，发现NRS－2002具有较高的灵敏度、特异度及较高的阳性和阴性预测值。2004年以来，中华医学会肠外肠内营养学分会应用NRS－2002在我国进行了多项住院患者营养风险筛查，结果显示其能够应用于大多数中国住院患者，因此，推荐其作为住院患者营养筛查工具。

临床上常用的营养评定方法有多种，均存在一定的局限性。对于外科住院患者来说，体重丢失量、BMI、SGA、MUST 在预测住院时间、病死率或并发症发生率方面均表现出了良好的效能，MNA 则广泛用于老年患者。有学者使用 MUST 对外科手术患者进行营养状况调查发现，营养状况是患者术后不良结局的独立预后因素，营养不良患者住院时间延长，并发症发生率、病死率增加，近期体重下降、MUST + NRS - 2002 是临床上确定营养不良最为有效的方法。一项针对肿瘤及消化道疾病手术患者使用 NRS - 2002，SGA 和其他工具预测临床结局的比较研究结果显示，SGA 和 NRS 是预测并发症发生的高灵敏度指标，SGA 可较好地预测住院时间和病死率。Bo 等对接受肝切除术的肝细胞癌患者应用 NRI 进行营养评定，非营养不良患者(NRI > 100)较营养不良患者术后生存时间更长，NRI 得分是术后生存时间的独立预后因素且与死亡风险成负相关。另 2 项分析 SGA 评估营养状况作用的系统性综述结果显示，SGA 用于外科住院患者营养评定确实有效，相较于营养筛查工具，在早期发现营养不良上具有潜在优势。一项针对心肺转流心脏手术患者的研究结果显示，MUST、NRS - 2002、MNA 筛查出的营养不良与术后并发症发生率、ICU 停留时间和住院时间明显相关，MUST 和 MNA 得分是术后并发症发生的独立预后因素。此外，使用 MNA - SF 和 NRS - 2002 进行营养状态评估发现，普通外科老年患者营养不良发生率相对较高，MNA - SF 和 NRS - 2002 与经典营养指标有良好的一致性，但 MNA - SF 可能更适用于外科老年患者的营养评定。

非脂质群含量是良好的营养评定指标，与外科或危重症患者的临床结局密切相关。临床研究结果显示，骨骼肌含量减少可对手术患者临床结局产生不良影响，骨骼肌消耗可作为评估患者营养风险的良好指标。恶性肿瘤患者骨骼肌含量较体重指数能更好地预测其生存期，可指导制订治疗计划。

血浆蛋白水平可以反映机体蛋白质营养状况，是目前临床上最常用的营养评定指标之一。血浆清蛋白能有效反映疾病的严重程度并预测手术的风险，是营养状况的一项重要参考指标。一项研究纳入 49 604 例全关节置换术患者，结果显示术前低清蛋白血症(< 35g/L)患者术后切口感染、肺炎、住院时间延长和再入院的发生率都明显升高。外科其他领域的研究结果显示，低清蛋白血症(< 35g/L)与患者术后并发症发生率、总体病死率、疾病相关病死率及早期病死率皆相关。

评价营养状况的最佳指标或方法尚存在争议，迄今为止尚无一项或一组营养评定方法能对营养不良做出既灵敏又特异的诊断。最近欧洲肠外肠内营养学会向委员及相关专家征询营养评定工具，最受推崇的方法分别是体重丢失量、去脂肪体重指数及体重指数。

2. 术前处理及营养支持

问题：手术患者术前是否需要长时间禁食？

推荐 3a：大多数外科手术患者无须从手术前夜开始禁食，无误吸风险的非糖尿病患者麻醉前 2 小时可摄入适量的碳水化合物，无法进食或术前禁饮患者可静脉输注 200g 葡萄糖(证据级别：高；有条件推荐)。

推荐 3b：术前碳水化合物负荷(糖尿病者除外)能有效减轻患者术后胰岛素抵抗和蛋白质分解代谢，减少患者术前不适感，缩短腹部手术患者住院时间(证据级别：高；有条件推荐)。

证据及评价:传统观点认为择期手术患者应术前12小时禁食、4小时禁饮,其目的是使胃充分排空,避免麻醉期间反流误吸导致急性呼吸道梗阻、吸入性肺炎、Mendelson综合征(胃酸吸入性肺炎)。事实上,在没有胃流出道梗阻的情况下,饮水1小时后95%的液体被排空,成年择期手术患者当禁饮时间超过2小时,胃内液体量和pH主要由胃本身分泌量所决定,长时间禁饮并不能改善胃内环境,相反饮水能刺激胃排空。迄今为止尚无证据支持手术前长时间禁食可避免反流误吸的发生。相反,长时间禁食、禁饮可导致机体糖代谢紊乱、内环境稳态失衡,对手术反应性及顺应性降低,手术期间及术后机体应激反应增强,导致儿茶酚胺、糖皮质激素、生长激素、胰高血糖素等分泌增加,拮抗胰岛素生物学效应,引起机体分解代谢增加、糖原分解加速、糖异生增加、负氮平衡、糖耐量下降、病理性高血糖。术前长时间禁食、禁饮可损伤线粒体功能和胰岛素敏感性,形成胰岛素抵抗,加重围术期不适感,不利于术中和术后的容量管理。

1999年美国麻醉师协会首先在指南中提出缩短禁食、禁饮时间,特别是缩短对透明液体摄入时间的限制,避免低血糖、脱水等,让患者在舒适而又不增加误吸的环境下接受手术。该指南规定,任何年龄患者术前2小时可以进不含酒精、含少许糖的透明液体。研究结果表明,术前12小时饮800ml,术前2~3小时饮400ml含12.5%碳水化合物的清亮饮料,可以缓解术前口渴、饥饿及烦躁,并且明显降低术后胰岛素抵抗发生率,患者将处于一个更适宜的代谢状态,降低了术后高血糖及并发症发生率。Sø reide等对12项RCT进行Meta分析发现,术前2小时进食清流质是安全的,与禁食相比对胃内容物量无影响。随后的2项Meta分析结果亦表明,与传统的术前整晚禁食相比,麻醉前2小时进水不影响患者胃内容物量或胃内pH,极少发生误吸和反流。术前进水患者较禁食者饥饿感、饥渴感降低,舒适度提升,活动能力更好,并且术前进食液体量对临床结局无影响。最近,Lamhert和Carey对现有的关于围术期准备的指南进行了系统性回顾和质量评估,发现术前禁食最小化、进食清流质者只需禁食2小时、术后早期经口进流体食物这几项推荐意见都有强大且一致的证据支持。因此,目前许多国家的麻醉学会更新指南时均推荐无胃肠道动力障碍患者麻醉前6小时允许进软食,前2小时允许进食清流质。

术前12小时饮800ml或术前2~3小时饮400ml含12.5%碳水化合物的饮料能减少禁食和手术所导致的分解代谢效应。术前隔夜禁食可抑制胰岛素分泌并促进分解激素(胰高血糖素、糖皮质激素)释放,而饮用含碳水化合物饮料能有效提高胰岛素水平、降低术后胰岛素抵抗、维持糖原储备、减少肌肉分解、提高肌力、维护免疫功能。因某些原因无法进食或进水的患者,术前静脉输注葡萄糖[5mg/(kg·min)]也能减少术后胰岛素抵抗和蛋白质丢失,有利于患者康复。因此,术前饮用含碳水化合物饮料已被纳入加速康复外科(enhanced recovery after surgery, ERAS)的一系列举措中。

迄今共有4项Meta分析及系统性综述回顾了术前饮用含碳水化合物饮料相较于传统术前禁食对于患者的益处。一项Meta分析纳入21项RCT共1685例患者,结果显示术前饮用含碳水化合物饮料较传统禁食能减少大型腹部手术患者的住院时间和手术后胰岛素抵抗。但对于肥胖、美国麻醉师协会分级≥Ⅲ级、合并糖尿病及急诊手术患者来说,术前饮用含碳水化合物饮料的有效性证据仍不足。一项系统性综述纳入17项RCT共

1445 例患者，结果显示术前饮用含碳水化合物饮料能改善患者胰岛素抵抗并提高各项术后舒适指数，包括饥饿感、饥渴感、焦虑和恶心，但能否防止肌肉流失尚无定论。Li 等通过 Meta 分析发现，术前饮用含碳水化合物饮料较隔夜禁食患者手术结束时血糖增高幅度小，术后胰岛素敏感指数降低更轻微，前者能改善术后胰岛素抵抗。Smith 等通过 Meta 分析发现，术前饮用含碳水化合物饮料较禁食或饮用安慰剂患者住院时间缩短，前者能缩短术后排气时间，提高术后胰岛素敏感性。

目前尚缺少糖尿病患者术前饮用含碳水化合物饮料的安全性及临床获益方面的研究。对于存在胃排空延迟或误吸风险患者，应由麻醉医师进行相应的个体化评估。

问题：哪些患者需要接受围术期营养支持？

推荐 4a：营养状况良好患者无需营养支持，重度营养不良患者推荐术前使用营养支持(证据级别：高；强烈推荐)。

推荐 4b：中度营养不良患者术前营养支持也能获益(证据级别：低；有条件推荐)。

推荐 4c：术前已经实施营养支持的患者，或严重营养不良而术前未进行营养支持的患者，术后应接受营养支持(证据级别：中；有条件推荐)。

证据及评价：营养不良不仅损害机体组织、器官的生理功能，而且可增加手术风险、手术后并发症发生率及病死率。围术期营养支持的目的是改善患者的营养状况或减轻营养不良程度，维持机体有效的代谢和机体器官、组织功能，提高其对手术创伤的耐受性，减少或避免术后并发症和降低病死率。然而，多年来的研究结果显示，围术期营养支持与患者预后之间缺乏必然联系。早年的一系列研究结果显示，对于营养状况良好或低度营养风险患者，围术期营养支持并无益处，只有严重营养不良患者才能从中获益，历年的美国肠外肠内营养学会、欧洲肠外肠内营养学会指南对这一点也保持一致态度。我们对围术期营养支持对并发症发生率、病死率及住院时间等临床结局的作用进行 Meta 分析，纳入标准为：①手术类型：各类型手术；②针对人群：成人患者，不包括儿童；③人群特点：不限定患者的营养状态；④营养支持时间：术前、术后或术前 + 术后；⑤营养支持方式：EN、PN 或 EN + PN 与常规补液比较；⑥营养制剂：标准制剂，不包含过低或过高能量、特定氨基酸、免疫营养素制剂；⑦临床结局指标：非感染性并发症、感染并发症和病死率；共纳入 21 篇 RCT，结果显示，如果不选择患者(不管是否存在营养不良)，围术期营养支持在非感染性并发症发生率(RR = 1.09，95% CI：0.92 ~ 1.30，P = 0.32)、感染并发症发生率(RR = 1.03，95% CI：0.91 ~ 1.17，P = 0.59)和病死率(RR = 0.86，95% CI：0.64 ~ 1.17，P = 0.33)等临床结局上并未带来明显获益。

重度营养不良患者、中等程度营养不良而需要接受大手术的患者，尤其是重大、复杂手术后预计出现严重应激状态的危重患者，往往不能耐受长时间营养缺乏。欧洲肠外肠内营养学会指南推荐对中、重度营养不良患者予以 7 ~ 14 天的术前营养支持，并建议推迟手术时间。加拿大肿瘤协会的研究结果显示，非急症的结肠肿瘤患者在确诊后即使推迟 6 周进行手术，最终的病死率或总体生存率不会受到影响。围术期营养支持疗效与患者术前的营养状况密切相关，术前重度营养不良或严重低蛋白血症将影响术后营养支持效果，而术前营养支持有助于减轻患者分解代谢状态并促使机体转变为合成代谢状态。最近的一项 Meta 分析结果显示，对中、重度营养不良患者进行营养支持可有效地降低并发症发生率和病死率，缩短住院时间。我们对围术期营养支持对营养不良患者临床结局的作用进行Meta分析，纳入标准：①人群特点：各种营养不良；②评定标准：NRI≤100，SGA评定为B或C级、NRS－2002≥3个月、6个月内体重丢失≥10%等；③其余纳入标准同前；共纳入18篇RCT，结果显示，围术期营养支持在非感染性并发症发生率（RR＝0.67；95% CI：0.54～0.84；P＝0.000）、感染并发症发生率（RR＝0.78；95% CI：0.66～0.93；P＝0.005）方面可带来明显获益，但病死率（RR＝0.77；95% CI：0.54～1.11；P＝0.16）无获益。

大量的证据表明，营养不良特别是严重营养不良患者可以从合理的营养支持中获益。围术期手术后营养支持的指征有：①术前因中、重度营养不良而接受营养支持的患者；②严重营养不良由于各种原因术前未进行营养支持的患者；③严重创伤应激、估计术后不能进食时间超过7天的患者；④术后出现严重并发症需长时间禁食，或存在代谢明显增加的患者。上述患者接受术后营养支持可以获益。

推荐5：预计围术期不能经口进食时间超过7天或无法摄入能量和蛋白质目标需要量的60%～75%超过10天的患者，围术期需明显提升营养状况或存在严重代谢障碍风险的患者，推荐应用营养支持（证据级别：低；有条件推荐）。

证据及评价：充足的能量和蛋白质是保证营养疗效和临床结局的重要因素，能量及蛋白质不足可造成机体组织消耗，影响器官的结构和功能，从而影响患者预后。早年的研究结果证实，大部分手术患者如果围术期1周内能够自主进食（＞60%能量目标需要量），和接受营养支持者相比其临床结局无明显差别。相反，无法进食超过10天且无营养支持患者其病死率、住院时间均明显增加。Neumayer等发现术后足量（＞60%能量和蛋白质目标需要量）和术后早期（48小时内）营养支持能明显降低术后住院时间和费用。Tsai等对外科重症患者进行回顾性分析，发现入院后接受＜60%能量目标需要量的患者较≥60%者死亡风险明显升高。最近美国胃肠学院在住院患者营养支持指南中推荐高营养风险或5～7天无法经口进食的住院患者应进行营养支持。

存在严重代谢障碍风险尤其是重症患者，包括创伤、重症急性胰腺炎、腹腔开放、腹膜炎及各种情况导致的休克患者，会发生一系列代谢及免疫反应并导致机体组织消耗、切口愈合不良、活动能力下降、易患感染及认知能力受损等负面影响。营养支持对具有严重代谢障碍的重症患者的临床结局具有潜在的积极影响。McClave等和Pupelis等的研究结果均显示，需要手术的重症急性胰腺炎患者，接受营养支持较无营养支持者病死率明显降低。最近法国的一项大型多中心队列研究结果显示，对休克患者48小时内实施营养干预，无论途径如何，均能降低病死率。

问题：如何确定手术患者能量及蛋白质的目标需要量？

推荐6a：围术期患者能量目标需要量首选间接测热法实际测量，无法测定时可采用体重公式计算法［25～30kcal/（kg·d），1kcal＝4.184kJ］或能量预测公式法（证据级别：中；有条件推荐）。

推荐6b：围术期患者蛋白质的目标需要量为1.5～2.0g/（kg·d），（证据级别：中；有条件推荐）。

证据及评价：能量摄入量是影响营养疗效和临床结局的重要因素，能量缺乏或摄入不足可造成不同程度的蛋白质消耗，影响器官的结构和功能，从而影响患者预后。手术患者每天能量摄入量应尽可能接近机体能量消耗值，以保持能量平衡。采用间接测热法测定机体静息能量消耗值是判断患者能量需要量的理想方法，可通过测定患者实际能量消耗值以指导患者的能量供给。近年来多项研究结果证实，应用间接测热法指导营养支持较使用公式能避免过度喂养或喂养不足。

临床上大多数情况下无法直接测量患者的能量消耗值，此时可采用体重公式计算法估算机体的能量需要量。目前认为，25～30kcal/(kg・d)能满足大多数非肥胖患者围术期的能量需求，而体重指数≥30kg/m^2的肥胖患者，推荐的能量摄入量为目标需要量的70%～80%。此外，还有许多能量预测公式可以用来估算机体的静息能量消耗值，常用的公式有Harris－Benedict公式、Mifflin－St. Jeor公式、Schofied公式、Ireton－Jones公式等，这些预测公式的总体准确性为40%～70%，无任何一种公式有明显优势。实际上，应用预测公式估计能量代谢需求虽然简便但在应用过程中存在较多的缺陷，临床上不同状态患者的实际能量需要量是一个十分复杂的问题，许多情况下机体能量消耗值并不等于实际能量需要量，而且不同患者的能量消耗与能量利用效率之间的关系也不同。临床上在使用这些公式估算机体能量目标需要量时还应考虑患者的具体情况。疾病状态下机体能量代谢率通常有所升高，择期手术约增加10%左右，严重创伤、多发性骨折、感染时可增加20%～30%，大面积烧伤时能量消耗增加最明显，最大可增加100%左右。

足量蛋白质供给对患者的预后十分重要。最近的证据表明，相比单纯提供目标需要量的能量，当能量和蛋白质均达到目标需要量时，危重患者的死亡风险可明显降低。蛋白质摄入不足会导致机体瘦组织群丢失，损害生理功能，在提供足够能量的前提下，适当的氮补充可起到纠正负氮平衡、修复损伤的组织、合成蛋白质的作用。

过去认为充足的蛋白质供应量是1.2～1.5g/(kg・d)，但最近的研究结果表明，蛋白质供应量提高为1.5～2.0g/(kg・d)能达到更理想的治疗效果，尤其是手术创伤大的患者蛋白质需求量更高。当机体处于应激、创伤或感染状态时，患者的蛋白分解增多，急性期蛋白合成增加，必需氨基酸需求量会相应增加，充足的蛋白质摄入能增加肌肉蛋白、肝脏急性期蛋白、免疫系统蛋白的合成，减少机体蛋白的净丢失。氨基酸溶液是目前临床上主要的蛋白质供给形式，选用理想配方的氨基酸溶液可达到较好的营养支持目的，并应在营养支持过程中定期评估蛋白需求量。

问题：围术期如何选择营养支持方式?

推荐7：围术期营养支持首选ONS或EN，EN无法实施或EN无法提供充足的能量和蛋白质时应补充或选择PN(证据级别：中；强烈推荐)。

证据及评价：围术期营养支持有ONS、EN和PN三种方式，各有其适应证和优缺点，应用时往往需互相配合、取长补短。一般来说，消化道功能正常或具有部分消化道功能患者应优先使用ONS或EN，如果EN无法满足能量及蛋白质的目标量时可行PN补充。无法实施EN、营养需要量较高或希望在短时间内改善患者营养状况时，则应选用PN。

多国营养学会均在指南中指出，营养不良的肿瘤患者和一些高风险的腹部手术患者，如果术前普通饮食无法满足能量需求，推荐首先通过ONS补充营养。大量临床研究结果显示，ONS 对于加速切口愈合、恢复机体组成、增加患者体重、减少术后并发症发生率和再入院率、缩短住院时间、改善生活质量均有积极作用。Philipson 等的大样本对照研究结果显示，ONS 可明显降低住院患者的住院时间、住院期间费用和再住院率。多项 Meta 分析结果显示，对各种类型营养不良患者予以 ONS 支持可降低并发症发生率及病死率。Cawood 等就高蛋白 ONS 的作用进行 Meta 分析，纳入 36 项 RCT 共 3790 例患者，发现高蛋白 ONS 营养支持能减少并发症和再入院发生率，提高握力，增加体重。Liu 等对 ONS 在老年髋关节手术围术期的作用进行了 Meta 分析，结果显示 ONS 能提升血总蛋白浓度，降低切口、肺部、泌尿系统等感染并发症发生率，但对病死率无影响。因此，包括欧洲肠外肠内营养学会在内的许多国际或国家营养学会的指南均推荐对营养不良手术患者围术期应用 ONS 进行营养补充。

对于 ONS 无法实现目标需要量或无法经口进食的患者，先选择通过管饲进行 EN。多项针对外科(包括创伤、烧伤、头颅外伤、大型择期手术)患者的 Meta 分析结果均证实了 EN 相比 PN 的潜在优势。Eha 等通过 Meta 分析发现，外科患者应用管饲较 PN 其住院时间及并发症发生率减低，而病死率无差别。Mazaki 和 Ebisawa 对胃肠道手术患者术后使用 EN 和 PN 的情况进行了 Meta 分析，纳入 29 项研究共 2552 例患者，结果显示使用 EN 者的总体并发症、吻合口瘘、腹腔内脓肿发生率及住院时间均明显下降。Peng 等对食管癌患者术后应用 EN 和 PN 进行 Meta 分析，发现术后早期 EN 较 PN 能明显减少术后肺部并发症和吻合口瘘的发生，术后第 8 天 EN 组人血清蛋白和前清蛋白更高。但是，近年来随着血糖管理技术提高、新型脂肪乳剂的问世、精确的营养底物供给及导管感染等风险的管控和处理，EN 和 PN 之间的差异正在逐步缩小。尽管如此，EN 在维护肠道屏障功能和免疫功能、简化血糖管理方面仍然具有优势。

凡是需要进行围术期营养支持但又不能或不宜接受 EN 均为 PN 的适应证。EN 绝对禁忌证包括消化道机械性梗阻，不受控制的腹膜炎、肠缺血及重度休克。对于这些无法使用 EN 的围术期营养不良患者，应进行 PN 支持。尽管近年来许多研究结果显示，以前被认为是 EN 禁忌证的某些情况如非机械性肠梗阻、腹腔开放、早期肠瘘、胃肠道出血、肠壁水肿或使用升压药维持血压稳定的患者，通过适量、谨慎的方法应用 EN 也有提高临床结局的可能，但对营养不良患者或高风险患者，虽然能够接受 EN，然而由于疾病等原因 EN 无法提供机体对能量及蛋白质的目标需要量时仍需要补充或联合应用 PN。有研究结果显示，当因各种原因无法经肠道途径进行营养支持或经肠道营养支持无法满足能量或蛋白质目标需要量的 60% 持续 7～10 天时，联合 PN 能使患者获益。美国胃肠学院在最新的指南中指出，住院患者第 1 周应用低能量 PN 能够获益，第 2 周一旦患者处于更稳定的状态 PN 即可调整至 100% 能量和蛋白量目标需要量。对于 EN 联合 PN 的患者，随着 EN 耐受性增加、PN 需要量降低，两者间的转换需谨慎进行以防止过度喂养。通常来说，当 EN 提供的能量和蛋白质 >60% 目标需要量时即可停用 PN。围术期营养支持应持续 7～10 天，更短时间的营养支持则难以达到预期效果。

推荐 8：经鼻胃管或鼻肠管喂养应作为围术期 EN 首选方式；如预计喂养时间 >4 周，建议使用胃或空肠造瘘置管(证据级别：低；有条件推荐)。

证据及评价：EN 管饲途径有鼻胃管、鼻十二指肠管、鼻空肠管、胃或空肠造瘘等多种，具体投给途径的选择则取决于疾病情况、喂养时间长短、患者精神状态及胃肠道功能，临床上应根据具体情况进行选择。鼻胃管更符合生理，置管技术简单，方便早期开始营养支持，绝大多数患者都能适用、耐受，只有当胃喂养难以耐受或患者有高吸入风险时才转换为幽门后置管。小肠内喂养管的放置需要较高的技术，可能导致喂养开始的延误。一项纳入 12 项 RCT 的 Meta 分析结果显示，小肠喂养比胃喂养吸入性肺炎发生率降低，但住院时间、机械通气辅助时间和病死率相当。鼻胃管或鼻肠管留置超过 4 周会发生一系列并发症，包括鼻部糜烂、鼻窦炎、食管溃疡或梗阻等。因此，对于需要长期喂养的患者最好根据需要选择通过内镜、影像引导或手术行胃造瘘或空肠造瘘置管。经皮内镜胃造瘘术及经皮影像引导下胃造瘘术的出现使患者有了更多的选择，多项研究结果已表明这两种方法较鼻胃管或鼻肠管对外科患者更为安全、有效，胸、腹部手术患者术后早期经鼻肠管和经空肠造瘘喂养的并发症发生率和疗效并无差异。对于胃、食管吻合手术患者推荐将喂养管放置于吻合口远端。对于经肠喂养患者，管饲在肠道内的位置越低，反流误吸风险也越低。多项研究的结果也证实，通过吻合口远端置管(空肠造瘘术)或术中经鼻插至远端(鼻空肠管)的方式对患者进行管饲更能使其在临床结局方面获益。

另一方面，管饲喂养应根据肠道耐受性从低流率开始(20 ~ 30ml/h)，当患者耐受时逐渐增量，同时应密切监测患者的胃肠功能及管饲耐受性。对良好耐受患者，喂养量应该在 72 小时内达到目标需要量，以优化营养支持的疗效。对胃肠道耐受性较差的患者，喂养量应在 7 天内逐渐谨慎地达到目标需要量。剂型方面，对于大多数围术期使用 EN 的患者推荐使用标准聚合配方或高蛋白标准配方。

3. 手术后营养支持

问题：术后应该何时开始进行营养支持，营养支持方式如何？

推荐 9a：无法自主经口进食的高营养风险患者，应该在术后 24 小时内开始 EN 支持(证据级别：中；有条件推荐)。

推荐 9b：术后营养支持首选 EN，EN 比 PN 能降低术后并发症发生率、缩短住院时间，但耐受性差(证据级别：中；强烈推荐)。

推荐 9c：具有营养支持指征但不宜或不能耐受 EN 患者应及早给予 PN；如果 EN 摄入的能量和蛋白质 <60% 目标需要量，应联合应用 PN(证据级别：中；强烈推荐)。

证据及评价：手术后早期 EN 的重要性不仅仅是提供营养底物，更重要的意义在于降低机体高分解代谢反应和胰岛素抵抗，减少炎性因子释放、促进合成代谢和机体恢复，维护肠黏膜屏障及免疫功能，防止肠道细菌移位。大量临床研究结果显示，术后早期 EN 有助于改善营养状态、促进切口愈合、减少并发症、缩短住院时间。

手术后患者开始 EN 的时机基于两类研究的证据，早期 EN 比推迟 EN 及早期 EN 比标准治疗。多项 ERAS 指南推荐各种类型手术患者术后应鼓励早期经口饮食，并根据患者耐受程度逐渐加量。该领域迄今共有 7 项 Meta 分析的结果表明术后 24 小时内进食较禁食患者吻合口破裂、误吸等并发症发生率不仅不会增加，临床结局反而能够获益。Lewis 等通过一项纳入 11 项 RCT 共 837 例胃肠道手术患者的 Meta 分析发现，术后早期 ONS 或 EN 并未增加吻合口破裂发生率，而且能降低感染并发症发生率和住院时间，但术后呕吐发生率有所增加。Zhuang 等对结直肠手术患者进行 Meta 分析发现，术后 24 小时内进食或EN比排气后进食降低了术后总并发症发生率，缩短了住院时间。Zhong等对15篇RCT共3831例外科患者进行Meta分析，发现营养支持能降低感染和非感染性并发症发生率，缩短住院时间，但病死率和住院费用并无明显差异。另外，Koretz和Lipman发现早期EN仅能减少感染并发症发生率，并不能改善病死率和住院时间。我们对既往的Meta分析进行分析，发现其纳入的相关文献较混杂且重复文献较多；因此，重新筛选文献对术后早期进食或EN和延迟进食或EN对外科手术患者临床结局的作用进行Meta分析，纳入标准：①手术类型：各类型手术；②针对人群：成人患者，不包括儿童及老年人；③人群特点：标准人群，部分研究未描述患者营养状况；④时间及方式：术后24小时内通过肠内途径进食（包括经口、胃肠营养管、造瘘置管等方式），与传统术后进食（排气后逐步过渡至正常饮食）进行比较；共纳入29篇RCT，结果显示，术后24小时内开始进食或EN不会增加吻合口瘘发生率（RR = 0.87，95% CI：0.78 ~ 0.97，P = 0.10），可降低总体并发症发生率（RR = 0.72，95% CI：0.49 ~ 1.06，P = 0.01），缩短住院时间（MD = －1.07天，95% CI：－1.34 ~ 0.79，P = 0.00），病死率无差异（RR = 1.08，95% CI：0.63 ~ 1.87，P = 0.77）。

手术后营养支持方式同样首选EN，EN较PN具备优势的证据在术前部分中已阐明，对术后患者来说也是如此。Bozzetti等发现，胃肠道手术后EN较PN能降低并发症发生率和住院时间，病死率及术后排气时间也有降低趋势。Peng等对食管癌患者食管切除术后应用EN或PN进行了Meta分析，发现术后早期EN较PN能明显减少术后肺部并发症和吻合口瘘的发生，且能提高术后血清蛋白浓度。Moore等对高风险外科患者术后早期应用EN和PN的疗效进行Meta分析，结果显示EN能明显降低脓毒症的发生率。

尽管术后早期EN对临床结局的益处已经被证实，但值得注意的是，许多范围广泛、操作复杂的手术后早期，患者血流动力学不稳定、内环境紊乱、胃肠道功能严重受损，早期EN往往难以实施，或者单纯EN难以满足机体对能量和蛋白质的需求，而长时间的能量及蛋白质负平衡将会增加并发症发生率和病死率，此时联合应用PN可改善临床结局。Nagata等发现胰十二指肠切除术患者单独应用EN时中断率较高，导致能量和蛋白质摄入不足，而EN与PN联合应用耐受性良好，可提高胰岛素敏感性，从而获得最佳临床治疗效果。国内也有相似的研究，结果显示术后EN联合PN比单独应用PN感染并发症减少、住院时间缩短、胃排空障碍发生率降低。因此，当EN摄入不足时应联合PN，而无法通过胃肠道途径提供营养支持的患者应及时应用PN。一项包含ICU患者的大型观察性研究结果显示，在高营养风险患者中，能量供应量≥80%目标需求量与最低病死率相关，临床上应根据患者的耐受性决定增加EN供应量的速度和积极度，不足部分通过PN补充。因此，对于高营养风险患者，如果无法实施EN或EN无法满足机体能量及蛋白质需求时，应尽快启动PN，补充PN比标准治疗对这些患者更有益，这个结论亦被其他多个Meta分析的结果证实。尽管如此，对于术后患者何时开始应用补充性PN仍需要更多大型临床研究来提供证据。

4. EN和PN制剂的选择

问题：哪些患者需要特殊类型营养制剂或药理营养素？

推荐10a：大多数手术患者能从免疫增强型EN制剂中获益。免疫增强型EN制剂能减少术后感染并发症、缩短住院时间，但对病死率无明显影响(证据级别：低；有条件推荐)。

推荐10b：有脓毒症或血流动力学不稳定的患者不推荐使用含精氨酸的免疫增强型EN制剂(证据级别：低；有条件推荐)。

证据及评价：免疫增强型EN制剂是在标准型EN制剂基础上添加谷氨酰胺、精氨酸、ω-3多不饱和脂肪酸(ω-3 polyunsaturated fatty acids，ω-3 PUFA)、核苷酸或抗氧化营养素等特殊营养物质，利用这些物质的药理作用达到调节机体代谢和免疫功能的目的。迄今为止关于免疫增强型EN制剂在外科患者中应用的Meta分析共有15项，绝大多数研究结果提示其可改善患者免疫功能、降低感染性并发症发生率、缩短住院时间、改善临床预后。Osland等对21项RCT共2005例患者进行Meta分析，结果显示围术期或术后使用免疫增强型EN制剂较标准EN制剂能减少感染并发症和住院时间，降低吻合口破裂发生率，但单独于术前使用未见明显获益，病死率无差异。Hegazi研究发现，免疫增强型EN制剂较常规饮食能减少感染并发症发生率，缩短住院时间。Song等通过Meta分析发现，胃肠道肿瘤患者术前、术后或围术期使用免疫增强型EN制剂较标准EN制剂能减少术后感染和非感染性并发症，缩短住院时间。Lei等对7项RCT共501例肝移植患者进行Meta分析，发现围术期应用免疫增强型EN制剂较标准EN制剂能减少感染并发症和住院时间，但并不能降低病死率和排斥反应。Wong和Aly对19项RCT共2016例上消化道手术患者进行Meta分析，发现术后使用免疫增强型EN制剂能减少切口感染并发症和住院时间，但其他并发症发生率和病死率无明显差异。最近的2项RCT的结果也证实，围术期免疫增强型EN制剂较标准EN制剂能明显减少切口感染并发症。因此，美国肠外肠内营养学会肿瘤指南、欧洲肠外肠内营养学会指南和ERAS指南均推荐围术期应用免疫增强型营养制剂。

尽管如此，近年来多项设计良好的研究结果却显示，免疫增强型EN制剂对食管、胃切除术或肝切除、肝移植患者并无益处，甚至会加重某些患者(如严重感染、感染性休克)的病情。为此，免疫增强型EN制剂被建议慎用于血流动力学不稳定的脓毒症患者，以免造成免疫调节系统紊乱。事实上，产生上述结果是因为某些免疫增强型EN制剂中精氨酸含量过高。精氨酸作为一氧化氮合成的底物，可增加一氧化氮合成，进而促进感染、炎症状况下血管舒张、氧化应激损害增加，加重血流动力学不稳定和器官衰竭。因此，最新的美国肠外肠内营养学会重症指南认为，对于严重脓毒症患者不应常规使用含精氨酸的免疫增强型EN制剂。

推荐11a：需长时间全PN支持的患者可通过添加谷氨酰胺获益(证据级别：中；有条件推荐)。

推荐11b：严重肝功能不全或肾衰竭患者，以及血流动力学不稳定的不易复苏的休克患者，无论是EN还是PN均不推荐添加谷氨酰胺(证据级别：低；有条件推荐)。

证据及评价：谷氨酰胺是机体中含量最丰富的氨基酸，约占总游离氨基酸的50%，是合成氨基酸、蛋白质、核酸和许多其他生物分子的前体物质，在肝、肾、小肠和骨骼肌代谢中起重要调节作用，是在机体内各器官间转运氨基酸和氮的主要载体，也是所有快速增生细胞如小肠黏膜细胞、淋巴细胞等生长、修复特需的能源物质，对维护肠道黏膜结构和功能的完整性起着十分重要的作用。手术创伤、烧伤、感染等应激状态下，血浆与骨骼肌内谷氨酰胺含量明显下降，导致蛋白质合成障碍、肠黏膜萎缩、免疫功能受损。此时补充外源性谷氨酰胺可通过增加血浆和肌肉中谷氨酰胺浓度，促进蛋白质合成，改善机体免疫抑制状态，减轻氧化应激损害，调控细胞因子、炎性介质的产生和释放，防止肠黏膜萎缩，减少肠道细菌及内毒素移位，从而改善患者的临床结局。

有关谷氨酰胺的研究由来已久，大量的临床研究及 Meta 分析结果均显示，PN 中添加谷氨酰胺可促进外科患者术后正氮平衡、降低感染性并发症发生率、缩短住院时间、提高生存率。Sandini 等针对 PN + 谷氨酰胺在大型择期腹部手术患者中作用的 Meta 分析共纳入 19 项 RCT 共 1243 例患者，结果显示添加谷氨酰胺对总体病死率和感染并发症发生率无影响，但能缩短住院时间。同样，Bollhalder 等对外科及重症患者的 Meta 分析结果也显示，PN + 谷氨酰胺可降低感染并发症发生率和住院时间，并有降低病死率的趋势。但最近的数个多中心 RCT 结果显示，胃肠道、血管、心脏等术后重症患者 PN 时添加谷氨酰胺对病死率、感染并发症发生率及住院时间无明显影响。尽管如此，目前国际上绝大多数营养学会和机构均推荐对需要 PN 支持的手术患者添加谷氨酰胺，以利于改善临床结局。

有关外科重症患者 PN 时是否应添加谷氨酰胺，近年来数项 RCT 或 Meta 分析的结果并不一致。Wischmeyer 等报道的 Meta 分析纳入 26 项 RCT 共 2484 例重症患者，结果显示 PN 中添加谷氨酰胺能降低住院期间病死率及感染并发症发生率，减少住院时间和 ICU 停留时间。Chen 等对 PN 添加谷氨酰胺在重症患者中的作用进行 Meta 分析，结果显示添加谷氨酰胺能降低院内感染率，对住院时间及病死率无影响。REDOX 研究的结果显示，对于存在多器官功能衰竭或血流动力学不稳定需要升压药支持的休克患者，应用较高剂量谷氨酰胺[>0.59g/(kg · d)]可能有潜在不良影响。Pasin 等对重症患者 PN 时添加谷氨酰胺的效果进行 Meta 分析，纳入 5 项 RCT 共 2463 例患者，结果显示添加谷氨酰胺较无添加者病死率升高(35% 比 31%)，但对单中心 1645 例患者的分析结果却显示，添加谷氨酰胺可以降低病死率(20% 比 23%)。最近 Oldani 等报道的 Meta 分析结果显示，重症患者 PN 时添加谷氨酰胺未能降低住院期间病死率、ICU 病死率及感染并发症发生率。有学者认为，上述结果的差异与补充谷氨酰胺导致血浆氨基酸谱失衡、疾病的严重程度(如休克、多器官功能衰竭)及是否存在谷氨酰胺缺乏有关。

van Zanten 等对 EN 中添加谷氨酰胺用于重症患者营养支持的效果进行 Meta 分析，纳入 11 项 RCT 共 1079 例患者，结果显示与标准 EN 相比，住院期间病死率、感染并发症和 ICU 停留时间并无差异，但能缩短总住院时间。在烧伤患者中，EN 中添加谷氨酰胺能降低住院期间病死率、缩短住院时间。McClave 等对 EN 中添加谷氨酰胺是否能改善外科重症患者的临床结局进行 Meta 分析，纳入 5 篇 RCT 共 558 例包含创伤、烧伤及各种外科疾病的 ICU 患者，并未发现其在病死率、感染、住院时间上产生获益。因此，美国肠外肠内营养学会在其最新的重症指南中并不推荐在对重症患者应用 EN 或 PN 时常规添加谷氨酰胺。

推荐 12a：大多数需要 PN 的外科患者可以通过补充 ω - 3 PUFA 获益(证据级别：低；有条件推荐)。

推荐12b：PN中应用ω-3 PUFA可改善外科重症患者的临床结局（证据级别：中；强烈推荐）。

证据及评价：临床证据表明，PN时补充ω-3 PUFA可改善择期手术、多发伤、脑外伤、腹部大手术及冠状动脉旁路移植术患者的预后。此外，严重创伤、感染及急性呼吸窘迫综合征等重症患者，补充ω-3 PUFA有助于改善应激后炎症反应、器官功能，减少机械通气时间、ICU停留时间和住院时间，降低并发症发生率及病死率。研究结果表明，ω-3 PUFA可通过改变细胞膜磷脂构成、增加膜流动性，影响细胞膜上受体的空间构象和离子通道，进而影响细胞功能分子的合成、抑制信号转导。此外，ω-3 PUFA调节类二十烷酸、细胞因子的合成，调控基因、信号分子和转录因子的表达，改变脂筏的脂肪酸组成及结构，影响各种炎症介质、细胞因子的合成及白细胞的活性，从而减少炎性介质的产生与释放，促进巨噬细胞的吞噬功能，具有抗炎、改善机体免疫功能的作用。此外，ω-3 PUFA还参与细胞代谢产物调节受体介导的多种信号转导通路，包括跨膜受体介导、核受体介导的信号转导通路，最终影响基因表达，引起细胞代谢、增生、分化、凋亡等一系列的改变。

多项临床研究结果显示，腹部手术后患者补充鱼油脂肪乳剂，有助于改善应激后炎症反应及肝脏、胰腺功能，减少术后机械通气时间、缩短住院时间、降低再入ICU率及病死率。对于脓毒症患者ω-3 PUFA可通过调节炎性因子合成，降低感染率、ICU停留时间及总住院时间，提高生存率。Meta分析结果显示，外科患者PN中添加鱼油能减少感染并发症，缩短住院时间和ICU停留时间。我们通过文献检索发现上述的临床研究及Meta分析时间较早，纳入的研究异质性大，混杂了各类重症患者；因此，重新筛选文献对术后PN时添加ω-3 PUFA对外科手术患者临床结局的作用进行Meta分析。纳入标准：①手术类型：各类型手术；②针对人群：成人患者，不包括儿童及老年人；③人群特点：标准人群，其中部分研究未做营养评定；④营养支持时间：术后；⑤营养支持方式：添加鱼油的PN，与添加长链脂肪乳或中-长链脂肪乳或两者皆有（等热等氮）的PN；共纳入19篇RCT，结果显示，PN时添加鱼油能使患者在感染并发症发生率（RR=0.55，95% CI：0.41~0.73，P=0.000）、住院时间（MD=-1.42天，95% CI：-2.46~0.38，P=0.007）方面获益，对病死率（RR=1.18，95% CI：0.56~2.48，P=0.66）无明显影响。

ω-3 PUFA另一值得关注的效应是其对器官的保护作用和对重症患者的效果。多项研究结果表明，ω-3 PUFA可降低肺动脉压，改善肺血管通透性及肺功能，可明显改善败血症和急性肺损伤或急性呼吸窘迫综合征患者的氧合作用，降低急性呼吸窘迫综合征病死率，缩短机械通气时间与ICU停留时间，改善预后。多项针对重症及外科患者PN中添加鱼油的Meta分析结果也显示，重症患者PN时添加鱼油是安全的，能明显降低感染并发症发生率，缩短住院时间及ICU停留时间，但对病死率无影响。因此，美国肠外肠内营养学会在最新的重症指南中也推荐重症患者需要PN支持时应添加ω-3 PUFA。

值得注意的是，ω-3 PUFA改善预后的效果具有剂量依赖性，同时其作用还与疾病的严重程度和应用时机有关。目前大多数专家建议ω-3 PUFA应尽可能在疾病及应激的早期使用，推荐剂量为0.10~0.20g/（kg·d）。

5. 特殊类型手术围术期处理

问题：器官移植患者如何进行合理的营养支持?

推荐13a：对于器官捐献者和受者的围术期营养支持推荐意见与大手术患者相同（证据级别：低；强烈推荐）。

推荐13b：心、肺、肝、胰腺和肾移植术后患者推荐尽早开始经口饮食或24小时内启动EN，EN无法满足患者能量及蛋白质目标需要量时应尽早行PN补充（证据级别：低；有条件推荐）。

证据及评价：器官移植患者由于器官功能衰竭，常存在不同程度的代谢紊乱和营养障碍。因此，营养不良及肌减少症是等待器官移植患者的常见问题，并且是术后并发症发生的预后因素。Merli等发现53%的肝移植患者有不同程度的营养不良，且术前营养不良与住院期间感染并发症发生率明显相关。此外，手术应激会增加机体能量需求及分解代谢，势必加重营养不良，影响患者的临床结局。大量证据表明，围术期合理的营养支持与移植器官的功能及患者的临床结局密切相关，可降低围术期并发症发生率和病死率。研究人员发现，通过ONS加强营养补充能明显增加肺移植患者的体重，改善其营养状况。等待肝移植的营养不良患者术前EN或术后全PN均能明显改善患者的蛋白代谢和营养状况，降低术后并发症发生率，缩短机械通气时间和ICU停留时间。器官移植患者围术期既有创伤应激的代谢特征，又有器官移植的特殊营养需求。临床上根据移植时间将器官移植患者营养支持分为移植前期、移植后急性期和移植后慢性期，在各个时期应根据具体情况进行合理的代谢和营养支持。移植前营养支持的目的是维持或改善移植患者营养状况，抑制或减少体脂和瘦组织群丢失，使患者维持良好的代谢状态，等待移植。营养物质的需要量和成分的选择取决于患者的营养状况、年龄、代谢状态，是否存在感染、吸收不良或额外丢失等，同时应维持机体内环境稳定，纠正维生素和微量元素的缺乏。器官移植术后机体代谢变化与大手术后一致，同时还要考虑患者原有的疾病状态，移植器官的功能尚未完全恢复及免疫抑制药对机体代谢的影响。因此，器官移植后营养物质的需要量以维持器官功能和恢复体内营养物质储存为目标，移植后急性期机体能量的目标需要量与一般大手术患者相同，为25～30kcal/(kg·d)或1.3～1.5倍静息能量消耗值，有条件时最好采用间接测热法实际测定移植术后患者每天的能量消耗值，根据实际能量消耗情况给予营养支持，以防止过度喂养。供能物质中碳水化合物占非蛋白质能量的50%～70%，脂肪乳剂占30%～50%，蛋白质的供给量为1.5～2.0g/(kg·d)。因此，欧洲肠外肠内营养学会及德国营养学会指南均建议器官移植患者营养支持推荐意见与大型腹部手术患者相似。

器官移植患者营养支持方式取决于移植器官的功能、胃肠道功能及营养需求，原则上与一般大手术后或重症患者相同，只要患者胃肠道功能正常或具有部分胃肠道功能时，尽可能选用EN。研究结果证实，对于各类型移植术后患者，早期经口进食均安全有效。多项肝移植研究结果显示，术后早期EN可降低感染并发症和脓毒症发生率。EN中添加肠道益生菌则能进一步降低肝移植患者感染并发症发生率。Sawas等对肝移植患者EN时添加益生菌进行Meta分析，纳入4项RCT共246例患者，结果显示术前或术后早期经口进食中添加益生菌可降低术后感染并发症发生率，缩短住院时间和ICU停留时间。另外，与腹部大手术一样，如果肠道功能障碍无法进行EN，或EN无法满足机体对能量及蛋白质的需求时，应考虑PN。此外，小肠移植术后早期移植肠功能未恢复患者、器官移植术后出现严重排异或并发肠梗阻、胆瘘、胃肠道瘘、消化道出血等患者，常需要全PN支持。

问题：减重手术患者是否需要实施营养支持？

推荐14a：减重手术患者围术期应常规进行全面营养评定；肥胖者维生素B_1、B_{12}及微量元素缺乏风险高，围术期应注意通过口服或经静脉途径加以补充(证据级别：低；强烈推荐)。

推荐14b：需要营养支持患者的能量目标需要量首选间接测热法实际测定，无法测定时非重症患者采用Mifflin - St. Jeor公式、重症患者采用Penn State University公式估算，也可按照体重计算公式估算；蛋白质摄入量为理想体重1.5～2.0g/(kg · d)(证据级别：低；有条件推荐)。

推荐14c：减重手术后应尽早经口进食，从液体到软食再到固体，选用富含蛋白质类食物(证据级别：低；有条件推荐)。

证据及评价：减重手术是重度肥胖症患者获得长期、稳定减重效果的唯一方法，也是治疗肥胖相关2型糖尿病、原发性高血压、高脂血症和阻塞性呼吸睡眠暂停综合征等代谢紊乱性疾病的最有效方法，临床应用日趋广泛。肥胖本身是营养不良的危险因素，Kee等的研究结果显示，体重指数>$25kg/m^2$的住院患者中，57%存在营养不良，而体重指数>$30kg/m^2$的患者营养不良的相对危险度为1.5。此外，肥胖患者常因限制饮食和摄入水果、蔬菜过少存在微量营养素缺乏，长期久坐不动又会加重机体瘦组织群丢失。另外，由于减重手术往往通过改变机体的代谢方式来发挥减重作用，从而引起机体对营养素的吸收方式和吸收程度发生较大变化，因此术后患者常因营养物质吸收不足而导致营养不良，加重营养不良风险。

蛋白质、铁、钙、维生素D、维生素B_1及维生素B_{12}缺乏是减重手术后最常见的营养不良类型，有资料显示，近30%的患者手术后存在宏量营养素和(或)微量营养素缺乏，其原因通常是进食减少、进食习惯改变及吸收不良等。营养素缺乏的种类及程度取决于手术方式、饮食习惯的改变及其他手术相关的胃肠道并发症。Ernst等对232例减重手术患者进行术前营养评定，结果显示清蛋白缺乏的比例为12.5%，铁蛋白缺乏6.9%，磷缺乏8.0%，镁缺乏4.7%，锌缺乏24.6%，叶酸缺乏3.4%，维生素B_{12}缺乏18.1%，重度25-羟基维生素D_3缺乏25.4%，硒缺乏32.6%，维生素B_3缺乏5.6%，维生素B_6缺乏2.2%，维生素E缺乏2.2%。de Luis等对115例女性减重手术患者进行术前检测发现，清蛋白和前清蛋白缺乏的比例分别为6.1%和21.7%，铁蛋白缺乏5.2%，中度维生素D缺乏71.3%，重度维生素D缺乏26.1%，维生素B_{12}缺乏9.5%，叶酸缺乏25.2%，铜缺乏67.8%，锌缺乏73.9%。Wang等对211例减重手术中国患者进行术前营养评定发现，清蛋白缺乏比例为11.8%，维生素B_9缺乏32.2%，维生素B_{12}缺乏4.7%，钙缺乏13.7%，磷缺乏10.4%，铁缺乏9%，维生素D缺乏80%。van Rutte等发现407例行袖状胃切除术患者术前存在贫血，铁蛋白、叶酸及维生素D缺乏，此现象在减重手术后1年仍存在甚至更严重。因此，此类人群围术期应注意口服或静脉补充以上微量营养素，并于术后长期密切监测其血液浓度，纠正异常。

对于需要营养支持的减重手术患者，推荐采用间接测热法测定机体静息能量消耗值以确定患者能量目标需要量，避免过度喂养或喂养不足；无法实际测量患者能量消耗值时可采用预测公式来估算。多项研究结果显示，对于接受减重手术的普通肥胖患者，Mifflin－St. Jeor 公式较其他公式估算能量目标需求量的准确性更高；而对于重症患者，Penn State University 公式准确性最高，高估或低估的可能性最小。因此，美国肠外肠内营养学会指南推荐住院肥胖患者无法进行能量消耗测定时选择 Mifflin－St. Jeor 公式估算患者能量目标需要量，而重症非肥胖患者则首选 Penn State University 公式进行估算。此外，临床上也可采用体重公式计算法估算机体的能量目标需要量，对于体重指数 30～50kg/m^2 的患者按实际体重 11～14kcal/(kg·d)、体重指数 >50kg/m^2 的患者按理想体重 22～25kcal/(kg·d)供给。

充足的蛋白质摄入对于减重手术患者十分重要，多项研究结果表明，蛋白质摄入不足会导致瘦组织群丢失增加、代谢率降低和机体生理功能受损。相反，足量的蛋白质供给则能提高术后进食满足感、促进体重下降，更利于身体组分恢复。因此，国际上大多数相关指南均推荐减重手术患者围术期蛋白质摄入量为 60～120g/d，或根据理想体重 1.5g/(kg·d)供给；重症肥胖患者蛋白质量补充量应更高，达到实际体重 1.2g/(kg·d)或理想体重 2.0～2.5g/(kg·d)。

目前大多数减重手术均采用腹腔镜手术方式，一般无须长时间禁食，在术后24 小时内即可以开始尝试少量饮水，同时判断胃肠道活动恢复情况。如果胃排空正常即可以开始进食低糖清流质，进食饮水均应缓慢持续以避免倾倒综合征，并根据手术类型逐渐增加所进食物的体积。在制剂上可选用经过工业化生产的含完整营养素的营养补充剂，以保证宏量营养素及维生素、矿物质和微量元素等微量营养素的供给。经过 1～2 天的适应后，即可摄取自然的流质饮食，同时可补充一定量的 EN 制剂和蛋白质组件，以保证每天足够的蛋白质摄入量。能量及蛋白质的摄入量按照机体需要量逐渐增加以达到目标需要量，同时应保证足量维生素及微量元素的摄入。

对于高营养风险的减重手术患者，术后应考虑行营养支持(EN 或 PN)，非重症患者如果 5～7 天或重症患者 3～7 天无法经 EN 满足机体营养需求时应采用 PN。减重手术患者一旦出现手术相关并发症如吻合口瘘等时，营养支持策略应参考重症或重症肥胖营养支持的相关指南推荐意见。

附录3　外科患者围术期液体治疗专家共识(2015)

液体治疗是外科患者围术期治疗的重要组成部分，目的在于维持电解质平衡，纠正液体失衡和异常分布等。研究表明，液体治疗能够影响外科患者的预后。对于围术期患者，既应避免因低血容量导致的组织灌注不足和器官功能损害，也应注意容量负荷过多所致的组织水肿。临床上，应针对患者个体化制订，实施合理的液体治疗方案并反复评估，根据不同的治疗目的、疾病状态及阶段不断进行调整和修正。目前，液体治疗尚存很多争议，如开放性或限制性液体治疗，液体复苏中应用晶体液与胶体液的差异，人工胶体或天然胶体的应用指征等，这些问题有的已形成一定的共识，更多仍在探索之中。

中华医学会外科学分会曾于2008年制定《外科患者胶体治疗临床应用专家指导意见》，但其内容仅涉及胶体治疗。为进一步指导临床医师规范化、合理开展液体治疗，中华医学会外科学分会组织国内部分专家，遵照循证医学方法，结合近年来液体治疗领域的相关进展，在上述“指导意见”基础上制定本专家共识。

本共识仅适用于不能经口或胃肠道补充液体的患者，否则，应尽早停用或相应减少静脉液体输注量；本共识仅针对外科患者围术期液体治疗的常见问题，不包括儿童、孕妇、烧伤、肝肾功能不全等特殊患者的液体治疗，不包括临床输血及静脉营养等治疗问题。

本共识不具备强制性，旨在为液体治疗提供参考及指导。

1. 人体液体分布　体液的主要成分是水和电解质。体液量与性别、年龄、体重有关。成年男性的体液量约占体重的60%，女性约占体重的55%。人体体液分为细胞内液(ICF)和细胞外液(ECF)。细胞内液绝大部分存在于骨骼肌中，在男性约占体重的40%，女性约占体重的35%。细胞外液由组织间液(IFV)和血浆(PV)组成，约占体重的20%，其中组织间液量约占体重的15%，血浆量约占体重的5%(附录3表1)。

附录3表1　成人的体液组成占体重百分比(%)

	男性	女性
体液总量(TBW)	60	55
细胞内液(ICF)	40	35
细胞外液(ECF)	20	20
组织间液(IFV)	15	15
血浆(PV)	5	5

细胞内液与细胞外液的组成有较大不同，细胞内液以 K^+ 为主，细胞外液以 Na^+ 为主，由细胞膜分隔，通过细胞膜上 Na^+/K^+ ATP 泵的调节，维持细胞内、外离子的不同浓度和渗透压平衡。

组织间液分布于血管与细胞之间，能迅速与血管内液体及细胞内液进行交换并取得平衡，在维持机体水和电解质平衡方面具有重要作用。正常血管内皮允许水分子和小分子物质(如 Na^+ 和 Cl^-)自由通过，但限制大分子物质(如清蛋白)通过，使其保留在血管内。因此，组织间液蛋白含量较少，其他成分与血浆基本相同。清蛋白是维持细胞外液胶体渗透压和血管内血浆容量的主要物质。

正常人体每日水的摄入和排出保持相对稳定状态，成人每日生理需求量为 25 ~ 30ml/kg。排出量分显性失水量和非显性失水量，非显性失水受环境因素影响，成人基础状态非显性失水量为 500 ~ 800ml/d，发热患者体温每升高 1℃，非显性失水每小时增加 0.5 ~ 1.0ml/kg。开放气道的患者，呼吸道丢失量是正常人的 2 ~ 3 倍(附录 3 表 2)。

附录 3 表 2　正常人体水分摄入量和排出量的平衡

摄入量(ml/d)		排出量(ml/d)	
饮水	500 ~ 1200	尿量	650 ~ 1600
食物含水	700 ~ 1000	粪便含水	50 ~ 100
代谢内生水[1)]	300	呼吸道蒸发	300
		皮肤蒸发	500
总计	1500 ~ 2000		1500 ~ 2500

注：每克蛋白质、糖和脂肪氧化所产生的水分别 0.41ml、0.60ml 和 1.07ml

2. 外科患者围术期液体治疗的目的及原则　围术期液体治疗可分为针对脱水的补液治疗及有效循环血量减少所致血流动力学改变的复苏治疗，在补充细胞外液及有效循环血量的同时，纠正并发的电解质紊乱。

液体治疗的原则包括可用“5R”概括，即复苏(resuscitation)、常规维持(routine maintenance)、纠正失衡(replacement)、重分布(redistribution)及再评估(reassessment)。

(1)复苏：对存在低血容量、血流动力学异常、组织灌注不足及器官功能不全的患者及时行液体复苏治疗。液体复苏的临床指征包括：收缩压 < 100mmHg (1mmHg = 0.133kPa)，心率 >90 次/分，毛细血管再充盈时间 >2 秒，被动抬腿试验阳性(将平卧患者的腿抬高 45°，30 ~ 90 秒血流动力学指标改善)，中心静脉压(CVP) <4mmHg。值得关注的是，低灌注的程度在各个器官并不一致，当心率和血压正常时，仍可能存在某个或某些器官的低灌注，处于“隐匿性休克”状态，导致相应器官出现功能障碍。因此临床上要注意识别此类情况，及时进行液体复苏，避免隐匿性低血容量和组织低灌注的发生。

液体复苏推荐给予钠浓度 130 ~ 154mmol/L 的平衡盐液或胶体液，在 15 分钟内快速输注 500ml。对于严重脓毒症患者，特别是低蛋白血症时，可考虑使用 5% 的清蛋白溶液进行扩容治疗。

(2)常规维持：对禁食水但不存在低血容量的患者，可根据病史、体格检查、临床监测和实验室检查结果，确定液体和电解质的需要量。如患者不存在体液异常丢失、异常分布等情况，则给予维持性液体治疗。

维持性液体治疗即补充患者生理需要量：25～30ml/(kg·d)液体，1mmol/(kg·d)的 Na^+、K^+、Cl^-，50～100g/d 葡萄糖。对于肥胖患者，应根据实际体重计算，一般不超过3L/d。对于心肺功能不全、营养不良或再营养综合征风险患者，可适当减少液体量[如20～25ml/(kg·d)]。

(3)纠正失衡与重分布(redistribution)：当患者因原发疾病、手术或外科并发症导致水电解质失衡、消化液丢失或体液异常分布时，在维持性液体治疗的基础上，应补充体液丢失、纠正电解质失衡与体液异常分布。

显性的液体丢失如胃肠减压和腹腔引流量等较易识别，应关注发热、消化道内瘘等非显性丢失量。液体异常分布的情况包括水肿，严重脓毒症，高钠或低钠血症，肾、肝、心功能受损、术后液体积聚或再分布、营养不良和再营养综合征等，患者总体液量可呈过负荷表现，但有效循环血量仍存在不足，液体治疗时应注意纠正。

(4)再评估：液体治疗的目的及方案需随患者病情演变而不断调整，出血、感染、代谢异常与器官功能障碍等均可随时影响对液体的治疗需求。因此，对接受静脉液体治疗的患者须进行反复再评估，及时调整液体治疗方案。

对于液体复苏的患者，在复苏治疗后应再次分析患者的心率、血压、CVP、组织灌注、血乳酸水平、血 pH、碱剩余和尿量等，评估容量状态。

对持续接受静脉液体治疗的患者须定期监测，每日评估液体状态，至少每周2次分析实验室指标、出入量和体重。对于为纠正液体失衡和再分布而进行液体治疗的患者，建议增加监测与评估的次数。

对合并有大量消化液丢失的患者，监测尿钠具有临床价值，尿钠浓度 <30mmol/L 常提示机体总钠耗竭。尿钠监测还可提示低钠血症的原因，但合并肾功能不全或使用利尿药时，可影响测定结果的准确性。

如果患者输注的液体含 $Cl^- > 120$mmol/L(如0.9% NaCl 溶液)，应注意监测血中 Cl^- 的浓度，防止发生高氯性酸血症。

3. 外科患者围术期容量状态的评估方法　围术期容量状态的评估方法包括病史、体格检查、临床症状和实验室检查等。

(1)病史：既往史及现病史对患者液体状态的评估极为重要，不同病史可反映出患者不同的容量状态，对液体治疗方案的制订有指导意义。

(2)体格检查：通过详细的查体，可简单、快速、直观地获得择期手术患者术前、术中及术后的容量状态，经验性地判断液体容量并指导液体治疗。体格检查可为进一步完善后续临床及实验室检查提供参考及指导。

(3)临床指标：包括无创检查和有创检查。对于一般择期手术患者多采用无创检查，如心电监护和脉搏血氧饱和度监测(SpO_2 吸空气 $>90\%$，吸氧情况下 $>95\%$)、血压($>$ 90/60mmHg)、脉搏(60～100次/分)、呼吸(12～20次/分)、血氧饱和度等，在多数情况下可完成对一般患者的容量评估。少数择期大手术患者可能需要有创检查，这些指标包括中心静脉压(CVP)、每搏输出量(SV，50～80ml)、心排血量(CO，4500～6000ml)、每搏量变异度(SVV，<13%)、脉压变异度(PPV，10.5%)和中心静脉血氧饱和度($ScvO_2$，60%～80%)等。

(4)实验室检查：常规检查包括血常规、凝血功能、肝肾功能、电解质和pH(7.35～7.45)等，评估患者的血红蛋白、电解质平衡、酸碱平衡、凝血功能状态等。术前须完善对患者的实验室检查，避免术前准备不充分影响术中及术后液体治疗方案。术中需要检测的特殊指标包括：乳酸含量(0.5～1.7mmol/L)、动脉血二氧化碳分压($PaCO_2$，33～46mmHg，平均40mmHg)、标准碳酸氢盐(SB，22～27mmol)和尿量等，术后需要检测指标有电解质、血红蛋白、红细胞、白细胞和清蛋白水平等。

外科患者围术期低血容量状态评估策略及液体治疗指征如附录3图1所示。

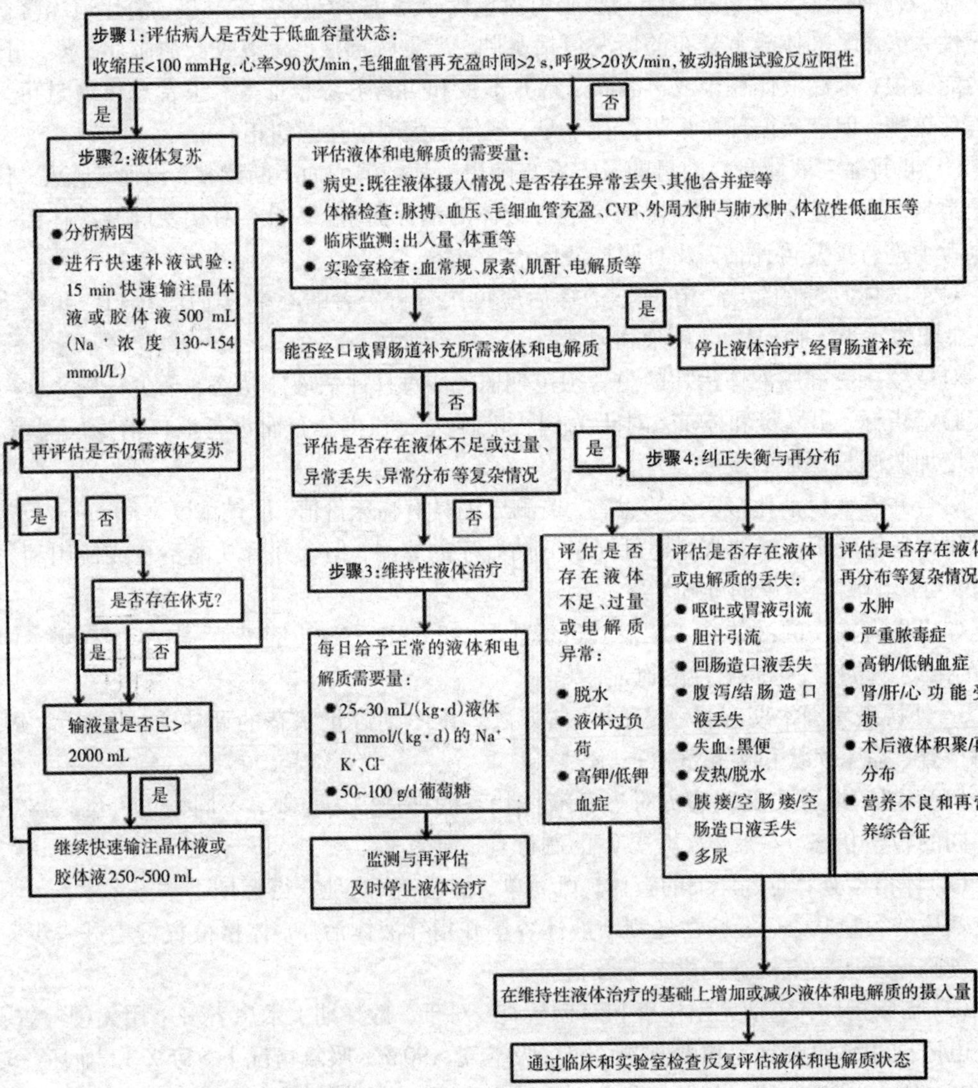

附录3图1　外科患者围术期低血容量状态评估及液体治疗策略

4. 常用的治疗液体

(1)晶体液：晶体液溶质分子质量<29 763U，可自由通过大部分的毛细血管，使毛细血管内外具有相同的晶体渗透压。目前临床上应用的晶体液有：生理盐水、乳酸林格液、醋酸平衡盐溶液、高张氯化钠溶液等。晶体液对凝血、肝肾功能基本没有影响，缺点是扩容效率低、效应短暂，输注液体主要分布于细胞外液，仅约20%的输液量保留在血管内，大量输注可致组织水肿、肺水肿等。

1)生理盐水：生理盐水是0.9%的氯化钠溶液，其Cl^-的浓度高于血浆，大量输注时导致高氯性酸中毒，故不作为液体复苏的常规选择，一般用作Na^+的补充液或药物输入的载体。

2)乳酸林格液：乳酸林格液电解质含量与血浆相近，含有生理浓度的Cl^-和乳酸盐，后者可代谢为碳酸氢盐增强体内对酸中毒的缓冲作用。乳酸的代谢有赖正常的肝脏功能，大量输注和肝脏功能受损时可致高乳酸血症，对合并有高乳酸血症及肝肾功能不全者不宜选用。此外，乳酸林格液相对于血浆为低渗液(渗透浓度血浆为295mOsm/L，乳酸林格液为273mOsm/L，如果乳酸不能够充分被代谢，仅为255mOsm/L)，对合并中枢神经系统病变患者应禁用。

3)醋酸平衡盐溶液：醋酸平衡盐溶液中Cl^-和Na^+浓度接近血浆，K^+和Mg^{2+}浓度接近细胞外液，其渗透浓度为294mOsm/L。该溶液醋酸含量是正常血浆值的2倍，醋酸在肌肉和外周组织代谢为碳酸氢根，最后转化为二氧化碳和水，具有较强的抗酸缓冲能力，可有效防止高氯性酸中毒和乳酸血症，适用于肝功能不良、肝移植及肝脏手术的患者，也可用于糖尿病和酸中毒患者的治疗。与乳酸林格液比较，醋酸钠林格液更适于在输血前后使用，因其成分中不含Ca^{2+}，可避免Ca^{2+}过量导致的凝集级联反应的活化和凝血的发生。

4)高张氯化钠溶液：高张氯化钠溶液Na^+浓度范围为250~1200mEq/L，其较高的渗透梯度可使水分从血管外间隙向血管内移动，减少细胞内水分，可减轻水肿、兴奋钠离子敏感系统和延髓心血管中枢，适用于烧伤和水中毒等患者。由于高渗盐水对外周血管有较强的刺激性，可致溶血和中枢脑桥脱髓鞘，故输注速度不宜过快，使用量一般不宜>(7.5%)4ml/kg，总量不宜>400ml。

(2)胶体溶液：胶体溶液溶质分子质量≥29 763U，直径为1~100nm，不能自由通过大部分毛细血管，可在血管内产生较高的胶体渗透压。胶体溶液的优点是维持血容量效率高、持续时间长。胶体液分为人工胶体液和天然胶体液，前者包括羟乙基淀粉(HES)、明胶、右旋糖酐等，后者主要有清蛋白、新鲜冰冻血浆等。

1)羟乙基淀粉(HES)：HES以玉米或马铃薯淀粉为原料，是天然支链淀粉经部分水解后，在其葡萄糖分子环的C2、C3、C6位点进行羟乙基化后的产物。HES体外平均分子质量为70~450kU，HES主要用于扩充围术期及创伤患者的有效血容量，应根据失血量、失血速度、血流动力学状态以及血液稀释度决定输注剂量和速度。HES(200/0.5)每日成人用量不应>30ml/kg，HES(130/0.4)因分子质量相对集中且较小，降解快，安全性更好，对凝血和肾功能的影响较小，每日成人用量可提高到50ml/kg，且是目前唯一可用于儿童的人工胶体液。HES输注后能够维持相同容量的循环血容量至少达6小时，HES

主要的不良反应是凝血功能障碍。近期有临床研究提示，HES 对重症特别是严重脓毒症和肾功能受损患者可致肾功能损害，因此，不建议用于重症、严重脓毒症和有肾损伤的患者，一旦出现肾脏损害要终止其使用并继续监测肾功能变化。

2）明胶：由牛胶原水解而制成，改良明胶具有较好的补充血容量效能。临床常用的是4%明胶，分为琥珀酰明胶和多聚明胶，分子质量约35kU，血浆半衰期2～3小时。体外实验显示琥珀明胶有抗血小板作用，有致凝血功能障碍的风险。明胶对肾功能影响较小，但可致严重过敏反应。每日最大剂量尚无研究报告。

3）胶体复方电解质溶液：传统人工胶体溶液多溶解于生理盐水，输注胶体溶液扩容的同时也会输注氯化钠，研究显示1小时内输注2L含有生理盐水的胶体溶液，可致高氯性酸血症及肾损害。将胶体物质溶解于醋酸平衡盐溶液，制成胶体复方电解质溶液，例如 HES(130/0.4/9:1)醋酸平衡盐溶液，可显著提高 HES 注射液的安全性，在有效维持血容量的同时，避免可能出现的高氯性酸血症。

4）清蛋白：约占血浆蛋白总量的60%，相对分子质量为69kU，半衰期20天。清蛋白是血浆胶体渗透压的主要决定因子及酸碱缓冲体系的重要组成部分。临床应用的清蛋白有5%、20%及25% 3种浓度，输注5%的清蛋白可增加等体积的血容量，而输注20%～25%的清蛋白可达到高于输注溶液4～5倍体积的扩容效果。

5）新鲜冰冻血浆：新鲜冰冻血浆含有凝血因子及清蛋白，主要用于纠正凝血功能障碍，不作为常规扩容剂使用。

5. 液体治疗常见并发症　部分大手术可能导致体液失衡、全身炎性反应综合征(SIRS)甚至失血性休克等，而不恰当的液体治疗亦可致患者容量不足或负荷过重，继发脏器功能障碍或肺水肿、电解质紊乱、代谢性酸中毒等异常表现。

(1)低血容量：在低血容量早期，通过代偿机制将液体分布至重要脏器以保障其灌注，激发交感神经和肾素-醛固酮-血管紧张素系统，相应导致胃肠道、肾脏、肌肉、皮肤等组织处于低灌注状态。虽然这种神经元介导的代偿保护机制在开始是有益的，但如应激持续存在，可致不良结局。循环血量的持续减少可激活免疫防御系统，引起 SIRS，促使大量的细胞因子及炎性介质释放，导致毛细血管内皮损伤，血管通透性增加，严重者可致毛细血管渗漏综合征(SCLS)，使有效循环血容量进一步下降，内脏微循环紊乱及组织氧供不足，无氧代谢增强，乳酸及脂肪酸等酸性代谢产物蓄积，是导致脏器功能不全的病理生理基础。

液体治疗低血容量的最终目的不仅是纠正心脏输出、维持机体血流动力学稳定，还包括改善微循环灌注状态，维持组织细胞充足的氧供，促进组织愈合和器官功能恢复。即使在一些循环系统监测指标如心率、动脉血压等正常的情况下，仍可能存在潜在的微循环灌注不足。隐匿性低血容量可能与器官低灌注继发术后功能障碍有关。改善术后患者低血容量状态下的微循环障碍、维持良好的组织灌注和氧供是防止术后出现多器官功能不全的关键。

除大量失血所致的低血容量性休克必须及时补充含有凝血因子的新鲜冰冻血浆及红细胞等血液制品以保障氧供外，大部分休克治疗中平衡盐液应作为液体治疗之基础，并根据患者电解质变化相应调整溶质成分与含量，以纠正继发的水电解质平衡的紊乱。为了维持胶体渗透压，避免组织水肿(例如肺水肿)应当适量输注胶体液，常见晶胶比例为3:1。

(2)肺水肿：液体过负荷可致肺水肿，主要原因为肺泡毛细血管内静水压升高导致肺泡液体渗出增加，肺间质或肺泡积液，影响血氧交换。临床表现根据病程不同而有所差异。肺水肿间质期，患者可主诉咳嗽、胸闷及呼吸困难，只表现轻度呼吸浅速，可无啰音。肺水肿液体渗至肺泡后，可出现咳白色或血性泡沫痰，表现为严重的呼吸困难，两肺满布湿啰音，血气分析可示低氧血症加重，甚至出现 CO_2 潴留和混合性酸中毒等。

临床治疗可采用吸氧、强心、利尿、β_2 受体激动药、肾上腺糖皮质激素、减少肺循环血量等方法，必要时应用呼吸机及肾脏替代治疗。临床常见有肺水肿的同时，合并有效循环血量不足的患者，可输入胶体液替代晶体液治疗血容量不足，以减少总液体量的摄入，同时应注重血流动力学的监测与支持，必要时转至ICU治疗。

(3)低钠血症：低钠血症是指血 Na^+ <135mmol/L，多由输液总量较多而钠盐相对不足所致。低钠血症主要表现为神经系统症状，其严重性与低钠血症的严重程度、血容量水平特别是血钠浓度改变的速度具有相关性。如短时间内发生严重低钠血症，可致严重脑水肿，产生明显的神经系统症状，亦可出现心律失常和难治性低血压。当血清 Na^+ 浓度<125～130mmol/L时，可表现为恶心、呕吐、不适等症状；当血清 Na^+ 浓度<115～120mmol/L时，可致头痛、嗜睡、抽搐、昏迷、呼吸困难甚至死亡。

低钠血症可通过限制水入量及输注高渗盐水治疗，通过水的负平衡使血钠浓度上升，另外在允许的范围内尽可能地提高血钠浓度，缓解临床症状。

(4)高钠血症：高钠血症指血清 Na^+ 浓度>145mmol/L，并伴有过高的血渗透压。生理盐水中约含154mmol/L Na^+，明显高于人体血浆正常水平，大量输注可致高钠血症。高钠血症可致神经系统症状如肌无力、肌张力增高，腱反射亢进等，尤以下肢偏重；神志由兴奋逐渐转为抑郁、淡漠；可合并有高血压及心功不全症状；持续高钠血症可致抽搐、神志障碍、昏迷甚至死亡。

根据病情可通过静脉或口服补充葡萄糖溶液治疗，有缺钾者应注意同时补钾。HES(130/0.4)醋酸平衡盐溶液的 Na^+ 浓度(137mmol/L)明显低于HES氯化钠注射液(154mmol/L)，以更加接近生理状态的复方电解质溶液为载体，显著降低了 Na^+ 浓度，有助于避免高钠血症的发生。

(5)低钾血症：血清 K^+ 浓度<3.5mmol/L时称为低钾血症。低钾血症可因 K^+ 入量不足或丢失过多所致。轻度可表现为精神萎靡、神情淡漠、倦怠、四肢无力及心律失常等，严重可致呼吸肌及肌张力下降，腱反射减弱或消失，甚至出现因骨骼肌供血不足导致的肌肉痉挛、缺血坏死及横纹肌溶解等。

根据低钾情况可选择经口服或静脉补充钾盐。静脉补充通常不超过10～20mmol/h，若>10mmol/h时须进行心脏监护。纠正低钾血症的同时须注意监测尿量并治疗伴随的水电解质及酸碱平衡紊乱。

(6)高钾血症血 K^+ 浓度>5.5mmol/L时称为高钾血症，多为补充 K^+ 过多所致。血清 K^+ 浓度5.5～7.0mmol/L时可致肌肉兴奋性增强，出现轻度震颤及手足感觉异常。血清 K^+ 浓度7.0～9.0mmol/L时可致肌无力及腱反射减弱或消失，甚至出现迟缓性麻痹。

高钾血症还可影响心肌细胞的兴奋、自律与传导，导致心电图异常。与平衡液相比，生理盐水中 Cl^- 浓度高于血浆，更容易导致高钾血症等电解质紊乱。

根据病情可选用静脉输注葡萄糖酸钙、5% $NaHCO_3$、葡萄糖和胰岛素以及进行透析等方法降低血清 K^+ 浓度。

(7)代谢性酸中毒：代谢性酸中毒是因细胞外液中 H^+ 增加或 HCO_3^- 丢失导致的以 HCO_3^- 浓度降低为特征的酸碱平衡紊乱。生理盐水只含 Na^+ 和 Cl^-，pH 为 5.0，属于高氯高钠的酸性液体，与正常的血浆成分差异较大，输注过多可致高氯性酸中毒。代谢性酸中毒患者轻者可表现为疲乏无力、呼吸短促、食欲差等症状，重者可出现 Kussmaul 呼吸及循环功能障碍，甚至出现血压下降、心律失常及昏迷等症状。

轻度代谢性酸中毒无须特殊治疗，补充葡萄糖或生理盐水后多可自行缓解。采用乳酸林格液或醋酸平衡盐溶液作为载体溶液有助于避免高氯性代谢性酸中毒等不良反应。重度患者可输注 $NaHCO_3$ 纠正酸中毒。HES(130/0.4)醋酸平衡盐溶液中的 Cl^- 浓度为 110mmol/L，HES(130/0.4)氯化钠注射液中 Cl^- 浓度为 154mmol/L，因此，建议使用平衡型 HES(130/0.4)替代非平衡的 HES(130/0.4)氯化钠注射液，在纠正患者的血容量不足的同时，避免继发代谢性酸中毒的风险。

6. 外科患者液体治疗需注意的几个问题

(1)平衡盐液和生理盐水在复苏治疗中的差异：平衡盐溶液的电解质浓度与血浆相仿，包括乳酸林格液和醋酸平衡盐溶液。生理盐水中 Na^+ 和 Cl^- 浓度均高于血浆，特别是输注富含 Cl^- 的液体不仅可致高氯性酸中毒，还可促进肾血管收缩、减少肾脏血流灌注并致肾小球滤过率降低，具有增加肾损伤的风险；生理盐水中不含钾、钙、镁等电解质，缺乏维持血浆 pH 所需的碳酸氢盐或其前体缓冲剂，大量输注不利于患者内环境的稳定。研究表明，对择期腹部开放手术的患者，平衡盐液具备更小的风险和术后病死率，应作为复苏及液体治疗的基础。

(2)晶体液和胶体液在复苏治疗中的差异：理想的液体治疗应在有效而快速补充血容量的同时，不增加血管外间隙液体所致的间质水肿，无过敏及肾功能损害，不影响凝血功能。目前晶体液与胶体液在液体治疗中的地位仍有争论。晶体液可有效补充人体生理需要量及电解质，但扩容效果差，维持时间短，大量输注可致组织间隙水肿及肺水肿等不良反应。人工胶体扩容效能强，效果持久，有利于控制输液量及减轻组织水肿，但存在过敏、干扰凝血功能及肾损伤等不良反应。天然胶体在具备安全优势的同时，存在价格、来源短缺、血源性疾病等不足。近年来不断有文献比较研究晶体液与胶体液在液体及液体复苏治疗中的作用，但尚无足够证据表明两者在安全性及有效性方面存在显著性差异，“晶胶之争”依然存在。临床实践中，应根据液体治疗的不同目的、疾病的种类、功能性血流动力学状态、围术期的不同阶段等多方面因素，个体化地选择液体种类与治疗方案。当患者存在血容量不足而需大量补液时，建议补充晶体液的同时，适量输注胶体，以控制输液量，减少组织水肿；如患者无低血容量，仅需补充细胞外液或功能性细胞外液时，建议以晶体液补充生理需要量；对于需大量液体复苏的危重患者，尤其是合并急性肺损伤时，建议选择清蛋白实施目标导向的限制性液体治疗。外科患者，特别是消化道疾病和手术患者，更应注意在维持有效循环血容量的同时，积极维护电解质的平衡。

(3)开放性补液或限制性补液治疗：开放性补液理念曾长期占据主导地位，近年来随着加速康复外科理念的发展，更多提倡限制性补液方案。两者的差异主要在于是否需要补充应激状态下渗入第三间隙的液体量。有研究发现，患者限制性液体治疗可明显缩短住院时间和胃肠功能恢复时间，降低术后并发症的发生率。临床实践中，开放性与限制性液体治疗往往难以界定，标准不一，目标导向的围术期液体治疗更有助于对治疗方案的确定。

(4)人工胶体在液体复苏治疗中的应用：人工胶体作为天然胶体的替代物已广泛应用于患者围术期的液体及复苏治疗。近年来有前瞻性研究认为 HES 有导致肾损伤及凝血机制障碍的风险，发生率随累积使用量的增加而升高。而有研究显示在围术期的低血容量患者中，使用 HES(130/0.4)与晶体液比较，28 天病死率差异无统计学意义，但晶体液组患者显示出更高的 90 天病死率。对于严重脓毒症、严重肝功能损伤、凝血机制障碍、肾功能不全的患者不建议使用 HES(130/0.4)进行容量复苏。对于急性失血导致的低血容量患者，可使用 HES(130/0.4)，使用时间不宜 >24 小时，最大日使用量应不 >50ml/kg，同时应密切监测肾功能。

(5)目标导向液体治疗：目标导向液体治疗(goal – directed fluid therapy，GDFT)指根据患者性别、年龄、体重、疾病特点、术前全身状况和血循环容量状态等指标，采取个体化补液方案。基本原则是按需而入，控制补液总量及补液速度，重视心肺基础性病变，结合术前 3 天和手术当天患者的症状体征，制订合理的补液方案。目标导向液体治疗的原则是优化心脏前负荷，既维持有效循环血容量、保证微循环灌注和组织氧供，又避免组织水肿，降低并发症发生率，减少住院天数。实施 GDFT 过程中，需要连续、动态监测患者容量反应性指标，维持血压不低于正常值的 20%，心率不快于正常值的 20%，CVP 处于 4 ~ 12mmHg，尿量维持在 0.5ml/(kg·h)以上，血乳酸不超过 2mmol/L，中心静脉血氧饱和度($ScvO_2$) >65%，每搏出量变异度(SVV)不超过 13%。

液体治疗的规范化是降低外科患者围术期全身及局部并发症发生率的关键途径。液体治疗的良好结局有赖于明确的治疗目标及其对患者、治疗时机、治疗液体的正确评价和选择。关于液体治疗的诸多问题中，部分已有共识，但仍存在一定争议，提倡开展更加广泛和深入的临床研究，以更客观评价不同液体治疗方案的作用。

参 考 文 献

[1] 张汉语，汤敏．实用医学营养手册．武汉：华中科技大学出版社，2015

[2] 石汉平，余红兰，吴承堂．通外科营养学·外科名家精品系列．北京：人民卫生出版社，2012

[3] 中国抗癌协会肿瘤营养与支持治疗专业委员会．中国肿瘤营养治疗指南．北京：人民卫生出版社，2015

[4] 全国卫生专业技术资格考试用书编写专家委员会．营养学．北京：人民卫生出版社，2016

[5] Cederholm T, Bosaeus I, Barazzoni R, et al. Diagnostic criteria for malnutrition – An ESPEN Consensus Statement. Clin Nutr, 2015, 34(3): 335 – 340

[6] 姜雯，马静．疾病的营养评估与营养治疗．北京：军事医学科学出版社，2013

[7] Zhong JX, Kang K, Shu XL. Effect of nutritional support on clinical outcomes in perioperative malnourished patients: a meta – analysis. Asia Pac J Clin Nutr, 2015, 24(3): 367 – 378

[8] 吴国豪．临床营养治疗理论与实践．上海：上海科学技术出版社，2015

[9] Gade J, Levring T, Hillingsø J, et al. The Effect of Preoperative Oral Immunonutrition on Complications and Length of Hospital Stay After Elective Surgery for Pancreatic Cancer – A Randomized Controlled Trial. Nutr Cancer, 2016, 68(2): 225 – 233

[10] 李萍，王芳，王海燕．不同鼻饲方式预防危重症患者胃肠道并发症．研究护理学杂志，2010，25(15)：5 – 7

[11] Martines JL, Luquede LE, Ballinas OG, et al. Factors predictive of recurrence and mortality after surgical repair of entero – cutaneous fistula. J Gastrointest Surg, 2012, 16(1): 156 – 163

[12] 叶国栋，朱明炜，崔红元，等．老年腹部外科恶性肿瘤患者营养风险和营养不良(不足)状况的对比调查．中华临床营养杂志，2011，19(6)：364 – 367

[13] Blixt C, Ahlstedt C, Ljungqvist O, et al. The effect of perioperative glucose control on perioperative insulin resistance. Clinical nutrition, 2012, 31: 678 – 681

[14] Awad S, Lobo DN. What's new in perioperative nutritional support? Curr Opin Anaesthesiol, 2011, 24: 339 – 348

[15] 姚颖，等．临床营养指南．北京：科学出版社，2013

[16] Rahbour G, Siddiqui MR, Ullah MR, et al. A meta – analysis of outcomes following use of somatostatin and its analogues for the management of enterocutaneous fistulas. Ann Surg, 2012, 256(6): 946 – 954

[17] Travis M, Polk C, William S. Metabolic and nutritional support of the enterocutaneous fistula patient: a three – phase approach. World J Surg, 2012, 36: 524 – 533

[18] Majercik S, Kinikini M, White T. Enteroatmospheric fistula: from soup to nuts. Nutrition in Clinical Practice, 2012, 27(4): 507 – 512

[19] Polk TM, Schwab CW. Metabolic and nutritional support of the enterocutaneous fistula patient: a three –

phase approach. Word J Surg, 2012, 36(3): 524 - 533
[20] Hollander FM, van Pierre DD, de Roos NM, et al. Effects of nutritional status and dietetic interventions on survival in Cystic Fibrosis patients before and after lung transplantation. J Cyst Fibros, 2014, 13(2): 212 - 218
[21] Hayatshahi A, Sarayani A, et al. Impact of clinical pharmacist - based parenteral nutrition service for bone marrow transplantation patients; a randomized clinical trial. Support Care Cancer, 2013, 21(12): 3441 - 3448
[22] Sommacl HM, Gazal CH, Jochims AM, et al. Clinical impact of systematic nutritional care in adults submitted to allogeneic hematopoietic stem cell transplantation. Rev Bras Hematol Hemoter, 2012, 34(5): 334 - 338
[23] Urbain P, Birlinger J, Lambert C, et al. Longitudinal follow - up of nutritional status and its influencing factors in adults undergoing allogeneic hematopoietic c611 transplantation. Bone Marrow Transplant, 2013, 48(3): 446 - 451
[24] Garofolo A. Enteral nutrition during bone marrow transplantation in patients with pediatric cancer: a prospective cohort study. Sao Paulo Med J, 2012, 130(3): 159 - 166
[25] Kalnins D, Pencharz PB, Gasemann H, et al. Energy Expenditure and Nutritional Status in Pediatric Patients before and after Lung Ransplantation. J Pediatr, 2013, 16(5): 1500 - 1502
[26] 张爱红. 临床营养学. 上海: 同济大学出版社, 2013

彩色插图

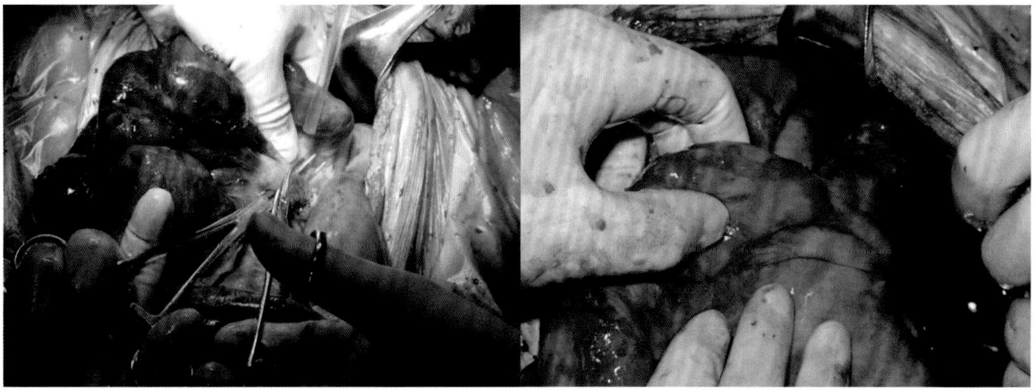

病例2图2　术中探查

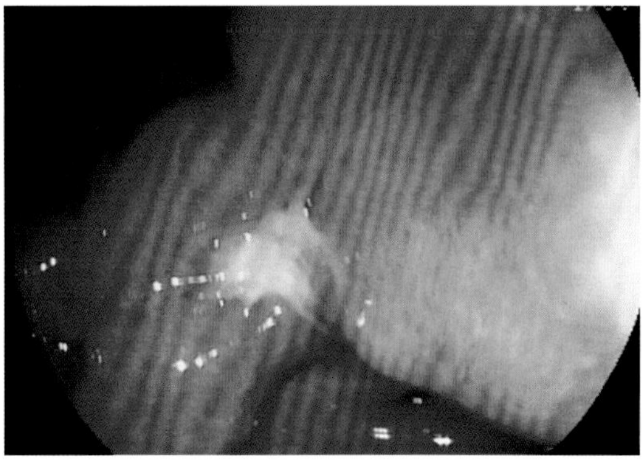

病例5图2　胃镜

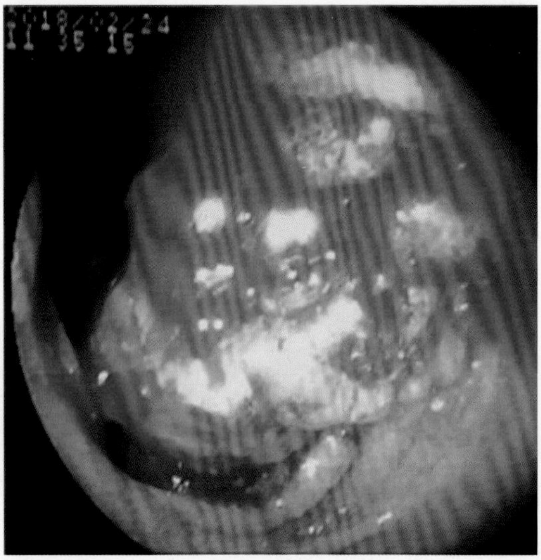

病例 7 图 2　肠镜